**Breviário de Condutas
Terapêuticas em Neurologia**

## NEUROLOGIA E NEUROCIRURGIA
### e outros livros de interesse

A Ciência e a Arte de Ler Artigos Científicos – Braulio Luna Filho
A Didática Humanista de um Professor de Medicina – Decourt
A Estimulação da Criança Especial em Casa - Um Guia de Orientação para os Pais de como Estimular a Atividade Neurológica e Motora – Rodrigues
A Neurologia que Todo Médico Deve Saber 2ª ed. – Nitrini
A Questão Ética e a Saúde Humana – Segre
A Saúde Brasileira Pode Dar Certo – Lottenberg
A Vida por um Fio e por Inteiro – Elias Knobel
Afecções Cirúrgicas do Pescoço – CBC Kowalski
Artigo Científico - do Desafio à Conquista - Enfoque em Testes e Outros Trabalhos Acadêmicos – Victoria Secaf
As Lembranças que não se Apagam – Wilson Luiz Sanvito
Células-tronco – Zago
Cem Bilhões de Neurônios? Conceitos Fundamentais de Neurociência - 2ª ed. – Roberto Lent
CEREDIC - Demências – Ricardo Nitrini
Coluna: Ponto e Vírgula 7ª ed. – Goldenberg
Como Ter Sucesso na Profissão Médica - Manual de Sobrevivência 4ª ed. – Mario Emmanuel Novais
Cuidados Paliativos – Diretrizes, Humanização e Alívio de Sintomas – Franklin Santana
Demências: Abordagem Multidisciplinar – Caixeta
Depressão e Cognição – Chei Tung Teng
Dicionário de Ciências Biológicas e Biomédicas – Vilela Ferraz
Dicionário Médico Ilustrado Inglês-Português – Alves
Dor - Manual para o Clínico – Jacobsen Teixeira
Dor Crônica - Diagnóstico, Pesquisa e Tratamento – Ivan Lemos
Epidemiologia 2ª ed. – Medronho
Fisiopatologia Clínica do Sistema Nervoso - Fundamentos da Semiologia 2ª ed. – Doretto
Gestão Estratégica de Clínicas e Hospitais – Adriana Maria André
Guia de Consultório - Atendimento e Administração – Carvalho Argolo

Manejo Neurointensivismo – Renato Terzi - AMIB
Manual de Eletroneuromiografia, Potenciais Evocados Cerebrais – Nobrega e Manzano
Manual do Clínico para o Médico Residente – Atala – UNIFESP
Medicina: Olhando para o Futuro – Protásio Lemos da Luz
Medicina, Saúde e Sociedade – Jatene
Memórias Agudas e Crônicas de uma UTI – Knobel
Memória, Aprendizagem e Esquecimento – Antônio Carlos de Oliveira Corrêa
Miastenia Grave - Convivendo com uma Doença Imprevisível – Acary Souza Bulle Oliveira e Beatriz Helena de Assis de Pereira
Nem Só de Ciência se Faz a Cura 2ª ed. – Protásio da Luz
Neuroemergências – Julio Cruz
Neurofiologia Clínica 2ª ed. – Pinto
Neurologia Infantil - 5ª ed. (2 vols.) – Aron Juska Diament e Saul Cypel
O Livro de Cefaleias – Wilson Luiz Sanvito e Monzilo
O Mundo das (Minhas) Reflexões – Wilson Luiz Sanvito
O que Você Precisa Saber sobre o Sistema Único de Saúde – APM-SUS
Política Públicas de Saúde Interação dos Atores Sociais – Lopes
Prescrição de Medicamentos em Enfermaria – Brandão Neto
Propedêutica Neurológica Básica 2ª ed. – Wilson Luiz Sanvito
Série da Pesquisa à Prática Clínica - Volume Neurociência Aplicada à Prática Clínica – Alberto Duarte e George Bussato
Série Neurologia - Diagnóstico e Tratamento - Doença de Parkinson – Ferraz
Série Neurologia - Diagnóstico e Tratamento – Wilson Luiz Sanvito
    Vol. 1 - Esclerose Múltipla no Brasil - Aspectos Clínicos e Terapêuticos – Tilbery
    Vol. 2 - Doença de Parkinson - Prática Clínica e Terapêutica – Ferraz
Série Terapia Intensiva – Knobel
    Vol. 3 - Neurologia
Série Usando a Cabeça – Alvarez e Taub
    Vol. 1 - Memória
Síndromes Neurológicas 2ª ed. – Wilson Luiz Sanvito
Sono - Aspectos Profissionais e Suas Interfaces na Saúde – Mello
Terapia Intensiva - Neurologia (em espanhol) – Knobel
Terapias Avançadas - Células-tronco – Morales
Tratado de Técnica Operatória em Neurocirurgia – Paulo Henrique Pires de Aguiar
Tratamento Coadjuvante pela Hipnose – Marlus
Um Guia para o Leitor de Artigos Científicos na Área da Saúde – Marcopito Santos

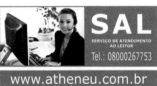

# Breviário de Condutas Terapêuticas em Neurologia

**AUTOR**
## Wilson Luiz Sanvito
Professor Titular e Livre-Docente de Neurologia da Faculdade
de Ciências Médicas da Santa Casa de São Paulo (FCMSCSP).
Assistant Étranger da Faculdade de Medicina de Paris

**COAUTOR**
## Michel Elyas Jung Haziot
Neurologista do Hospital Albert Einstein e do Instituto de Infectologia
Emílio Ribas. Neurologista do Setor de Emergências da
Santa Casa de Misericórdia de São Paulo

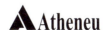

Editora Atheneu

| | |
|---|---|
| São Paulo — | Rua Jesuíno Pascoal, 30<br>Tels.: (11) 222-4199 • 220-9186<br>Fax: (11) 223-5513<br>E-mail: atheneu-sp@atheneu.com.br<br>Home Page: www.atheneu.com.br |
| Rio de Janeiro — | Rua Bambina, 74<br>Tel.: (21) 539-1295<br>Fax: (21)538-1284<br>E-mail: atheneu@atheneu.com.br<br>Home Page: www.atheneu.com.br |
| Belo Horizonte — | Rua Domingos Vieira, 319 — Conj. 1.104 |

Produção Editorial: Equipe Atheneu

Capa: Equipe Atheneu

**Dados Internacionais de Catalogação na Publicação (CIP)**
**(Câmara Brasileira do Livro, SP, Brasil)**

Breviário de Condutas Terapêuticas em Neurologia / Autor
Wilson Luiz Sanvito; coautor Michel Elyas Jung
Haziot. -- São Paulo : Editora Atheneu, 2014.

Bibliografia.
ISBN 978-85-388-0540-3

1. Condutas Terapêuticas 2. Neurologia 3. Breviário
I. Sanvito, Wilson Luiz II. Haziot, Michel Elyas Jung
III. Título

CDD-611

14-6
NLM-B 69

**Índices para catálogo sistemático:**
1. Condutas Terapêuticas: Neurologia    611

*SANVITO, W. L.; HAZIOT, M. E. J.*
*Breviário de Condutas Terapêuticas em Neurologia*

© *EDITORA ATHENEU*
*São Paulo, Rio de Janeiro, Belo Horizonte, 2015*

# Colaboradores

**Agnaldo Rodrigues da Costa**
*Médico Neurologista e Assistente do Serviço de Emergência da Irmandade da Santa Casa de Misericórdia São Paulo (ISCMSP)*

**Augusto César Penalva de Oliveira**
*Doutor em Neurociência pela Universidade Estadual de Campinas (UNICAMP). Supervisor do Serviço de Neurologia do Instituto de Infectologia Emílio Ribas, São Paulo. Coordenador do Ambulatório de Neuroinfectologia da Disciplina de Neurologia da Santa Casa de São Paulo*

**Berenice Cataldo Oliveira Valério**
*Médica Responsável pelo Setor de Eletroneuromiografia da Disciplina de Neurologia da Irmandade da Santa Casa de Misericórdia de São Paulo (ISCMSP). Mestre em Medicina pela Faculdade de Ciências Médicas da Santa Casa de São Paulo (FCMSCSP)*

**Christina Morotomi Funatsu Coelho**
*Professora Instrutora da Faculdade de Ciências Médicas da Santa Casa de São Paulo (FCMSCSP). Médica Responsável pelo Setor de Eletroencefalografia da Santa Casa de São Paulo. Doutora em Neurologia pela Faculdade de Medicina da Universidade de São Paulo*

**Emerson Gisoldi**
*Médico Neurologista e Assistente do Serviço de Emergência da Irmandade da Santa Casa de Misericórdia de São Paulo (ISCMSP). Coordenador do Ambulatório de Distúrbios do Movimento da Disciplina de Neurologia da Santa Casa de São Paulo*

**Ibsen Thadeo Damiani**
*Professor Instrutor da Faculdade de Ciências Médicas da Santa Casa de São Paulo. Médico Neurologista e Assistente do Serviço de Emergência da Irmandade da Santa Casa de Misericórdia de São Paulo (ISCMSP). Mestre em Neurologia pela Faculdade de Medicina da Universidade de São Paulo*

**Jorge Casseb**
*Professor Livre-Docente pela Unifesp. Prof. Dr. do Instituto de Medicina Tropical - USP*

**José Carlos Esteves Veiga**
*Chefe da Disciplina de Neurocirurgia da Irmandade da Santa Casa de Misericórdia de São Paulo (ISCMSP). Professor Titular de Neurocirurgia da Faculdade de Ciências Médicas da Santa Casa de São Paulo (FCMSCSP). Doutor em Neurologia pela Faculdade de Medicina da Universidade de São Paulo. Livre-Docente de Neurocirurgia da FCMSCSP*

**José Ernesto Vidal Bermúdez**
*Infectologista do Serviço de Neurologia do Instituto de Infectologia Emílio Ribas. Doutor em Ciências. Aperfeiçoamento em Neuroinfecções*

**Maria Fernanda Mendes**
*Professora Assistente da Faculdade de Ciências Médicas da Santa Casa de São Paulo (FCMSCSP). Doutora em Medicina pela UNIFESP*

**Nelson Saade**
*Professor Instrutor e Doutor em Pesquisa em Cirurgia da Faculdade de Ciências Médicas da Santa Casa de São Paulo. Supervisor de Neuroemergências do Pronto-Socorro e Coordenador do Ambulatório de Neurotraumatologia da Santa Casa de Misericórdia de São Paulo*

**Paulo Hélio Monzillo**
*Médico Neurologista do Hospital Albert Einstein. Coordenador do Ambulatório de Cefaleia da Disciplina de Neurologia da Santa Casa de São Paulo*

# Apresentação

As sociedades do mundo contemporâneo exigem (cada vez mais) respostas às grandes questões enfrentadas pela humanidade. Nós vivemos na era do conhecimento acelerado, mas essa conquista nem sempre representa qualidade de vida para os habitantes do planeta Terra. É preciso vencer os grandes desafios de nossa época. E os direitos sociais, os problemas econômicos e a garantia de educação e assistência médica de qualidade para todos se alinham como os mais importantes.

A Medicina evoluiu muito pouco até o século 18, por estar impregnada das teses de Galeno, médico grego que viveu na Roma Antiga. Somente com Vesálio as teses de Galeno começaram a ser contestadas e só no século 19 a Medicina começou realmente a deslanchar com os trabalhos de Pasteur, a descoberta dos raios X por Roentgen e com os primeiros passos da indústria farmacêutica – impulsionada pelas indústrias química e petroquímica. Era o nascimento da tecnologia na área médica e então houve o casamento da técnica com a ciência, o que vem redundando em bons frutos. A ciência reivindica o monopólio do conhecimento – a tecnologia reivindica o monopólio da eficiência. E assim nasceu a tecnociência, que é uma ciência de resultados. Nos últimos 60 anos os avanços médicos têm sido exponenciais, de tal sorte que a Medicina progrediu mais nesse período do que em todos os séculos precedentes. Até a metade do século 20 nós dispúnhamos da medicina preventiva, da curativa, da paliativa e da reabilitativa. Houve avanços significativos no diagnóstico e tratamento das doenças e novos modelos médicos foram surgindo: a medicina preditiva, a reparadora (com o transplante de órgãos), a regenerativa (com o implante de células-tronco embrionárias), a medicina baseada em evidências, a dos implantes de próteses artificiais, a genética médica e a medicina translacional (esta última busca resultados rápidos em benefício do usuário).

Esses avanços médicos contribuíram (e muito) para a prevenção de doenças (com a erradicação de muitas) e para o tratamento dos pacientes. E particularmente a Neurociência deu um salto qualitativo com as contribuições da neurofisiologia, neurofarmacologia, neuroimunologia, neuroimagem, neurogenética, neuropatologia, neurorreabilitação, neuropsicologia, dos métodos eletrofisiológicos e tantas outras áreas. Esses avanços vêm contribuindo para a acurácia do diagnóstico e tratamentos mais eficazes para as doenças neurológicas.

Este texto – Breviário de Condutas Terapêuticas em Neurologia –, que a Editora Atheneu oferece ao leitor, representa um esforço da Escola Neurológica da Santa Casa de São Paulo no sentido de sistematizar as principais patologias neurológicas e seus tratamentos. O texto consta de 23 capítulos e cada capítulo foi desdobrado em três unidades básicas: Aspectos Essenciais (para auxiliar no diagnóstico da doença); Tratamento; Comentários Finais (onde são analisados novos métodos diagnósticos e/ou terapêuticos). O livro prioriza, sempre que possível, o tratamento das doenças e/ou sintomas – com o objetivo de proporcionar ao médico-leitor as opções disponibilizadas pela Neurologia moderna.

Ao concluir esta apresentação, quero expressar meus agradecimentos aos colaboradores deste livro, que não mediram esforços para produzir matéria de boa qualidade, e desejar ao leitor bom proveito.

*Wilson Luiz Sanvito*
*Professor Titular e Livre-Docente de*
*Neurologia da Faculdade de Ciências*
*Médicas da Santa Casa de São Paulo*

"A medicina só pode curar as doenças que têm cura".

*Provérbio chinês*

"O remédio mais usado em medicina é o próprio médico e este precisa ser conhecido em sua 'posologia', 'efeitos colaterais' e 'toxicidade', como os demais medicamentos".

*Michael Balint*

"Um médico que faz um bom diagnóstico impressiona seus colegas; um médico que faz um bom prognóstico impressiona a família do doente; um médico que faz uma boa terapêutica impressiona a si mesmo."

*Adágio francês*

SANVITO

# Abreviaturas

AAS – ácido acetilsalicílico

ABC no coma – *airway, breathing, circulation*

AChR – anticorpos contra o receptor de acetilcolina

ACI – artéria carótida interna

AcMs – anticorpos monoclonais

AD – autossômico dominante

ADA - adenosina desaminase

ADEM – encefalomielite aguda disseminada

AF – ataxia de Friedreich

afL – anticorpo antifosfolípide

AGT – amnésia global transitória

AIDS – síndrome da imunodeficiência adquirida

AINEs – anti-inflamatórios não esteroidais

AIT – ataque isquêmico transitório

ALA – ácido aminolevulínico

AMS – atrofia de múltiplos sistemas

ANCA – anticorpo anticitoplasma de neutrófilos. O padrão c-ANCA deve-se a anticorpos contra a proteinase 3 (PR3); o padrão p-ANCA, a anticorpos contra a mieloperoxidase (MPO)

Ângio-RM – angiografia por ressonância magnética

Ângio-RM venosa – angiografia venosa por ressonância magnética

Ângio-TC – angiografia por tomografia computadorizada

Ângio-TC venosa – angiografia venosa por tomografia computadorizada

ANNA – *antineuronal nuclear antibody*

Anticorpos anti-GAD – anticorpos contra a descarboxilase do ácido glutâmico

Anti-MAG – anticorpos contra a glicoproteína associada à mielina

Anti-MuSK – anticorpos contra a tirosina quinase

APO E – apolipoproteína E

APP – *amyloid precursor protein*

AQP4 – aquaporina 4

AR – autossômico recessivo

AT – arterite temporal

ATM – articulação temporomandibular

AVC – acidente vascular cerebral

AVCH – acidente vascular cerebral hemorrágico

AVCI – acidente vascular cerebral isquêmico

AVD – atividades da vida diária

BCNU – bis-cloroetilnitrosureia

BHE – barreira hematoencefálica

CAD – cetoacidose diabética

CADASIL – *cerebral autosomal dominant arteriopathy with subcortical infarcts and leukoencephalopathy*

CCD – cefaleia crônica diária

CD4 – tipo de linfócito

CDA – complexo demencial da AIDS

CH – coreia de Huntington

CMT – Charcot-Marie-Tooth

CMV – citomegalovírus

Co – colina

CO – monóxido de carbono

COMT – catecol-O-metil transferase

CPAP – *continuous positive airway pressure*
CPK – creatino-fosfoquinase
CPPL – cefaleia pós-punção lombar
CPT – cefaleia pós-traumática
CS – cefaleia em salvas
CTT – cefaleia tipo tensional
DA – doença de Alzheimer
DAEs – drogas antiepilépticas
DB – doença de Binswanger
DBS – *deep brain stimulation*
DCB – degeneração corticobasal
DCJ – doença de Creutzfeldt-Jakob
DCJf – doença de Creutzfeldt-Jakob familiar
DCJi – doença de Creutzfeldt-Jakob iatrogênica
DCJs – doença de Creutzfeldt-Jakob esporádica
DCJv – doença de Creutzfeldt-Jakob nova variante (doença da vaca louca)
DCL – demência por corpos de Lewy
DCM – distrofia da cintura dos membros
DCSM – degeneração combinada subaguda da medula
DCSREM – distúrbio comportamental do sono REM
DFT – demência frontotemporal
DHE – di-hidroergotamina
DIE – disseminação da imagem no espaço (EM)
DIT – disseminação da imagem no tempo (EM)
DL – doença de Lyme
DM – dermatomiosite
DMB – distrofia muscular de Becker
DMD – distrofia muscular de Duchenne
DMI – demência por múltiplos infartos
DMP – distrofia muscular progressiva

DNA – ácido desoxirribonucleico

DNA-mit – DNA-mitocondrial

DP – doença de Parkinson

DRPLA – *dentatorubral-pallidoluysian atrophy*

DST – doença sexualmente transmissível

DT – discinesia tardia

DV – demência vascular

DW – doença de Wilson

ECG – eletrocardiograma

ECP – estimulação cerebral profunda

EDSS – escala para mensurar o grau de incapacidade no portador de EM

EEG – eletroencefalograma

EET – encefalopatia espongiforme transmissível

EH – encefalopatia hipertensiva

EHH – estado hiperglicêmico hiperosmolar (não cetótico)

ELISA – *enzyme linked immunosorbent assay*

EM – esclerose múltipla

EMG – eletromiografia

EN – enurese noturna

ENF – emaranhados neurofibrilares

ENMG – eletroneuromiografia

EOG – eletro-oculograma

ERM – espectroscopia de prótons por ressonância magnética

ET – esclerose tuberosa

EV – endovenosa

EW – encefalopatia de Wernicke

FAN – anticorpo antinuclear (fator antinúcleo)

FAV – fístula arteriovenosa

FHD – dengue hemorrágica

FLAIR – *fluid attenuated inversion recovery*

FR – febre reumática

FTA-ABS – *fluorescent treponema absorption*

GABA – ácido gama-aminobutírico

GBM – glioblastoma multiforme

Gd – gadolínio

Gd+ – impregnação pelo gadolínio

GSS – Gerstmann-Sträussler-Scheinker

HAART – *highly active antiretroviral therapy*

HAS – hipertensão arterial sistêmica

HeIC – hemorragia intracerebral

HI – hipersonia idiopática

HIC – hipertensão intracraniana

HIV – vírus da imunodeficiência humana

HLA – antígeno de histocompatibilidade

HM – hipertermia maligna

HPC – hemicrania paroxística crônica

HPE – hemicrania paroxística episódica

HPN – hidrocefalia com pressão normal

HSA – hemorragia subaracnóidea

HSDA – hematoma subdural agudo

HSV – vírus herpes simples

HSV1 – vírus herpes simples tipo I

HSV2 – vírus herpes simples tipo II

HTVL1 – vírus linfotrópico de células T humanas tipo I

IFF – insônia familiar fatal

IFI – imunofluorescência indireta

IGIV – imunoglobulina intravenosa

IHS – *International Headache Society*

IM – intramuscular

IMAO-B – inibidor da monoamino oxidase B

INR – RNI (Razão Normalizada Internacional). Permite a avaliação do tempo de coagulação do plasma

IV – intravenosa

JCV – JC vírus

K – potássio

LCR – líquido cefalorraquidiano

LD – levodopa

LEMP – leucoencefalopatia multifocal progressiva

LER – lesões por esforços repetitivos

LES – lúpus eritematoso sistêmico

MAV – malformação arteriovenosa

MCI – miosite por corpos de inclusão

MEC – mielopatia espondilótica cervical

MELAS – encefalopatia mitocondrial + acidose lática + episódios de AVC

MERRF – *myoclonic epilepsy with ragged red fibers*

Mg – magnésio

MG – miastenia grave

Mi/Cr – relação mioinositol/creatina

MM – miopatia mitocondrial

MP – metilprednisolona

MPTP – metil-fenil-tetra-hidropiperidina

MRSA – *methicillin-resistant Staphylococcus aureus*

MT – mielite transversa

MTLE – mielite transversa longitudinalmente extensa

MTX – metotrexate

Na – sódio

NAA/Cr – relação N-acetil-aspartato/Cr

NAE – neurite alérgica experimental

NF1 – neurofibromatose tipo I

NF2 – neurofibromatose tipo II

NG – neuronopatia granular

NHPP – neuropatia hereditária com propensão a paralisias por compressão

NMDA – N-metil-D-aspartato

NMM – neuropatia motora multifocal

NMO – neuromielite óptica

NO – neurite óptica

NOIA – neuropatia óptica isquêmica anterior

NOIP – neuropatia óptica isquêmica posterior

NS – neurossarcoidose

NT – neuralgia do trigêmeo

OEP – oftalmoplegia externa progressiva

PA – pressão arterial

PAF – projétil de arma de fogo

PAI – porfiria aguda intermitente

PAM – pressão arterial média

PAN – periarterite nodosa

PBG – porfobilinogênio

PCM - paracoccidioidomicose

PCR – reação em cadeia da polimerase

PDIC – polirradiculoneurite desmielinizante inflamatória crônica

PEES – panencefalite esclerosante subaguda

PET – tomografia por emissão de prótons

PIC – pressão intracraniana

PM – polimiosite

POEMS – *polyneuropathy-organomegaly-endocrinopathy-m protein-skin changes*

PP – primariamente progressiva (EM)

PPC – pressão de perfusão cerebral

PPH – paralisia periódica hipercalêmica

PPHF – paralisia periódica hipocalêmica familiar

PRION – partícula proteica desprovida de ácido nucleico

PRN – polirradiculoneurite

PrPc – proteína priônica celular

PrPsc – proteína priônica do *scrapie*

PSG – polissonografia

PSP – paralisia supranuclear

PTH – paratormônio

PVC – pressão venosa central

RM – ressonância magnética

RMc – ressonância magnética de crânio

RMf – ressonância magnética funcional

RPR – reaginina plasmática rápida

RR – forma remitente-recorrente (EM)

r-TPA – ativador tissular do plasminogênio recombinante

SAF – síndrome anticorpo antifosfolípide

SAOS – síndrome da apneia obstrutiva do sono

SARA – síndrome da angústia respiratória aguda

SDAH – síndrome de *deficit* de atenção e hiperatividade

SDRC – síndrome de dor regional complexa

SEG – síndrome de embolia gordurosa

SGB – síndrome de Guillain-Barré

SHIC – síndrome de hipertensão intracraniana

SIADH – síndrome da secreção inapropriada do hormônio antidiurético

SIDA – síndrome de imunodeficiência adquirida

SIRLS – síndrome infectorreacional Lyme-símile

SK – síndrome de Korsakoff

SKL – síndrome de Kline-Levin

SLE – síndrome de Lambert-Eaton

SLS – síndrome de Lewis-Sumner

SMC – síndromes miastênicas congênitas

SMPM – síndrome do movimento periódico dos membros

SMZ-TMP – sulfametoxazol-trimetoprim

SNA – sistema nervoso autônomo

SNC – sistema nervoso central

SNM – síndrome neuroléptica maligna

SNP – sistema nervoso periférico

Sono-NREM – sono sem movimentos oculares rápidos

Sono-REM – sono com movimentos oculares rápidos

SP – síndrome parkinsoniana

SPECT – tomografia computadorizada por emissão de fóton único

SPNs – síndromes paraneoplásicas

SPS – síndrome perdedora de sal

SPT – síndrome pós-traumática

SRAA – sistema reticular ativador ascendente

SRI – síndrome de reconstituição imune

ST – síndrome de Tourette

SUNCT – *short-lasting unilateral neuralgiform conjuntival injection and tearing*

TARV – terapia antirretroviral

TC – tomografia computadorizada

TCC – terapia comportamental cognitiva

TCc – tomografia computadorizada de crânio

TCE – traumatismo cranioencefálico

TE – tremor essencial

TENS – estimulação elétrica transcutânea

TGO – transaminase glutâmico-oxalacética

TGP – transaminase glutâmico-pirúvica

TIC – tumores intracranianos

TLMS – teste das latências múltiplas do sono

TM – tetratiomolibdato de amônia

TNF – fator de necrose tumoral

TOC – transtorno obsessivo-compulsivo

TP - tempo de protrombina

TSH – hormônio estimulante da tireoide

TTPA – tempo de tromboplastina parcial ativada

TuRM – tumores raquimedulares

TVC – trombose venosa cerebral

UPDRS – *unified Parkinson's disease rating scale*

US – ultrassom

USG – ultrassonografia

UTI – Unidade de Terapia Intensiva

VDRL – *Veneral Diseases Research Laboratories*

VEC – volume efetivo circulante

VGCC – *voltage-gated calcium channel*

VHL – von Hippel-Lindau

VHS – velocidade de hemossedimentação

VPPB – vertigem postural paroxística benigna

WB – *western blot*

# Sumário

**1.** Esclerose Múltipla e Outras Doenças Desmielinizantes, 1
*Maria Fernanda Mendes*
*Wilson Luiz Sanvito*

**2.** Doença de Parkinson e Outros Distúrbios do Movimento, 27
*Wilson Luiz Sanvito*
*Emerson Gisoldi*

**3.** Ataxias Cerebelares Hereditárias e Esporádicas, 65
*Wilson Luiz Sanvito*

**4.** Miastenia Grave e Outros Distúrbios da Junção Neuromuscular, 73
*Wilson Luiz Sanvito*
*Berenice Cataldo O. Valério*

**5.** Doenças Musculares, 85
*Wilson Luiz Sanvito*
*Berenice Cataldo O. Valério*

**6.** Tonturas, Síncopes e Vertigens, 113
*Wilson Luiz Sanvito*

**7.** Neuropatias Periféricas, 123
*Wilson Luiz Sanvito*
*Berenice Cataldo O. Valério*

**8.** Cefaleias, 173
*Wilson Luiz Sanvito*
*Paulo Hélio Monzillo*

**9.** Demências e Outros Distúrbios da Memória, 211
*Wilson Luiz Sanvito*

**10.** Distúrbios do Sono, 239
*Wilson Luiz Sanvito*
*Christina M. Funatsu Coelho*

**11.** Doenças da Medula Espinhal, 257
*Wilson Luiz Sanvito*

**12.** Mitocondriopatias, 283
*Wilson Luiz Sanvito*

**13.** Comas e Estados Assemelhados, 291
*Wilson Luiz Sanvito*
*Agnaldo Rodrigues da Costa*

**14.** Doenças Degenerativas do Motoneurônio, 305
*Wilson Luiz Sanvito*

**15.** Neuroncologia, 315
*Wilson Luiz Sanvito*
*José Carlos E. Veiga*

**16.** Distúrbios Hidroeletrolíticos, 341
*Wilson Luiz Sanvito*

**17.** Traumatismos Cranioencefálicos, 349
*Nelson Saade*
*José Carlos Esteves Veiga*

**18.** Doenças Cerebrovasculares, 361
*Ibsen Thadeo Damiani*
*Wilson Luiz Sanvito*

**BREVIÁRIO DE CONDUTAS TERAPÊUTICAS EM NEUROLOGIA**

**19.** Neuroinfecção (I): Doenças Bacterianas, Parasitárias e Priônicas, 419
*Augusto Cesar Penalva de Oliveira*
*Michel Elyas Jung Haziot*
*Wilson Luiz Sanvito*

**20.** Neuroinfecção (II): Doenças Virais, 461
*Augusto César Penalva de Oliveira*
*Michel Elyas Jung Haziot*
*Jorge Casseb*
*José Ernesto Vidal Bermúdez*

**21.** Neuroinfecção (III): Doenças Fúngicas, 487
*Augusto Cesar Penalva de Oliveira*
*Michel Elyas Jung Haziot*

**22.** Crises Epilépticas, 501
*Christina Morotomi Funatsu Coelho*

**23.** Outras Doenças Inflamatórias Imunomediadas, 529
*Wilson Luiz Sanvito*

**24.** Bulário, 547

**25.** Índice Remissivo, 567

SANVITO

# Esclerose Múltipla e outras Doenças Desmielinizantes

*Maria Fernanda Mendes*
*Wilson Luiz Sanvito*

## ESCLEROSE MÚLTIPLA

### ASPECTOS ESSENCIAIS

- A esclerose múltipla (EM) é uma doença inflamatória desmielinizante e degenerativa de natureza autoimune, que acomete a substância branca do sistema nervoso central.

- Costuma ter início no indivíduo jovem, sendo mais frequente no sexo feminino.

- A EM representa a causa mais comum de incapacidade neurológica em adultos jovens nos países ocidentais.

- Existem diversas formas clínicas, sendo a mais comum a forma remitente-recorrente (RR – que evolui em surtos). Outras formas são a secundariamente progressiva (SP), a primariamente progressiva (PP) e a progressiva em surtos. Apenas 10% dos casos são de evolução "benigna"; em 85% dos pacientes, a doença tem início com a forma surto-remissão e aproximadamente 90% dos casos evoluem para a forma secundariamente progressiva.

- A etiopatogenia da EM é obscura, entretanto parece haver uma suscetibilidade genética e fatores ambientais (possível agente infeccioso e deficiência de vitamina D). O aumento de IgG, IgM e a presença de bandas oligoclonais no proteinograma do líquor (LCR) e a diminuição da população de linfócitos T supressores sugerem o envolvimento de algum agente viral no processo. Em portadores de EM podem ser encontrados altos títulos de anticorpos ao vírus Epstein-Barr, porém esses aspectos ambientais (agente infeccioso e deficiência de vitamina D) precisam ser ainda elucidados. Outros agentes infecciosos (*Chlamydia pneumoniae*, herpesvírus tipo 6) também têm sido responsabilizados no processo de "gatilho" imunomediado que culmina na síndrome de EM. A teoria da "insuficiência venosa crônica cerebroespinhal", que sustenta a relação entre a EM e estenoses venosas extracranianas severas (veias jugulares internas, vertebrais e o sistema ázigos), não convenceu a comunidade científica mundial e qualquer terapêutica para EM baseada na correção de tais alterações venosas tem sido desaconselhada. Pode-se afirmar, hoje, que a etiologia da EM é multifatorial e depende de suscetibilidade genética e fatores ambientais.

- Os fatores genéticos devem ser considerados e o risco de desenvolver a doença é maior nos familiares próximos de um indivíduo acometido de EM do que na população geral. Entretanto, as formas familiais não obedecem a uma transmissão de modo mendeliano. Elas traduzem a existência de genes de suscetibilidade: alguns são alelos do grupo HLA de classe II. Uma associação tem sido observada particularmente com o haplótipo HLA-Dw2. Alguns estudos apontam uma ligação entre HLA-DR15 e o desenvolvimento da afecção, particularmente o alelo HLA-DRB1*1501, já relacionado com a EM nos caucasianos do norte da Europa.

- Os sinais e sintomas mais comuns da EM incluem: fadiga, neurite óptica, comprometimento corticoespinhal traduzido por paresias ou paralisias, ataxia (particularmente cerebelar), quadros sensitivos, vertiginosos, distúrbios oculomotores (diplopia, oftalmoplegia internuclear), nistagmo e distúrbios vesicais. Os sintomas podem se instalar em minutos, horas ou dias.

- Distúrbios cognitivos e neuropsiquiátricos podem ser encontrados em qualquer fase da doença.

- O sinal de Lhermitte é frequente na EM; está presente em aproximadamente 1/3 dos pacientes no decurso da doença. Sinaliza lesão desmielinizante na medula cervical. O fenômeno de Utoff traduz piora da visão ou do *deficit* motor em regime de hipertermia (febre, banhos quentes de imersão) ou após exercícios físicos intensos.

- A "síndrome clínica isolada" pode traduzir o primeiro surto de desmielinização e é de risco para o desenvolvimento de EM. Alguns pacientes evoluem para a forma remitente-recorrente (RR) da doença, enquanto outros não desenvolvem a doença. Antecipar uma previsão é difícil e a história natural mostra que o risco de um segundo surto após 14 anos de seguimento é de 88% se houver algumas lesões presentes na ressonância magnética (RM) inicial, e apenas de 19% se a RM for normal.

- A evolução da doença é variável, desde formas benignas com surtos separados por longos intervalos de tempo, até formas com surtos frequentes e severos que podem deixar sequelas incapacitantes ou outros sintomas (dor, distúrbio de esfíncteres) que deterioram a qualidade de vida do paciente. As formas primária ou secundariamente progressivas são sempre de prognóstico reservado.

- Existe uma forma rara de EM que tem uma evolução fulminante e rapidamente fatal (forma de Marburg). Tem apresentação monofásica, progressiva, sem períodos de remissão. Usualmente acomete adultos jovens e pode apresentar-se com um perfil pseudotumoral. As manifestações clínicas costumam expressar o envolvimento de qualquer região do SNC, e dependendo do processo inflamatório e da desmielinização maciça, o paciente pode evoluir para o estupor ou coma. O óbito ocorre devido ao acometimento do tronco cerebral. Postula-se que esta forma esteja associada à presença da proteína básica da mielina imatura. O diagnóstico diferencial deve ser considerado com a forma progressiva da EM e, principalmente, com a ADEM. O tratamento deve ser orientado com altas doses de corticosteroides, imunoglobulina IV e plasmaférese.

- Os critérios diagnósticos têm sido revistos ao longo dos últimos anos, porém, na sua essência eles incluem aspectos clínicos e radiológicos que buscam a caracterização da disseminação das lesões no tempo e espaço, levando em conta o diagnóstico diferencial com outras patologias do SNC. Os critérios de Poser (1983) foram utilizados por longo tempo, sendo necessários dois surtos clínicos da doença para a confirmação diagnóstica, porém, com o aperfeiçoamento da técnica de ressonância magnética do SNC a presença do segundo surto tornou-se desnecessária para a confirmação diagnóstica.

- Os critérios de McDonald (2001) permitiram a realização do diagnóstico mais precocemente, com grande sensibilidade e especificidade. Sua primeira revisão foi feita em 2005, visando simplificar a aplicabilidade dos mesmos, e em 2010 foi definida a versão utilizada atualmente. O diagnóstico de EM pode ser definido se ao menos um surto clínico for confirmado por exame radiológico, potencial evocado ou se a RM demonstrar lesão compatível com área sintomática do SNC e o histórico de sintomas da doença. Soma-se a esta exigência a necessidade de demonstrar através dos dados clínicos e de imagem a disseminação no tempo (DIT) e no espaço (DIE). Os exames subsidiários visam afastar outras patologias neurológicas e caracterizar a DIT e DIE através da RM. O exame do LCR e os potenciais evocados fornecem suporte em situações específicas (Quadro 1.1).

---

**Quadro 1.1 – Critérios para Diagnóstico de EM**

A. **Disseminação no Espaço (DIE)**

Presença de uma ou mais lesões em T2, no mínimo nas seguintes áreas do SNC:

1. periventricular

2. justacortical

3. infratentorial

4. medula espinhal

*Lesões captantes de contraste não são necessárias para caracterizar DIE.
** Lesões sintomáticas iniciais não são consideradas para determinar DIE.

B. **Disseminação no Tempo (DIT)**

Presença de novas lesões em T2 ou de lesões que captam contraste a qualquer tempo ou a presença simultânea de lesões captantes e, ao menos, uma lesão não captante, assim caracterizadas:

1. nova lesão em T2 e/ou lesão(ões) Gd+ na RM de controle, tendo como referência o exame basal

2. a presença simultânea de lesões assintomáticas Gd+ e de lesões não contrastadas em T2 a qualquer tempo

*As lesões captantes sintomáticas iniciais não são consideradas para determinar DIT.
** O exame do LCR com elevação dos níveis de IgG ou a presença de duas ou mais bandas oligoclonais é um importante suporte diagnóstico, porém deixa de ser fundamental quando os critérios radiológicos são preenchidos.

C. **Os critérios para diagnóstico da forma primariamente progressiva, após afastadas outras patologias neurológicas, são os seguintes:**

Um ano de progressão da doença e dois dos três critérios:

1. disseminação no espaço caracterizada por mais de uma lesão em T2 na RM do encéfalo

2. disseminação no espaço caracterizada por duas ou mais lesões em T2 na RM da medula espinhal

3. LCR com presença de bandas oligoclonais e/ou aumento do índice de IgG

---

Gd+ = lesão captante de gadolínio.

- Do ponto de vista neuropatológico, o achado mais comum é a presença de áreas de destruição da bainha de mielina do SNC, com preservação ou não dos axônios – as lesões são de natureza inflamatória. As estruturas atingidas com maior frequência são hemisférios cerebrais, cerebelo, tronco cerebral, medula espinhal e os nervos óptico e trigêmeo.

- São exames importantes, para confirmar o diagnóstico, a ressonância magnética do encéfalo e/ou da medula espinhal; o exame do líquido cefalorraquidiano (incluindo pesquisa de IgG e bandas oligoclonais) e a pesquisa dos potenciais evocados (visual, auditivo, somatossensorial). A demonstração de bandas oligoclonais tem sido utilizada (mais recentemente) para uma avaliação prognóstica da EM. Parece que pacientes com presença de bandas têm um pior prognóstico, em comparação com aqueles com bandas negativas, entretanto estes dados exigem uma comprovação com estudos em um número maior de pacientes e um acompanhamento longitudinal.

- O diagnóstico diferencial da EM deve ser considerado com múltiplas patologias: doença de Devic, doença de Baló, mielites transversas, encefalomielites disseminadas (ADEM), lúpus eritematoso sistêmico (LES), neurossarcoidose, doença de Behçet, mielopatia associada ao vírus HTLV-1, polirradiculoneurite crônica, doença de Lyme (borreliose), granulomatose de Wegener, leucodistrofias, neurite óptica, doença de Leber, degeneração combinada subaguda da medula, CADASIL.

## TRATAMENTO

- Os surtos são episódios em que há o aparecimento de novos sintomas neurológicos ou o reaparecimento de sintomas pregressos, de forma aguda ou subaguda, com duração mínima de 24 horas e precedendo um período de estabilidade de ao menos 30 dias, na ausência de febre, infecções ou aumento da temperatura ambiente. Eles podem ser classificados em leves ou graves, sendo que nos últimos a manifestação neurológica é intensa e acarreta comprometimento funcional importante.

## Tratamento do Surto

- O tratamento deve ser iniciado o mais rapidamente possível e pode ser indicado, no máximo, após 2 meses do início dos sintomas. Até o momento o único tratamento eficaz para o surto é o corticoide, pelos seus efeitos anti-inflamatórios e imunossupressores. Nos surtos graves, principalmente naqueles incluindo neurite óptica, deve-se optar pela pulsoterapia com metilprednisolona (MP) venosa, na dose de 1 g/dia por 3 a 5 dias. Nos surtos não respondedores à pulsoterapia venosa, a plasmaférese está indicada.

- É recomendada a administração concomitante, por via oral, de ivermectina ou albendazol, com o objetivo de prevenir uma disseminação de *Strongiloides stercoralis*. No dia subsequente ao término da pulsoterapia o tratamento deve seguir com prednisona oral, na dose de 40 mg/dia e com decrementos periódicos até zerar a medicação ao cabo de 3 semanas; esta conduta não é consensual e alguns neurologistas não a adotam.

- Durante o uso do corticoide o paciente deve receber complementação de cloreto de potássio e dieta hipossódica. As contraindicações devem ser respeitadas e este procedimento pode ser indicado (com cautela) nos diabéticos, ulcerosos e hipertensos; também o refluxo gastroesofágico e as psicoses constituem contraindicações relativas ao uso do corticoide. Os efeitos colaterais da MP são sensação de gosto metálico na boca, insônia, edema e aumento de peso, euforia leve, crises convulsivas em pacientes com antecedentes epilépticos, hiperglicemia transitória, alterações gastrointestinais, acne e osteoporose. Também nos surtos poderá ser usada a prednisona oral (iniciando-se com 1 a 1,5 mg/kg/peso, com decrementos progressivos até zerar a dose) ou a dexametasona (por via oral ou venosa).

- Nos pacientes em uso de natalizumabe, após confirmado novo surto por EM, a pulsoterapia venosa com corticoides poderá ser realizada pelo período máximo de 3 dias e sem o uso subsequente de doses decrescentes de corticoide oral.

## Tratamento da Doença

- Os agentes modificadores da evolução da doença determinaram uma revolução no tratamento dos pacientes com EM. Por mais de uma década, os imunomoduladores foram os únicos medicamentos disponíveis com esta característica, mas recentemente diversas drogas foram aprovadas com esta finalidade. Atualmente, as seguintes drogas têm o seu uso aprovado para tratamento de base da EM: interferons-beta, acetato de glatirâmer, natalizumabe, fingolimode e mitoxantrone. Todas estão disponíveis no mercado brasileiro. Drogas imunossupressoras como a azatioprina e a ciclofosfamida, assim como o transplante autólogo de medula óssea, podem ser utilizados em situações especiais, sendo que o transplante é cada vez menos indicado.

- A classe terapêutica a ser utilizada como primeira opção, o momento certo para migrar para outra droga e o escalonamento terapêutico a ser proposto ainda não são um consenso. Para tanto, faz-se necessário reconhecer prontamente a ineficácia do tratamento proposto para que a migração seja realizada o mais rapidamente possível. Considera-se falha terapêutica a presença de efeitos não toleráveis, falta de adesão ao tratamento ou a ineficácia do tratamento (Quadro 1.2).

## Quadro 1.2 – Critérios de Falha Terapêutica

**Efeitos Adversos não Tolerados**

1. Anormalidades significativas e persistentes nas enzimas hepáticas ou leucopenia

2. Reação local ou sistêmica intensa e persistente, com interferência na adesão ao tratamento ou nas atividades da vida diária

**Perda de Eficácia**

1. Manutenção ou aumento no número e/ou na gravidade dos surtos

2. Aumento de EDSS persistente por mais de 6 meses:
   - de 1,0 ponto se EDSS entre 3,0 e 5,5
   - de 0,5 ponto se EDSS maior que 6,0

3. Piora cognitiva que interfira nas atividades da vida diária

4. Atividade inflamatória da doença na RM, em pacientes com no mínimo 12 meses de tratamento, caracterizada por:
   - lesões com captação de gadolínio
   - aumento no número de lesões em T2

Fonte: Recomendações em Esclerose Múltipla – Academia Brasileira de Neurologia.

## Imunomoduladores

- Os imunomoduladores modificam a resposta imunológica sem interferir na produção ou causar a destruição dos linfócitos, alterando o curso natural da doença. Foram as primeiras drogas aprovadas a atuarem modificando a história natural da doença, e o objetivo principal desta classe terapêutica é evitar a instalação de surtos ou reduzir o seu número. Quatro drogas são utilizadas com esta finalidade: 1) interferon-beta 1a, intramuscular (Avonex®); 2) interferon-beta 1b, subcutâneo (Betaferon®); 3) interferon-beta 1a, subcutâneo (Rebif®); 4) acetato de glatirâmer, subcutâneo (Copaxone®).

- O uso dos imunomoduladores está indicado como tratamento de primeira linha nas formas RR da EM, sendo recomendado seu uso nas formas clínicas isoladas com alto risco de conversão para EM. Nas formas secundariamente progressivas, é restrito às que ainda cursam com atividade inflamatória e apresentam surtos, porém apenas o interferon-beta 1a, 44 µg, e 1b, 250 µg, mostram evidências quanto à diminuição no número de surtos. Estas drogas são consideradas similares quanto à sua eficácia, de sorte que a escolha deverá ser realizada considerando a gravidade clínica e as peculiaridades de cada paciente.

- O interferon-beta deve ser usado por tempo indeterminado, desde que benéfico. O Avonex® (interferon-beta 1a) deve ser utilizado por via intramuscular, uma vez por semana; o medicamento é apresentado em *kit* para cada mês, contendo ampolas de 30 µg e seringas ou canetas preenchidas. O Betaferon® (interferon-beta 1b), também com apresentação em *kit* com ampolas de 250 µg, deve ser administrado por via subcutânea, em dias alternados. O Rebif® (interferon-beta 1a) com ampolas de 22 e 44 µg deve ser administrado três vezes por semana por via subcutânea. Já o Copaxone® (acetato de glatirâmer), que é um imunomodulador de classe diferente dos interferons-beta, deve ser administrado diariamente em ampolas de 20 mg por via subcutânea.

- Os interferons, particularmente no início do tratamento, podem apresentar efeitos colaterais: cefaleia, calafrios, dores musculares, sensação de estado gripal (febre, mialgias, fadiga) e reações subcutâneas no local da injeção. Pacientes tratados com qualquer tipo de interferon-beta devem ser monitorados com exames periódicos de sangue (hemograma completo, TGO e TGP). Efeitos adversos (leucopenia, anormalidades hepáticas, doenças da tireoide, depressão do humor) podem ocorrer. Com o acetato de glatirâmer também podem ocorrer efeitos colaterais como aperto no peito, rubor, ansiedade, dispneia e palpitações. Estas manifestações são imprevisíveis, ocorrem em qualquer fase do tratamento e podem ser interpretadas, de modo equivocado, como um ataque cardíaco. Reações cutâneas, no local da injeção, também podem ocorrer. Recomenda-se a monitoração periódica de transaminases hepáticas, hemograma e TSH, observando sempre as alterações do humor e/ou ideação suicida.

  O tratamento, tanto com os interferons como com o glatirâmer, é de alto custo, sendo financiado em nosso País por órgãos governamentais.

- O uso de imunomoduladores está indicado particularmente nas formas RR da EM. Admite-se que estas drogas podem alterar o curso natural da doença, em virtude de suas propriedades antivirais e imunomoduladoras, com base no fato de que muitos pesquisadores acreditam que a EM é causada por um vírus que compromete pacientes com estado imunológico predisposto. O objetivo dos imunomoduladores é evitar a instalação de surtos ou reduzir o seu número.

## Anticorpos Monoclonais e Outros Imunossupressores

Os anticorpos monoclonais (AcMs) na EM são agentes alvo-específicos direcionados a moléculas integrantes da cascata imunológica, com efeito imunomodulador potente. Existem diversas drogas em fase de estudo para uso nas distintas formas da doença, como alentuzumade, daclizumade, rituximabe, entre outras. O natalizumabe (Tysabri®) é o único AcM aprovado para uso na EM.

### Natalizumabe

- Atua impedindo a migração dos leucócitos através da barreira hematoencefálica. Diminui a ativação celular e promove apoptose de linfócitos. Este medicamento reduz a recorrência de surtos e retarda a progressão da incapacidade e o acúmulo de lesões cerebrais. É indicado no tratamento da forma RR, com grande atividade inflamatória da doença, apesar do tratamento regular com imunomoduladores (interferons-beta ou acetato de glatirâmer).

- Poderá ser indicado para pacientes com doença inicialmente grave e rapidamente progressiva, caracterizada por no mínimo dois surtos incapacitantes em 1 ano e uma ou mais lesões Gd+ na RM do encéfalo ou aumento significativo da carga lesional em T2. Não há indicação de uso para as formas primária ou secundariamente progressivas. Esta droga deve ser utilizada por pacientes imunocompetentes, sempre em monoterapia, por via venosa na dose de 300 mg a cada 28 dias. A ampola de 15 mL deve ser dissolvida em 100 mL de SF 0,9% e administrada em bomba de infusão em 1 hora. Após concluída a infusão, devem ser administrados 500 mL de SF 0,9% em 1 hora. Os sinais vitais devem ser aferidos a cada 30 minutos, e em caso de desconforto a velocidade de infusão pode ser diminuída.

- Os efeitos colaterais mais frequentes são reações infusionais leves, como cefaleia, tontura e náuseas, e devem ser tratadas sintomaticamente. Mais raramente, podem ocorrer reações de hipersensibilidade à droga, como as anafiláticas ou anafilactoides que, se graves e/ou persistentes, obrigam a interrupção definitiva da droga. Foram descritos casos de leucoencefalopatia multifocal progressiva (LEMP) com o uso desta droga. Atualmente, estima-se que esta complicação ocorra em 2,2:1.000 do total de pacientes em uso desta medicação. Alguns fatores interferem decisivamente no risco de ocorrência de LEMP: pacientes com anticorpos anti-JCV positivos, uso prévio de imunossupressor e uso de natalizumabe por mais de 24 meses. Naqueles indivíduos com menos de 24 meses de tratamento, anti-JCV negativo e sem uso prévio de imunossupressores, o risco é estimado em 0,01/1.000, porém quando os três fatores mencionados estão presentes, ele sobe para 11/1.000.

- É recomendada monitoração anual do anticorpo anti-JCV. Caso haja suspeita de LEMP, o natalizumabe deverá ser suspenso imediatamente e, mediante confirmação diagnóstica, a plasmaférese está indicada para o rápido restabelecimento do sistema imune.

## Fingolimode

- Lançada recentemente no Brasil, esta droga é indicada para formas RR e o tratamento é administrado por via oral, sob a forma de cápsulas, sendo a dose uma cápsula a cada 24 horas (Gilenya® 0,5 mg). Assim como o natalizumabe, os estudos pivotais demonstraram maior redução na taxa de surtos e na carga lesional, se comparado aos imunomoduladores. Pode ser indicado como tratamento de primeira linha nos pacientes com doença muito ativa.

- O fingolimode é um modulador do receptor de esfingosina 1-fosfato e visa impedir que alguns linfócitos – células do sistema imune – saiam dos linfonodos, onde eles são produzidos. A droga sequestra aqueles tipos de linfócito com potencial para atacar certas porções do SNC. Ao atuar desta maneira, há restrição no número de linfócitos circulantes e o organismo pode ficar vulnerável a infecções oportunistas. O número de linfócitos deve ser monitorado no sangue e sua queda acentuada pode exigir a suspensão da droga.

- Outros efeitos adversos, que exigem um controle rigoroso, são bradiarritmias e edema macular. Os efeitos cardiovasculares podem ocorrer na primeira dose, variando desde bradicardia discreta a bloqueios atrioventriculares. Usualmente estes efeitos são transitórios e assintomáticos, porém, é recomendável que a primeira dose seja administrada em centro de infusão ou ambiente hospitalar, precedida por avaliação cardiológica. O edema macular é mais frequente no terceiro mês de tratamento, sendo recomendado acompanhamento oftalmológico.

- Pacientes sem história de varicela devem ser vacinados e só 30 dias após iniciar o fingolimode. Esta droga está contraindicada nas grávidas. Nos pacientes que fizeram uso prévio de ciclofosfamida, mitoxantrone ou natalizumabe, recomenda-se aguardar 6 meses para iniciar o fingolimode. Após o uso de corticoides, aguardar no mínimo 30 dias.

## Mitoxantrone

- É uma droga usada no tratamento de neoplasias e atua como um potente imunossupressor, inibindo a proliferação de macrófagos, linfócitos T e B, induz a apoptose de linfócitos B e impede a proliferação de antígenos. Nos pacientes com EM o mitoxantrone (Novantrone®) foi aprovado para uso nas formas RR com surtos frequentes e na forma secundariamente progressiva.

- A droga é usada por via venosa, a cada 3 meses, numa dose de 12 mg/m$^2$ até a dose total máxima de 140 mg/m$^2$. Esta droga pode ter uma ação cardiotóxica e também pode provocar leucemia aguda. As complicações podem ocorrer tardiamente, assim, recomenda-se manter as avaliações cardiológicas e hematológicas de forma ininterrupta.

- Seu uso contraindica o uso posterior de fingolimode e natalizumabe por um período de 6 meses. Em decorrência de seus efeitos adversos, é considerada uma droga de segunda linha.

### Outras Drogas Utilizadas

Alguns imunossupressores convencionais, quimioterápicos ou anticorpos monoclonais podem ser utilizados na EM, particularmente na doença muito ativa, como terapia de resgate ou nas formas progressivas, porém sua indicação não é convalidada através de estudos clínicos, sendo consideradas de segunda linha, dada a indicação *off label*. As mais utilizadas são descritas a seguir.

## Azatioprina

- Agente citotóxico análogo à purina, utilizado na forma de comprimidos de 50 mg. Pode ser administrada na dose de 2 a 3 mg/kg/dia. Efeitos gastrointestinais são frequentes no início do tratamento. Este deve ser monitorado com exames periódicos de hemograma e dosagem de TGO e TGP. A contagem de leucócitos deverá ser mantida em torno de 3.000/mm$^3$.

- É aprovada para uso em EM no Brasil. A azatioprina apresenta alguma eficácia na redução na taxa de surtos e estudos de metanálise apontam evidências para o uso desta droga como alternativa de tratamento. A dose cumulativa não deve exceder 600 mg, dada a possibilidade de ocorrência de neoplasias.

### Metotrexato

- Usado na dose de 7,5 mg por semana, demonstrou alguma eficácia no combate à progressão da incapacidade. Seu uso em baixas doses é seguro e pode trazer algum benefício na evolução da EM progressiva, embora os estudos realizados demonstrem fracas evidências.

- Em virtude do efeito hepatotóxico da droga, o tratamento exige controles periódicos com exames de laboratório (hemograma, TGO, TGP).

### Ciclofosfamida

- Tem sido utilizada como terapia de indução ou resgate, reservada aos pacientes jovens e com a forma mais agressiva da doença, porém os estudos apresentam baixo nível de evidência. Deve ser usada em pulsos venosos mensais, em doses que variam de 250 a 1.500 mg/m$^2$, de preferência associada a 1 g de metilprednisolona. Existem diversos esquemas terapêuticos propostos e a contagem leucocitária deve ser mantida entre 2.000 e 3.000/mm$^3$, e a dose máxima cumulativa não deve exceder 80 a 100.

- Os principais efeitos colaterais são náusea, anorexia e queda de cabelo. O uso desta droga, no longo prazo, pode induzir metaplasia e malignidade da mucosa vesical. As funções reprodutivas (ovariana/testicular) são afetadas e as mulheres de meia-idade comumente entram na menopausa. O tratamento exige controles rígidos com exames de laboratório (hemograma, creatinina, TGO, TGP).

### Micofenolato

- Utilizado usualmente em pacientes transplantados, inibe a síntese das purinas, com efeito citostático sobre os linfócitos, atuando como um imunossupressor relativo e seletivo dos linfócitos ativados. Tem sido utilizado em estudos-piloto, sendo administrado por via oral na dose de 500-1.000 mg, duas vezes por dia.

- Esta droga não é utilizada com frequência na EM, sendo necessária a realização de estudos randomizados para melhor avaliação da sua eficácia.

### Rituximabe

- Anticorpo monoclonal quimérico, anti-CD20 (Mabthera®). Pode causar reações infusionais graves e fatais, neutropenia, plaquetopenia, arritmias e reativação do vírus da hepatite B e LEMP. Não é indicada rotineiramente em pacientes com EM.

## Alemtuzumabe

- É um anticorpo monoclonal dirigido contra um antígeno na superfície do linfócito (CD52). Esta droga depleta linfócitos e está indicada nas formas secundariamente progressivas da EM; vem sendo investigada também nas formas RR. Sua administração é venosa, na dose de 12 mg/dia por 5 dias. A segunda administração é feita 1 ano após, na mesma dose, por 5 dias.
- Os principais efeitos adversos são púrpura trombocitopênica, síndrome de Goodpasture e doença de Graves. Apresenta bons resultados na redução dos surtos, porém sua ação é modesta na prevenção de incapacidades.

## Imunoglobulinas

- Alguns estudos sugerem a eficácia da IGIV nas formas RR, com melhora na taxa de surtos, na RM e no quadro clínico da EM. Pode ser considerada uma terapia de terceira linha no caso de intolerância às drogas convencionais. Seu uso é mais frequente na redução da taxa de surtos no puerpério.

## Perspectivas de Novas Drogas

Diversas drogas vêm sendo experimentadas no tratamento da EM, algumas com o seu uso desaconselhado após a realização de ensaios clínicos, outras em fase de análise pelas agências reguladoras. Entre as principais drogas, podemos relacionar:

- **Cladribina** – Droga imunossupressora, com bons resultados nos ensaios clínicos, mas com efeitos adversos importantes, o que motivou a sua retirada do mercado farmacêutico em vários países. Não chegou a ser lançada no Brasil.

- **BG-12 ou dimetilfumarato** – Droga oral, com comprimidos de 240 mg administrados duas vezes ao dia. Atua reduzindo a atividade inflamatória no SNC. Seu mecanismo de ação favorece a diminuição do estresse oxidativo, havendo uma provável ação protetora no SNC. Os estudos demonstraram boa tolerabilidade e eficácia, com redução dos surtos, da progressão da incapacidade e da atividade da doença ao exame de RM.

- **Laquinimode** – É um imunomodulador oral, administrado na forma de comprimidos de 0,6 mg uma vez ao dia. Vem sendo estudado nos pacientes portadores das formas RR e SP. Apresenta boa tolerabilidade e sua eficácia é moderada no controle dos surtos e na progressão da incapacidade, reduzindo também a atrofia cerebral na EM.

- **Teriflunomida** – Droga oral com ação imunomoduladora, imunossupressora e anti-inflamatória, administrada através de comprimidos de 7 ou 14 mg uma vez ao dia. Seu mecanismo de ação leva a um efeito citostático na proliferação dos linfócitos T e B. Apresenta boa tolerabilidade e eficácia moderada na redução de surtos e atividade da doença na EM.

- **Daclizumabe** – Anticorpo monoclonal humanizado, anti-CD24. Até o momento os estudos demonstram boa segurança e tolerabilidade, com redução significativa das lesões na EM.

- **Ocrelizumabe** – Anticorpo monoclonal, sendo a versão humanizada do rituximabe (CD20) e está em estudos para uso nas formas RR e PP.

## Tratamento Sintomático

### *Fadiga*

- Este sintoma, relativamente frequente, assemelha-se ao cansaço comum. É definida como uma sensação subjetiva de perda de energia física e/ou mental, que interfere com as atividades rotineiras do indivíduo e acomete aproximadamente 70% dos pacientes com EM. Ocorre em qualquer momento da doença e não tem relação com a incapacidade funcional. Pode ocorrer tanto na forma remitente-recorrente como nas formas progressivas. Este sintoma não costuma ser aliviado pelo repouso. Os pacientes com fadiga devem evitar exercícios exaustivos e programar períodos curtos de repouso. Fatores como aumento da temperatura corporal, dor, depressão, distúrbios do sono e espasticidade agravam este sintoma. O tratamento não medicamentoso inclui adaptações ambientais, resfriamento corporal e a realização de exercícios físicos moderados.

- Algumas drogas podem ser utilizadas com o objetivo de aliviar este sintoma, porém todas têm eficácia limitada. O glicocorticoide pode ser útil na fadiga causada por surto recente. A amantadina (Mantidan®), droga de primeira escolha no tratamento da fadiga, pode ser utilizada na dose de 100 mg duas a três vezes ao dia. Este medicamento pode determinar alucinações, edema de tornozelo e livedo reticular. O modafinil (Stavigile®) pode ser usado na dose de 100 ou 200 mg duas vezes ao dia. Este agente é um estimulante da vigília e foi lançado para o tratamento da narcolepsia. Este medicamento já está disponível no mercado farmacêutico brasileiro. Sua eficácia na fadiga da EM apresenta resultados contraditórios e parece ser mais eficaz nos pacientes com fadiga associada a distúrbios do sono. O metilfenidato (Ritalina®, Concerta®), na dose de 10 a 20 mg duas vezes ao dia, pode ser útil.

- Outras drogas como a 4-aminopiridina e a 3,4-diaminopiridina atuam aumentando a velocidade de condução nas fibras desmielinizadas e demonstram alguma eficácia no tratamento da fadiga, porém efeitos colaterais são observados em um grande número de pacientes.

- O tratamento medicamentoso deverá ser complementado por um planejamento que inclui fisioterapia moderada, natação, higiene do sono (às vezes um hipnótico poderá ser utilizado).

## *Espasticidade*

- É uma manifestação incapacitante, além de provocar desconforto e até mesmo dor. Nem sempre requer tratamento específico e sua indicação exige avaliação detalhada e individualizada. O tratamento deve ser programado com fármacos antiespásticos e fisioterapia.

- O baclofeno (Lioresal®) é apresentado sob a forma de comprimidos de 10 mg. Deve-se iniciar o tratamento com doses baixas (5 a 10 mg três vezes/dia) e fazer incrementos periódicos até atingir doses diárias de 80 a 100 mg. Os efeitos colaterais mais relatados são sonolência e confusão mental. Se o paciente apresentar diminuição acentuada da espasticidade, que possa interferir na marcha, a dose deverá ser reajustada. A suspensão do medicamento deve ser gradual, pois quando feita de modo abrupto pode provocar crises convulsivas e/ou alucinações.

- A tizanidina (Sirdalud®) é um antiespástico apresentado na forma de comprimidos de 2 mg. Deve ser introduzido em doses baixas até atingir a dose de 16 a 20 mg/dia. O principal efeito colateral é a sonolência, além de outros como secura da boca, tontura, hipotensão e sensação de fadiga.

- Outra droga recomendada é o dantrolene sódico em ampolas de uso IV (Dantrolen®). Este medicamento deve ser usado com cuidado, em decorrência de sua ação hepatotóxica. Outros efeitos colaterais têm sido relatados: cefaleia, tontura e diarreia (principalmente no início do tratamento); a pleurite e a pericardite são efeitos adversos raros.

- Os benzodiazepínicos (Dienpax®, Valium®, Rivotril®) podem ser utilizados, particularmente para os espasmos noturnos, na dose de 2 a 20 mg até três vezes/dia. O principal efeito colateral é a sedação e estas drogas não devem ser misturadas com bebidas alcoólicas. O seu uso prolongado pode induzir depressão e, inclusive, ideias suicidas. A suspensão brusca deste tipo de droga pode provocar convulsões.

- Nas formas severas de espasticidade e não respondedoras aos tratamentos por via oral, pode-se tentar outras modalidades de tratamento. Uma delas é o uso do baclofeno por via intratecal, administrado por meio de bomba de infusão.

- Ultimamente vem sendo utilizado o tratamento com toxina botulínica (Botox®, Dysport®). Este tratamento deve ser individualizado, sendo a dose do medicamento variável de caso para caso, de sorte que para alguns pacientes a dose utilizada é muito alta. Também bloqueios com álcool e fenol podem ser indicados em casos selecionados.

- O tratamento medicamentoso deve ser complementado com o auxílio de técnicas de fisioterapia, para evitar as contraturas musculares e as deformidades que podem se instalar ao longo dos meses. Estas incluem massagens, hidroterapia, aplicações de frio e calor local.

### Dores

- Não é raro o aparecimento de alguma forma de dor no decurso da EM. A dor, surda ou em queimação, pode localizar-se num segmento corporal (num membro, num lado do corpo, no tronco). Às vezes ocorre uma dor lancinante na face (uni ou bilateral): é a neuralgia secundária do trigêmeo, que pode ocorrer em 1 a 2% dos pacientes com EM. Não há estudos específicos para a dor neuropática na EM e as estratégias utilizadas são as mesmas para o tratamento da dor central.

- O tratamento pode ser feito com carbamazepina, iniciando-se com doses baixas (200 mg de 12/12 horas) com incrementos (se necessários) até uma dose máxima de 2.000 mg fracionada nas 24 horas. A fenitoína, o clonazepam e o baclofeno podem ser alternativas à carbamazepina.

- Outras drogas podem ser eficazes: gabapentina (600 a 3.600 mg/dia); oxcarbazepina (600 a 1.200 mg/dia); ácido valproico (500 a 1.500 mg/dia); topiramato (50 a 150 mg/dia).

- O uso dos tricíclicos (amitriptilina, nortriptilina) pode ser útil para certos tipos de dor. Na dor neuropática, além dos neuromoduladores (carbamazepina, valproato de sódio, gabapentina, lamotrigina, oxcarbazepina, topiramato), outras drogas podem ser utilizadas (pregabalina, tramadol, antidepressivos, codeína). Também procedimentos cirúrgicos podem ser considerados, particularmente na neuralgia do trigêmeo.

## Parestesias

- Não é incomum o aparecimento de parestesias no início da EM ou no seu decurso. Este tipo de queixa inclui sensações variadas como "formigamentos", "adormecimentos", "sensação de agulhadas", "sensação de choques" e outras. O sinal de Lhermitte pode ser classificado como uma sensação parestésica episódica, desencadeado pela flexão da cabeça. O tratamento das parestesias inclui diversos medicamentos: corticosteroides nas fases iniciais e por curto período; carbamazepina; gabapentina; oxcarbazepina; amitriptilina.

## Depressão

- Aproximadamente metade dos pacientes com EM pode apresentar, em alguma fase da doença, quadro depressivo; as mulheres são mais sujeitas. Nem sempre há correlação com incapacidade física e a depressão pode ocorrer já nas fases iniciais da EM. Manifestações como irritabilidade e baixa da autoestima podem ser comuns. Os modernos antidepressivos podem ser úteis nestes casos: sertralina (25-200 mg/dia); fluoxetina (10-80 mg/dia); paroxetina (10-50 mg/dia); citalopram (20-60 mg/dia); venlafaxina (37,5-300 mg/dia). Além do tratamento farmacológico, alguma forma de psicoterapia deve ser considerada.

## Ataxia

- Com frequência o quadro atáxico é do tipo cerebelar e costuma se traduzir por dificuldade na marcha, instabilidade postural, quedas frequentes e incoordenação nos atos motores rotineiros. Não há tratamento eficaz para estes sintomas, porém medidas fisioterápicas podem minorá-los: treino do equilíbrio, uso de apoio (bengala ou andador) e técnicas de reabilitação na água (hidroterapia).

- Para o tremor algumas drogas têm sido preconizadas: clonazepam, primidona, acetazolamida, isoniazida associada à piridoxina. Entretanto os resultados destas drogas têm sido pouco eficazes ou nulos.

## Distúrbios Esfinctéricos

- Este tipo de distúrbio pode aparecer em 80% dos pacientes no decurso da EM. O mais comum é a bexiga neurogênica do tipo espástico (bexiga não inibida), que se manifesta com urgência miccional; menos frequentemente com incontinência urinária. A bexiga hipotônica é rara e se traduz pela dificuldade em iniciar a micção e pelo grande volume residual pós-miccional; este tipo de bexiga predispõe a infecções urinárias. Na bexiga não inibida (com presença de urgência miccional) está indicado o uso de anticolinérgicos como a oxibutinina (Retemic®), a darifenacina (Enablex®); também os tricíclicos podem ser úteis (amitriptilina, imipramina) nestes casos. A bexiga hipotônica pode exigir cateterismo intermitente (autocateterização) ou sondagem vesical de demora. Neste caso é preciso cuidado com as infecções urinárias recorrentes. É sempre desejável o estudo urodinâmico e desde que caracterizado o tipo de bexiga neurogênica, a atuação do fisiatra na reeducação da bexiga é importante. Às vezes, também o urologista deve participar do tratamento das disfunções vesicais (ver Doenças da Medula Espinhal).

- A obstipação intestinal deve ser tratada inicialmente com dieta rica em fibras e ingestão abundante de líquidos (2 a 3 litros nas 24 horas). O uso de laxantes pode ser necessário, sendo recomendados a lactulona ou o citrato de magnésio; enemas, supositórios e até estimulação digital devem ser considerados. A impactação fecal pode ocorrer nos pacientes acamados exigindo, às vezes, a remoção manual de matéria fecal seguida de enemas. A incontinência fecal deve ser tratada com dieta rica em fibras, visando a produção de fezes mais consistentes e retreinamento intestinal (procurar criar hábitos intestinais de horário). Eventualmente, empregar drogas obstipantes como loperamina ou anticolinérgicos.

## Disfunção Sexual

- A impotência masculina pode ser tratada com sildenafila (Viagra®) 50-100 mg ou tadalafila (Cialis®) 20 mg/dia. Mulheres com quadro de vaginismo podem ser tratadas com medicamentos antiespasmódicos. A diminuição da lubrificação vaginal, que pode provocar dispaurenia, pode ser corrigida com cremes lubrificantes. A sildenafila pode melhorar a lubrificação vaginal, sem alterar significativamente a libido.

## Disfagia

- Esta queixa deve ser bem caracterizada através do videodeglutograma. Uma vez confirmada, o fonoaudiólogo deve orientar o tratamento: manobras de reabilitação das funções de mastigação e deglutição, postura do paciente durante a refeição, consistência dos alimentos, higiene oral, utensílios mais adequados. Não há medicamentos específicos para o tratamento deste sintoma. O acompanhamento conjunto com nutricionista pode ser necessário para implementação de dieta individualizada. Em situações extremas, pode ser necessária a instalação de sonda nasogástrica ou gastrostomia.

- Também as alterações da comunicação (fala e/ou linguagem) devem ser tratadas pela fonoaudióloga.

## Distúrbios Cognitivos

- Nas formas evoluídas de EM, alterações cognitivas (*deficit* de atenção, de memória, da abstração...) podem ocorrer. Estima-se que 40-65% dos pacientes apresentam distúrbios cognitivos leves, porém este pode se tornar mais evidente após longo período da doença. Usualmente estes *deficit* acometem funções isoladas e não são reconhecidos pelos pacientes, médicos ou familiares. Estes pacientes devem ser avaliados por uma neuropsicóloga e a depressão deve sempre ser avaliada conjuntamente com os *deficit* cognitivos. O tratamento medicamentoso com os inibidores da acetilcolinesterase não demonstrou benefícios, não havendo indicação para seu uso. Outras drogas como modafinil, amantadina, pemolina e *Ginkgo biloba* também foram usadas sem sucesso. As drogas modificadoras da doença parecem atuar na prevenção dos *deficit* cognitivos na EM. Após detectado este distúrbio, um programa de reabilitação cognitiva realizado de forma intensiva e personalizado às necessidades do paciente poderá ser implementado.

## Outros Sintomas

- A diplopia costuma ser transitória nos períodos de exacerbação da doença e deve ser tratada pela oclusão de um olho. Quando for definitiva, o uso de lentes prismáticas poderá ajudar. Excepcionalmente é necessária correção cirúrgica.

## Fraqueza Muscular

- Ocasionada por desenervação central, é de difícil correção. Pode-se tentar a utilização de bloqueadores dos canais de potássio 4-aminopiridina e 3,4-diaminopiridina. Devem ser evitados banhos quentes ou ambientes aquecidos. Alguns preconizam resfriamento do corpo através de coletes ou banhos frios de repetição nos meses de verão.

### Edema Pré-Tibial e dos Tornozelos

- Pode ocorrer nos pacientes com limitação dos movimentos ou confinados a uma cadeira de rodas. Este edema ocorre por efeito da gravidade e pode ser minimizado pela elevação dos membros em certos períodos do dia e pelo uso de meias elásticas, também medidas fisioterápicas devem ser adotadas.

### COMENTÁRIOS FINAIS

- Outras terapias têm sido preconizadas na EM: imunoglobulina venosa na dose de 0,15-0,20 g/kg/dia em infusão mensal. Outro tratamento que tem sido aplicado, de modo excepcional, é a plasmaférese.

- As drogas efetivamente aprovadas para tratamento de base da EM são: os imunomoduladores (interferons, acetato de glatirâmer), natalizumabe, fingolimode e mitoxantrone.

- O uso de pulsoterapia com metilprednisolona (1 g venosa por 3 a 5 dias) mensal, por longo prazo, tem sido recomendado. Porém não há evidências de benefício com esta conduta, além dos efeitos adversos sérios que pode induzir.

- Os surtos devem ser tratados (mesmo nos pacientes recebendo imunomodulador) com corticosteroides em doses elevadas.

- As formas RR devem receber tratamento com imunomodulador por prazo indeterminado.

- As formas progressivas necessitam de tratamento agressivo precocemente. As drogas preconizadas são os imunossupressores, particularmente os quimioterápicos, que apresentam efeitos adversos muitas vezes relacionados à dose cumulativa. Os quimioterápicos orais (azatioprina, metotrexato) parecem ter baixa eficácia. Um tratamento mais agressivo (e parece que mais eficaz) pode ser feito com ciclofosfamida venosa, em infusão mensal. A forma oral, administrada por longo prazo, é de risco pela indução de neoplasias, o que parece não ocorrer com a forma venosa. É desejável que o tratamento com esta droga seja conduzido por um oncologista ou médico neurologista com experiência no manejo da droga.

BREVIÁRIO DE CONDUTAS TERAPÊUTICAS EM NEUROLOGIA

- A presença de efeitos colaterais importantes e duradouros com o uso de interferons pode justificar a migração para o glatirâmer. A recíproca é verdadeira.

- As gestantes com EM devem se abster do tratamento com as drogas modificadoras da doença, considerando o efeito imunomodulador da gravidez. Certas drogas que podem promover danos fetais devem ser evitadas, a saber: baclofeno, amantadina, tizanidina, carbamazepina (e outros antiepilépticos), ciclofosfamida, metotrexato, mitoxantrone. O uso de quimioterápicos nas mulheres em idade fértil deve ser realizado com cautela, associado a métodos contraceptivos e após orientação sobre os riscos potenciais para o feto ou uma possível infertilidade.

- O doente, nas formas mais avançadas da EM, pode necessitar dos cuidados de uma equipe multiprofissional que inclua neurologista, fisiatra, enfermeira, neuropsicóloga, assistente social e outros. O apoio constante dos familiares é fundamental no tratamento.

- O uso da vitamina D é polêmico, embora haja alguma evidência de que níveis baixos desta vitamina no sangue aumentem o risco de desenvolvimento da EM e também que pessoas que vivem longe da linha do Equador apresentem risco maior para o desenvolvimento da doença. Entretanto, não se sabe se a reposição da vitamina D pode beneficiar o paciente uma vez instalada a doença. Existe também o risco de hipervitaminose (com altas doses da vitamina) que pode determinar hipercalcemia, depósitos de cálcio nas artérias, litíase renal enefropatia. Entretanto, a vitamina D deve sempre ser dosada e se estiver em níveis insuficientes, deve ser administrada.

- O autotransplante de medula óssea tem sido realizado em pacientes não respondedores aos tratamentos convencionais, porém os resultados ainda são incertos.

## NEUROMIELITE ÓPTICA (Síndrome de Devic)
### ASPECTOS ESSENCIAIS

- A neuromielite óptica (NMO) é canalopatia imunomediada, que afeta o funcionamento da aquaporina 4 (AQ4) no SNC. É definida pela associação temporal de duas manifestações neurológicas: a neurite óptica (NO) e a mielite transversa (MT). As manifestações costumam ocorrer em surtos agudos ou subagudos e podem instalar-se de forma simultânea ou isolada, ou separadas entre si por dias, semanas ou meses. Acomete preferencialmente a população asiática e afrodescendente, e apresenta-se com características recorrentes em 70% dos casos (NMO recorrente). A forma monofásica apresenta evolução mais benigna.

- Embora a NO possa ser uni ou bilateral, a manifestação bilateral simultaneamente ou após um curto intervalo de tempo é sugestiva de NMO e os sintomas são mais graves que os observados na EM. O acometimento medular na NMO é sob a forma de uma mielite transversa completa, usualmente com sintomas motores, alterações sensitivas e disfunção esfincteriana. Outros sinais e sintomas, secundários ao envolvimento do tronco encefálico, podem ocorrer como primeira manifestação da NMO ou na sua evolução e traduzem-se por vômitos, soluços intratáveis, vertigens, diplopia, nistagmo, entre outros.

- Algumas manifestações espectrais da NMO devem ser lembradas, como a NO bilateral ou recorrente e a mielite transversa longitudinalmente extensa (MTLE), pois provavelmente apresentam a mesma base fisiopatológica.

- A RM de crânio, órbita e medula espinhal é importante na confirmação do diagnóstico. Na fase aguda da NO há captação de contraste na porção pré-quiasmática do nervo óptico na quase totalidade dos casos. A lesão medular usualmente se estende por mais de três corpos vertebrais e é tipicamente centromedular, havendo captação de gadolínio. Já nas fases crônicas, atrofia e cavitação central da medula podem ser observadas. A RM de crânio pode evidenciar lesões nas áreas com grande expressão de AQ4 como hipotálamo, tronco encefálico e região periependimária. Lesões tumefativas também podem ser evidenciadas, mas o exame de imagem raramente preenche os critérios diagnósticos para EM.

- As alterações liquóricas estão presentes na maioria dos pacientes com NMO. Há pleocitose, que pode ser maior que 50 células/mm$^3$ e hiperproteinorraquia. A presença de bandas oligoclonais é transitória. O anticorpo antiaquaporina 4 (anti-AQ4) é um biomarcador da NMO e a sensibilidade e especificidade variam com o método utilizado. A imunofluorescência indireta no soro é o método mais utilizado, com soroprevalências variando de 80 a 40%.

- Os critérios diagnósticos vigentes são aqueles definidos em 2006, e incluem as manifestações clínicas de neurite óptica e/ou mielite, a ressonância magnética e/ou presença do anti-AQ4, conforme exposto no Quadro 1.3.

**Quadro 1.3 – Neuromielite Óptica Definida**

**Critérios Maiores**

Neurite óptica

Mielite transversa

**Critérios de Apoio**

RM com lesão medular contínua com extensão maior ou igual a três corpos vertebrais

RM de crânio que não preencha os critérios diagnósticos de EM

Presença de anticorpo sérico anti-AQ4

\* Ao menos dois dos três critérios de apoio associados aos critérios maiores.

\*\* Outras alterações na RM de crânio, desde que excluídos outros diagnósticos, não são incompatíveis com o diagnóstico de NMO.

## TRATAMENTO

- O tratamento da NMO representa um desafio para o neurologista. Na fase aguda há indicação para o uso de glicocorticoides em doses elevadas. Tem sido referido efeito benéfico com a administração de metilprednisolona na dose de 1 g/dia sob a forma de pulsoterapia por 5 dias consecutivos. Os pacientes que não respondem à corticoterapia devem ser submetidos a sessões de plasmaférese no esquema de cinco a sete sessões em dias alternados ou pulsoterapia com ciclofosfamida.

- O tratamento preconizado para prevenir as exacerbações deve ser instituído precocemente, embora não haja consenso sobre a melhor droga a ser utilizada. A azatioprina (pode ser usada de modo isolado) na dose de 2 a 3 mg/kg/dia é utilizada na maioria dos centros, podendo ser associada à prednisona 1 mg/kg/dia no início do tratamento. O mitoxantrone e o rituximabe podem ser utilizados, porém os efeitos adversos graves limitam o uso destas drogas. Não há indicação para o uso de imunomoduladores na NMO.

## ADEM (*Acute Disseminated Encephalomyelitis* – Encefalomielite Disseminada Aguda)

### ASPECTOS ESSENCIAIS

- A ADEM é uma doença inflamatória desmielinizante autoimune, de curso tipicamente monofásico, que acomete o encéfalo e a medula espinhal. Algumas vezes a doença pode se manifestar de forma remitente-recorrente, sendo então denominada encefalomielite disseminada aguda multifásica.

- A ADEM pode ocorrer após infecções virais inespecíficas, exantemáticas ou vacinação, porém em inúmeros casos a relação causal não pode ser estabelecida. Embora mais frequente em crianças e adultos jovens, pode ocorrer em qualquer faixa etária sem que haja predileção por sexo.

- O quadro clínico pode incluir uma fase prodrômica (febre, cefaleia, vômitos) que pode preceder em alguns dias o quadro neurológico. Este tem um amplo espectro de manifestações, a saber: paraparesia ou tetraparesia, nível sensitivo, distúrbios esfinctéricos, irritação meníngea, confusão mental, convulsões, rebaixamento do nível da consciência... As manifestações podem ser frustras, rapidamente progressivas ou até fulminantes. Os distúrbios da consciência ocorrem em aproximadamente 70% dos pacientes, e sintomas como distonias, coreia, sintomas psíquicos, comportamentais e afasia, embora menos frequentes, podem estar presentes.

- A RM pode revelar lesões semelhantes àquelas observadas na EM, embora as lesões da ADEM sejam maiores e com presença de lesões encefálicas e medulares no mesmo estágio da doença. O acometimento dos gânglios da base e tálamo, a menor predileção pela região periventricular e comprometimento precoce da substância cinzenta favorecem o diagnóstico da ADEM no exame de imagem.

- O exame do LCR pode evidenciar pleocitose moderada, hiperproteinorraquia leve e as bandas oligoclonais podem estar presentes. A presença das bandas é transitória e rara.

- O prognóstico costuma ser favorável. A recuperação habitualmente é lenta e pode haver sequela neurológica. Existe uma forma devastadora de ADEM, que é uma leucoencefalite aguda hemorrágica (doença de Hurst).

## TRATAMENTO

- A primeira opção terapêutica é a administração de doses elevadas de glicocorticoides (metilprednisolona 1-1,5 g/dia) em pulsoterapia por, no mínimo, 5 dias consecutivos, seguida de prednisona oral por um período de 4 a 8 semanas. A retirada do corticoide na fase de atividade da doença pode resultar em reativação da mesma. Nos casos não respondedores ao corticoide há indicação de plasmaférese (cinco sessões).

- Outros tratamentos são referidos, como a utilização de imunoglobulina venosa ou da ciclofosfamida em pulsoterapia intravenosa.

## COMENTÁRIOS FINAIS

- O prognóstico da NMO é mais sombrio que o da EM, particularmente nas formas multifásicas que podem levar rapidamente a *deficit* visuais e motores importantes.

- A ADEM em 2/3 dos casos depende de um episódio infeccioso agudo: sarampo, varicela, rubéola, parotidite viral, estado gripal, infecção herpética... Entretanto, é mais comum que se trate de um estado infeccioso indeterminado. Outra causa, embora rara, é a vacinação contra sarampo ou raiva.

## BIBLIOGRAFIA CONSULTADA

Ascherio A, Munger KL, Simon KC. Vitamin D and multiple sclerosis. Lancet Neurol. 2010;9:599.

Brahic M. Multiple sclerosis and virus. Ann Neurol. 2010;68:6.

Clifford DB, De Luca A, Simpson DM et al. Natalizumab-associated progressive multifocal leucoencephalopathy in patients with multiple sclerosis: Lessons from 28 cases. Lancet Neurol. 2010;9:438.

Gorelik L, Lerner M, Bixler S et al. Anti-JC virus antibodies, implications for PML stratification. Ann Neurol. 2010;68:295.

Kappos L, Radue EW, O'Connor P et al. A placebo-controlled trial of oral fingolimod in relapsing multiple sclerosis. N Engl J Med. 2010;362:387.

Keegan M, Pineda AA, McClelland RL et al. Symptomatic management plasma exchange for severe attacks of CNS demyelination: Predictors of response. Neurology. 2002;58:143.

Menge T, Hemmer B, Nessler S et al. Acute disseminated encephalomyelitis: an update. Arch Neurol. 2005;62:1673.

Polman CH, Reingold SC, Banwell B et al. Diagnostic criteria for multiple sclerosis: 2010 revisions to the McDonald criteria. Ann Neurol. 2011;69(2):292.

Rocha AJ, Guedes BVS, Barros BRC. Desmielinizações inflamatórias idiopáticas. In: Encéfalo. Rocha AJ, Vedolin L, Mendonça RA, eds. Rio de Janeiro: Elsevier; 2012.

Wingerchuk DM, Lennon VA, Lucchinetti CF et al. The spectrum of neuromyelitis optic. Lancet Neurol. 2007;6(9):805.

SANVITO

# Doença de Parkinson e outros Distúrbios do Movimento

**2**

*Wilson Luiz Sanvito*
*Emerson Gisoldi*

## DOENÇA DE PARKINSON

### ASPECTOS ESSENCIAIS

- A doença de Parkinson (DP), considerada um distúrbio da esfera extrapiramidal, caracteriza-se, clinicamente, por um tremor de tipo especial, bradicinesia e rigidez muscular. Nas formas clínicas avançadas costuma ocorrer instabilidade postural e transtornos do equilíbrio. Outro critério para o diagnóstico da DP é a presença de tremor de repouso, a assimetria das manifestações clínicas e uma boa resposta à levodopa.

- A DP está relacionada com a idade, sendo rara antes dos 40 anos; a sua prevalência aumenta após os 60 anos.

- É basicamente um distúrbio da motricidade automática, embora alterações cognitivas possam ocorrer com o passar do tempo. Entretanto, sabe-se hoje que manifestações não motoras (depressão do humor, distúrbio da olfação, do sono e do sistema nervoso autônomo) podem preceder (ou acompanhar) os sintomas motores da DP.

- A prevalência da DP é avaliada, na terceira idade, em torno de 150 casos/100 mil habitantes. É a segunda doença neurodegenerativa mais comum depois da doença de Alzheimer.

- A causa da DP permanece obscura. Admite-se um processo degenerativo de certas estruturas do SNC e um fator genético tem sido incriminado.

- Fatores exógenos (pesticidas, herbicidas, fungicidas, MPTP, medicamentos) têm sido considerados, além de um fator endógeno relacionado a acúmulo de produtos tóxicos do metabolismo da dopamina. Tem sido sugerido que uma deficiência enzimática na substância negra determina uma falência do sistema de desintoxicação celular com acúmulo de radicais livres e outros radicais com efeitos citotóxicos.

- O parkinsonismo familiar é raro. Entretanto, nas formas de instalação precoce (DP juvenil) a base genética é possível.

- O diagnóstico da DP, nas suas fases iniciais, nem sempre é fácil. Às vezes, os primeiros sinais e sintomas são incaracterísticos: alterações do talhe da escrita, perda da agilidade para atos motores da vida diária, dores do "tipo reumático", queixa de pernas amarradas, fraqueza num hemicorpo, lentidão para caminhar (às vezes arrastando os pés), para se despir, para se alimentar, para se barbear, depressão do humor.

- A DP pode se apresentar sob diversas formas clínicas: forma tremulante, acinético-hipertônica, bradicinética, lateralizada, forma com manifestações disautonômicas, formas completas.

- Além dos sintomas motores, a DP pode evoluir com sintomas não motores: distúrbios cognitivos (bradifrenia, demência), distúrbios comportamentais (depressão do humor, ansiedade, confusão mental), distúrbios sensitivos (dor, distermias), distúrbios autonômicos (obstipação, impotência, alterações vesicais, hipotensão arterial), outros distúrbios (alteração do sono, pernas inquietas, *deficit* olfativo).

- A DP depende de depleção de dopamina nos núcleos da base. A porção compacta da substância negra é inicialmente envolvida, ocorrendo queda da oferta da dopamina para os núcleos da base. Quando a deficiência de dopamina excede 60% aparecem os sintomas motores.

- A perda de dopamina na DP é progressiva e tem início alguns anos antes da instalação clínica da doença e prossegue não obstante o tratamento. Ocorre também comprometimento de neurônios não dopaminérgicos: neurônios colinérgicos (núcleo basal de Meynert), neurônios adrenérgicos do *locus coeruleus*, neurônios serotoninérgicos da rafe mediana, neurônios do bulbo olfativo e neurônios do sistema nervoso autônomo.

- O diagnóstico da DP é puramente clínico e os exames complementares apenas permitem o descarte de outras patologias.

- A progressão da doença pode ser avaliada através de escalas aferindo, principalmente, o grau de incapacidade ou através de estudos de neuroimagem (PET-*scan* com o uso de fluorodopa, DAT-SPECT) para medir a perda de células de dopamina. A escala UPDRS (*unified Parkinson´s disease rating scale*) é a mais utilizada para avaliar o desempenho motor do paciente.

- Existem situações clínicas que podem mimetizar o parkinsonismo, devendo ser consideradas e diagnosticadas. São elas: o hipotireoidismo, a ataxia cerebelar, o tremor essencial, a hidrocefalia de pressão normal, a depressão e as fases iniciais da doença do neurônio motor inferior. No hipotireoidismo e na depressão podem ocorrer apatia, pouca expressividade facial e voz rouca, com baixo volume, que podem ser confundidas com bradicinesia. O que permite o diagnóstico diferencial é a ausência de tremor e rigidez muscular, além da melhora clínica após o tratamento dos quadros tireoidiano e depressivo. Na ataxia cerebelar ocorre marcha instável com tendência a quedas associada a tremor de ação das extremidades. O tremor essencial pode apresentar uma fase tremulante no repouso, o que dificulta o diagnóstico diferencial, sendo relevante a ausência de outros sinais da tétrade parkinsoniana. Na hidrocefalia de pressão normal pode-se encontrar uma marcha de pequenos passos, às vezes associada a um tipo de *freezing* secundário à apraxia da marcha. Neste caso, a presença precoce de incontinência urinária e demência pode ajudar no diagnóstico diferencial. No início da doença do neurônio motor inferior pode-se observar a dificuldade para movimentos finos em uma das mãos, provocada pela perda de força muscular e que pode ser confundida com a bradicinesia do parkinsonismo. A evolução para paresia, o aparecimento de fasciculações, amiotrofia e hiper-reflexia profunda ajudam no diagnóstico diferencial.

- Na era da levodopaterapia determinadas manifestações clínicas costumam ocorrer após alguns anos de tratamento: flutuações motoras, hipercinesias e/ou movimentos distônicos e distúrbios comportamentais.

- A DP pode ser esporádica em 70% dos casos ou ter história familiar positiva em 30% dos casos. Estima-se que 25% da população de pacientes com DP tenham uma das 13 mutações conhecidas. Até o presente foram descritos 13 genes associados à DP. As mutações são descritas como PARK1 até PARK13, sendo dominante e com penetrância variável em sete casos (1, 3, 4, 5, 8, 10, 11), recessiva em quatro casos (2, 6, 7, 9), ligada ao X em um caso (12) e ainda desconhecida na mutação PARK13. Diversos *loci* são descritos e diversas proteínas são evidenciadas: alfa-sinucleína, parkin, ubiquitina, PINK1, DJ1, LRRK2, ATP13A2, GYGF2 e OmitHtrA2. Não existe mudança de conduta conforme a forma genética do caso.

## TRATAMENTO

- Por ocasião do diagnóstico da DP é preciso expor ao doente e a seus familiares a natureza da doença e os recursos disponíveis para o tratamento. Sem criar falsas expectativas, deve-se infundir otimismo no sentido de um controle efetivo dos sintomas da doença.

- Não há um algoritmo para o tratamento da DP e as estratégias terapêuticas dependem de múltiplas variáveis: forma clínica da doença e seu estágio, idade do paciente. O tratamento deve ser sempre individualizado. Em certas formas muito brandas (com um tremor discreto e intermitente, por exemplo) o médico pode até se abster do tratamento durante algum tempo.

- Medidas de terapia não farmacológica podem ser adotadas: orientação, grupos de apoio, fisioterapia, terapia ocupacional...

- No tratamento farmacológico alguns aspectos devem ser considerados: 1) uso ou não da levodopa nas fases iniciais; 2) estratégias nas formas avançadas da doença, com presença de flutuações motoras e discinesias; 3) presença de distúrbios mentais.

### Tratamento Neuroprotetor

- A eficácia deste tipo de tratamento ainda é muito questionada, entretanto se aconselha o uso da selegilina (um inibidor da enzima monoamino oxidase B – MAO-B). A selegilina (ou L-deprenil) é dosada em comprimidos de 5 mg e deve ser administrada na dose de 5 a 10 mg/dia, sempre nas primeiras horas do dia para não prejudicar o sono. Esta droga, além de inibir a MAO-B, pode ser convertida em derivados anfetamínicos e exercer um efeito de tratamento sintomático na DP. A selegilina não determina o *cheese effect*, traduzido por hipertensão arterial e taquicardia, que pode ocorrer com os inibidores da MAO-A. Esta droga deve ser evitada em associação com antidepressivos tricíclicos e inibidores da recaptação da serotonina.

Outra droga, também de eficácia duvidosa, é a coenzima Q 10, que atua no ciclo mitocondrial. Esta droga, em doses elevadas, é capaz de diminuir a progressão dos escores motores da DP. A sua eficácia deve ser avaliada em novos estudos.

Estudos com implante de células-tronco embrionárias para produção de dopamina e de células heterólogas dopaminérgicas no estriado não demonstraram resultados animadores em humanos. Também se pode citar o uso de vetores virais para produção de descarboxilase de aminoácidos aromáticos e fatores neurotróficos em animais, ainda sem resultados publicados.

Alguns autores têm especulado sobre a ação neuroprotetora dos agonistas dopaminérgicos.

## Tratamento Sintomático

O tratamento medicamentoso pode ser desdobrado em dois grandes grupos: drogas com ação direta no sistema dopaminérgico (levodopa, agonistas dopaminérgicos); drogas sem ação dopaminérgica (amantadina, anticolinérgicos).

### Levodopa

- É o carro-chefe das drogas antiparkinsonianas porque vai repor a dopamina nos núcleos da base, principal neurotransmissor depletado na DP. A levodopa (LD) é eficaz no controle da bradicinesia e da rigidez muscular, e menos eficaz no controle do tremor. Está indicada nas formas completas da doença (bradicinesia, rigidez, tremor), nas formas avançadas, nas formas com alguma dificuldade para deambular ou realizar atividades da vida diária; também nos indivíduos idosos é uma opção válida. Com o uso da LD nós temos (paciente/médico) "os 5 anos da graça", período em que o controle da doença é satisfatório. A partir daí (ou mesmo antes) começam a surgir efeitos adversos de difícil controle (flutuações motoras, discinesias). Após 5 anos de levodopaterapia, mais de 30% dos pacientes desenvolvem queda da eficácia (*wearing-off*), discinesias ou ambas, e cerca de 10% desenvolvem fenômeno *on-off* (perda súbita da eficácia).

- Não se sabe se a LD, com o uso prolongado, pode ser neurotóxica ou se as complicações motoras seriam decorrência da ação pulsátil da droga nos receptores dopaminérgicos. No funcionamento normal do circuito nigroestriatal a estimulação dos receptores pós-sinápticos é contínua e não pulsátil. É provável que nas fases avançadas da doença, com a progressão da degeneração dos neurônios, boa parte da LD seja convertida em dopamina fora da célula dopaminérgica, não sendo, então, estocada em vesículas. Esta pode ser parte da explicação da redução da eficácia de LD nas fases mais avançadas da DP.

- A LD (droga precursora da dopamina) deve ser administrada juntamente com um inibidor da dopa-descarboxilase para não ser inativada no sangue periférico e assim atingir o SNC (existem dois inibidores da dopa-descarboxilase:

benserazida na Prolopa® e carbidopa no Sinemet®). Os principais efeitos colaterais da LD, no curto prazo, são anorexia, náusea, vômitos, hipotensão ortostática, alucinações.

- As apresentações da LD são várias: LD convencional (comprimidos com 200 mg + benserazida 50 mg); LD convencional (comprimidos com 250 mg + carbidopa 25 mg); LD liberação lenta (cápsulas com 100 mg + benserazida 25 mg); LD dispersível (comprimidos com 100 mg + benserazida 25 mg); LD liberação lenta (comprimidos com 200 mg + carbidopa 50 mg). Recentemente foi lançada uma levodopa convencional (Prolopa® BD, com comprimidos bissulcados contendo 100 mg de LD + 50 mg de benserazida) para facilitar a dosagem baixa da droga no início do tratamento.

- A LD deve ser iniciada com doses baixas (1/4 de comprimido duas vezes/dia e as doses devem ser ajustadas lentamente de acordo com a resposta e a tolerabilidade do paciente). As doses devem ser distribuídas ao longo do dia e a droga deve sempre ser tomada com o estômago vazio para sua melhor absorção (a proteína do alimento pode inativar, em parte, a ação da droga). Tomar o comprimido 30 minutos antes ou 1 hora após as refeições.

- A LD de liberação gradual pode ser utilizada nos pacientes com distúrbios do sono por acinesia ou rigidez, distonia noturna ou matutina. A LD dispersível pode ser usada como terapia de resgate nas acinesias ou no *freezing*. Também tem indicação na acinesia matutina ou no ajuste fino do fim de dose. Outra indicação é na presença de disfagia.

- O terapeuta deve ficar atento também às interações medicamentosas da LD: a triexefenidila (Artane®) reduz a velocidade de absorção da LD; também os antiácidos e o sulfato ferroso podem reduzir a absorção da LD. Medicamentos anticolinérgicos, amantadina, agonistas dopaminérgicos e inibidores da COMT requerem a redução ou o ajuste da dose da LD.

### Anticolinérgicos

- A utilização destas drogas tem seu embasamento na preponderância da acetilcolina no estriado em relação à dopamina, nos pacientes parkinsonianos. O efeito antiparkinsoniano é leve no tremor e na rigidez muscular; praticamente não atua na bradicinesia.

- Estão disponíveis no mercado farmacêutico brasileiro duas drogas: biperideno (Akineton® comprimidos com 2 e 4 mg e ampolas de 5 mg) e triexifenidila

(Artane® comprimidos com 2 e 5 mg). O tratamento deve ser iniciado com doses baixas, com aumentos graduais de acordo com a tolerabilidade do paciente. Os principais efeitos colaterais são: secura da boca, turvação visual, retenção urinária, obstipação intestinal. Distúrbios comportamentais, particularmente nos pacientes idosos, não são infrequentes e incluem: agitação, confusão mental, alucinação visual. Este tipo de problema acaba gerando, por parte do paciente e de seus familiares, uma rejeição a estas drogas. As principais contraindicações aos anticolinérgicos são hipertrofia da próstata e glaucoma.

- Este tipo de tratamento deve ser reservado aos parkinsonianos com predominância do tremor e abaixo dos 60 anos de idade. Esta droga pode ser usada isoladamente (sobretudo nas fases iniciais da doença) ou em associação a outros antiparkinsonianos.

## Amantadina

- É uma opção para o tratamento nas fases iniciais da DP; podendo, também, ser usada em associação com outras drogas antiparkinsonianas em fases mais adiantadas da doença. Parece que aumenta a liberação de dopamina na fenda sináptica, mas a sua principal ação é antiglutaminérgica. A ação bloqueadora de receptores N-metil-D-aspartato (NMDA) facilita a transmissão de dopamina no estriado.

- A amantadina atua bem no tremor e menos na rigidez e na bradicinesia. Em alguns pacientes há uma perda da eficácia da droga após algum tempo de uso. A suspensão temporária da droga pode reverter a situação. A droga (Mantidan® comprimidos de 100 mg) deve ser iniciada com 100 mg/dia, podendo-se atingir a dose de 300 mg/dia. Os principais efeitos colaterais são o livedo *reticularis* e edema de tornozelo; pacientes idosos podem apresentar confusão mental e agitação.

## Agonistas Dopaminérgicos

- São principalmente de duas ordens: derivados ergolínicos (bromocriptina, pergolida) e derivados não ergolínicos (pramipexol, ropinirol).

- A bromocriptina, embora demonstre alguma eficácia, tem sérios efeitos colaterais, condição que limita muito a sua prescrição. Estes efeitos são hipotensão ortostática, náuseas e vômitos. O uso da domperidona pode reduzir os efeitos colaterais. A bromocriptina é apresentada em comprimidos de 2,5 e 5 mg e deve ser iniciada com doses baixas, com incrementos semanais até atingir a dose de 7,5 a 30 mg/dia, dividida em três tomadas ao dia.

- A pergolida, com os mesmos inconvenientes de efeitos colaterais, deve ser iniciada com doses muito baixas e incrementos periódicos devem ser feitos até atingir a dose de 0,5 a 3 mg/dia, dividida em três tomadas diárias. A apresentação é sob a forma de comprimidos de 0,05, 0,25 e 1 mg.

- O pramipexol e o ropinirol (derivados não ergolínicos) são também efetivos no tratamento sintomático da DP, com a vantagem de melhor tolerabilidade. Deve-se iniciar com doses baixas até atingir doses terapêuticas em aproximadamente 3 semanas, divididas em três tomadas ao dia. Os principais efeitos colaterais são náuseas, vômitos e sonolência diurna. O ropinirol (Requip®) apresenta-se sob a forma de comprimidos de 0,25, 1, 2 e 5 mg, enquanto o pramipexol (Sifrol®) apresenta comprimidos de 0,125, 0,25 e 1 mg. Recentemente foi lançado o Sifrol® ER [de liberação prolongada] nas doses de 0,375, 0,75, 1,5 e 3 mg. Estes medicamentos, de forma isolada, são uma boa alternativa para o tratamento das formas iniciais da DP. Atualmente se questiona essa conduta e muitos neurologistas preferem usar LD em doses baixas, desde o início do quadro. Os agonistas dopaminérgicos podem induzir à "síndrome de desregulação dopaminérgica", traduzida por comprometimento do controle dos impulsos: compras compulsivas, tendência ao jogo patológico, hipersexualidade, atividades repetitivas sem finalidade...

- Outro agonista dopaminérgico é o piribedil (Trivastal® retard) com drágeas de 50 mg (deve ser administrado na dose de duas a quatro drágeas/dia). A eficácia desta droga ainda não está comprovada.

- A apomorfina também é um agente agonista não ergolínico e está disponível na forma injetável (via subcutânea com canetas injetoras), e pode ser utilizada nos períodos *off* severos; sempre associada a um antiemético.

### Inibidores da COMT

- O uso de inibidor da catecol-O-metil transferase (COMT) poderia diminuir a estimulação pulsátil da dopamina sobre o receptor dopaminérgico do neurônio espinhoso médio. Duas drogas apresentam este efeito: entacapona e tolcapona. A entacapona (Comtan®) apresenta-se sob a forma de comprimidos de 200 mg e deve ser administrada junto com a LD. Deve ser evitada em associação com inibidores da MAO-A e usada com prudência com a selegilina (esta nunca deve ultrapassar a dose de 10 mg). Os efeitos colaterais são: diarreia, tontura, boca seca, náusea e discinesia. O seu uso deve ser monitorado com dosagens periódicas das transaminases. Está indicada nas flutuações motoras da DP.

- A tolcapona (Tasmar®), em comprimidos de 100 e 200 mg, tem a mesma indicação, entretanto o seu potencial efeito hepatotóxico limita muito o seu uso.

## Antidepressivos

- Devido à depressão do humor ser uma manifestação relativamente frequente na DP, o uso de antidepressivos muitas vezes se impõe. Os mais utilizados são os tricíclicos (amitriptilina, nortriptilina, imipramina), os inibidores da recaptação da serotonina e outros (citalopram, venlafaxina, mirtazapina...).

## Neurolépticos Atípicos

- Nos distúrbios comportamentais da DP (agitação, alucinações, delírios), que podem estar presentes nas formas avançadas da doença, o uso destas drogas pode ser útil. Duas drogas podem ser usadas: quetiapina e clozapina. Parece que a clozapina tem também um efeito favorável nas discinesias.

- O fumarato de quetiapina apresenta-se sob a forma de comprimidos de 25, 100 e 200 mg. Sempre iniciar o tratamento com doses baixas e fazer um ajuste ao longo do tempo. A clozapina, em comprimidos de 25 e 100 mg, deve ser usada em doses baixas na DP. Esta droga exige um rigoroso controle, através de hemogramas semanais, em decorrência de sua ação leucopenizante. Também a olanzapina (na dose de 5 a 10 mg/dia) pode ser utilizada.

- Outros neurolépticos (risperidona, butirofenona, clorpromazina...) devem ser evitados (ou usados com muita prudência), em decorrência da impregnação que podem provocar. Benzodiazepínicos (bromazepam, lorazepam...) podem ser usados no tratamento da ansiedade.

## Estratégias para Tratamento das Formas Avançadas (com Flutuações Motoras)

- Nas formas avançadas da DP, particularmente com o uso da LD por alguns anos, várias complicações podem ocorrer: encurtamento da eficácia da droga (fenômeno *wearing-off*), fenômeno *on-off, freezing*, aparecimento de movimentos anormais do tipo discinesia, distonia do período *off*, discinesia do pico de dose, discinesias bifásicas. A acinesia pode ser do fim de dose ou pode se instalar uma acinesia paradoxal (ocorrendo 30 minutos a 1 hora após a tomada da LD).

- O preenchimento de um diário pelo paciente e/ou familiares/cuidadores pode ser extremamente útil e dele devem constar: horários das medicações, das refeições, de dormir e acordar, períodos *off*, períodos com discinesias e sua duração.

- As medidas relevantes nas estratégias devem incluir: administração da LD sempre com o estômago vazio, associar LD de liberação lenta, quando há presença de acinesia matinal, associar à LD convencional a LD dispersível, uso associado de outras drogas sintomáticas e de inibidores da COMT.

- O manejo das drogas nas formas com flutuações motoras deve obedecer, em linhas gerais, o que segue adiante.

  - **Na presença de *wearing-off*:** aumentar a frequência das doses de LD convencional; usar LD de liberação lenta; associar agonistas dopaminérgicos; amantadina; inibidores da COMT.

  - **Na discinesia do pico de dose:** reduzir cada dose da LD; associar agonista dopaminérgico; anticolinérgico; amantadina; clonazepam; clozapina.

  - **No *freezing*:** aumentar dose de LD; agonista dopaminérgico; treino de marcha.

  - **Na discinesia bifásica:** aumentar cada dose de LD convencional; LD de liberação lenta; associar agonistas dopaminérgicos; baclofeno.

  - **Na presença do efeito *on-off*:** LD dispersível; agonista dopaminérgico; selegilina; clozapina. Uso eventual de apomorfina subcutânea.

- O tratamento das flutuações motoras é um desafio para o neurologista e novas abordagens têm sido tentadas: drogas de uso transdérmico (rotigotina – Neupro®) ainda não disponíveis em nosso meio, infusões duodenais de LD e formas de LD de absorção mais rápida.

## COMENTÁRIOS FINAIS

- Em certas formas avançadas da DP o tratamento cirúrgico também deve ser equacionado. A palidotomia, através da técnica estereotáxica, pode ser indicada. A estimulação cerebral profunda (*deep brain stimulation* = DBS) pode ser feita através do implante de eletrodos na área-alvo (no globo pálido ou no núcleo subtalâmico), conectados a um estimulador inserido no tecido subcutâneo da região subclavicular, de sorte que o sistema implantado pode estimular a(s) área(s)-alvo sem provocar uma lesão cerebral. A DBS pode melhorar os sintomas cardinais da DP (tremor, bradicinesia, rigidez). Com este procedimento, as doses dos antiparkinsonianos podem ser reduzidas e, como consequência, pode ser reduzida a discinesia dopamina-induzida. E, ainda mais, este tipo de procedimento é reversível e não tem os inconvenientes das cirurgias ablativas. Os candidatos a este tipo de cirurgia são pacientes portadores da DP que não estão demenciados, nem com depressão importante, e que apresentam sintomas parkinsonianos há pelo menos 5 anos. Os eletrodos podem ser posicionados bilateralmente, de tal sorte que os benefícios na sintomatologia são bilaterais.

- Alguns sintomas da DP ou dependentes de efeitos colaterais de drogas devem receber tratamento pontual: obstipação (dieta rica em fibras, uso de laxativos, ingerir líquidos em abundância); dores (analgésicos, acupuntura, fisioterapia); disfagia (dieta pastosa espessa, exercícios e manobras orientados por fonoaudióloga); disartria (tratamento orientado por fonoaudióloga); insônia (higiene do sono, uso de benzodiazepínicos).

- O *freezing* (congelamento) é uma acinesia súbita e costuma ocorrer quando o paciente está caminhando e o pés ficam como que imantados ao solo. Esse tipo de distúrbio pode aparecer na porta de elevadores ou caminhando em ambientes lotados, por exemplo. O *freezing* pode ser um sintoma da DP, antes mesmo de ser tratada, ou traduzir um período *off* durante o uso da levodopa.

- A rasagilina é uma droga da classe dos inibidores da MAO-B, que leva vantagem sobre a selegilina por ter um efeito sintomático mais potente com menos efeitos colaterais. Pode ser empregada tanto isoladamente como em combinação com a levodopa ou a outros medicamentos. Este medicamento é comercializado na Europa e nos Estados Unidos desde 2006 com o nome de Azilect®.

- A rotigotina, ainda não disponível em nosso País, é um agonista dopaminérgico como outros já bem conhecidos (bromocriptina, pramipexol, ropinirol). A diferença é que a rotigotina é administrada através de emplastros colocados na pele (ou *patch* cutâneo). O *patch* cutâneo é aplicado a cada 24 horas, sendo a medicação liberada de modo lento e gradual. As vantagens deste modo de administração são: menos efeitos colaterais e liberação de quantidades pequenas e constantes da medicação.

- Outros medicamentos estão para ser lançados. É o caso da sarizotana (agonista serotonérgico), indicada para tratar a discinesia induzida pela levodopa. A istradefilina vem sendo experimentada visando melhorar os sintomas motores nas formas avançadas da DP.

- A instalação de um quadro demencial pode ocorrer numa fase avançada da doença, ao contrário do que ocorre na doença dos corpos de Lewy.

- A suspensão (ou a redução acentuada) do tratamento dopaminérgico pode induzir a uma síndrome semelhante à síndrome maligna dos neurolépticos – traduzida por hipertermia, rigidez, distúrbios autonômicos, aumento da taxa de CK, além do agravamento do parkinsonismo.

- Em decorrência da hipoatividade do córtex frontal, a estimulação magnética transcraniana tem sido tentada no tratamento do parkinsoniano com resultados ainda incertos.

- Os resultados do implante de neurônios dopaminérgicos (principalmente de origem fetal) no *striatum* têm sido decepcionantes. Além do que, certas complicações têm sido observadas: discinesias persistentes mesmo com a suspensão da dopaterapia e a presença de corpos de Lewy tem sido verificada nos neurônios transplantados.

## SÍNDROME PARKINSONIANA (Parkinsonismo Secundário)

### ASPECTOS ESSENCIAIS

Seguem adiante (Tabela 2.1) as principais causas de parkinsonismo secundário.

| Tabela 2.1 – Principais Causas de Parkinsonismo Secundário | |
| --- | --- |
| **Infecção** | Pós-encefalítica, complexo AIDS-demência, encefalite |
| **Drogas** | Neurolépticos típicos (haloperidol, fenotiazínicos, tetrabenazina) neurolépticos atípicos (risperidona, olanzapina, sulpirida), lítio, antiarrítmicos, antieméticos (metoclopramida, bromoprida, cisaprida), flunarizina |
| **Toxinas** | MPTP, manganês, CO, cianeto, metanol, pesticidas (paraquat, organofosforados) |
| **Vascular** | Multi-infartos cerebrais, TCE, encefalopatia pugilística |
| **Hidrocefalia** | HPN, hidrocefalia hipertensiva, hidrocefalia *ex vacuo* |
| **Metabólica** | Hipotireoidismo, hipoparatireoidismo, degeneração hepatolenticular (doença de Wilson) |

## TRATAMENTO

- Das formas relacionadas no Quadro 2.1, a principal orientação terapêutica é a remoção da causa (se ela for identificada). O tratamento da doença de base (hipotireoidismo, HPN, tumor cerebral...) ou a suspensão da droga responsável pode reverter o quadro parkinsoniano.

# SÍNDROMES PARKINSONIANAS ATÍPICAS

### ASPECTOS ESSENCIAIS

- Estas síndromes eram denominadas de parkinsonismo-*plus* (ver Quadro 2.1).

- Quando manifestações parkinsonianas participam de um complexo sintomatológico mais abrangente, por comprometimento de outras estruturas do SNC, além do extrapiramidal, caracteriza-se uma síndrome parkinsoniana atípica. Nestes casos, a resposta à terapia dopaminérgica é precária ou mesmo nula. Aqui se impõe o estudo de neuroimagem, cujos achados podem contribuir para identificar a forma da síndrome.

| Quadro 2.1 – Principais Síndromes Parkinsonianas Atípicas |
| --- |
| Degeneração estriatonigral |
| Paralisia supranuclear progressiva (PSP) |
| Atrofia de múltiplos sistemas (AMS) |
| Degeneração corticobasal (DCB) |
| Coreia de Huntington |
| Complexo de Guam (parkinsonismo-demência) |
| Atrofia olivopontocerebelar |

### Atrofia de Múltiplos Sistemas (AMS)

- Modernamente, englobam-se sob a rubrica de atrofia de múltiplos sistemas três entidades: 1) quando há predomínio dos sintomas parkinsonianos (forma estriatonigral), o quadro recebe o nome de AMS-P; 2) quando há predomínio de sintomas cerebelares (forma olivopontocerebelar), recebe o nome de AMS- C; 3) quando há predomínio de sintomas autonômicos (forma Shy-Drager), recebe o nome de AMS-A.

- A forma estriatonigral caracteriza-se por parkinsonismo sem tremor e inclui outras manifestações como instabilidade postural precoce, disartria, disfagia, estridor laríngeo, hiper-reflexia profunda. Em virtude da perda dos receptores para a dopamina, a resposta à levodopa é muito pobre.

- A forma olivopontocerebelar inclui parkinsonismo e sintomas cerebelares. Quando os receptores dopaminérgicos não estão seriamente degenerados, há uma resposta à levodopa.

- A síndrome de Shy-Drager inclui parkinsonismo + manifestações disautonômicas (hipotensão ortostática, distúrbio dos esfíncteres, impotência sexual); manifestações cerebelares também podem ocorrer. O tratamento visando a disfunção autonômica pode incluir o uso de meias elásticas, de cintas abdominais, ingesta de 9-alfa-flúor-hidrocortisona (Florinefe), incremento de sal na dieta com suplementação de potássio. Pode ser recomendado o uso de um agonista alfa-adrenérgico – a midodrina – na dose de 2 mg/dia, com incrementos conforme a necessidade. Para a bexiga neurogênica pode-se tentar anticolinérgicos (oxibutinina), para a obstipação, laxantes e dieta rica em fibras, para a impotência, sildenafila. Deve ser evitado o uso de drogas do tipo IMAO, em virtude da supersensibilidade de desnervação. Outro cuidado é eliminar da dieta queijos, feijão, passas, bananas, carne defumada e vinhos. Deve-se sempre tentar a levodopa para o parkinsonismo. Medidas fisioterápicas e de terapia ocupacional devem complementar o tratamento.

## Paralisia Supranuclear Progressiva (PSP)

- Habitualmente o quadro tem início com instabilidade da marcha, quedas frequentes e fala monótona. A seguir instala-se um parkinsonismo e distonia cervical. A limitação dos movimentos oculares conjugados no sentido vertical é um sinal cardinal da PSP. Os reflexos axiais da face encontram-se exaltados. A fácies destes pacientes é de "espanto-surpresa".

- A rigidez axial é importante e um quadro demencial é frequente. Outras manifestações podem ocorrer: disforia, ansiedade, disartria, disfagia, blefarospasmo, ataxia.

- O tratamento é apenas sintomático com levodopa (com pouca efetividade). O quadro distônico cervical e o blefarospasmo podem ser tratados com infiltração de toxina botulínica. Medidas fisioterápicas e fonoaudiológicas podem ser recomendadas. Nas fases adiantadas da doença podem estar indicadas gastrostomia e traqueostomia.

## Degeneração Corticobasal

- Caracteriza-se por um quadro de parkinsonismo assimétrico, rigidez focal e distonia comprometendo um membro superior. O paciente costuma evoluir para um quadro demencial. É notável no quadro clínico a presença da "mão alienígena": a mão executa movimentos sem o comando voluntário. Além disso, mioclonias, sinais piramidais, apraxia, distúrbios sensitivos são manifestações frequentes nestes pacientes.

- Não existe tratamento eficaz. O uso da levodopa não costuma ser benéfico. Para as mioclonias pode-se utilizar clonazepam ou ácido valproico. Distonia e rigidez podem se beneficiar da infiltração com toxina botulínica.

### COMENTÁRIOS FINAIS

- A demência com corpúsculos de Lewy é abordada no capítulo Demências e Outros Distúrbios da Memória.

- A PSP apresenta dopa-resistência e a sobrevida média é estimada em 5 anos.

- Na degeneração corticobasal as lesões costumam ter uma predominância unilateral e ocorre uma associação de lesões corticais [com predomínio frontoparietal] e lesões subcorticais [com predomínio na *pars compacta* do *locus niger*]. A duração média de vida é de 6 a 8 anos.

# COREIAS

### ASPECTOS ESSENCIAIS

- Coreia em grego quer dizer "dança". Os movimentos coreicos não têm finalidade aparente, são desordenados, irregulares, bruscos, breves e arrítmicos. Apresentam, geralmente, grande amplitude e podem surgir em qualquer segmento corporal, tendo, contudo, preferência pelas articulações distais dos membros, face e língua.

- Outro sinal, que costuma fazer parte do quadro, é a impersistência motora: incapacidade de manter uma postura (manter a língua fora da boca, por exemplo).

- A atetose, que é um movimento involuntário mais lento, pode ser confundida com a coreia, particularmente se for uma atetose rápida. Às vezes se configura um quadro de coreoatetose.

- A coreia é uma síndrome e numerosas causas podem provocá-la: genéticas (doença de Huntington, de Wilson, neuroacantocitose, atrofia olivoponto-cerebelar, coreia hereditária benigna, atrofia dentatorrubropalidoluisiana...); metabólicas (doença de Lesch-Nyhan, de Leigh...); imunológicas (coreia de Sydenham, lúpus eritematoso sistêmico, síndrome anticorpos antifosfolípides, coreia da gravidez...); por drogas e tóxicos (anticoncepcionais, lítio, cocaína, levodopa, agonistas dopaminérgicos, neurolépticos, $CO$...); lesões estruturais (encefalopatia anóxica, doença vascular cerebral, TCE...); outras (encefalites, doença de Lyme, coreia senil...).

## *TRATAMENTO*

### Coreia de Sydenham (CS)

- Também chamada de coreia aguda da infância ou coreia reumática. É mais comum entre os 5 e 15 anos de idade. Parece depender de uma resposta autoimune a uma infecção por estreptococo beta-hemolítico do grupo A. A coreia faz parte do complexo sintomatológico da febre reumática e pode ocorrer alguns meses após uma infecção de garganta. Pode se apresentar de forma isolada ou associada a outras manifestações da febre reumática (FR): dores articulares, cardite... A CS é hoje uma doença rara, em virtude do amplo uso de antibióticos para tratar as estreptococcias. Este tipo de coreia costuma se apresentar em surto único, sendo o quadro de caráter autolimitado; em cerca de 20% dos casos podem ocorrer recorrências. A manifestação coreica pode se acompanhar de distúrbios comportamentais e hipotonia muscular.

- As formas leves não necessitam de tratamento, mas apenas orientação e acompanhamento. Nas formas moderadas ou severas o tratamento se impõe.

- Para os movimentos coreicos estão indicadas algumas drogas: neurolépticos (particularmente o haloperidol – Haldol® – em doses baixas: 0,5-2 mg/dia) pimozida (Orap® – 2-4 mg/dia); ácido valproico (Depakene® – 250 mg duas vezes/dia). Os distúrbios comportamentais (inquietação, irritabilidade, agitação) podem ser tratados com benzodiazepínicos.

- Nas formas severas da doença pode haver indicação de imunossupressores, imunoglobulina venosa ou plasmaférese.

- O tratamento profilático da FR deve ser feito, até os 21 anos de idade, com penicilina benzatínica na dose de 1.200.000 unidades IM a cada 30 dias. Na presença de artralgias deve-se administrar aspirina ou prednisona.

## Coreia de Huntington

- Também chamada de coreia heredodegenerativa ou coreia *major*. Este tipo de coreia tem início na idade adulta e o gene patológico localiza-se na zona terminal do braço curto do cromossomo 4. A doença ocorre em ambos os sexos e a modalidade de transmissão hereditária é do tipo autossômico dominante. O gene anormal contém cópias extras de repetição do trinucleotídeo CAG (citosina-adenina-guanina). Indivíduos normais têm 11 a 34 repetições, enquanto os acometidos têm 37 a 86 repetições. Através de técnicas usando marcadores genéticos, é possível detectar o gene defeituoso e estabelecer o diagnóstico da coreia de Huntington (CH) antes da eclosão das manifestações clínicas. Entretanto, este procedimento de medicina preditiva tem sido questionado pelas implicações éticas e pela evolução inexorável da doença.

- O quadro clínico caracteriza-se pela presença de movimentos coreicos e deterioração mental progressiva. A evolução é lenta e o prognóstico, sombrio; o óbito costuma ocorrer 10-15 anos após a instalação das primeiras manifestações.

- O tratamento da CH é puramente sintomático e a doença segue sua evolução natural até o óbito. A depressão do humor e distúrbios comportamentais são manifestações relativamente comuns e podem ser tratadas com clozapina (Leponex®) ou quetiapina (Seroquel®); é obrigatória a monitoração do paciente através de exames hematológicos frequentes, quando do uso da clozapina. Inibidores da recaptação da serotonina (fluoxetina, sertralina) também podem ser usados na depressão.

- O quadro coreico pode ser tratado com os neurolépticos convencionais, particularmente o haloperidol em doses baixas (2-3 mg/dia); também a reserpina e a tetrabenazina podem ser utilizadas, porém têm o inconveniente de agravar ou desencadear depressão. Também a amantadina (100-300 mg/dia) tem sido utilizada no quadro coreico, porém sua eficácia é muito baixa. Mais recentemente vem sendo experimentada a coenzima Q (na dose de 600 mg/dia) na CH. Como tratamento adjuvante o diazepam e o clonazepam podem ser úteis.

- A rigidez muscular, que pode aparecer nas fases mais avançadas da CH, é de difícil controle. O baclofeno (10-100 mg/dia) associado ao clonazepam (0,5-6 mg/dia) pode ser útil em alguns casos.

- A disfagia, que pode estar presente nas fases mais tardias da doença, não responde ao tratamento medicamentoso. O uso de dieta pastosa (com adição de espessantes) e a orientação de fonoaudióloga podem minimizar o problema. Nas formas acentuadas o uso de sonda enteral ou mesmo de gastrostomia deve ser considerado.

- Na presença de crises convulsivas há indicação de determinados antiepilépticos como a carbamazepina ou o valproato de sódio.

## COMENTÁRIOS FINAIS

- Na coreoatetose cinesiogênica paroxística o uso de anticonvulsivantes (fenitoína, carbamazepina) está indicado.
- Os movimentos coreicos ou coreoatetóticos da levodopa e agonistas dopaminérgicos são dose-dependentes e melhoram ou desaparecem com a redução ou suspensão das drogas.
- Na CH o aconselhamento genético deve ser considerado.
- A coreia gravídica pode estar relacionada à doença reumática (algumas mulheres apresentam surto coreico quando não grávidas). É preciso considerar, no diagnóstico diferencial, a coreia do LES. Outra possibilidade etiológica de coreia na mulher é o uso de anticoncepcional, de sorte que alterações hormonais na mulher podem ser responsáveis por coreia em alguns casos.
- Doenças hematológicas (policitemia vera, anemia falciforme) também podem determinar quadros coreicos.

# DISTONIA

## ASPECTOS ESSENCIAIS

- Distonia (do grego *dys* + *tonos* = tônus anormal) é a falta de modulação central da contração muscular. Ocorre contração simultânea (cocontração) de músculos agonistas e antagonistas O controle motor anormal determina contração muscular sustentada (ou espasmódica), o que provoca movimentos de torção e posturas anormais.
- Os movimentos distônicos são mais longos na duração que os movimentos coreicos ou mioclônicos.
- A distonia de ação se caracteriza quando os movimentos distônicos são provocados pelos movimentos voluntários. A ocorrência de movimentos distônicos durante o repouso geralmente tem um significado mais grave do que

a distonia de ação pura – e pode representar a presença de uma causa secundária subjacente. Outras manifestações clínicas que sugerem distonia sintomática são presença de anormalidades neurológicas associadas ou o comprometimento de apenas um lado do corpo (hemidistonia).

- A chamada distonia tarefa-específica (ou distonia de função) aparece somente na realização de determinada tarefa (cãibra do escrivão, cãibra do músico).

- Determinados fatores podem exacerbar a distonia, como a fadiga e o estresse emocional. O relaxamento e o sono podem melhorar ou eliminar a distonia.

- Estímulos táteis ou proprioceptivos (como o gesto antagonista) podem reduzir a distonia. Por exemplo: tocar na porção lateral do mento pode reduzir a contração muscular no torcicolo espasmódico.

- Algumas formas de distonia são de natureza genética (distonias primárias) e alguns genes patológicos já foram identificados (DYT1, DTY3, DYT5, DYT6, DYT8, DYT11, DYT12, DYT16, DYT18). Aqui se incluem a distonia de torção idiopática (distonia muscular deformante), distonia respondedora à dopa, distonia com mioclonias, pakinsonismo-distonia, distonia mioclônica hereditária. Estas formas também têm recebido a denominação de distonia-*plus*.

- As formas secundárias de distonia incluem: doença de Wilson, síndrome de degeneração pigmentar do globo pálido, neuroacantocitose, síndrome de Lesch-Nyhan, encefalopatia mitocondrial (Leber, Leigh), síndromes parkinsonianas atípicas, paralisia cerebral, encefalite, neoplasias do SNC, malformações arteriovenosas (especialmente lesões dos gânglios da base e tálamo), distonias pós-traumáticas, secundárias a acidentes vasculares cerebrais. A distonia pode ser também provocada por medicamentos ou substâncias tóxicas: levodopa, agonistas dopaminérgicos, neurolépticos, monóxido de carbono.

- Do ponto de vista topográfico, as distonias podem ser classificadas em focais (distonia cervical, blefarospasmo, distonia oromandibular, cãibra do escrivão, disfonia espasmódica); segmentares (síndrome de Meige, distonia craniocervical) multifocais e generalizadas (hemidistonia e distonia generalizada).

- Quanto ao modo de instalação e evolução, as distonias podem ser agudas ou crônicas. As distonias agudas geralmente são de natureza medicamentosa (determinadas principalmente por neurolépticos) e costumam ser atendidas nos serviços de emergência. Embora possam ocorrer em qualquer faixa etária, são mais frequentes em crianças e adultos jovens.

- Algumas distonias tornam-se mais pronunciadas à medida que o dia progride.

## TRATAMENTO

### Distonias Agudas

- As manifestações clínicas incluem: torcicolo, desvios oculares, careteamentos, movimentos distônicos nos membros.

- Todos os agentes que bloqueiam receptores D2 da dopamina podem induzir reação distônica aguda. É o caso dos fenotiazínicos, tioridazina, haloperidol, droperidol, pimozida, clozapina, quetiapina, olanzapina, metoclopramida, sulpirida, cisaprida, risperidona, flunarizina.

- A situação mais comum é a criança (ou um jovem) que recebe uma dose apreciável de neuroléptico e procura um serviço de emergência pelo aparecimento de movimentos distônicos na extremidade cefálica (face e/ou pescoço). O aparecimento dos sintomas pode ser imediato, após a primeira dose, ou ocorrer alguns dias após o uso do medicamento.

- Este tipo de distonia pode ser tratado com medicamentos anticolinérgicos, particularmente por via parenteral (para obter uma reversão rápida dos sintomas extrapiramidais) na dose de 2,5 a 5 mg IM ou EV lenta (biperideno – Akineton® - ampolas de 5 mg). O biperideno e a triexifenidila (Artane® - comprimidos de 2 e 5 mg) também podem ser utilizados por via oral na dose de 2 mg no início do tratamento e com incrementos periódicos até atingir 12 a 16 mg/dia.

- Como droga alternativa pode ser usado o diazepam endovenoso; também o lorazepam e o clonazepam por via oral podem ser úteis. Outras opções são os anti-histamínicos.

- Quando não tratado, o quadro distônico agudo pode apresentar resolução espontânea dentro de 12 a 48 horas.

### Distonias Tardias (ou Crônicas)

- Nas formas sustentadas de distonia, que podem ser primárias e secundárias, os tratamentos são descritos a seguir.

- Para as formas generalizadas a primeira opção é o uso de anticolinérgicos como o biperideno ou a triexifenidila por via oral.

- Existe uma forma de distonia dopa-respondedora (doença de Segawa) que pode ser tratada com doses baixas de levodopa. A doença de Wilson é tratada com quelantes de cobre (ver adiante).

- Os benzodiazepínicos podem ser úteis para aliviar o fenômeno distônico: clonazepam (1-4 mg/dia); diazepam (10-60 mg/dia); lorazepam 1-6 mg/dia).

- Outras drogas podem ser usadas: baclofeno (Lioresal®) na dose de 30-80 mg/dia; tetrabenazina (Nitoman®)* na dose de 50-200 mg/dia; anticonvulsivantes (topiramato, levetiracetam).

- Na distonia focal (blefarospasmo, torcicolo espasmódico...) a melhor opção é a infiltração com toxina botulínica a cada 3 meses. Anticorpos para toxina botulínica podem desenvolver-se pelas injeções repetidas, com perda da eficácia terapêutica. Efeitos colaterais podem ocorrer pela difusão da toxina causando fraqueza na musculatura da vizinhança.

- Pacientes refratários às medicações por via oral e/ou à infiltração com toxina botulínica, podem ser candidatos ao tratamento cirúrgico. Este tipo de tratamento pode visar o SNC ou periférico. A talamotomia é a cirurgia mais antiga para o tratamento da distonia na sua forma generalizada. Também a palidotomia, ou a *deep brain stimulation* (DBS), pode modular o *output* palidal. A vantagem da DBS é de ser um procedimento reversível e não uma cirurgia ablativa, com consequências imprevisíveis. A DBS pode ser indicada na distonia primária generalizada, entretanto ela pode proporcionar benefícios nas formas focais não respondedoras a outras formas de tratamento. A duração do benefício deste procedimento ainda é desconhecida.

- Cirurgias visando o sistema nervoso periférico – rizotomia superseletiva, miectomia – podem ser úteis em pacientes selecionados com distonia cervical.

## COMENTÁRIOS FINAIS

- A investigação com neuroimagem está indicada principalmente nas formas secundárias da distonia. O exame de escolha é a RM de crânio. Nas formas secundárias e heredodegenerativas, a ressonância pode evidenciar anormalidades (calcificação, necrose ou outras anormalidades nos gânglios da base). O padrão de imagem chamado "olho de tigre" (*eye-of-the-tiger sign*) pode ser encontrado na sequência T2 da RM em certos quadros neurodegenerativos.

- Nas formas hereditárias alguns testes genéticos estão indicados (o teste disponível em certos países é o DYT1). O estudo genético está indicado principalmente em distônicos jovens (cujo quadro se instala antes dos 26 anos de

---

\* Esta droga não é comercializada em nosso País.

idade). Uma vez comprovada a natureza hereditária da distonia, o aconselhamento genético deve ser considerado.

- A distonia hereditária progressiva com flutuação diurna (doença de Segawa) incide na infância e adolescência. A característica marcante desta afecção é a flutuação diurna do quadro distônico e a notável resposta à levodopa. É um tipo de distonia dopa-sensível. É uma forma de distonia-*plus* (*locus* DYT5). O tratamento é feito com doses baixas de levodopa (5 a 30 mg/dia). Como tratamento adjuvante pode ser utilizado o clonazepam.

- Nos casos rotulados como secundários, uma extensa investigação deve ser realizada: hemograma, dosagem dos eletrólitos, glicemia, calcemia, coagulograma, VHS, anticorpo antinuclear, reações sorológicas para sífilis, estudo da função renal e da tireoide. Também exame do LCR, estudos eletrofisiológicos, biópsias e estudos metabólicos podem estar indicados, dependendo do caso. Nestes casos o estudo por neuroimagem é indispensável.

- Outras medidas terapêuticas podem ser úteis: fisioterapia, terapia ocupacional, reeducação fonoaudiológica. Tratamentos alternativos (desde que complementares) podem ser feitos: acupuntura, *biofeedback*, técnicas de relaxamento, massagens...

- Em muitos casos uma abordagem multidisciplinar é desejável, com o concurso de neurologista, neurocirurgião, ortopedista, fisiatra e psiquiatra.

- A distonia mioclônica hereditária associa movimentos mioclônicos a fenômenos distônicos. É uma distonia-*plus* e as mioclonias são atenuadas pela ingestão de bebidas alcoólicas. A modalidade de transmissão é do tipo autossômico dominante e o *locus* do gene é 7q. Mutações foram identificadas no gene codificando o épsilon-sarcoglicano (DYT 11).

## TREMOR ESSENCIAL (TE)

### ASPECTOS ESSENCIAIS

- Os tremores (do latim *tremere*) são caracterizados por oscilações rítmicas, involuntárias e repetitivas que descrevem todo ou parte do corpo em torno de um eixo fixo, muitas vezes uma articulação. Eles resultam da contração alternada de grupos musculares opostos (agonistas-antagonistas).

- Do ponto de vista semiológico, os tremores podem ser classificados como segue: de repouso, postural, cinético e misto. Sob o aspecto topográfico os tremores se localizam nas regiões distais do corpo: nas mãos (com maior frequência), nos pés, na extremidade cefálica, no mento, nos lábios e na língua. Os tremores devem ser caracterizados quanto à sua amplitude e frequência.

- Do ponto de vista etiológico, os tremores podem ser classificados em: fisiológico acentuado, essencial, cerebelar, parkinsoniano, tremor de Holmes (rubro/mesencefálico), tremor distônico, tremor ortostático, tremor medicamentoso, tremor tóxico, tremor da neuropatia periférica, tremor psicogênico.

- O TE é um tremor de ação (postural e/ou cinético) com frequência de 4-8 Hz. Acomete, com maior frequência, as mãos, mas também a cabeça, as pernas e, até mesmo a voz.

- Este tipo de tremor pode se exacerbar com privação de sono, fadiga, ansiedade, certas medicações e cafeína. Habitualmente é aliviado com a ingestão de bebidas alcoólicas.

- Quando presente em vários membros de uma família chama-se de "tremor familiar ou hereditário". Aproximadamente 50% dos portadores de TE têm história familiar. A modalidade de transmissão é autossômica dominante, com penetrância quase completa. O tremor senil é um TE de início tardio.

- O TE apresenta um pico bimodal, ocorrendo com maior frequência na terceira e na sétima década da vida em ambos os sexos.

## TRATAMENTO

- Nas formas leves do tremor, desde que não interfiram com as atividades da vida diária do paciente, não há indicação de tratamento.

O uso de bebidas alcoólicas deve ser desaconselhado, em razão do risco de alcoolismo.

- O tratamento medicamentoso de primeira linha pode incluir os betabloqueadores: propranolol na dose de 30-240 mg/dia (Inderal®, Propranolol®), respeitando as contraindicações (*diabetes mellitus,* asma, insuficiência cardíaca). Entretanto a primidona (Mysoline®, Primid®) ou betabloqueador e primidona associados podem reduzir a amplitude do tremor.

- O tratamento de segunda linha inclui medicamentos como: clonazepam (Rivotril®) na dose de 0,25-4 mg/dia; lorazepam (Lorax®) na dose de 1-4 mg/dia; diazepam (Valium®, Dienpax®) na dose de 5-20 mg/dia; gabapentina (Neurontin®, Gabapentina®) na dose de 900-2.400 mg/dia.

- O tratamento farmacológico de terceira linha inclui o topiramato e a nimodipina. Nos casos refratários à farmacoterapia pode-se tentar a infiltração com toxina botulínica, particularmente útil para o tremor cefálico.

- Em um número restrito de casos há indicação de neurocirurgia funcional. A talamotomia estereotáxica ou a estimulação cerebral profunda, tendo como alvo o núcleo intermediário ventral, pode reduzir a amplitude do tremor em aproximadamente 80% dos casos de TE.

## COMENTÁRIOS FINAIS

- Os principais medicamentos que podem induzir tremores são: hormônios da tireoide, adrenalina, anfetamina, cafeína, lítio, valproato de sódio, fenotiazínicos e antipsicóticos atípicos, antidepressivos tricíclicos, amiodarona, ciclosporina, insulina e hipoglicemiantes orais.

  Os tremores tóxicos podem ser provocados por chumbo, mercúrio, arsênico, manganês, bismuto, cocaína. A abstinência do álcool também pode provocar tremores.

- O TE é o distúrbio de movimento mais comum, sendo três vezes mais frequente que o tremor parkinsoniano, com o qual, às vezes, é confundido.

- O tremor ortostático é uma variante do TE. Neste tipo de tremor os pacientes referem vacilação ou desconforto nos membros inferiores, sendo o tremor evidenciado na posição de pé. Durante a marcha, o tremor diminui ou desaparece. O clonazepam é a primeira opção para o tratamento.

- O tremor de Holmes (antigo tremor rubral) geralmente está associado à ataxia cerebelar. Ele se caracteriza por um movimento amplo, rítmico, tipo batimento de asas quando o paciente mantém os membros abduzidos no nível dos ombros. Este tremor traduz lesão mesencefálica próxima do núcleo rubro. O tratamento farmacológico costuma ser ineficaz; às vezes, a talamotomia é útil. Antes se pode tentar alguns fármacos: propranolol, biperideno, levodopa, clonazepam. A resolução espontânea é possível.

- O tremor cerebelar, também denominado cinético ou intencional, costuma estar associado a outros sinais da série cerebelar. Ele é de difícil tratamento e alguns fármacos têm sido preconizados: clonazepam, isoniazida, gabapentina. Ele pode ser visto no decurso da esclerose múltipla ou em outras patologias do cerebelo.

- O asterixe (do grego *sterigma* = incapacidade de manter uma postura fixa) é um tipo peculiar de tremor postural. Deve ser pesquisado pela prova das mãos estendidas, podendo aparecer, após 1 a 2 minutos de latência, descargas alternativas de flexão-extensão das mãos. O movimento lembra o bater de asas de um pássaro em voo lento. Além dos membros, pode interessar também a face, o mento e a língua. Embora ele receba a denominação de *flapping tremor*, modernamente este movimento é considerado uma "mioclonia negativa". Este tremor pode ter como causas o coma hepático iminente, a encefalopatia portocava, insuficiência pulmonar crônica e uremia. Também medicamentos podem provocá-lo (fenitoína e outros anticonvulsivantes). O tratamento pode ser tentado com clonazepam, tetrabenazina e o haloperidol.

- Outras formas de tremor têm sido descritas: tremor da escrita (tarefa-específico), tremor da voz, tremor da língua, tremor psicogênico, das neuropatias periféricas.

## TIQUES E SÍNDROME DE GILLES DE LA TOURETTE

### ASPECTOS ESSENCIAIS

- Os tiques são movimentos breves, estereotipados, repetitivos, usualmente rápidos e sem finalidade, que ocorrem num determinado paciente, sempre na mesma região. Estes movimentos podem ser suprimidos pela ação da vontade, total ou parcialmente, durante curto período. Eles podem ser motores ou vocais, simples ou complexos. Têm sido descritos também tiques sensitivos: por exemplo, sensação de prurido que pode ser aliviada coçando a área.

- Os tiques simples, que habitualmente se instalam na infância, costumam ter uma natureza benigna com resolução espontânea (piscamento, encolher os ombros, fazer caretas). Já os tiques complexos podem se caracterizar por uma sequência de gestos, com ou sem vocalização.

  Estes movimentos podem piorar com o estresse, costumam alternar pioras e melhoras e podem apresentar remissões espontâneas.

- A síndrome de Tourette (ST) costuma ter início na infância com um quadro de tiques simples (piscamento, por exemplo). Mais tarde sobrevêm gestos mais complexos: pular, chutar, dobrar o tronco, cuspir, balançar a cabeça, gestos obscenos, vocalização (fungar, grunhidos, guinchar, soprar, coprolalia, ecolalia...). Embora os tiques sejam involuntários, os tourettianos conseguem suprimi-los voluntariamente, por curtos intervalos de tempo, a custa de tensão psicológica crescente.

Os tiques podem persistir de forma branda durante o sono, o que comprova a natureza involuntária. Alguns fatores podem exacerbar os tiques: ansiedade, cansaço, agitação e drogas estimulantes. O relaxamento e a ingestão de bebidas alcoólicas podem suprimir os movimentos ticosos por algum tempo. Uma tendência à automutilação pode ser observada num pequeno número de casos.

- A ST é mais comum no sexo masculino (na razão de 3:1) e certas patologias podem estar associadas, particularmente a síndrome de *deficit* de atenção e hiperatividade (SDAH) e o transtorno obsessivo-compulsivo (TOC). O quadro é de natureza genética e de expressão variável; quando a expressão é completa inclui ST + SDAH + TOC. Um familiar pode ter apenas tique ou apenas TOC.

- Além da SDAH e do TOC, o espectro comportamental da ST pode incluir outras condições como ansiedade generalizada, fobias e crises de pânico.

## TRATAMENTO

- Em virtude da expressividade clínica variável da síndrome (quadros leves, moderados ou graves), o tratamento farmacológico nem sempre se impõe. Devemos levar em conta também que alguns tourettianos evoluem com flutuações do quadro clínico, o que vale dizer com períodos de remissão. Para algumas crianças é suficiente o apoio psicológico e a orientação da família a respeito do problema. Estas crianças não devem ser censuradas nem reprimidas.

- Na presença da SDAH o tratamento farmacológico deve ser considerado, podendo-se optar por uma das drogas adiante relacionadas: metilfenidato (Ritalina®, Concerta®) na dose de 2,5-60 mg/dia; modafinil na dose de 100-400 mg/dia. O tratamento do TOC pode ser conduzido com as seguintes drogas: clomipramina na dose de 25-250 mg/dia; fluoxetina 10-60 mg/dia; sertralina 25-200 mg/dia; venlafaxina 75-225 mg/dia; citalopram 10-40 mg/dia; clonazepam 1,5-30 mg/dia.

- O tratamento farmacológico dos tiques deve ser considerado quando os movimentos estiverem limitando a capacidade funcional para os atos da vida diária ou incapacitando o paciente socialmente. Para alguns, a clonidina (Atensina®) é a droga de primeira escolha, em virtude de ausência de efeitos colaterais no SNC. Deve ser administrada na dose de 0,5-0,10/dia e seus principais efeitos colaterais são sonolência e hipotensão arterial. Os agentes que depletam catecolaminas, como reserpina e tetrabenazina, são eficazes no controle dos tiques, mas podem determinar hipotensão arterial, depressão do humor e parkinsonismo. A tetrabenazina (Nitoman®) pode ser administrada na dose de 12,5-100 mg/dia. Os neurolépticos convencionais são eficazes no controle dos tiques, porém podem apresentar efeitos indesejáveis sérios: parkinsonismo e risco de discinesias tardias. Os neurolépticos indicados são: risperidona 0,5-4 mg/dia; olanzapina 2,5-10 mg/dia; pimozida 1-8 mg/dia; haloperidol 0,5-5 mg/dia. Também o clonazepam, na dose de 0,5-6 mg/dia, pode reduzir a frequência dos tiques.

### COMENTÁRIOS FINAIS

- Aproximadamente metade dos ticosos apresenta uma redução gradual até o completo desaparecimento dos tiques no fim da adolescência.

- Os critérios para o diagnóstico da ST incluem: presença de tiques complexos acompanhados de vocalização, com início antes dos 18 anos de idade.

- A coprolalia aparece em um número pequeno de casos (menos que 3%).

- Os distúrbios neuropsiquiátricos mais comuns na ST são o TOC e a SDAH, entretanto, dentro de um espectro comportamental, ansiedade, fobias, crises de pânico e depressão também podem estar presentes.

- A inteligência do tourettiano é normal.

## SÍNDROME DAS PERNAS INQUIETAS (*Restless Legs Syndrome*)

### ASPECTOS ESSENCIAIS

- Esta síndrome manifesta-se por uma desagradável sensação de "formigueiro", "comichão" ou de "alfinetadas" em ambas as pernas durante o repouso. O desconforto costuma ser aliviado ou desaparecer por ocasião de movimentos ou da marcha. Raramente este tipo de sensação também ocorre nos membros superiores.

- Estima-se que entre 5 e 10% da população adulta sofram deste mal, sendo mais frequente nas mulheres e pessoas acima dos 50 anos. Não se sabe exatamente a causa do mal, sendo provável a influência de fatores genéticos. Outras causas têm sido apontadas: carência de ferro, polineuropatias, abuso de cafeína, uso de drogas antidepressivas e antipsicóticas, uremia, doença de Parkinson. Ainda são apontados como comorbidades: artrite reumatoide, tremor essencial, esclerose múltipla, mielopatias.

- A sensação desagradável nas pernas é mais acentuada por ocasião de atividades que exigem posturas mais ou menos fixas do indivíduo (durante a leitura, no teatro, na sala de aula). Às vezes, há dificuldade para conciliar o sono.

## TRATAMENTO

- O tratamento farmacológico deve ser considerado quando o desconforto for suficiente para justificá-lo.
- A primeira opção é o uso de drogas dopaminérgicas: 1) levodopa (Prolopa® ou Sinemet®) administrada de preferência no período noturno na dose de 100-200 mg; 2) agonistas dopaminérgicos (Pramipexol na dose de 0,25 mg duas vezes/dia ou ropinirol 0,5-2 mg/noite). Em alguns casos temos que usar doses mais elevadas.
- Como drogas de segunda linha temos a gabapentina (600-900 mg/dia) ou opiáceos (codeína, tramadol) em doses baixas. Com o uso destes últimos sempre há o risco de dependência. Outras drogas têm sido utilizadas: clonidina, clonazepam, carbamazepina, baclofeno, nitrazepam, triazolan.
- Nos pacientes com deficiência de ferro e síndrome das pernas inquietas, a correção da carência pode ser curativa do distúrbio, com o uso de sulfato ferroso na dose de 200 mg ao dia.
- O paciente deve evitar cafeína e bebidas alcoólicas no período noturno.

A prática de yoga e medidas fisioterápicas (Pilates, técnicas de alongamento e massagens relaxantes) podem auxiliar no alívio do quadro. No cinema, no teatro, na sala de aula, no ônibus ou avião o paciente deve escolher um assento junto ao corredor, de sorte que possa movimentar as pernas caso seja necessário.

## COMENTÁRIOS FINAIS

- A síndrome das pernas inquietas costuma se associar a movimentos periódicos das pernas durante o sono.
- Estes pacientes podem ter uma história familiar positiva.
- Um exame de polissonografia pode ser útil na investigação da síndrome das pernas inquietas.

# MIOCLONIA

## ASPECTOS ESSENCIAIS

- A mioclonia pode ser definida como um abalo muscular brusco, breve e involuntário.

- Do ponto de vista semiológico as mioclonias podem ser: elementares, complexas e maciças. A mioclonia elementar caracteriza-se pela contração em massa e isolada de um músculo; a contração é visível, porém não provoca deslocamento segmentar. Na mioclonia complexa ou segmentar, a contração de um músculo pode ser sincrônica com aquelas de músculos funcionalmente sinérgicos, evento que pode determinar então um efeito motor (movimento brusco de um segmento de membro, da cabeça ou do tronco). Nas mioclonias maciças (ou generalizadas) o comprometimento de músculos sinérgicos pode ser ainda mais extenso e provocar um sobressalto.

- As mioclonias podem ser fisiológicas (espasmos durante o sono, mioclonias induzidas por exercícios e soluços provocados por espasmos do diafragma) e patológicas (mioclonia essencial, epiléptica, sintomática).

  É importante o diagnóstico diferencial entre mioclonia epiléptica e não epiléptica; o EEG pode contribuir para isso.

- Na encefalopatia anóxico-isquêmica, instalada após parada cardíaca, pode ocorrer mioclonia (mioclonia pós-anóxica).

  As encefalopatias metabólicas (insuficiência renal, insuficiência hepática, hiponatremia, hipoglicemia) podem cursar com mioclonias. Também as intoxicações por drogas (bismuto, lítio, levodopa...) podem determinar mioclonias.

- As demências degenerativas e priônicas (principalmente estas) podem evoluir com mioclonias. Outras doenças podem cursar com mioclonias: doença de Lafora, Unverricht-Lundborg, MERFF, MELAS...

## TRATAMENTO

- A conduta terapêutica deve visar à doença de base, sempre que possível.

- O tratamento das mioclonias é empírico, entretanto para as formas corticais e subcorticais devemos nos valer dos anticonvulsivantes (clonazepam, valproato de sódio).

  O clonazepam, na dose de 0,5-10 mg/dia, pode ser utilizado na mioclonia pós-anóxica, mioclonia essencial, epilepsia mioclônica progressiva e mioclonia espinhal.

O valproato de sódio, na dose de 250-1.000 mg/dia, é particularmente eficaz nas mioclonias epilépticas; ele pode ser empregado também em outras formas de mioclonia.

A primidona, na dose de 250-750 mg/dia, pode ser eficaz nas mioclonias corticais.

O piracetam (Nootropil®) na dose de 800 mg, duas vezes/dia, está indicado em mioclonia pós-anóxica, mioclonia cortical, epilepsia mioclônica progressiva e mioclonia essencial.

Outros anticonvulsivantes (levetiracetam, lamotrigina) podem ser utilizados no tratamento das mioclonias. A carbamazepina pode piorar as mioclonias e deve ser evitada.

## *COMENTÁRIOS FINAIS*

- A mioclonia positiva é traduzida por uma contração muscular involuntária, enquanto a inibição súbita de uma contração muscular voluntária durante uma postura sustentada constitui uma mioclonia negativa ou asterixe.

  Mioclonia de ação aparece durante uma postura e mioclonia de intenção ocorre durante um movimento. As mioclonias de ação e de intenção podem ocorrer nas encefalopatias anóxico-isquêmicas.

  A mioclonia subcortical costuma ter como substrato o tronco cerebral.

- A eletroneuromiografia pode auxiliar no diagnóstico da mioclonia espinhal.

# OUTROS DISTÚRBIOS DO MOVIMENTO INDUZIDOS POR MEDICAMENTOS

## *SÍNDROME NEUROLÉPTICA MALIGNA (SNM)*

### Aspectos Essenciais

- É uma complicação no decurso do tratamento com neurolépticos. O quadro é incomum e constitui uma das mais graves reações aos neurolépticos. As manifestações clínicas incluem: hipertermia, rigidez muscular, tremor, distonia, distúrbios mentais (agitação, inatenção, confusão), desidratação e instabilidade autonômica (taquicardia, aumento da pressão arterial, taquipneia, sudorese). Manifestações cardiovasculares (arritmias) e pulmonares (embolia pulmonar) podem ensombrecer o prognóstico. Pode ocorrer também uma mionecrose, traduzida por uma elevação das enzimas musculares. Quando a hipertermia é prolongada e cursa com contrações musculares generalizadas podem ocorrer rabdomiólise, mioglobinúria e falência renal. O quadro pode ser fatal em cerca de 20% dos casos. Os fatores de risco para o desenvolvimento da SNM são o uso de antipsicóticos de alta potência, uso parenteral de altas doses, alcoolismo, infecções, desnutrição, desidratação.

- O diagnóstico diferencial deve ser considerado com hipertermia maligna, *delirium*, neuroinfecções, catatonia maligna.

## Tratamento

- O tratamento consiste na interrupção do neuroléptico e adoção de medidas de suporte (hidratação, combate à hipertermia). Estes pacientes devem ser tratados em UTI.

Alívio rápido dos sintomas pode se seguir à administração de dantrolene intravenoso (frasco-ampola de 20 mg). Também a levodopa e os agonistas dopaminérgicos (bromocriptina, Pramipexol) podem ser usados no tratamento. O tratamento deve durar aproximadamente 7 dias, com foco nas funções respiratória e renal.

Uma catatonia residual pode permanecer por semanas ou meses.

## Comentários Finais

- A tríade clássica da SNM inclui rigidez muscular, hipertermia e encefalopatia.

- Alguns subsídios laboratoriais auxiliam na confirmação do diagnóstico: CPK elevada, leucocitose, alentecimento difuso do EEG, proteinúria ou mioglobinúria, alterações eletrolíticas (hipocalcemia, hipomagnesemia ou hipofosfatemia).

## DISCINESIA TARDIA

## Aspectos Essenciais

- Os distúrbios do movimento induzidos por medicamentos podem ter expressões as mais variadas: parkinsonismo, reações distônicas agudas, acatisia, síndrome neuroléptica maligna, tremores, coreia, coreoatetose e discinesia tardia.

- Não há um modelo anatômico que explique os distúrbios do movimento induzidos por drogas, de sorte que a hipótese mais provável é a de que esses fenômenos sejam de natureza bioquímica.

- A discinesia tardia (DT) costuma ter início progressivo e pode se instalar em meses ou até anos após o início do medicamento. Esta complicação pode ocorrer durante ou, até mesmo, após a suspensão do medicamento.

Os medicamentos mais frequentemente envolvidos na DT são os bloqueadores dopaminérgicos, particularmente os neurolépticos.

Parece que a idade avançada, o sexo feminino, distúrbios afetivos, a duração e a dose do medicamento são fatores de risco para a DT. Pode acometer de 20 a 30% dos pacientes que fazem uso prolongado de antipsicóticos. Na maioria dos pacientes os sintomas são leves, porém uma minoria pode apresentar sintomas irreversíveis e incapacitantes (com grande dificuldade na alimentação, fala e até distúrbios respiratórios).

A DT compromete principalmente a região orofacial e inclui as seguintes manifestações: movimentos mastigatórios, abertura forçada da boca, protrusão ou enrolamento da língua, estalos ou súbita retração dos lábios, movimentos de sucção, movimentos de beijar ou fazer bico. A mandíbula pode mover-se lateralmente e também pode haver piscamentos. Também hipercinesias como coreia, atetose, tiques, distonia podem acometer membros e/ou tronco.

## Tratamento

- Em alguns casos os sintomas revertem após a redução da dose ou a suspensão do medicamento responsável pela DT. A redução ou o desaparecimento dos sintomas podem levar meses. Entretanto a suspensão do neuroléptico pode agravar o quadro.

- Certos medicamentos devem ser evitados, é o caso dos anticolinérgicos, levodopa e diazepam. Também bebidas alcoólicas são desaconselhadas. Paradoxalmente, os agentes bloqueadores da dopamina são eficazes em alguns casos. É o caso do haloperidol na dose de 1 mg/dia até chegar a 2 mg/8-8 horas. O efeito costuma ser temporário.

- As drogas que depletam catecolaminas (reserpina, tetrabenazina) também podem ter efeito benéfico temporário. A tetrabenazina (Nitoman®) deve ser usada na dose de 25-100 mg/dia.

- O baclofeno, na dose de 20-60 mg/dia, pode ser útil.

- Outros medicamentos como a clozapina (Leponex®), a amantadina (Mantidan®), o verapamil (Dilacoron®), o valproato de sódio (Depakene®) e a alfametildopa (Aldomet®) têm sido preconizados no tratamento da DT.

A vitamina E tem sido indicada para os movimentos distônicos da DT. As formas graves de DT são refratárias a qualquer tipo de tratamento.

- **Síndrome do coelho** – pode ocorrer no decurso do tratamento com neurolépticos e caracteriza-se pela presença de movimentos orofaciais que provocam formação regular e rítmica de "biquinho" nos lábios, que se acentua pela percussão do lábio superior com os dedos. Não há envolvimentos da língua. Este sinal pode aparecer no parkinsonismo medicamentoso induzido por neurolépticos ou surgir de modo espontâneo. Os anticolinérgicos, como a triexifenidila e o biperideno, costumam aliviar estes sintomas.

## Comentários Finais

- Nos quadros graves, o paciente pode perder peso e/ou ficar desidratado.

Pode haver comprometimento importante da fala (inteligibilidade, velocidade e produção da fala).

Os movimentos da mandíbula podem ser extremamente desconfortáveis e acompanhados de dor.

- O diagnóstico diferencial da DT deve ser considerado com a coreia de Huntington e outras coreias, a síndrome de Meige (distonia oromandibular), tiques faciais, síndrome de Tourette.

## *ACATISIA AGUDA*

- É um estado de inquietação interna peculiar associado a uma compulsão para movimentar-se. O paciente tem uma necessidade imperiosa de movimentar-se em curtos intervalos: por exemplo, ele senta, a seguir levanta-se, anda durante algum tempo e senta novamente e recomeça tudo de novo. A acatisia costuma ocorrer nos psicóticos tratados com altas doses de neuroléptico de depósito. Também na doença de Parkinson pode ocorrer acatisia.

- Geralmente é provocada pelo uso de drogas antidopaminérgicas. Esta situação é frequente no consultório de psiquiatras ou nos serviços de emergência. A acatisia aguda é autolimitada e costuma desaparecer com a suspensão da droga responsável. O tratamento deve ser orientado com anticolinérgicos ou então pelo uso de propranolol, clonidina, amantadina ou mirtazapina.

## SÍNDROME DO HOMEM RÍGIDO

### Aspectos Essenciais

- Este quadro também recebe o nome de "síndrome da pessoa rígida", porque não é exclusivo do homem.

- Caracteriza-se por rigidez dos músculos axiais e espasmo muscular doloroso. A rigidez muscular é progressiva e flutuante, sobre a qual se enxertam espasmos musculares dolorosos.

- Embora o distúrbio seja mais comum no homem na idade adulta, ele pode ocorrer também na mulher e na criança.

- Os espasmos musculares podem ser espontâneos ou precipitados por determinados estímulos (mastigação, deglutição, movimentos voluntários, ruídos) e costumam se acompanhar de manifestações adrenérgicas (taquicardia, hiperidrose).

  Alguns pacientes apresentam uma marcha espástica ("marcha das pernas de pau") como a do monstro de Frankenstein.

  Os espasmos musculares podem ser de tal ordem a provocar fraturas. Durante o sono e anestesia geral a rigidez desaparece.

- A doença parece ser de natureza autoimune. Pode estar associada a diferentes tipos de câncer: carcinoma de mama, doença de Hodgkin e timomas.

- A pesquisa de anticorpos contra a descarboxilase do ácido glutâmico (anticorpos anti-GAD) pode se mostrar elevada (plasma e LCR).

### Tratamento

- O tratamento sintomático inclui os benzodiazepínicos e o baclofeno.

  O diazepam deve ser administrado em doses elevadas – 40 a 60 mg/dia – e alguns pacientes necessitam de doses ainda maiores – superiores a 100 mg/dia.

  O baclofeno (Lioresal®) pode ser administrado por via oral (80-120 mg/dia) ou por via intratecal por meio de cateter e bomba implantados cirurgicamente.

  Outro antiespástico que pode ser utilizado é a tizanidina (Sirdalud®).

- A imunoterapia pode ser empregada, particularmente nos casos mais avançados. Usa-se imunoglobulina intravenosa, prednisona, azatioprina e plasmaférese. A imunoglobulina e a plasmaférese não estão indicadas para tratamento de longo prazo.

## Comentários Finais

- A síndrome da pessoa rígida pode estar associada a outras doenças autoimunes: tireoidite, *diabetes mellitus,* timomas.
- Na mulher adulta é importante lembrar da variante paraneoplásica associada ao câncer de mama.
- A eletromiografia pode fornecer subsídios importantes: disparos contínuos de potenciais de unidade motora, tanto nos músculos agonistas como nos antagonistas.

## *BALISMO*

### Aspectos Essenciais

- São movimentos de grande amplitude, abruptos, contínuos, rápidos e ritmados; localizam-se predominantemente nos segmentos proximais dos membros. São estereotipados e violentos, sobrevindo muitas vezes em descargas que arremessam o membro em várias direções.
- Esta hipercinesia, relativamente rara, costuma afetar um membro ou um hemicorpo (hemibalismo), excepcionalmente o balismo é bilateral (bibalismo). A intensidade dos movimentos pode determinar fadiga muscular e o paciente, por vezes, assume posturas forçadas objetivando alcançar certo repouso (p. ex., mantém sob contenção o membro superior comprometido apoiado sobre o peito).

  Os movimentos cessam durante o sono e em alguns casos, ocorre remissão espontânea algumas semanas após o início dos movimentos.
- O balismo depende de lesão do núcleo caudado, putâmen ou do núcleo subtalâmico de Luys do lado oposto. A principal causa do balismo é o AVC.
- No tratamento algumas medidas protetoras devem ser tomadas: leito com grades laterais acolchoadas e até contenção do(s) segmento(s) afetado(s). O diazepam oral pode proporcionar um controle na maioria dos casos. Outros fármacos podem ser usados: clozapina e haloperidol. Este último deve ser utilizado com cuidado, em virtude do risco de impregnação (parkinsonismo, discinesia tardia).

## *DOENÇA DE WILSON*

### Aspectos Essenciais

- A doença de Wilson (DW), caracterizada pela associação de distúrbios cerebrais e hepáticos, depende de alterações no metabolismo do cobre.

- A doença é de natureza genética, sendo a modalidade de transmissão hereditária do tipo autossômico recessivo. O gene patológico localiza-se no braço longo do cromossomo 13 (a doença resulta de mutações no gene ATP7B). É ligeiramente mais frequente nos varões. Quando a doença tem início na infância, ela habitualmente se apresenta com disfunção hepática, enquanto a manifestação neurológica é mais típica na doença do adulto.

- Na maioria dos casos, a doença se apresenta com uma expressão neurológica, permanecendo latente o comprometimento hepático. O quadro costuma se instalar entre os 15 e 30 anos de idade; pode ter início na infância.

As manifestações neurológicas incluem: tremor, disartria, distonia, ataxia, rigidez do tipo parkinsoniano, distúrbios do humor e cognitivos que podem conduzir à demência.

- O excesso de cobre livre se deposita nos tecidos (cerebral, hepático, renal e na membrana de Descemet na córnea). O depósito na córnea configura um anel, denominado de Kayser-Fleischer, que pode ser observado a olho nu ou ao exame com lâmpada de fenda. No fígado pode ser encontrada uma cirrose atrófica macronodular.

A alteração do metabolismo do cobre depende de anomalia numa proteína cuprotransportadora do plasma, denominada ceruloplasmina.

- O diagnóstico da DW deve ser baseado: 1) na presença do anel de Kayser-Fleischer; 2) na biópsia hepática; 3) nos dados bioquímicos (dosagem do cobre – no sangue e na urina – e da ceruloplasmina no sangue). São importantes também os dados heredológicos. A ressonância magnética do crânio pode também proporcionar subsídios para o diagnóstico. Os dados bioquímicos compreendem: 1) diminuição da taxa de ceruloplasmina no soro; 2) diminuição do cobre plasmático; 3) aumento do cobre urinário (hipercuprúria). Eventual aminacidúria, hiperuricemia, calciúria (dados expressivos de comprometimento túbulo-renal); alteração das provas hepáticas.

## Tratamento

- O sucesso do tratamento baseia-se no diagnóstico precoce. Ele deve ser iniciado com quelantes do cobre. O quelante de escolha é a D-penicilamina (Cuprimine®) por via oral na dose de 1 a 3 g diários, dependendo do peso corporal e das eliminações urinárias do cobre. O uso desta droga pode provocar uma piora do quadro neurológico [no início] em até 50% dos casos. Efeitos colaterais como febre, *rash* cutâneo, leucopenia, trombocitopenia, síndrome nefrótica e artralgias podem aparecer e obrigam uma interrupção temporária ou definitiva da droga. Às vezes, até efeitos adversos mais sérios podem ocorrer: LES, nefropatias por imunocomplexos, síndrome de Goodpasture, miastenia grave. É necessário monitorar o wilsoniano em virtude destes efeitos. Também deve ser associada piridoxina (25 mg/dia), pois a D-penicilamina pode provocar carência desta vitamina, propiciando a instalação de uma neuropatia óptica.

Uma droga alternativa é a trietilamina tetramina (trientina), que tem eficácia semelhante à da penicilamina. Embora seja menos tóxica que a penicilamina, seu uso exige um monitoramento idêntico. Outra droga, o tetratiomolibdato de amônia (TM), bloqueia a absorção de cobre no intestino, impedindo assim a sua entrada nos tecidos. O TM ainda não está disponível para uso rotineiro, mas apenas em pesquisa.

O sulfeto de potássio puro, em virtude de transformar o cobre do alimento em precipitado insolúvel e inabsorvível de sulfeto cúprico, deve ser administrado na dose de 20 mg três vezes/dia. Também pode ser usado o acetato de zinco por via oral (100-150 mg/dia, dividido em três doses) como tratamento de manutenção seguro e eficaz; esta droga bloqueia a absorção do cobre e deve ser dada 1 hora antes das refeições.

- Na dieta deve-se objetivar uma ingestão baixa de cobre e os seguintes alimentos devem ser evitados: chocolate, cacau, nozes, ostras, sementes de leguminosas (feijão, ervilha, lentilha), farinha de trigo, bacalhau. Também deve ser evitado o uso de vasilhas e utensílios de cobre.

- O tratamento da DW deve ser mantido indefinidamente e seu início precoce pode proporcionar resultados altamente satisfatórios sobre as manifestações neurológicas; o quadro hepático não costuma responder às medidas terapêuticas. Até mesmo transplante de fígado já foi realizado em alguns pacientes com hepatopatias graves. A afecção é progressiva e invariavelmente fatal na ausência de tratamento, num prazo de 4 a 5 anos. Certos pacientes podem conviver com a doença por mais de 10 anos. O óbito pode ocorrer por complicações neurológicas ou hepáticas.

## Comentários Finais

- O wilsoniano pode apresentar riso sardônico pela presença de trismo.
- A melhora clínica costuma ocorrer em 6 a 24 meses após o início do tratamento.

- Os pacientes pré-sintomáticos devem ser tratados com zinco e todos devem receber tratamento de manutenção com esse medicamento.

- Calcificações assintomáticas, comumente limitadas ao *pallidum*, não são incomuns nos exames de neuroimagem. Entretanto, existem casos com calcificações disseminadas envolvendo os núcleos da base (*striatum, pallidum,* tálamo, núcleo denteado do cerebelo e, até mesmo, a substância branca) que determinam sintomatologia variada: transtornos cognitivos, comportamentais, parkinsonismo, quadro distônico e/ou atáxico.

## *BIBLIOGRAFIA CONSULTADA*

Ballalai HB. Doença de Parkinson – Prática Clínica e Terapêutica. Sanvito WL, Editor. São Paulo: Atheneu; 2005.

Cambier J, Masson M, Masson C, Dehen H. Neurologie. 13 éd. Paris: Elsevier-Masson; 2012.

Deligtisch A, Blair F, Geyer H et al. Movements disorders. In: Brust JCM. Current Neurology – Diagnosis & Treatment. 2nd ed. New York: McGraw-Hill Lange; 2012.

Depienne CH, Goizet C, Brice A. Neurogénétique. Paris: Doin; 2011.

Drislane FW, Benatar M, Chang BS et al. Neurologia. 2ª ed. Rio de Janeiro: Revinter; 2008.

Follett KA, Weaver FM, Stern M et al. Pallidal versus subthalamic deep brain stimulation for Parkinson´s disease. N Engl J Med. 2010;362:2077.

Gilroy J. Neurologia Básica. 3ª ed. Rio de Janeiro: Revinter; 2005.

Jankovic J. Treatment of hyperkinetic movement disorders. Lancet Neurol. 2009;8:844.

Louis ED. Essential tremor: Evolving clinicopathological concepts in a era of intensive post-mortem enquiry. Lancet Neurol, 2010;6:613.

Schwars CS & Bressman SB. Genetics and treatment of dystonia. Neurol Clin. 2009;27:697.

# Ataxias Cerebelares Hereditárias e Esporádicas

**3**

*Wilson Luiz Sanvito*

## ASPECTOS ESSENCIAIS

- Este capítulo da neurologia foi radicalmente modificado nas últimas décadas, pela entrada em cena da genética molecular e pelo melhor conhecimento das causas esporádicas das ataxias cerebelares.

- O termo ataxia hereditária, embora não seja completamente descritivo, é adequado para se aplicar a distúrbios relacionados entre si. Usualmente estes distúrbios são hereditários e familiais e caracterizam-se patologicamente por degeneração de algumas porções do sistema nervoso: nervos ópticos, cerebelo, olivas bulbares e tratos longos (ascendentes e descendentes) da medula espinhal, nervos periféricos (Quadro 3.1).

### ATAXIA DE FRIEDREICH (AF)

- A AF, embora relativamente rara, é a forma mais comum das doenças deste grupo de heredoataxias. Afeta igualmente ambos os sexos e incide em todas as raças. Sua modalidade de transmissão é autossômica recessiva, sendo a consanguinidade elevada. O gene se situa na porção proximal do braço longo do cromossomo 9 (9q13-q21). Foi definido o gene X25, que codifica uma proteína chamada frataxina, cuja função é desconhecida.

- O quadro clínico costuma ter início na segunda infância ou na adolescência até primórdios da idade adulta. Clinicamente, a AF é constituída por um complexo sintomatológico que inclui elementos das séries cerebelar, piramidal

**Quadro 3.1 – Ataxias Cerebelares Hereditárias e Esporádicas**

Ataxias autossômicas recessivas

Ataxia de Friedreich: cromossomo 9

Ataxia com deficiência de vitamina E: cromossomo 8

Ataxia-telangiectasia: cromossomo 11

Ataxia espástica de Charlevoix-Saguenay

Doença de Refsum

Ataxia associada a:

Mioclonia: cromossomo 21

Hipogonadismo

Ataxia recessiva de início no adulto

Ataxia espinocerebelar tipo 8 (IOSCA)

Ataxias autossômicas dominantes

Ataxia espinocerebelar tipos SCA 1, 2, 3, 4, 5, 6, 7

Ataxia dentatorrubropalidoluisiana – DRPLA (síndrome Haw River)

Ataxias periódicas de tipos 1 e 2

Ataxias ligadas ao X

e cordonal posterior. Outros sinais e sintomas neurológicos podem ocorrer: atrofia óptica, surdez e rebaixamento mental (que pode evoluir para demência). Dismorfias são comuns: pés cavos, cifoescoliose. O comprometimento cardíaco é comum e à AF pode associar-se também um quadro de *diabetes mellitus*.

- São referidos casos de AF associados a outras manifestações: amiotrofia do tipo Charcot-Marie; atrofia óptica (doença de Behr); catarata (doença de Marinesco-Sjögren).

- A evolução é lentamente progressiva e a doença pode levar à incapacidade pela incoordenação (ataxia).

- O diagnóstico diferencial deve ser feito com esclerose múltipla, degeneração combinada subaguda da medula, malformação de Arnold-Chiari, invaginação basilar, carência de vitamina E.

- A morte pode sobrevir por quadros infecciosos ou por complicações cardio-pulmonares (edema pulmonar, colapso por assistolia).

- Não há tratamento específico, porém medidas fisioterápicas, de terapia ocupacional e ortopédicas poderão trazer algum benefício ao paciente.

- O monitoramento cardíaco e do *diabetes mellitus* deve ser feito precocemente.

- Algumas drogas têm sido tentadas, como a coenzima Q na dose de 360 U/dia com 2.000 U/dia de vitamina E; também a idebenona tem sido usada em ensaios clínicos. Porém os resultados são incertos.

## *ATAXIA POR* DEFICIT *DE VITAMINA E*

A deficiência de vitamina E pode determinar um quadro que se assemelha muito à doença de Friedreich. Entretanto, os níveis séricos de vitamina E são normais na ataxia de Friedreich. A ataxia por carência de vitamina E ocorre por um *deficit* na proteína transportadora de α-tocoferol (α-TTP), cujo gene está localizado no cromossomo 8. O tratamento faz-se com a administração de vitamina E por via oral na dose de 800-2.000 UI diariamente.

## *ATAXIA-TELANGIECTASIA (SÍNDROME DE LOUIS-BAR)*

- Esta afecção costuma associar telangiectasias cefalocutâneas a uma síndrome cerebelar progressiva e a uma deficiência imunitária. A doença costuma ter início nos primeiros anos de vida com um quadro de ataxia cerebelar caracterizado por marcha atáxica, astasia-abasia e disartria. As telangiectasias são cutaneomucosas (orelhas externas, pálpebras, dorso do nariz, orofaringe, palatos duro e mole, língua, pescoço, tórax, dorso das mãos, pés, pregas dos cotovelos e joelhos).

- Outros sinais e sintomas podem ser observados: expressão torpe ou triste, estrabismo, nistagmo, coreoatetose... um retardo mental moderado.

- Pode estar associada uma hipoplasia do timo com disgamaglobulinemia específica (deficiência de IgA). A frequência de câncer é muito alta nesta forma de ataxia (linfomas, leucemias e outros cânceres). Infecções respiratórias recidivantes são comuns.

- A transmissão é autossômica recessiva, ligada ao cromossomo 11.

- Os indivíduos afetados raramente vivem além dos 30 anos de idade, em virtude de infecções pulmonares e neoplasias malignas.

- O tratamento desta afecção é puramente sintomático: controle das infecções, fisioterapia e classe especial na escola. Exames periódicos para rastreamento de doenças malignas devem ser realizados.

### ATAXIA ESPÁSTICA DE CHARLEVOIX-SAGUENAY

- Geralmente tem início na infância e costuma associar ataxia cerebelar a paraparesia espástica e neuropatia axonal.
- A RM evidencia uma atrofia cerebelar envolvendo principalmente o *vermis* e a porção anterossuperior do cerebelo.
- Depende de mutação do gene SACS, que codifica a proteína saxina.

### ATAXIAS CEREBELARES COM APRAXIA OCULOMOTORA

- Esta afecção associa ataxia cerebelar, apraxia oculomotora e neuropatia periférica.
- Ela é desdobrada em dois tipos: tipo I – dependente do gene APTX (situado no cromossomo 9) que codifica a aprataxina – esta forma cursa com polineuropatia grave ao lado de hipercolesterolemia e hipoalbuminemia; tipo II – dependente do gene SETX, que codifica a proteína senataxina.

### DOENÇA DE REFSUM (VER NEUROPATIAS PERIFÉRICAS)

### ATAXIAS CEREBELARES AUTOSSÔMICAS DOMINANTES

- Estas ataxias são classificadas em três tipos. Elas costumam ter início num período mais tardio – a partir da terceira década da vida. No quadro clínico podemos encontrar ataxia cerebelar associada a distúrbios de oculomotricidade, atrofia óptica, amiotrofias, sinais piramidais e extrapiramidais.
- O tipo I inclui, entre outras, a doença de Machado-Joseph (SCA3) e a atrofia dentatorrubropalidoluisiana.
- A doença de Machado-Joseph tem sido descrita em outros países, entretanto sua ocorrência está associada à expansão portuguesa ultramarina. As manifestações clínicas são variáveis, observando-se como sinais maiores ataxia cerebelar, sinais piramidais, sinais de envolvimento do neurônio motor periférico, sinais extrapiramidais. Sinais menores também podem estar presentes, como oftalmoplegia internuclear progressiva, distonia, fasciculações de língua e face, retração palpebral (*bulging eyes*). O quadro é provocado por um gene mutante localizado no braço longo do cromossomo 14. O diagnóstico diferencial deve ser feito com outras ataxias heredodegenerativas. Não há tratamento específico para este tipo de afecção. O aconselhamento genético deve ser considerado, particularmente, entre os açorianos.

- A atrofia dentatorrubropalidoluisiana (DRPLA) manifesta-se como um quadro de ataxia progressiva, mioclonia, epilepsia, coreia, atetose, distonia, demência e parkinsonismo, podendo ocorrer também manifestações psiquiátricas (cromossomo 12). É observada com maior frequência nos japoneses, sendo também descrita em afroamericanos, sendo nos EUA denominada de *Haw River syndrome*. Não há tratamento específico, sendo necessário o aconselhamento genético.

O tratamento sintomático deve incluir antiepilépticos (valproato de sódio), betabloqueador ou primidona (propranolol) para o tremor e medidas fisioterápicas.

- O tipo III (SCA 6) é de início tardio e a ataxia cerebelar é relativamente pura, o que vale dizer não associada a sinais oculares ou extrapiramidais. O gene em causa CACNA1A (está situado no cromossomo 19) e codifica a subunidade α1A do canal cálcico voltagem-dependente. O substrato patológico é superponível ao descrito na atrofia de Holmes e de Marie-Foix e Alajouanine.

- Outra forma genética está ligada ao X frágil: é mais comum no homem e costuma ocorrer após os 50 anos de idade. Ao quadro de ataxia progressiva (marcha do tipo ebrioso, tremor intencional) podem associar-se neuropatia periférica e transtornos cognitivos. O comprometimento predomina no pedúnculo cerebelar médio.

- Existe uma forma de ataxia familial com deficiência da coenzima Q10, com modalidade de transmissão autossômica recessiva. É uma forma de descrição recente causada por mutações de ADCK3, codificado por uma cinase mitocondrial que participa, de modo indireto, da regulação da síntese da CoQ10. Geralmente se instala na infância (entre 1 e 11 anos). O quadro clínico inclui ataxia, crises convulsivas, sinais piramidais, neuropatia periférica e retardo do desenvolvimento. A baixa taxa de coenzima Q10 pode ser detectada em biópsia de músculo. O tratamento é feito com suplementação da enzima (3.000 mg/dia). Pode haver melhora da ataxia e das convulsões, porém o prognóstico é ainda incerto.

- As atrofias esporádicas de natureza degenerativa compreendem a atrofia olivopontocerebelar e a atrofia cerebelar cortical tardia de Marie-Foix e Alajouanine.

- A atrofia cerebelar de Marie-Foix-Alajouanine geralmente ocorre de forma esporádica e numa fase tardia da vida, havendo nítido predomínio no sexo masculino. O quadro clínico costuma ter início entre 50 e 70 anos de idade, com distúrbios de equilíbrio e da marcha. A dismetria e a assinergia podem ser evidenciadas pelas manobras clássicas. Nos membros superiores, o quadro é menos exuberante. Do ponto de vista anatomopatológico, a atrofia predomina na região vermiana anterior e nas porções adjacentes dos lobos laterais. Ao exame histológico é evidente a extrema rarefação das células de Purkinje. A neuroimagem (TC, RM) proporciona subsídios importantes para o diagnóstico deste tipo de atrofia. A evolução do quadro é lenta, sendo possível haver períodos de estabilização dos sintomas; uma deterioração mental pode associar-se ao quadro cerebelar em alguns casos.

- A atrofia olivopontocerebelar é uma entidade rara que costuma ter início na meia-idade ou na terceira idade. Foi descrita por Déjerine e Thomas e o quadro clínico traduz-se por uma ataxia progressiva do tipo axial e apendicular, caracterizada por marcha do tipo ebrioso, hipermetria, incoordenação muscular, tremor cinético e fala escandida. Ao quadro cerebelar podem associar-se sinais e sintomas da esfera extrapiramidal (bradicinesia, tremor e rigidez muscular). Alguns casos podem evoluir para demência (formas corticais). As lesões anatomopatológicas predominam nas olivas bulbares, no pé da protuberância e no cerebelo. As olivas bulbares apresentam-se atróficas, com rarefação neuronal e degeneração das fibras olivocerebelares; a atrofia do pé da protuberância caracteriza-se pela rarefação dos neurônios dos núcleos da ponte e das fibras pontocerebelares, enquanto a atrofia cerebelar se caracteriza por uma desmielinização importante com gliose da substância branca de ambos os hemisférios, além de rarefação das células de Purkinje. O diagnóstico de atrofia cerebelar pode ser confirmado pela RM. Não há tratamento, podendo a afecção determinar incapacidade total num prazo de 5 a 10 anos.

- A atrofia cerebelar alcoólica compromete a porção anterossuperior do verme e dos hemisférios cerebelares. O quadro predomina nitidamente nos membros inferiores com uma ataxia da marcha. A sua instalação é relativamente rápida (algumas semanas a alguns meses). O quadro, depois de instalado, não costuma regredir com a suspensão do álcool e o tratamento de supostas carências nutricionais (suplemento vitamínico).

- A ataxia cerebelar paraneoplásica costuma instalar-se de modo mais ou menos rápido (em algumas semanas). As lesões são de natureza autoimune e envolvem principalmente as células de Purkinje. Na ataxia cerebelar isolada (sem comprometimento de outras estruturas nervosas) o anticorpo anti-Yo pode ser encontrado. É mais comum na mulher e os tumores responsáveis geralmente são da mama e do ovário. Com a ressecção do tumor, a ataxia cerebelar pode regredir.

- Uma ataxia cerebelar associada a opsoclonos pode ser observada em crianças portadoras de neuroblastoma. Também aqui a ressecção [com sucesso] do neuroblastoma pode significar a cura da criança.

- Outras causas de ataxias esporádicas são: medicamentosas (fenitoína), hipertermia, traumas, distúrbios metabólicos (hipotireoidismo, abetalipoproteinemia), ataxia do glúten na doença celíaca, atrofia de múltiplos sistemas.

## COMENTÁRIOS FINAIS

- Os pacientes portadores de ataxia hereditária ou esporádica crônica devem receber cuidados de uma equipe multidisciplinar incluindo médicos, psicólogos, fisioterapeutas, terapeutas ocupacionais, enfermeiras, assistentes sociais. O teste genético deve ser feito, sempre que possível, com o objetivo de um aconselhamento do paciente e de seus familiares.

- O tratamento dos distúrbios da fala deve ser orientado por fonoaudiólogas, assim como a disfagia, que requer dieta especial e exercícios para melhorar a deglutição. Nos casos avançados deve ser indicada uma gastrostomia.

- A farmacoterapia, na maior parte dos casos, deve ser pontual – visando um ou outro sintoma. No tremor de ação podem ser usados propranolol, primidona, benzodiazepínicos; na espasticidade, baclofeno; nas convulsões, valproato de sódio, carbamazepina; no parkinsonismo, levodopa; na bexiga neurogênica, anticolinérgicos.

- Excepcionalmente há indicação para o tratamento cirúrgico do tremor cerebelar.

- As ataxias das mitocondriopatias, das vasculopatias, das doenças neoplásicas e inflamatórias serão consideradas em outros capítulos deste texto.

## BIBLIOGRAFIA CONSULTADA

Cambier J, Masson M, Dehen H, Masson C. Neurologie. 13 éd. Paris: Elsevier-Masson; 2012.

Harding AE. The hereditary ataxias and related disorders. London: Churchill-Liivingstone; 1984.

Henchcliffe C. Ataxia & Cerebellar Disease. In: Brust JCM. Current Neurology – Diagnosis & Treatment. 2nd ed. New York: McGraw-Hill Lange; 2012.

Marelli C, Cazeneuve C, Brice A et al. Autossomal dominant cerebellar ataxias. Rev Neurol. 2011;167:285.

Mathieu A, Goizet C, Stevanin G. Ataxies cérébelleuses héréditaires. In: Depienne CH, Goizet C, Brice A. Neurogénétique. Paris: Doin; 2011.

Sanvito WL. Síndromes Neurológicas. 3ª ed. São Paulo: Atheneu; 2008.

Trujillo-Martín MM, Serrano-Aguilar P, Monton-Alvarez F et al. Effectiveness and safety of treatment for degenerative ataxias. A systematic review. Mov Disord. 2009;24:1111.

# Miastenia Grave e outros Distúrbios da Junção Neuromuscular

# 4

*Wilson Luiz Sanvito*
*Berenice Cataldo O. Valério*

## MIASTENIA GRAVE

### ASPECTOS ESSENCIAIS

- A miastenia grave (MG) é um distúrbio autoimune no qual anticorpos policlonais agem contra o receptor nicotínico pós-sináptico da acetilcolina na junção neuromuscular. Na fisiopatologia é mais frequente a presença de anticorpos contra o receptor de acetilcolina (AChR), entretanto em um número menor de casos os anticorpos são dirigidos contra a tirosina quinase do receptor específico para músculo (MuSK).

- O quadro clínico traduz-se, basicamente, por debilidade e fadiga de determinados músculos esqueléticos após contrações repetidas e prolongadas, com marcante tendência do doente para recuperar a energia perdida depois de considerável repouso, ou de readquiri-la, de modo dramático, com o emprego de substância anticolinesterásica. A doença, em sua forma característica, tende a apresentar exacerbações e remissões.

- A MG é mais comum no sexo feminino. Nas mulheres, o pico de incidência ocorre na segunda e na terceira década; nos homens, na quinta e na sexta década. Nos idosos, há uma ligeira predominância no sexo masculino.

- As manifestações clínicas são flutuantes e caracterizam-se por debilidade nos músculos oculomotores (paralisias oculares, diplopia, ptose palpebral), nos músculos dependentes de inervação bulbar (disfagia, disartria, dificuldade para mastigar); às vezes pode ocorrer uma queda da cabeça, dependente de um *deficit* dos músculos extensores do pescoço. O *deficit* motor ocorre com menor frequência em outros grupos musculares (musculatura proximal dos membros, músculos respiratórios). Os sintomas tendem a ser mais acentuados no decorrer do dia.

- Uma porcentagem de miastênicos (que pode chegar a 10%) desenvolve outras doenças autoimunes: hipotireoidismo, tireoidite de Hashimoto, anemia perniciosa, vitiligo, artrite reumatoide, lúpus eritematoso sistêmico.

- De acordo com o grau de comprometimento, os quadros miastênicos podem ser divididos em quatro grupos: 1) miastenia ocular; 2) miastenia generalizada leve (IIa) e moderada (IIb); 3) miastenia generalizada grave; 4) crise miastênica, com comprometimento respiratório e ameaça de vida.

- Aproximadamente 50% dos pacientes que iniciam com uma forma ocular desenvolvem uma forma generalizada.

- A crise miastênica costuma ter início no período noturno e manifesta-se por um complexo sintomatológico caracterizado por taquipneia, ansiedade, cianose, hiperidrose, hipersecreção das vias respiratórias, podendo o quadro chegar até ao colapso cardiovascular. Nestes casos se impõe o diagnóstico diferencial com a crise colinérgica.

- Aproximadamente 70% dos miastênicos apresentam hiperplasia do timo e em torno de 10% apresentam timoma. Os timomas são mais comuns em pacientes acima dos 50 anos.

- O período mais crítico da doença situa-se nos primeiros 3 anos.

- No diagnóstico diferencial da MG devem ser consideradas as seguintes patologias: tumores do tronco cerebral, miopatia ocular, esclerose múltipla, esclerose lateral amiotrófica, síndrome de Miller-Fisher, botulismo, síndrome de Lambert-Eaton, polimiosite, hipertireoidismo, difteria.

- São relevantes para confirmar o diagnóstico de MG os seguintes exames: 1) testes farmacológicos (Prostigmina® por via subcutânea, intramuscular ou venosa [1 a 2 mg] ou Tensilon® por via venosa); 2) pesquisa no sangue da presença de anticorpos contra o receptor de acetilcolina (nos pacientes soronegativos para estes anticorpos, anticorpos anti-MuSK podem estar presentes); 3) a eletromiografia convencional com estimulação repetitiva e, principalmente, a eletromiografia de fibra única podem proporcionar subsídios para o diagnóstico; 4) a investigação do mediastino anterior e superior, através do exame de imagem (TC ou RM), pode evidenciar hiperplasia do timo ou timoma.

O teste do Tensilon® (*edrophonium*) deve ser feito administrando-se 1 mg da substância na veia – se efeitos adversos não forem observados, injetam-se mais 3 mg EV. Uma resposta clínica (como a reversão de uma ptose palpebral, por exemplo) deve ocorrer dentro de 30 a 60 segundos. Se não houver uma resposta clínica, mais 3 mg podem ser injetados – nunca ultrapassar a dose total de 10 mg. Se não houver resposta após 2 minutos, significa que o teste é negativo. A sensibilidade do teste pode chegar a 95%, entretanto a especificidade não é tão elevada e o teste pode ser positivo em outras patologias (síndrome de Lambert--Eaton, síndrome miastênica, botulismo, envenenamento por picada de cobra, doença do neurônio motor). Efeitos colinérgicos muscarínicos podem ocorrer durante o teste: hipersecreção orofaríngea, problemas respiratórios, bradicardia ou assistolia. Às vezes, o teste deve ser realizado com monitoração cardíaca e uma ampola de atropina precisa estar disponível durante o procedimento.

## TRATAMENTO

- Nas formas leves e moderadas da doença, o tratamento sintomático costuma ser eficaz, já nas formas mais avançadas ou não respondedoras às drogas sintomáticas há necessidade do uso de imunomoduladores ou imunossupressores.

O tratamento sintomático é feito com as drogas anticolinesterásicas: 1) brometo de neostigmina (Prostigmine®) sob a forma de comprimidos de 15 mg, podendo a dose variar de três a 12 comprimidos nas 24 horas; 2) metilsulfato de neostigmina (Prostigmine® injetável) sob a forma de ampolas de 0,5 mg, podendo a dose variar de duas a seis ampolas nas 24 horas; 3) brometo de piridostigmina (Mestinon®) sob a forma de comprimidos de 60 mg e ampolas, sendo a dose habitual de dois a oito comprimidos/dia ou duas a seis ampolas/dia (nos Estados Unidos existe o Mestinon Timespan – sob a forma de comprimidos de 180 mg de liberação prolongada); 4) cloreto de ambenônio (Mytelase®) sob a forma de comprimidos de 10 e 25 mg, sendo a dose habitual de dois a seis comprimidos/dia.

A superdosagem destes medicamentos pode determinar uma crise colinérgica, denunciada por um conjunto de sinais e sintomas: palidez, náuseas, vômitos, hiperidrose, sialorreia, diarreia, dores abdominais, cãibras, fasciculações e agitação ansiosa. Nestas eventualidades, deve-se interromper os anticolinesterásicos e administrar anticolinérgicos como a propantelina (Pro-Banthine®). Algumas drogas adjuvantes (sulfato de efedrina, cálcio, potássio, espironolactona) têm sido usadas no tratamento com resultados incertos ou duvidosos.

- O tratamento, tendo como alvo o sistema imunológico, deve ser feito com corticosteroides ou imunossupressores. O esteroide de eleição é a prednisona, na dose de 1-1,5 mg/kg/dia, de sorte que um adulto de 60 quilos deve receber por volta de 60 a 90 mg/dia, até ser atingida a estabilização clínica do paciente e, só então, a dose poderá ser reduzida de modo gradual (5 mg a cada 2-3 semanas) até atingir uma dose de 20 mg em dias alternados. Este tipo de tratamento deve ser de longo prazo (duração de meses a anos). Sempre recomendar dieta hipossódica, suplementação de potássio e administração de alendronato de sódio e vitamina D (se estiver em taxas insuficientes) para prevenir osteoporose. Nos casos em que ocorrer piora dos sintomas miastênicos nas primeiras semanas pode-se recorrer à plasmaférese; outra estratégia é iniciar o tratamento com doses baixas do corticoide e promover incrementos graduais. O corticoide pode induzir remissão em aproximadamente 50% dos pacientes e promover benefícios em até 80% dos miastênicos. Deve ser descartada a hipótese de tuberculose antes do início do corticoide. No tratamento de longo prazo, o paciente deve ser controlado com densitometria óssea a cada 6 ou 12 meses.

O emprego de imunossupressores (azatioprina, ciclofosfamida) é uma opção que deve ser considerada, principalmente naqueles pacientes que não se encaixam na corticoterapia (quando a prednisona for ineficaz ou contraindicada). A azatioprina (em monoterapia ou associada ao corticoide) deve ser iniciada com doses baixas (50 mg/dia) até atingir, de modo gradual, 2-3 mg/kg/dia.

Os efeitos benéficos demoram a aparecer (meses) e o pico do benefício costuma ocorrer entre 1 e 2 anos. O paciente deve ser monitorado com hemograma + TGO/TGP a cada 7 dias no primeiro mês, a cada 15 dias até o terceiro mês e depois mensalmente. Se a contagem dos leucócitos vier abaixo de 4.000/mm³, a dose deve ser diminuída. A toxicidade hepática pode desenvolver-se nos primeiros meses de tratamento; nesse caso, a medicação deve ser suspensa e a reversão do quadro costuma ser lenta. Os principais efeitos colaterais da azatioprina são febre, dor abdominal, náuseas, vômitos e anorexia – o que pode obrigar a uma interrupção da droga.

O micofenolato de mofetil, mais recentemente, tem sido indicado como tratamento auxiliar do corticoide ou em monoterapia. A dose é de 1 g duas vezes/dia por via oral. Deve ser feito um controle com hemogramas periódicos. O principal efeito colateral é a diarreia; outros efeitos têm sido referidos (desconforto abdominal, náuseas, edema, febre e leucopenia).

O tratamento com ciclofosfamida deve ser orientado por médico com experiência no manejo desta droga. Podem ser utilizados, como dose de ataque, 200 mg EV/dia durante 5 dias; a terapia de manutenção é de 3-5 mg/kg/dia por via oral. O paciente deve ser monitorado com hemograma/TGO/TGP/creatinina periodicamente. Os principais efeitos colaterais são desconforto gastrointestinal (náuseas/vômitos), leucopenia, cistite hemorrágica.

A ciclosporina deve ser uma alternativa quando falham o corticoide e a azatioprina. A dose utilizada é de 3 a 4 mg/kg/dia em duas tomadas, podendo chegar a 6 mg/kg/dia. Os principais efeitos adversos são hipertensão arterial e toxicidade renal, de sorte que a pressão arterial e a função renal devem ser monitoradas.

A imunoglobulina intravenosa (IGIV) pode ser empregada em várias situações: na crise miastênica, associada à prednisona para um efeito poupador de esteroides, precedendo a timectomia ou nos casos de falência da imunoterapia. A IGIV deve ser usada na dose de 0,4 g/kg/dia por 5 dias. Alguns terapeutas costumam prosseguir com doses mensais por, pelo menos, 3 meses. Todos os pacientes devem submeter-se, antes do tratamento, a uma avaliação da função renal e do nível de IgA (aqueles com níveis baixos de IgA correm o risco de anafilaxia). Efeitos colaterais da IGIV: anafilaxia, cefaleia, febre, calafrios, meningite asséptica, nefrotoxicidade.

A plasmaférese atua reduzindo os anticorpos circulantes contra o receptor de acetilcolina. Pode ser utilizada na crise miastênica ou antes da timectomia ou do início do tratamento com corticoide. Usualmente produz melhora clínica na primeira semana e os benefícios mantêm-se por 1 a 2 meses. A programação geralmente inclui cinco sessões em dias alternados. As complicações do procedimento incluem hipotensão, bradicardia, infecção, desequilíbrio hidroeletrolítico.

- A timectomia é de indicação formal nos casos de timoma. Na hiperplasia do timo deve ser indicada nos pacientes com menos de 60 anos de idade, menos de 5 anos de doença instalada, nas formas generalizadas e doença positiva para anticorpo. Em virtude dos bons resultados do tratamento conservador, hoje se indica menos a timectomia.

- O paciente em crise miastênica deve ser transferido para uma unidade de cuidados respiratórios e, se for o caso, intubado e receber ventilação mecânica. Todos os medicamentos devem ser interrompidos e cuidados gerais devem ser tomados: aspiração de secreções, mudança de decúbito periódica, investigação de algum processo infeccioso... Se for descartado o processo infeccioso (ou se este for debelado pela antibioticoterapia) deve-se iniciar o tratamento com metilprednisolona 100 mg EV diariamente. Um tratamento alternativo para a crise miastênica pode ser feito com plasmaférese ou imunoglobulina IV.

- Determinadas drogas podem induzir ou exacerbar a MG: antibióticos (ampicilina, ciprofloxacino, clindamicina, eritromicina, imipenem, kanamicina, lincomicina, neomicina, polimixina, estreptomicina, tobramicina); anestésicos (éter, halotano, quetamina); anticonvulsivantes (fenitoína sódica, barbitúricos); psicotrópicos (benzodiazepínicos); antiarrítmicos (betabloqueadores, procainamida, sulfato de quinidina, verapamil); anticolinérgicos (biperideno, triexifenidila); antirreumáticos (cloroquina, D-penicilamina, colchicina); imunossupressores (interferon-alfa); outros (anfetaminas, amitriptilina, imipramina, haloperidol, lítio, dantrolene, diuréticos). Também uma atividade física que leve à exaustão, quadros infecciosos, distúrbios endócrinos (hipertireoidismo) e pós-parto podem descompensar um quadro miastênico.

## COMENTÁRIOS FINAIS

- Parece que os anticolinesterásicos têm um potencial para aumentar a lesão da membrana pós-sináptica, de sorte que há uma tendência de restringir o seu uso àqueles miastênicos com a forma leve da doença e que apresentem boa resposta.

- Os anticolinesterásicos não são eficazes no tratamento da crise miastênica e devem ser suspensos nesta eventualidade (o que permite distinguir a crise miastênica da crise colinérgica).

- A MG neonatal transitória ocorre em aproximadamente 10% das crianças nascidas de mães miastênicas. Estas crianças podem apresentar choro fraco, *deficit* de sucção, hipotonia muscular, dificuldade respiratória e diminuição da expressão facial nos primeiros dias após o nascimento. O quadro é temporário, com duração de 2 a 3 semanas. Estes recém-nascidos devem ser tratados com drogas anticolinesterásicas durante certo período. Nas formas com dificuldade respiratória há indicação de ventilação mecânica e, até, de plasmaférese.

- O uso de D-penicilamina pode induzir a uma síndrome comparável à MG autoimune (com presença do anticorpo anti-AchR). Esta síndrome costuma ser reversível após a suspensão do tratamento.

## SÍNDROMES MIASTÊNICAS CONGÊNITAS NÃO AUTOIMUNES

- As síndromes miastênicas congênitas (SMC) constituem um grupo heterogêneo de afecções genéticas que se expressam por uma disfunção na transmissão neuromuscular com fraqueza muscular acentuada pelo esforço. Elas costumam ter início no período neonatal ou na primeira infância, ou até mesmo na idade adulta.

- Mais de uma dúzia de genes foi identificada e estas síndromes são, na sua maioria, pós-sinápticas.

- Numerosas mutações podem ocorrer: 1) mutações da colina acetiltransferase (ChAT), que atua na área pré-sináptica; 2) mutações do gene acetilcolinesterase (AChE), que atua na área sináptica; 3) mutações dos genes codificando subunidades do receptor de acetilcolina (AChR), provocando distúrbios pós-sinápticos por dois mecanismos: a) anomalias cinéticas do AChR, que podem ser responsáveis por uma síndrome do canal lento (maior duração na abertura) ou uma síndrome do canal rápido (menor duração no tempo de abertura); b) diminuição do número de receptores de acetilcolina. Outro distúrbio pós-sináptico é a deficiência em rapsina – proteína necessária para o AChR no nível da placa motora. As mutações do gene que codifica a rapsina são responsáveis por 15% das síndromes miastênicas congênitas e podem expressar fenótipos variáveis, desde manifestações neonatais mais ou menos graves até formas atenuadas de início tardio; a artrogripose pode fazer parte do quadro clínico.

- O modo de transmissão nas SMC é sempre recessivo, exceto na síndrome do canal lento associada a mutações da subunidade alfa ou épsilon do receptor da ACh, cuja transmissão é autossômica dominante.

- As síndromes miastênicas congênitas não respondem ao tratamento com imunossupressores, plasmaférese, IGIV ou timectomia, entretanto os anticolinesterásicos podem melhorar estas diversas síndromes, com exceção dos *deficit* de acetilcolinesterase e da síndrome do canal lento.

- O diagnóstico da SMC é muitas vezes difícil porque a história familiar é inconstante e as manifestações clínicas nem sempre respondem ao teste com anticolinesterásicos – que, às vezes, podem agravar o quadro clínico. Entretanto, a presença de uma síndrome miastênica (paralisias oculares, ptose palpebral, disartrofonia, disfagia, choro débil, dificuldade de sucção, paresia facial, fadigabilidade muscular), a resposta aos anticolinesterásicos e dados da ENMG contribuem para se firmar o diagnóstico.

# SÍNDROME DE LAMBERT-EATON

## ASPECTOS ESSENCIAIS

- A síndrome miastênica de Lambert-Eaton (SLE) é um quadro paraneoplásico incomum, geralmente associada ao carcinoma de pequenas células de pulmão. Outras doenças malignas também podem determiná-la: tumores de pâncreas, mama, ovário, doenças linfoproliferativas.

  O quadro depende da ação de anticorpos direcionados contra o canal de cálcio voltagem-dependente do tipo P/Q no botão pré-sináptico. Com a redução da entrada do cálcio no botão pós-sináptico ocorre a diminuição da oferta de acetilcolina, o que acarreta a fraqueza muscular.

- A SLE pode ocorrer também em associação a outras doenças autoimunes: esclerose múltipla, artrite reumatoide, esclerodermia, psoríase, asma e colite ulcerativa.

- A SLE se traduz clinicamente por fraqueza da musculatura proximal e manifestações disautonômicas (olhos secos, boca seca, impotência). São menos comuns hipoidrose, hipotensão ortostática e disfunção vesical. Ao contrário da MG é rara a presença de sintomas oculares e bulbares.

- As formas paraneoplásicas e não paraneoplásicas da SLE são clinicamente semelhantes.

- Os procedimentos diagnósticos devem incluir: ENMG, pesquisa de anticorpos contra canais de cálcio voltagem-dependente tipo P/Q e rastreamento para uma doença neoplásica.

## TRATAMENTO

- A remoção do tumor (quando a SLE for de natureza paraneoplásica) pode melhorar dramaticamente a miastenia.

- Pode haver algum benefício com o uso da piridostigmina (Mestinon® 60 mg, quatro vezes/dia).

  É mais eficaz a 3,4-diaminopiridina na dose inicial de 20 mg/dia até atingir gradualmente 80 mg/dia. Esta droga produz bloqueio da condutância dos canais de potássio dependente da voltagem, o que facilita a liberação de acetilcolina. O principal efeito colateral são parestesias periorais; doses tóxicas podem provocar convulsões.

O cloridrato de guanidina, na dose de 25 mg, três vezes/dia, pode ser usado. Os principais efeitos adversos são: náuseas, cólicas, complicações renais e hematológicas.

- Se o tratamento sintomático falha, pode ser tentada a terapia imunossupressora (corticoides, azatioprina, ciclosporina, micofenolato). As doses são as mesmas utilizadas na MG. Este tipo de tratamento na SLE não tem a mesma eficácia que na MG.

- Quando a fraqueza é acentuada pode-se recorrer à plasmaférese ou a altas doses de imunoglobulina intravenosa, entretanto o benefício é geralmente transitório.

- Algumas drogas estão contraindicadas no paciente com SLE: bloqueadores de canal de cálcio, betabloqueadores, procainamida, quinidina, aminoglicosídeos, quinino, lítio.

## COMENTÁRIOS FINAIS

- A pesquisa de anticorpos contra canais de cálcio controlados pela voltagem (VGCCs) tipo P/Q pode ser positiva no soro em mais de 90% dos pacientes com SLE do tipo paraneoplásico ou não.

- O exame eletroneuromiográfico é importante na investigação destes pacientes.

- Um rastreamento de câncer deve ser feito rotineiramente quando há a suspeita de SLE.

- O diagnóstico diferencial deve ser considerado com MG, polimiosite e dermatomiosite, polirradiculoneurite crônica.

# BOTULISMO

## ASPECTOS ESSENCIAIS

- O botulismo é um quadro grave e potencialmente letal, sendo determinado por uma neurotoxina da bactéria *Clostridium botulinum*.

- Há oito tipos dessa neurotoxina identificados do ponto de vista alfabético, como segue: A, B, C1, C2, D, E, F e G. Os tipos A, B e E são responsáveis pela maior parte dos casos de intoxicação alimentar.

- A intoxicação botulínica geralmente depende da utilização de alimentos vegetais em conserva, mal preparados.

Outras formas de contaminação têm sido referidas: após ferimentos traumáticos, nos usuários de drogas intravenosas e nos pacientes que recebem toxina botulínica injetável com fins terapêuticos (é o chamado botulismo inadvertido, que provavelmente ocorre por propagação hematogênica da toxina). A toxina dissemina-se por via hematogênica e liga-se às membranas pré-sinápticas da junção neuromuscular (terminações nervosas do sistema nervoso periférico: nervos periféricos dos membros e nervos cranianos), inibindo a liberação de acetilcolina.

- O quadro clínico inclui o desenvolvimento rápido de sintomas oculares (diplopia, ptose palpebral, midríase, embaçamento visual) e bulbares (disartria, disfagia); pode haver comprometimento dos membros também. Outros sintomas podem estar presentes: boca seca, cólicas abdominais, diarreia seguida de obstipação... Pode haver comprometimento da função respiratória. O diagnóstico pode ser confirmado pelo envio de amostras de sangue e fezes para o laboratório. Também a ENMG pode auxiliar na confirmação do diagnóstico.

- O diagnóstico diferencial deve ser considerado com a miastenia grave, a síndrome de Lambert-Eaton, a síndrome de Guillain-Barré (particularmente a variante de Miller-Fisher), a neuropatia diftérica e a intoxicação por organofosforados.

## TRATAMENTO

- Se o paciente for atendido durante a instalação do quadro (primeiras 24 horas) deve ser administrado o soro antibotulínico. Este procedimento só é efetivo quando efetuado antes da entrada da toxina nas terminações nervosas.

O prato de resistência do tratamento são as medidas de suporte no sentido de manter uma ventilação adequada e, se necessário, promovendo uma ventilação mecânica.

Outras medidas podem ser implementadas: nutrição adequada, hidratação, controle das secreções, combate à obstipação.

## COMENTÁRIOS FINAIS

- A recuperação do paciente pode demorar de várias semanas a meses e depende do sorotipo do agente infectante. A toxina do tipo A determina um quadro mais severo, com mortalidade maior que a provocada por outras toxinas. A ventilação mecânica pode prolongar-se dependendo da gravidade do quadro. Embora a mortalidade tenha sido reduzida de modo significativo, ela ainda permanece entre 5-10%.

### BIBLIOGRAFIA CONSULTADA

Cambier J, Masson M, Dehen H, Masson C. Neurologie. 13 éd. Paris: Elsevier-Masson; 2012.

Eymard B. Myopathies et syndromes myasthéniques d´origine génétique. In: Depienne CH, Goizet C, Brice A. Neurogénétique. Paris: Doin; 2011.

Huang C-S, Hsu H-S, Huang B-S et al. Factors influencing the outcome of transternal thymectomy for myasthenia gravis. Acta Neurol Scand. 2005;112:108.

Patterson SK, Kaufmann P, Sosinsky MS. Myasthenia gravis & others disorders of the neuromuscular junction. In: Brust JCM. Current Neurology. Diagnosis & Treatment. 2nd ed. New York: McGraw-Hill Lange; 2012.

Richman DP, Agius MA. Treatment of autoimune myasthenia gravis. Neurology. 2003;61:1652.

Sanders DB. Lambert-Eaton myasthenic syndrome: diagnosis and treatment. Ann NY Acad Sci. 2003;998:500.

Sanvito WL. Síndromes Neurológicas. 3ª ed. Atheneu: São Paulo; 2008.

Vincent A, Leite MI. Neuromuscular junction auto-immune disease: muscle specific kinase antibodies and treatment for myasthenia gravis. Curr Opin Neurol. 2005;18:519.

SANVITO

# Doenças Musculares

5

*Wilson Luiz Sanvito*
*Berenice Cataldo O. Valério*

- As doenças musculares têm algumas características comuns, que permitem incluí-las no grupo das miopatias. A saber: 1) *deficit* motor geralmente proximal (distribuição miopática); 2) ausência de transtornos da sensibilidade; 3) habitualmente preservação dos reflexos osteotendinosos; 4) ausência de distúrbios dos esfíncteres; 5) importância da ENMG e da biópsia muscular para a definição diagnóstica; 6) a importância da dosagem das enzimas musculares para definir algumas formas de miopatia; 7) o valor dos testes genéticos para confirmar o diagnóstico de miopatias hereditárias, determinadas por mutações específicas.

- As causas das miopatias são múltiplas: inflamatórias (de natureza imunológica); degenerativas (de natureza genética); metabólicas; infecciosas (associadas ao HIV, outras causas virais); parasitárias; tóxicas e medicamentosas; endócrinas; alteração dos canais iônicos (canalopatias); congênitas e outras.

## DERMATOMIOSITE/POLIMIOSITE
### ASPECTOS ESSENCIAIS

- As miopatias inflamatórias imunomediadas não infecciosas incluem a polimiosite (PM), a dermatomiosite (DM) e a miosite por corpos de inclusão (MCI).

- Nas síndromes de sobreposição, a PM e a DM podem associar-se a outros distúrbios imunomediados do tecido conjuntivo: lúpus eritematoso sistêmico, doença mista do tecido conjuntivo, esclerodermia, artrite reumatoide, síndrome de Sjögren.

- A DM pode ocorrer na criança e no adulto; a MCI é mais comum após os 50 anos.

- A PM também pode estar associada a outras doenças autoimunes: sarcoidose, miastenia grave, doença de Crohn, doença de Hashimoto, vasculites...

As formas paraneoplásicas são mais comuns nas DM e geralmente dependem de um carcinoma e, com menos frequência, de outros tipos histológicos de tumor. Na mulher, a DM depende de carcinoma da mama e do ovário e no homem, do pulmão e do cólon.

- Alguns critérios são relevantes na caracterização destas miopatias inflamatórias: 1) fraqueza muscular simétrica de cinturas dos membros e músculos flexores do pescoço (o paciente apresenta dificuldade para subir escadas, levantar os braços, pentear os cabelos) com evolução em semanas ou meses, acompanhada ou não de disfagia e dificuldade respiratória; 2) biópsia muscular evidenciando necrose, regeneração e fenômenos inflamatórios primários; 3) aumento das taxas de enzimas musculares; 4) alterações eletromiográficas sugestivas de miopatia; 5) comprometimento cutâneo. Para se firmar o diagnóstico deste tipo de miopatia, é importante descartar a exposição a substâncias tóxicas, a presença de componente heredofamiliar, assim como descartar a presença de endocrinopatias e de deficiências enzimáticas que possam determinar o quadro.

O quadro miopático costuma ter como expressão sintomatológica mialgia, debilidade e atrofia muscular. Manifestações extramusculares também podem estar presentes: disfagia, alterações cardíacas (arritmias, defeitos de condução, miocardite, insuficiência cardíaca congestiva), emagrecimento, febre, artralgias, linfadenopatia. Disfagia, dificuldade para subir escadas e escovar os cabelos são manifestações iniciais comuns.

O quadro cutâneo da DM pode preceder ou acompanhar a síndrome miopática e pode caracterizar-se por um eritema localizado ou difuso, por erupção maculopapular ou por dermatite do tipo eczematoide ou mesmo exfoliativa. Na face pode ser observado um eritema violáceo periorbitário – erupção heliotrópica e/ou um eritema sob a forma de borboleta. Placas avermelhadas ou violáceas podem ser encontradas nas regiões periungueais ou sobre as articulações interfalângicas das mãos com as características de erupção descamativa (pápulas de Goittron). Nas formas associadas PM/DM, o fenômeno de Raynaud está presente em aproximadamente 1/3 dos casos.

- O diagnóstico diferencial da PM/DM deve ser considerado com as colagenoses (esclerodermia, síndrome de Sjögren, LES), outras miopatias (hipotireoidismo, medicamentosas, infecciosas, Cushing), miastenia grave, sarcoidose, polimialgia reumática.

- A DM é uma doença imunomediada, com quadro de microangiopatia com presença de anticorpos e fatores do complemento direcionados contra os vasos sanguíneos intramusculares, sendo o quadro inflamatório secundário à isquemia muscular; na PM, o alvo é a fibra muscular.

- A MCI é mais comum no homem, ao contrário da PM e DM, que são mais comuns nas mulheres. Costuma ocorrer em indivíduos adultos, por volta dos 50 anos de idade. O início é insidioso e provoca *déficit* motor proximal e distal. O quadro é progressivo. Este tipo de miopatia pode ocorrer de forma esporádica ou hereditária (traço autossômico dominante, e pode depender de mutação no cromossomo 9p1-q1). A etiologia é desconhecida, mas evidências sugerem uma miocitotoxicidade mediada pelos linfócitos T. O padrão anatomopatológico consiste na presença de inclusões granulares basófilas distribuídas em torno das bordas livres das fibras musculares; podem ocorrer em pequenas fibras musculares inclusões eosinofílicas. A CPK e a aldolase podem estar elevadas, mas o diagnóstico é feito pela biópsia.

- Também a pesquisa de autoanticorpos (anti-Jo-1, anti-PL-7, anti-PL 12, anti--Mi-2) é relevante e aproximadamente metade dos pacientes com PM/DM apresenta positividade nestes exames.

- Estas miopatias podem instalar-se de modo agudo (sobretudo na infância), com sinais inflamatórios e cutâneos importantes (às vezes, acompanhados de uma mioglobinúria). As formas subagudas são as mais frequentes, enquanto as formas crônicas são de instalação insidiosa.

## TRATAMENTO

- A primeira opção terapêutica é com corticosteroides. Nos casos graves (em que os doentes são incapazes de deambular) deve-se iniciar o tratamento com metilprednisolona (Solu-Medrol®) por via venosa na dose de 1 g/dia durante 3 dias, subseguido de prednisona oral na dose de 1-1,5 mg/kg/dia. No início do tratamento, os doentes devem ser reavaliados a cada 4 semanas e quando houver sinais evidentes de melhora o corticoide passa a ser administrado em dias alternados. Nos casos brandos ou moderados, o tratamento deve ser iniciado com corticoide por via oral. Quando o doente alcançar um equilíbrio, a dose deve ser reduzida gradualmente até um nível mínimo que possa controlar a doença. A monitoração do doente deve ser feita através de exames clínicos periódicos e da dosagem das enzimas musculares. Durante o tratamento com corticoide, a dieta deve ser hipossódica, hipocalórica e hiperproteica (para evitar ganho de peso excessivo), rica em potássio (às vezes suplementada com administração de cloreto de potássio e alendronato de sódio + vitamina D). As contraindicações aos corticoides (*diabetes mellitus*, úlcera gástrica em atividade, hipertensão arterial, tuberculose...) devem ser respeitadas em boa parte dos casos. O tratamento medicamentoso deve ser complementado com medidas fisioterápicas brandas. Os pacientes em tratamento com esteroides devem ser monitorados periodicamente com determinados exames: raios X de tórax, densitometria óssea, glicemia, exames oftalmológicos...

Nos casos não respondedores aos corticoides ou quando houver fatores impeditivos ao seu uso, outras opções devem ser consideradas.

O metotrexato (MTX) é a segunda opção. Esta droga deve ser iniciada na dose de 7,5 mg/semana por via oral. A dose deve ser fracionada: 2,5 mg a cada 12 horas. A dose deve ser incrementada gradualmente: 2,5 mg por semana até atingir 20 mg semanal. Se não houver melhora pode-se optar por um esquema misto: corticosteroides + MTX. O MTX deve ser evitado quando houver doença pulmonar intersticial, pois a droga pode causar fibrose pulmonar. Os principais efeitos colaterais do MTX são: alopecia, estomatite, nefro e hepatotoxicidade, depressão da medula óssea, teratogenicidade, oncogenicidade... O uso do MTX exige uma suplementação de ácido fólico. Os doentes que recebem MTX devem ser monitorados com controles periódicos de hemograma, TGO, TGP e gama-GT; também são preconizados testes basais e periódicos de função pulmonar.

A azatioprina é outra opção e deve ser iniciada com uma dose de 50 mg/dia em adultos, com incrementos periódicos de 50 mg/semana até atingir a dose de 2 a 3 mg/kg/dia. O resultado benéfico, quando ocorre, demora meses para aparecer. Alguns pacientes apresentam reação sistêmica à droga (febre, dor abdominal, náuseas, vômitos e inapetência), sendo necessário interrompê-la. Outros inconvenientes da azatioprina são supressão da medula óssea, toxicidade hepática, risco de infecções, oncogenicidade. Os pacientes devem ser controlados com hemogramas periódicos (para detectar leucopenia) e dosagem das transaminases.

A imunoglobulina intravenosa (IGIV) deve ser considerada. Deve ser administrada durante 2 dias na veia (1 g/kg/dia) e as infusões devem ser repetidas a cada 30 dias por pelo menos 3 meses. Na vigência da IGIV podem ocorrer: mialgias, febre, calafrios, cefaleia, náuseas e vômitos – mimetizando um quadro gripal. Numa tentativa de contornar estes efeitos pode-se administrar, 30 minutos antes da IGIV, hidrocortisona (100 mg/IV) e dipirona. Nos pacientes com risco de insuficiência renal, a IGIV deve ser evitada.

Outras opções são a ciclofosfamida e a ciclosporina.

Modernamente, nos casos em que falham os tratamentos propostos, preconiza-se o uso de anticorpos monoclonais (etanercept, infliximab, rituximabe). O etanercept (Enbrel®) deve ser usado na dose de 25 mg/duas vezes/semana por via subcutânea e com intervalo de 72 a 96 horas entre as injeções. O uso de metrotexato, corticoide ou anti-inflamatórios não esteroidais pode ser mantido durante o tratamento com etanercept nos adultos. A primeira aplicação deve ser feita sob a supervisão de profissional da saúde (médico ou enfermeira).

Reações no local de administração podem surgir (eritema, inchaço, prurido). Efeitos adversos sistêmicos podem ocorrer: infecções, trombocitopenia, anemia, leucopenia, pancitopenia. É necessário fazer uma monitoração do paciente com exames hematológicos periódicos. Outro anticorpo monoclonal que pode ser utilizado é o rituximabe (Mabthera®), que pode ser usado na dose de 375 mg/m$^2$ semanalmente, por via intravenosa, num total de quatro doses. Esta medicação deve ser administrada com o paciente hospitalizado (hospital-dia) e sob rígida supervisão médica.

- O tratamento da miosite por corpos de inclusão tem sido desencorajador, sendo o corticoide geralmente ineficaz. As outras opções (MTX, clorambucil, IGIV, plasmaférese) também não têm demonstrado eficácia.

- Medidas de suporte incluem fisioterapia (alongamentos e exercícios de amplitude para evitar contraturas). À medida que o paciente melhora, exercícios envolvendo a força e a marcha devem ser ativados. Pacientes com disfagia devem ser submetidos a videodeglutograma e medidas para melhorar a deglutição devem ser implementadas por uma fonoaudióloga. Em caso extremo, com aspiração recorrente, está indicada uma gastrostomia.

## COMENTÁRIOS FINAIS

- Os pacientes portadores de PM/DM devem ser submetidos a uma varredura para investigação de um câncer oculto: exame proctológico, ginecológico e das mamas. Entre os exames complementares devem ser incluídos: raios X de tórax, ultrassonografia pélvica, mamografia, colonoscopia.

A ressonância magnética dos músculos também pode fornecer subsídios para o diagnóstico de PM e para o controle do tratamento.

- A DM apresenta uma distribuição etária bimodal: com picos dos 5 aos 20 anos de idade e dos 40 aos 60 anos.

- Febre e perda de peso não são incomuns na PM/DM.

- A amiotrofia na PM/DM, quando presente, costuma ser moderada e não tem relação com o *deficit* motor. Os músculos oculares são poupados. Algumas formas agudas da PM apresentam volumoso edema cutâneo (mioedema).

- A PM é relativamente rara, porém o seu diagnóstico é superestimado. Muitos casos de "PM" são na verdade MCI ou DM com *rash* cutâneo mínimo.

- Outros tratamentos têm sido experimentados na PM/DM (plasmaférese, timectomia, radioterapia do sistema linfático) com resultados incertos ou duvidosos.

- Pacientes portadores de autoanticorpos do tipo antissintetases (particularmente anti-Jo-1) respondem menos ao tratamento, mantendo uma atividade inflamatória crônica. Os pacientes com anti-Mi-2 positivo costumam responder melhor ao tratamento.

- Nas várias formas de miosite (PM/DM/MCI) é necessário um tratamento de manutenção prolongado, pelo risco das recorrências.

- A doença pulmonar intersticial, relacionada com a presença do autoanticorpo anti-Jo-1, ocorre em aproximadamente 10% dos pacientes.

## DISTROFIAS MUSCULARES DE DUCHENNE E BECKER

### *ASPECTOS ESSENCIAIS*

- As distrofias musculares são doenças caracterizadas por alterações morfológicas e bioquímicas na musculatura estriada esquelética e muitas vezes também na musculatura cardíaca. Estas alterações não são secundárias a distúrbios do SNC, da ponta anterior da medula espinhal, do nervo periférico ou da junção neuromuscular. São miopatias caracterizadas por uma degeneração progressiva de fundo genético. Importa salientar a ausência de manifestações sensitivas nas miopatias.

- A distrofia muscular de Duchenne (DMD) e a distrofia muscular de Becker (DMB) devem ser encaradas como a mesma doença (distrofinopatias) com espectros diferentes de gravidade, sendo a DMD mais grave.

  O quadro miopático costuma começar com *deficit* da musculatura proximal da cintura pélvica e mais tarde da cintura escapular. Aprecia-se uma atrofia dos

# BREVIÁRIO DE CONDUTAS TERAPÊUTICAS EM NEUROLOGIA

músculos da cintura pélvica. O *deficit* da musculatura proximal obriga o doente a levantar-se do solo "trepando por suas próprias pernas", numa atitude conhecida como o levantar miopático. Nesta fase da doença, a marcha é anserina. Com frequência se observa um aumento da massa gemelar, condição que recebe o nome de pseudo-hipertrofia das panturrilhas. Contraturas e retrações fibrotendíneas, que limitam os movimentos das articulações do tornozelo, do joelho e do cotovelo, costumam aparecer no decurso da doença. À medida que o *deficit* motor e as contraturas progridem, o doente desenvolve deformidade dos pés em equinovaro, de tal sorte que a marcha se faz na ponta dos pés (marcha digitígrada), com lordose lombossacra acentuada, e as quedas passam a ser frequentes. Há também importante comprometimento da musculatura intercostal, além de escoliose acentuada. Quase todos os doentes acabam confinados a uma cadeira de rodas antes dos 20 anos de idade. Certo grau de deficiência mental pode fazer parte do quadro da DMD.

- O óbito costuma ocorrer no decurso da segunda ou da terceira década da vida por broncopneumonia, inanição ou colapso cardíaco.

- Tanto a DMD quanto a DMB são determinadas por dois alelos (variantes de um mesmo gene), com herança ligada ao cromossomo X. O defeito, a diminuição ou a ausência de uma proteína, denominada distrofina, é responsável pela distrofia muscular progressiva. O padrão de herança deste tipo de miopatia é do tipo recessivo ligado ao sexo e, portanto, a doença é transmitida pela mãe a seu filho.

- O diagnóstico é feito pelo quadro clínico e confirmado por alguns exames complementares: dosagens de enzimas musculares (particularmente da CPK, que está muito aumentada), eletromiografia, estudo histológico de fragmento de músculo esquelético obtido por biópsia e estudo genético, que identifica a alteração genética e confirma a doença. Alterações eletrocardiográficas também são frequentes.

- A DMD costuma ter início nos primeiros 4 anos de vida, enquanto a forma de Becker é de início mais tardio, lentamente progressiva e de prognóstico melhor.

## TRATAMENTO

- Nenhum tratamento mostrou-se efetivo para deter a progressão da doença, entretanto certos fármacos têm demonstrado certa eficácia no sentido de retardar a evolução da miopatia.

O uso de certos corticosteroides (prednisona, deflazacort) tem sido benéfico na DMD, ao aumentar a força e manter a marcha. Os efeitos benéficos podem manter-se pelo prazo de 3 anos. A prednisona é recomendada na dose de 0,75 mg/kg/dia e o deflazacort, na dose de 1 a 1,5 mg/kg/dia. O corticoide deve ser usado por períodos prolongados e só deve ser interrompido (de modo gradual) quando o paciente perder a marcha. Infelizmente o uso do corticoide em doses elevadas e por tempo prolongado apresenta vários inconvenientes: ganho de peso, distúrbios do crescimento, aspecto cushingoide, osteoporose, irritabilidade. Há aumento do risco de infecções, hipertensão arterial e osteonecrose. O Deflazacorte® apresenta menos efeitos indesejáveis que a prednisona. Deve-se providenciar uma suplementação de cloreto de potássio e restrição de cloreto de sódio. Os pacientes devem fazer exames oftalmológicos periódicos, em razão do risco de catarata (particularmente com o uso de deflazacort). Orientação nutricional é desejável, com o objetivo de evitar ganho de peso. Quando as taxas de vitamina D forem insuficientes, devem ser corrigidas.

- As medidas fisioterápicas e ortopédicas são importantes visando à manutenção da marcha e para evitar, ou postergar, a instalação de contraturas musculares e escoliose. O uso adequado de órteses pode adiar a ida para a cadeira de rodas em até 2 anos. Também cirurgias ortopédicas podem manter o membro inferior estendido e impedir contraturas. A fisioterapia respiratória tem um importante papel no tratamento e deve ser realizada desde o início da doença com a finalidade de evitar infecções respiratórias de repetição.

- Particular atenção merece o comprometimento respiratório, pois além de limitante, ele pode ser responsável pelo óbito. Os pacientes com certo grau de insuficiência respiratória devem receber suporte domiciliar não invasivo por ventilador, geralmente BiPAP.

- O aconselhamento genético é muito importante e as famílias devem ser esclarecidas dos riscos: probabilidades de nascerem outros meninos afetados e de meninas serem portadoras assintomáticas.

### COMENTÁRIOS FINAIS

- As mulheres portadoras geralmente são assintomáticas, entretanto algumas podem apresentar leve fraqueza muscular.

- As taxas sanguíneas de CPK podem estar elevadas nas portadoras, mas uma taxa normal desta enzima não descarta a condição de portadora. A análise do DNA é o método mais sensível para detectar o estado de portadora.

- É possível firmar o diagnóstico pré-natal pela análise do DNA das vilosidades coriônicas ou das células do líquido amniótico.
- Estudos em animais com gentamicina evidenciaram melhora na função muscular.
- As investigações terapêuticas na área da terapia gênica estão sendo realizadas.

## DISTROFIA MUSCULAR DE EMERY-DREIFUSS

- Este tipo de distrofia apresenta duas formas genéticas distintas: ligada ao X e autossômica dominante. A forma ligada ao sexo é a mais frequente e depende de comprometimento das proteínas emerina e laminina. Nas formas ligadas ao X, as mulheres não costumam apresentar comprometimento muscular esquelético, mas podem ter uma cardiopatia.
- O quadro clínico exterioriza-se por uma tríade: fraqueza muscular, contraturas precoces e defeitos da condução cardíaca.

  O distúrbio é lentamente progressivo e permite a deambulação até a terceira década. As anormalidades cardíacas são potencialmente letais.
- São relevantes no diagnóstico a tríade clínica e exames complementares incluindo o ECG (defeitos de condução, bloqueios), eletromiografia e a biópsia muscular ou de pele (que pode evidenciar a ausência de emerina na membrana nuclear). As manifestações neurológicas desta distrofia incluem *deficit* motor escapuloumeroperoneiro e contraturas musculares precoces no cotovelo, tornozelo e na musculatura paravertebral (síndrome da coluna rígida).
- O tratamento deve visar, principalmente, a função cardíaca em virtude do risco de quadros sincopais e morte súbita. O paciente deve ser acompanhado por um cardiologista. Tem sido recomendada nestes casos até a implantação profilática de marca-passo. Medidas fisioterápicas devem ser implementadas visando impedir a instalação precoce de contraturas musculares.

## DISTROFIA MUSCULAR FACIOESCAPULOUMERAL (LANDOUZY-DÉJERINE)

- Este tipo de miopatia incide igualmente em ambos os sexos e pode ter início desde a primeira até a quarta década da vida. Caracteriza-se pela prevalência do *deficit* motor e das atrofias musculares na face e na cintura escapular. Pode haver também, nas fases mais avançadas da doença, comprometimento dos músculos da cintura pélvica. Em virtude do comprometimento da musculatura facial, o doente não consegue assobiar, estalar os lábios e ocluir completamente as pálpebras (estes doentes dormem com as pálpebras semicerradas). Alguns doentes apresentam eversão do lábio inferior ao lado do lábio superior saliente ("lábio de tapir"). Comumente o riso é transversal e ocorre desaparecimento das rugas e dos sulcos faciais, fatores que contribuem para a redução da mímica facial. A atrofia da musculatura da cintura escapular tem como corolário o *deficit* dos segmentos proximais dos membros superiores (principalmente incapacidade ou dificuldade para elevar os membros). A evolução desta forma de miopatia costuma ser muito longa.

- As taxas das enzimas séricas (CPK, desidrogenase lática) raramente se encontram elevadas. Os aspectos eletromiográficos e histopatológicos são assemelhados aos observados na distrofia de Duchenne. O diagnóstico diferencial deve ser considerado com amiotrofias neurogênicas, polimiosite e miopatias mitocondriais.

- A doença é de base genética e a modalidade de transmissão hereditária é do tipo autossômico dominante. A penetrância é quase completa, não obstante sinais e sintomas nos pais podem ser muito discretos e devem ser cuidadosamente procurados. O gene patológico encontra-se na banda 4q35, entretanto o produto do gene ainda não foi identificado.

- Não há tratamento específico, devendo ser considerado o aconselhamento genético. Medidas fisioterápicas devem ser adotadas e cirurgia plástica (ou procedimentos de preenchimento) pode estar indicada nos pacientes com amimia facial.

## MIOPATIA DAS CINTURAS DOS MEMBROS

- Nesta forma de distrofia muscular progressiva, ambos os sexos são afetados igualmente. O quadro clínico costuma ter início na segunda e terceira décadas da vida. A manifestação clínica inicial pode envolver os músculos da cintura escapular (tipo Erb) ou da cintura pélvica (tipo Leyden-Moebius), porém, no decurso da afecção, ambas as cinturas dos membros acabam comprometidas. O prognóstico é melhor naqueles doentes acometidos, inicialmente, na sua cintura escapular, em virtude do longo tempo que transcorre até o comprometimento da musculatura pélvica. A evolução deste tipo de miopatia é mais lenta do que a do tipo Duchenne, porém a maioria dos doentes se encontra incapacitada 20 anos após o início dos sintomas.

- A etiologia é obscura, sendo um quadro de natureza genética e a transmissão hereditária faz-se de modo autossômico recessivo, por vezes autossômico dominante; os casos esporádicos são frequentes.

- No momento, as distrofias cintura-membros são classificadas em tipo I (A, B, C, D e E) e tipo II (A, B, C, D, E, F, G e H). Em todos os tipos já foram identificados os genes e quase todas as proteínas responsáveis pela distrofia (Tabela 5.1).

**Tabela 5.1 – Classificação Genética das Distrofias Cintura-Membros**

| Distrofia | Herança | *Locus* | Proteína |
|---|---|---|---|
| DCM 1A | AD | 5q22-q34 | NI |
| DCM 1B | AD | 1q1121 | Lansina A/C |
| DCM 1C | AD | 3p25 | Caveolina-3 |
| DCM 1D | AD | 6q22 | NI |
| DCM 1E | AD | 7 | NI |
| DCM 2A | AR | 15q15 | Calpaína-3 |
| DCM 2B | AR | 2p13 | Disferlina |
| DCM 2C | AR | 13q12 | Deltassarcoglicana |
| DCM 2D | AR | 17q12q21 | Alfassarcoglicana |
| DCM 2E | AR | 4q12 | Betassarcoglicana |
| DCM 2F | AR | 5q33-q34 | Gamassarcoglicana |
| DCM 2G | AR | 17q11-q12 | Teletonina |
| DCM 2H | AR | 9q3-q34 | NI |

DCM = distrofia das cinturas dos membros; AD = autossômica dominante; AR = autossômica recessiva; NI = não identificada.

- Na realidade, o quadro da DCM é desprovido de especificidade. A biópsia muscular, com estudo óptico, histoquímico e eletrônico, permite o diagnóstico diferencial com as amiotrofias espinhais progressivas (tipo Kugelberg-Wellander) e com outros tipos de miopatia. Outros exames, dosagem da CPK e ENMG, podem fornecer subsídios para confirmar a miopatia. Não há tratamento específico.

## DISTROFIA MUSCULAR OCULOFARÍNGEA

- Forma rara de distrofia muscular, herdada como traço autossômico dominante. O início do quadro é tardio (quinta e sexta décadas) e tem como manifestações cardinais ptose palpebral bilateral e disfagia lentamente progressiva. A musculatura ocular extrínseca é comprometida em aproximadamente 50% dos afetados, entretanto não costuma haver diplopia pelo comprometimento bilateral e simétrico da musculatura. Nas fases avançadas da doença pode haver comprometimento da musculatura da cintura escapular.

- A distrofia oculofaríngea depende de mutações envolvendo expansões de uma repetição curta GCG de um gene localizado no cromossomo 14q11. Nesta distrofia há expansão para oito a 13 repetições. A transmissão é autossômica dominante.

- A taxa de CPK pode ser normal ou ligeiramente elevada, a eletromiografia pode evidenciar padrão miopático e a biópsia muscular mostra *rimmed vacuole* e filamentos tubulares sem núcleo. Testes genéticos também podem confirmar o diagnóstico.

- O tratamento da ptose palpebral pode ser feito através de artifícios do tipo muleta nos óculos, ou mesmo a utilização de fitas adesivas para manter as pálpebras elevadas. Às vezes há indicação para a correção cirúrgica da ptose, principalmente se a força do orbicular das pálpebras for suficiente para a oclusão dos olhos no pós-operatório.

A disfagia deve ser avaliada por videodeglutograma e os pacientes com disfagia acentuada podem beneficiar-se da miotomia cricofaríngea. Em certos casos está indicada a gastrostomia endoscópica.

## DISTROFIA MIOTÔNICA TIPO I (DOENÇA DE STEINERT)

### ASPECTOS ESSENCIAIS

- É a forma mais comum de distrofia muscular no adulto e costuma ter início entre 20 e 30 anos de idade.

- É de determinação genética e a herança é do tipo autossômico dominante. O defeito genético está localizado na região centromérica do cromossomo 19 (19q 13.2), sendo causado por uma expansão do trinucleotídeo CTG. Pode ocorrer o fenômeno de antecipação nas gerações subsequentes, porque o número de repetições do *triplet* CTG pode aumentar. A miotonia depende da disfunção de um canal iônico de cloro (CLCN1).

- A manifestação clínica cardinal da miopatia é o fenômeno miotônico espontâneo e/ou provocado. Isto significa que há um retardo da descontração muscular após o ato motor espontâneo ou a percussão de um músculo estriado.

As atrofias musculares são eletivas e comprometem principalmente os músculos faciais, masseteres, temporais, esternocleidomastóideos longo-supinadores. Ptose palpebral bilateral também pode estar presente. O processo miopático pode estender-se para os músculos da língua, da faringe e da laringe, determinando alterações da voz. A distribuição do envolvimento muscular é distal.

Outras manifestações incluem: calvície frontal precoce, cataratas, disfagia, hipogonadismo, comprometimento cardíaco e cognitivo. Anormalidades respiratórias, com consequente hipoventilação, podem ocorrer nas fases avançadas da doença (com risco de pneumonia aspirativa).

- O diagnóstico está baseado no quadro clínico (presença do fenômeno miotônico), nos aspectos eletromiográficos (descargas miotônicas) e nos testes genéticos. A taxa sanguínea do CPK pode ser normal ou ligeiramente elevada. A biópsia muscular mostra achados característicos de um processo distrófico.

## TRATAMENTO

- Não há tratamento eficaz. Quando a miotonia é intensa (prejudicando o ato motor) pode-se utilizar a fenitoína (100-300 mg/dia) ou a mexiletina 150-300 mg, três vezes/dia. Também a carbamazepina tem sido preconizada na dose de 200 mg/8-8 horas. A nifedipina (bloqueador dos canais de cálcio) pode diminuir a miotonia nas doses de 10 a 20 mg/8-8 horas.

Deve-se evitar o uso de quinino e procainamida que, embora melhorem a miotonia, podem induzir arritmias cardíacas.

Em virtude do envolvimento cardíaco, estes pacientes precisam ser monitorados periodicamente e tratados de forma apropriada para as arritmias quando elas estão presentes (uso de antiarrítmicos ou implantação de marca-passo).

O modafinil (200-400 mg/dia) pode ser útil no tratamento da sonolência excessiva.

A presença de hipoventilação ou apneia do sono pode requerer o uso do BiPAP. Pode ser necessário o tratamento cirúrgico da catarata.

- Cuidados especiais devem ser adotados na anestesia destes pacientes, como evitar o uso de succinilcolina, que piora a miotonia e pode induzir hipertermia maligna. O relaxante muscular deve ser a d-tubocurarina.

- O aconselhamento genético deve ser preconizado.

## COMENTÁRIOS FINAIS

- Foi descrita uma variante da distrofia miotônica denominada distrofia miotônica tipo II, com fraqueza na porção proximal dos membros inferiores e hipertrofia das panturrilhas. Neste tipo, a transmissão é dominante, ocorrem catarata, alterações cardíacas e miotonia, porém o *deficit* é proximal, a expressão é mais tardia e menos severa e não ocorrem formas pediátricas (como no Steinert).

- A doença de Thomsen (ou miotonia congênita) caracteriza-se por fenômeno miotônico e hipertrofia muscular. O fenômeno miotônico melhora com a repetição do esforço. O paciente exibe um corpo de atleta. Nesta doença há um comprometimento do canal de cloro e o defeito genético localiza-se no cromossomo 7q35. A forma de herança é do tipo autossômico dominante. O tratamento da miotonia é feito com as mesmas drogas utilizadas na doença de Steinert. O prognóstico é bom e, na maioria dos casos, não há necessidade de tratamento. Outro tipo de miotonia congênita é a do tipo Becker, sendo a forma de herança do tipo autossômico recessivo.

- Na doença de Steinert a expectativa de vida está reduzida, principalmente pelas anormalidades respiratórias e cardíacas.

# PARAMIOTONIA CONGÊNITA (DOENÇA DE EULENBURG)

## ASPECTOS ESSENCIAIS

- É uma canalopatia dependente de defeito no canal de sódio dos músculos esqueléticos.

- É uma afecção familiar caracterizada por rigidez muscular desencadeada pela exposição ao frio ou pela prática de exercício. A rigidez é seguida de fraqueza muscular. A doença é herdada como traço autossômico dominante e o defeito genético localiza-se no gene que codifica a subunidade alfa do canal de sódio (SCN4A) muscular no cromossomo 17. É um alelo da paralisia periódica hipercalêmica.

- O quadro clínico é de rigidez muscular, com ou sem crises de paralisia periódica, e costuma instalar-se na primeira década da vida. A temperatura fria e os exercícios podem desencadear as manifestações clínicas. As crises de paralisia flácida podem durar horas. Embora a miotonia mecânica possa estar presente (provocada por percussão), ela não é um elemento proeminente do quadro clínico. A paramiotonia das pálpebras é uma manifestação comum, assim como as mialgias. Entre as crises de paralisia, a força muscular é normal.

- O diagnóstico depende do quadro clínico, sendo confirmado por exames complementares: os níveis de CPK no sangue podem estar normais ou ligeiramente elevados; os níveis de potássio no sangue podem estar elevados durante uma crise de paralisia; o exame eletromiográfico pode evidenciar descargas miotônicas; testes genéticos podem confirmar o diagnóstico. A indução de uma crise de paralisia com o emprego de potássio não é eticamente aceitável. A biópsia muscular pode apresentar atrofia, degeneração e vacuolização.

## TRATAMENTO

- A mexiletina pode ser usada na dose de 150-300 mg, três vezes/dia com o objetivo de prevenir fraqueza e miotonia.

Também o uso da hidroclorotiazida – 50-100 mg/dia – algumas vezes pode aliviar a miotonia.

A acetazolamida (125-250 mg, duas a três vezes/dia) pode, em alguns casos, reduzir a frequência das crises e promover algum alívio da miotonia.

A procainamida e a lidocaína também têm sido preconizadas no tratamento da miotonia.

- Nas crises graves da paramiotonia congênita deve-se lançar mão do gluconato de cálcio venoso (1 a 2 g). No caso de ineficácia desta medida devem-se administrar glicose venosa e insulina. A hidroclorotiazida pode ser tentada em seguida, visando reduzir a taxa sérica do potássio.

- Evitar fatores desencadeantes como exposição ao frio e a prática de exercícios físicos, assim como o uso de potássio.

## COMENTÁRIOS FINAIS

- As principais doenças do canal de sódio são a paralisia periódica hipercalêmica e a paramiotonia congênita, entretanto existem algumas variantes com alguns aspectos comuns com as primeiras: paralisia periódica normocalêmica, miotonia acetazolamida-respondedora, miotonia *fluctuans* e miotonia *permanens*. Todas dependem da mutação no gene que codifica a subunidade alfa do canal de sódio no músculo esquelético (SCN4A).

## MIOTONIA ACETAZOLAMIDA-RESPONDEDORA

- Também chamada de miotonia agravada por potássio.

  Esta canalopatia depende de distúrbio provocado por mutações na subunidade alfa do canal de sódio controlado por voltagem, e não no canal de cloreto, como ocorre na miotonia congênita.

- O quadro clínico costuma instalar-se na infância e inclui rigidez muscular/miotonia, sendo o quadro mais evidente na face e nas mãos, afetando particularmente a musculatura extrínseca ocular.

- A miotonia pode ser desencadeada (ou agravada) pelo potássio e menos frequentemente pelo exercício.

- A eletromiografia pode mostrar descargas miotônicas. A taxa de CPK revela-se normal ou ligeiramente elevada.

## PARALISIA PERIÓDICA HIPOCALÊMICA FAMILIAL (PARALISIA PERIÓDICA DE WESTPHALL)

### ASPECTOS ESSENCIAIS

- Esta canalopatia é a forma mais frequente de paralisia periódica hereditária. A modalidade de transmissão é autossômica dominante, sendo prevalente no sexo masculino em virtude da penetrância ser completa nos homens e variável nas mulheres. A paralisia periódica hipocalêmica familiar (PPHF) depende de uma mutação no cromossomo 1q31-q32, onde está localizado o gene para a subunidade alfa do canal de cálcio di-hidropiridina-sensível (CACNA1). O quadro é geneticamente heterogêneo. Em certas famílias, a mutação pode estar localizada no gene SCN4A de um canal de sódio muscular.

- A maioria dos casos costuma ocorrer entre 10 e 20 anos de idade. O doente apresenta manifestações críticas separadas por períodos assintomáticos; as crises costumam ocorrer durante um período de repouso após um esforço físico intenso ou após uma refeição copiosa, particularmente rica em hidratos de carbono e/ou sal. As crises, embora possam ocorrer em qualquer período, são mais frequentes nos períodos noturnos ou nas primeiras horas da manhã. Às vezes o paciente, ao despertar, encontra-se paralisado. Não obstante a debilidade muscular possa ser extensa, comprometendo os quatro membros, os músculos da deglutição raramente são atingidos e os da respiração praticamente nunca são envolvidos, a ponto de pôr em risco a vida do paciente. A frequência das crises é variável e depende também de fatores desencadeantes, sendo possível desde várias crises semanais até uma crise a cada vários meses. No momento da crise, o exame do doente pode evidenciar paralisias flácidas com arreflexia profunda. O quadro paralítico pode durar de horas a dias.

A crise pode ser induzida por insulina e glicose.

- O diagnóstico pode ser confirmado pelos níveis baixos do potássio sérico (geralmente abaixo de 3 mEq/L). É necessário excluir causas secundárias de paralisia hipocalêmica. Nos períodos assintomáticos da PPHF, as taxas de potássio são normais no sangue.

Testes genéticos podem confirmar o diagnóstico.

Os níveis de CPK habitualmente são normais nos períodos intercríticos e aumentam nos períodos de paralisia.

A biópsia muscular pode mostrar-se alterada (atrofia, agregados tubulares, vacúolos...).

Nos períodos críticos, a eletromiografia pode fornecer subsídios para o diagnóstico.

## TRATAMENTO

- O paciente deve ser instruído para evitar dietas ricas em hidratos de carbono e exercícios exagerados.

Também a acetazolamida (125-1.000 mg/dia) e os sais de potássio por via oral podem ser administrados profilaticamente, com o objetivo de prevenir a instalação de uma crise.

Uma vez instalada a crise, é obrigatória a reposição do potássio, sob a forma oral (0,25 mEq/kg a cada 30 minutos, até que o paciente melhore) ou endovenosa (administração de KCl em dose de 0,05-0,1 mEq/L ou 20-40 mEq/L em 5% de manitol).

Outras drogas têm sido preconizadas: espironolactona (100 mg/dia); diclorfenamida (50-150 mg/dia).

- Uma miopatia vacuolar pode complicar as diferentes formas de paralisia periódica, provocando um *deficit* muscular permanente.

- Nos asiáticos, o diagnóstico de uma paralisia periódica hipocalêmica deve ser acompanhado de uma avaliação da função tireoidiana. Pode haver associação de paralisia periódica e hipertireoidismo, sendo o quadro de início mais tardio com uma predominância no sexo masculino. O tratamento deve ser orientado com betabloqueadores e correção do hipertireoidismo.

# PARALISIA PERIÓDICA HIPERCALÊMICA

## *ASPECTOS ESSENCIAIS*

- A paralisia periódica hipercalêmica (PPH) é uma afecção herdada como traço autossômico dominante, em que a paralisia depende da elevação dos níveis sanguíneos de potássio.

  Depende de uma mutação em gene localizado no cromossomo 17 (SCN4A 17q23 – canal de sódio).

- As manifestações clínicas costumam ter início na infância e os episódios duram de minutos a horas. As crises podem ser precipitadas por exercícios, exposição ao frio, fome, administração de potássio, gravidez, estresse emocional. A ingestão de carboidratos pode prevenir a crise.

- A fraqueza muscular costuma ser transitória, a sua persistência é excepcional. Um quadro de miotonia leve pode estar presente durante a fraqueza muscular.

- Os níveis sanguíneos de potássio estão elevados durante a crise, embora possam estar normais (paralisia periódica normocalêmica).

  A eletromiografia pode fornecer subsídios para o diagnóstico. O ECG pode evidenciar alterações típicas da hiperpotassemia: ondas T altas e pontiagudas.

## *TRATAMENTO*

- As seguintes medidas são recomendadas: 1) dieta pobre em potássio e rica em carboidratos, além de evitar jejum prolongado, atividade física extenuante e exposição ao frio – estas são medidas preventivas; 2) a ingestão de carboidratos, como suco de frutas ou doces, estimula excreção de insulina, o que diminui a taxa sanguínea de potássio e melhora a força muscular; 3) excepcionalmente (crises muito intensas) está indicado o uso de glicose EV, insulina ou gluconato de cálcio; 4) o tratamento profilático também pode ser feito com acetazolamida (125-1.000 mg/dia) ou hidroclorotiazida 25-100 mg/dia). As crises costumam ser de intensidade leve ou moderada e de breve duração e, com frequência, dispensam tratamento.

# MIOPATIAS METABÓLICAS

## ASPECTOS ESSENCIAIS

- Trata-se de um grupo de doenças da musculatura esquelética dependente de falha na produção energética por defeito no metabolismo do glicogênio, lipídios ou mitocôndrias.

- São doenças raras, costumam ter início na infância e têm como manifestações cardinais intolerância ao exercício, cãibras, fadiga e fraqueza muscular.

- Este tipo de miopatia geralmente é de natureza genética e seu diagnóstico é importante para o aconselhamento genético e para as orientações terapêuticas.

  Serão considerados, neste texto, alguns tipos de miopatia metabólica.

### Doença de Pompe

- É uma glicogenose tipo II que ocorre por uma deficiência da maltase ácida. O comprometimento cardíaco é observado precocemente, sendo o sintoma mais evidente e determinante do prognóstico. Do ponto de vista neuromuscular observa-se hipotonia muscular e *deficit* motor. A criança é incapaz de sustentar a cabeça ou de se manter sentada. É frequente o comprometimento de nervos cranianos (facial e hipoglosso). A sucção e a deglutição costumam ficar perturbadas pelo comprometimento bulbar e/ou muscular.

- A modalidade de transmissão hereditária é do tipo autossômico recessivo e o gene defeituoso localiza-se no braço longo do cromossomo 17. O diagnóstico pode ser definido pela deficiência da α-glicosidase em fibras musculares, fibroblastos, leucócitos, linfócitos e urina. Também o ECG, a ENMG, a dosagem de CPK, o ecocardiograma e as provas pulmonares podem fornecer subsídios para o diagnóstico.

- O tratamento deve ser orientado por equipe multidisciplinar, através de medidas fisioterápicas, terapia respiratória, terapia nutricional (dieta hiperproteica e pobre em carboidratos).

- A terapia de reposição (reposição da α-glicosidase ácida) deve ser feita por via venosa em ambiente hospitalar e por equipe habilitada.

### Doença de McArdle

- Trata-se de uma glicogenose do tipo V por deficiência de miofosforilase. Os sintomas da doença costumam aparecer na adolescência e compreendem: intolerância ao exercício, mialgia, fadiga, cãibras. Pode ocorrer mioglobinúria.

- O quadro é de natureza genética e o gene defeituoso encontra-se no cromossomo 11. A modalidade de transmissão é do tipo autossômico recessivo. A ausência de elevação da taxa do ácido lático durante a prova de esforço constitui uma prova indireta para o diagnóstico desta miopatia. O quadro histopatológico à microscopia óptica traduz-se por aumento da concentração do glicogênio no músculo, logo abaixo do sarcolema; estudos histoquímicos do músculo podem sugerir a ausência da atividade da miofosforilase.

- Não há tratamento específico, entretanto a administração de frutose por via oral ou de glucagon por via muscular tem sido tentada. A dieta deve ser rica em proteínas e deve ser administrada uma suplementação de vitamina $B_6$. O paciente deve evitar os esforços físicos. O prognóstico costuma ser bom, entretanto quadros de insuficiência renal têm sido descritos em pacientes que desenvolvem mioglobinúria durante esforços físicos.

- Outros tipos de glicogenose são descritos, mas todos eles carecem de tratamento específico.

- Outro grupo de miopatia metabólica está relacionado com o metabolismo dos lipídios. Os ácidos graxos produzem energia por intermédio das enzimas que atuam na cadeia respiratória das mitocôndrias.

## Deficiência de Carnitina

- É o distúrbio mais comum do metabolismo lipídico. A deficiência de carnitina no músculo pode ser primária ou secundária. A forma primária depende de mutações no gene da proteína transportadora de carnitina, que está localizado no cromossomo 5. O quadro clínico tem início na infância ou no início da idade adulta e traduz-se por fraqueza e atrofia de músculos proximais; pode haver envolvimento cardíaco (arritmias, insuficiência cardíaca).

- Nas formas miopáticas, a carnitina está baixa no músculo e não no sangue. O diagnóstico é confirmado pela biópsia muscular. A ENMG pode fornecer subsídios de comprometimento muscular; as taxas de CPK podem ser normais ou estar elevadas em até 50% dos casos.

- O tratamento consiste na administração oral de carnitina na dose de 4 a 6 g/dia. Nem todos os pacientes apresentam resposta ao tratamento.

- Quando há deficiência sistêmica de carnitina ocorre miopatia vacuolar, comprometimento cardíaco (hipertrofia ventricular, insuficiência cardíaca, arritmias) e hipoglicemia. Nestes casos os níveis teciduais e plasmáticos da carnitina ficam bem reduzidos. O tratamento visa as alterações cardíacas e reposição da carnitina.

- A deficiência secundária da carnitina pode causar uma série de condições patológicas: medicamentosas (ácido valproico, zidovudina), renais (insuficiência renal, hemodiálise), nutricionais (desnutrição, caquexia), defeitos da cadeia respiratória, hepáticas (insuficiência hepática). O tratamento objetiva a reposição da carnitina, dieta pobre em lipídios.

### Deficiência de Carnitina-Palmitil-Transferase (CPT)

- Trata-se de uma condição de natureza genética determinada por mutações no gene CPT2, localizado no cromossomo 1p32. A deficiência da CPT compromete o metabolismo dos ácidos graxos.

- Do ponto de vista clínico, os pacientes apresentam cãibras após esforço físico intenso e prolongado, que se podem acompanhar de mialgia, fraqueza muscular e, menos frequentemente, mioglobinúria. Boa parte dos pacientes torna-se sintomática na segunda década da vida.

- No intervalo das crises, o exame do doente geralmente é normal.

- O diagnóstico pode ser confirmado pela análise enzimática no tecido muscular e pelo exame do DNA.

## MIOPATIAS CONGÊNITAS

### ASPECTOS ESSENCIAIS

- Este termo engloba um grupo de miopatias que costuma ocorrer já ao nascimento, podendo, porém, instalar-se num período mais tardio (primeira infância).

Estas miopatias geralmente são de natureza genética, sendo as modalidades de transmissão hereditária do tipo autossômico dominante, autossômico recessivo ou ligado ao X. Algumas formas de miopatia congênita não são progressivas, outras têm um caráter progressivo e podem até apresentar um mau prognóstico com óbito na idade pré-escolar.

As taxas de CPK podem ser normais ou ligeiramente elevadas, A ENMG pode evidenciar distúrbios do tipo miopático, mas somente a biópsia de músculo pode definir o diagnóstico do tipo de miopatia congênita. Testes genéticos ainda não estão disponíveis.

As principais miopatias congênitas são:

1) **Miopatia centronuclear (*central core disease*)** – Herança autossômica dominante, criança flácida ao nascimento, fraqueza muscular proximal das extremidades e facial leve, anomalias esqueléticas, risco de hipertermia maligna.

2) **Miopatia da nemalina** – A herança pode ser tanto dominante quanto recessiva. Hipotonia e fraqueza muscular generalizada. Comprometimento respiratório grave. O óbito geralmente ocorre no primeiro ano de vida. É descrita uma forma leve de início precoce e uma forma de início no adulto.

3) **Miopatia miotubular** – A herança está ligada ao X. Esta miopatia com frequência causa insuficiência respiratória que pode levar ao óbito. A ptose e a oftalmoparesia costumam fazer parte do quadro clínico.

## TRATAMENTO

Não há tratamento disponível para estas formas de miopatia. Devem ser adotadas medidas de suporte, como as preconizadas para as distrofias musculares. Medidas fisioterápicas visam reduzir as contraturas musculares e melhorar a capacidade funcional. As famílias devem ser advertidas do risco de hipertermia maligna em algumas formas de miopatia congênita.

## COMENTÁRIOS FINAIS

- Pacientes portadores de miopatia centronuclear (*central core disease*) correm o risco de hipertermia maligna durante anestesia geral.

- Outras formas de miopatia congênita são descritas: miopatia sarcotubular, miopatia dos corpos hialinos, miopatia em corpo de zebra.

# HIPERTERMIA MALIGNA (HM)

## ASPECTOS ESSENCIAIS

- É um quadro dramático, que pode ser observado por ocasião de anestesia geral em indivíduos suscetíveis (predisposição genética). Esta situação pode ocorrer com o uso de agentes anestésicos voláteis potentes (particularmente com o halotano) e com o uso de relaxante muscular como a succinilcolina. A HM pode ocorrer em outras condições patológicas: rabdomiólise (necrose muscular maciça e aguda), coagulação intravascular disseminada, insuficiência renal aguda.

- O quadro clínico é caracterizado por aumento rápido da temperatura corporal e rigidez muscular acentuada; podem ocorrer mioglobinúria, taquicardia, cianose e arritmias cardíacas. A HM pode instalar-se no decurso da anestesia ou no pós-operatório imediato. O prognóstico é sempre grave e a taxa de mortalidade é alta. Esta condição é rara, estimando-se que possa ocorrer em um caso de anestesia geral a cada 50.000 administradas.

- Parece que a HM depende da liberação excessiva de cálcio pelo canal de cálcio do retículo sarcoplasmático (receptor rianodina). O aumento do cálcio intracitoplasmático provoca contração muscular excessiva, o que consome mais oxigênio e ATP com hiperprodução de calor.

- Do ponto de vista laboratorial, surpreendem as elevadas taxas de CPK durante a crise de HM. Hipercalemia e acidose metabólica podem estar presentes.

## TRATAMENTO

- Interromper a anestesia se houver evidência de espasmo dos masseteres e/ou aumento da temperatura e administrar oxigênio a 100%. Administrar dantrolene intravenoso na dose de 1 a 2 mg/kg a cada 5 minutos; a dose total não deve exceder 10 mg/kg. Deve-se proceder a um resfriamento do paciente através de lavados com soro fisiológico gelado aplicados no estômago, bexiga e intestinos, além do uso de compressas geladas na superfície corporal. A acidose e a hipercalemia devem ser corrigidas (bicarbonato de sódio, glicose, insulina, hiperventilação). O paciente deve ser hidratado e a diurese mantida com furosemida ou manitol. Os pacientes devem ser monitorados do ponto de vista cardíaco e as arritmias devem ser tratadas.

# MIOPATIAS MITOCONDRIAIS (MM)

- As MM constituem um grupo heterogêneo de condições patológicas que se associam a manifestações sistêmicas. São doenças de natureza genética, sendo o DNA-mitocondrial herdado inteiramente da mãe.

- O quadro miopático costuma estar associado a outras manifestações neurológicas e/ou sistêmicas (crises convulsivas, paralisias oculomotoras, acidentes vasculares cerebrais, enxaqueca, *diabetes mellitus*...).

- O lactato e o piruvato séricos e liquóricos costumam estar aumentados e a biópsia muscular pode evidenciar a presença de fibras vermelhas rotas (ver Mitocondriopatias).

## OUTRAS MIOPATIAS

### MIOPATIA INDUZIDA POR CORTICOSTEROIDES

- Este tipo de miopatia pode ocorrer pela administração exógena; é menos frequente pelo aumento da produção endógena. É mais comum com o uso de compostos fluorados (triancinolona, dexametasona). A miopatia esteroide pode aparecer após o uso prolongado deste tipo de droga. O *deficit* muscular é predominantemente proximal nos membros, poupando a musculatura ocular, facial e bulbar. A biópsia muscular pode evidenciar atrofia das fibras tipo II. O tratamento consiste em redução ou interrupção do corticoide ou no uso da droga em dias alternados ou, ainda, no uso de compostos não fluorados.

- Além dos corticosteroides, outras drogas podem induzir um quadro miopático: amiodarona, cloroquina, ciclosporina, cimetidina, propofol, procainamida, levodopa, fenitoína, lamotrigina, D-penicilamina, doses elevadas de vitamina E, zidovudina, ácido valproico... Nestes casos, a droga responsável deve ser interrompida.

- Neste item, particular ênfase deve ser dada aos agentes antilipêmicos (estatinas, clofibrato...) que apresentam efeitos miotóxicos. As estatinas podem provocar miosite com rabdomiólise, às vezes até fatal. O quadro clínico inclui mialgias (de instalação aguda ou insidiosa) que podem ocorrer de modo isolado. Fraqueza muscular proximal e mioglobinúria podem associar-se às mialgias. A miopatia pode ser confundida com polimiosite.

- As taxas de CPK podem estar elevadas, tanto nas formas sintomáticas quanto assintomáticas deste tipo de miopatia. A ENMG pode ser anormal e a biópsia muscular pode incluir atrofia, infiltrado inflamatório e necrose.

- Nas formas assintomáticas com aumento da CPK não há necessidade de interromper a droga, entretanto nas formas sintomáticas a droga deve ser interrompida e nas formas severas devem ser administrados corticosteroides. Também tem sido recomendado o uso de vitamina D e coenzima Q10, embora não haja ainda evidência do benefício destes tratamentos.

### MIOPATIA ALCOÓLICA

- Este tipo de miopatia pode apresentar um curso agudo ou crônico. A forma aguda pode ser grave e incluir a presença de rabdomiólise e mioglobinúria. A ENMG pode evidenciar padrão miopático e a biópsia muscular pode mostrar necrose muscular com regeneração de fibras. Já a forma crônica pode evoluir de modo lento com fraqueza muscular progressiva ou ser assintomática com taxas elevadas de CPK. Com a interrupção da bebida alcoólica, a fraqueza costuma melhorar.

## MIOPATIA DA DOENÇA CRÍTICA

- Quando um paciente de UTI desenvolve fraqueza muscular, deve-se pensar em polineuropatia do estado crítico, bloqueio neuromuscular prolongado ou miopatia do estado crítico. Muitos desses pacientes recebem corticosteroides EV em altas doses e/ou são submetidos a bloqueios neuromusculares. O quadro miopático é traduzido por fraqueza muscular generalizada, que se instala num período de poucos dias. A sinalização da miopatia pode ser-nos dada pela incapacidade de desmamar o paciente do ventilador.

- A biópsia pode evidenciar atrofia das fibras musculares tipo II e necrose muscular. A ENMG costuma estar alterada e os níveis de CPK podem estar normais ou ligeiramente elevados. O prognóstico não é bom e a mortalidade pode ser elevada por causa de falência de múltiplos órgãos e septicemia.

- Não há tratamento específico e apenas medidas de suporte poderão ser adotadas. Nestes casos, os corticoides e os bloqueadores neuromusculares devem ser suspensos. Medidas fisioterápicas devem ser implementadas para evitar contraturas e auxiliar na recuperação funcional. A recuperação da força muscular, nos pacientes que sobrevivem, pode durar vários meses.

## MIOPATIAS ENDOCRINOLÓGICAS

- Tanto o hipo quanto o hipertireoidismo podem determinar miopatias. A miopatia do hipotireoidismo tem sido descrita tanto no cretinismo (síndrome de Debré-Semelaigne) quanto no mixedema do adulto (síndrome de Hoffman).

- O quadro clínico traduz-se por debilidade da musculatura proximal dos membros inferiores. Os músculos acometidos apresentam um aspecto volumoso e retardo tanto na contração quanto no relaxamento (pseudomiotonia). Na síndrome de Hoffman geralmente ocorrem cãibras dolorosas e mioedema. As manifestações musculares usualmente coexistem com sinais e sintomas de hipofunção da tireoide: retardo do crescimento e desenvolvimento nas crianças, além de sonolência, voz rouca, pele pálida e seca, língua protrusa, cabelo áspero, quebradiço e seco.

- A investigação laboratorial deve visar à função tireoidiana (T4, TSH, ultrassonografia...). Os níveis de CPK costumam estar elevados, a eletromiografia pode evidenciar o fenômeno da pseudomiotonia; outro exame importante é o reflexograma aquileu. A biópsia de músculo pode evidenciar alterações que, entretanto, não são específicas deste tipo de miopatia. O quadro miopático costuma regredir com a normalização da função tireoidiana.

## Miopatia do Hipertireoidismo

- É caracterizada por fraqueza muscular proximal (cintura-membros); a presença de paralisias oculares é frequente (proptose e *deficit* da musculatura ocular extrínseca). Este tipo de miopatia costuma ser leve, mas pode expressar-se com atrofia severa. Os reflexos profundos podem apresentar-se exacerbados.

- A oftalmoplegia com exoftalmo pode depender da miopatia e pode estar associada a um aumento da gordura intraorbitária e edema. Esta afecção pode ocorrer no hipertireoidismo, no hipotireoidismo e no eutireoidismo e sua causa não é conhecida.

- O tratamento visa à correção da função tireoidiana. Pacientes com miopatia oftalmoplégica grave requerem tratamento com corticosteroides ou mesmo descompressão cirúrgica, mormente quando há perda visual importante ou quando a afecção é desfigurante.

- Na vigência de hipertireoidismo pode ocorrer síndrome miastênica e também deve ser considerada a paralisia periódica hipocalêmica, particularmente em homens asiáticos.

## MIOPATIA E AIDS – (VER NEUROINFECÇÃO II)

### BIBLIOGRAFIA CONSULTADA

Bronner IM, Linssen WHJP, van der Meulen MFG et al. Polymyositis: An ongoing discussion about a disease entity. Arch Neurol. 2004;61:132.

Cambier J, Masson M, Dehen H, Masson C. Neurologie. 13 éd. Paris: Elsevier-Masson; 2012.

Day JW, Ricker K, Jacobsen JF et al. Myotonic dystrophy type 2: molecular, diagnostic and clinical spectrum. Neurology. 2003;60:657.

Emery AEH. Emery-Dreifuss muscular dystrophy. A 40 year retrospective. Neuromuscular Disorders. 2000;10:228.

Eymard B. Myopathies et syndromes myasthéniques d´origine génétique. In: Depienne CH, Goizet C, Brice A. Neurogénétique. Paris: Doin; 2011.

Griggs RC, Mendell JR, Miller RG. Evaluation and Treatment of Myopathies. Philadelphia: Davis; 1995.

Harper CR, Jacobson TA. Evidence-based management of statin myopathy. Curr Atheroscler Rep. 2010;12(5):322.

Illa I. Distal myopathies. J Neurol. 2000;247:169.

Moxley RT, Ashwal S, Pandya S et al. Practice parameter: corticosteroid treatment of Duchenne dystrophy. Neurology. 2005;64:13.

Oliveira ASB, Gabbai AA, Moura LS. Miopatias: atualização no diagnóstico e tratamento. Diagnóstico & Tratamento. 2002;7:20.

Sanvito WL. Síndromes Neurológicas. 3ª ed. Atheneu: São Paulo; 2008.

SANVITO

# Tonturas, Síncopes e Vertigens 6

*Wilson Luiz Sanvito*

## TONTURAS

*ASPECTOS ESSENCIAIS*

- As tonturas representam um desafio na prática médica do dia a dia, tanto pela sua caracterização (nem sempre fácil) quanto pela sua multiplicidade de causas. Enfim, a tontura é um sintoma inespecífico comum que pode representar avaria ou disfunção nos mais variados sistemas orgânicos: desde uma anemia, uma pré-síncope até uma labirintopatia. Embora a tontura seja uma sensação de alteração da orientação do corpo no espaço, a descrição desta sensação é a mais variada por parte dos pacientes: cabeça leve, sensação de flutuação, sensação de desmaio iminente, sensação de instabilidade postural ou durante a marcha, ruptura do equilíbrio... A anamnese, o exame físico e o diagnóstico diferencial são fundamentais na caracterização de uma tontura.

- Nem sempre a tontura expressa um quadro orgânico, sendo frequente o quadro de "tontura psicogênica" que engloba a síndrome de desconforto de movimento e espaço (vertigem das alturas, fobia de espaço, síndrome de supermercado...).

## SÍNCOPES

*ASPECTOS ESSENCIAIS*

- Síncope é uma perda de consciência, breve e transitória, determinada por hipoperfusão cerebral. Na fase pré-sincopal alguns sintomas são comuns: tonteira, visão borrosa, palidez, sudorese fria e náusea. No momento seguinte ocorre a perda da consciência e do tônus postural e, se o indivíduo estiver em pé, a queda. A queda pode determinar traumas significativos e até fraturas. A perda da consciência é fugaz (alguns segundos) e pode acompanhar-se (em poucos casos) de algumas contrações clônicas e/ou de incontinência urinária. É recomendado que o paciente fique deitado (com a cabeça baixa e as pernas elevadas). Após a recuperação da consciência, o paciente se lembra dos sintomas prévios, ao contrário do estado pós-convulsivo em que o paciente pode estar confuso. O diagnóstico diferencial das síncopes deve ser considerado com convulsões, hipoglicemia, hiperventilação, vertigens, ansiedade e transtorno do pânico.

- A síncope representa aproximadamente 1% em atendimento de emergências. Particularmente no idoso a incidência é subestimada, porque muitos pacientes nessa faixa etária apresentam uma amnésia do período de inconsciência.

- As síncopes podem ser de natureza cardíaca e não cardíaca e são classificadas como é explicitado no Quadro 6.1.

### Quadro 6.1 – Classificação das Síncopes

1. **Cardíacas:** arritmias (bloqueio atrioventricular, bradicardia sinusal, mau funcionamento do marca-passo, taquicardia ventricular, taquicardia supraventricular, medicamentosas); causas mecânicas (estenose mitral, mixoma atrial, septo atrial, estenose pulmonar...); falha da bomba (infarto do miocárdio, isquemia cardíaca, insuficiência cardíaca congestiva descompensada); outras causas (tamponamento cardíaco, dissecção da aorta, síndrome do QT longo, embolia pulmonar...)

2. **Neurocardiogênicas:** vasovagal; hipersensibilidade do seio carotídeo; situacional (síncope da micção, da tosse, da deglutição, da defecação, compressão ocular, espirro, riso, durante manobra de Valsalva); distúrbios psiquiátricos; outras causas (neuralgia do glossofaríngeo, após exercício, após punção venosa, situação de medo...)

3. **Hipotensão ortostática:** medicamentosa; quadros disautonômicos (Riley-Day, Shy-Drager, neuropatia autônômica diabética, neuroamiloidose primária...); outras causas

4. **Neurológicas:** ataque isquêmico transitório vertebrobasilar, síndrome do furto da subclávia, doença de Takayasu, enxaqueca basilar (Bickerstaff) e outras

5. **Metabólicas:** hipoglicemia, hipóxias, hiperventilação

6. **Álgicas:** determinadas por dores intensas e superagudas, como por exemplo a cólica nefrética (síndromes do colapso-álgido)

- O exame físico é fundamental no paciente com queixa de síncope, visando principalmente à avaliação do aparelho cardiovascular. A PA deve ser mensurada após 3 minutos em pé, sentado e deitado. Queda de 20 mmHg na PA sistólica em posição ortostática ou de 10 mmHg na PA diastólica, ou PA sistólica abaixo de 90 mmHg caracterizam hipotensão postural.

- Alguns exames complementares podem fornecer subsídios para se definir a causa da síncope: ECG, Holter, dosagem das enzimas cardíacas, ecocardiograma, *tilt-test* (teste na mesa inclinada para síncope neuralmente mediada), tomografia de crânio, hemograma, dosagem de eletrólitos, teste para gravidez ectópica.

## TRATAMENTO

- O tratamento da síncope depende do fator etiológico e muitas vezes requer tratamento clínico ou cirúrgico especializado. Devem ser rigorosamente avaliados os mecanismos cardíacos, neurológicos, metabólicos, situacionais e psicogênicos.

Os pacientes devem ser orientados no sentido de evitar a posição ortostática por longos períodos e aconselhados a fazer exercícios físicos moderados regularmente. Na iminência de uma crise sincopal, o paciente deve sentar ou deitar e fazer exercícios isométricos na musculatura dos membros inferiores e superiores.

- **Síncope por hipotensão ortostática:** os estados hipovolêmicos devem ser tratados com hidratação venosa (e até sangue, se necessário); suspender drogas potencialmente hipotensoras. Nas disautonomias é recomendado o uso de meias elásticas, cinta abdominal, o aumento da ingesta de sal e (nos casos graves) há indicação da fludrocortisona (Florinefe®) para expandir volume plasmático e o agonista $\alpha_1$-adrenérgico midodrina para aumentar o tônus vascular.

- **Síncope vasovagal:** é importante esclarecer o paciente e os familiares da benignidade do quadro, no sentido de tranquilizá-los. A dieta deve ser rica em líquido e sal com o objetivo de evitar situações que predisponham a hipotensão e desidratação. Algumas drogas têm sido utilizadas (betabloqueadores, midodrina, fludrocortisona, inibidores da recaptação da serotonina, inibidores da enzima conversora da angiotensina), porém sem evidência de benefício em estudos randomizados e controlados com placebo.

- **Síncopes cardíacas:** nestas eventualidades, a definição da causa é fundamental para a orientação terapêutica. As arritmias devem ser tratadas de acordo com os protocolos estabelecidos (antiarrítmicos, marca-passo, métodos ablativos...). Muitos destes pacientes devem ser internados, extensamente investigados e corretamente tratados.

## COMENTÁRIOS FINAIS

- O termo pré-síncope é usado quando o paciente apresenta sintomas prodrômicos (visão borrosa ou em túnel, palidez, náusea, sudorese fria, tontura), mas não perde a consciência no momento seguinte.

- As síncopes reflexas ou neurogênicas podem ocorrer pelo esvaziamento rápido de uma bexiga distendida (síncope da micção), pela compressão do seio carotídeo (síncope do seio carotídeo) ou por emoções fortes ou dor aguda (síncope vasovagal).
- O *tilt-test* deverá ser solicitado quando a causa da síncope não puder ser identificada. Ele pode fornecer subsídios para a presença de disfunção autonômica e para o diagnóstico de síncope neurogênica.
- Na abordagem dos indivíduos com hipotensão ortostática sintomática, deve ser investigada a participação de medicamentos (diuréticos, hipotensores, vasodilatadores, antidepressivos) na gênese do quadro. Nestas eventualidades, o tratamento farmacológico deve ser reorientado, a cabeceira do leito deve ser elevada e o paciente deve ser instruído para mudar lentamente da posição supina para o ortostatismo.

A hipotensão ortostática pode depender também de redução do volume intravascular ou de disfunção autonômica.

## VERTIGENS

### ASPECTOS ESSENCIAIS

- A vertigem é um tipo comum de tontura. Ela pode ser definida pelo paciente como uma sensação de rotação. É dita objetiva quando o paciente sente o deslocamento dos objetos que o rodeiam, e subjetiva quando tem a sensação de que o seu próprio corpo gira no espaço. Às vezes a sensação é de estar caindo num precipício ou sendo empurrado para um lado, ou impressão de queda para a frente, para trás ou para o lado, desequilíbrio ao andar, vacilações ou desvios durante a marcha. A vertigem pode ser de tipo paroxístico, persistente, transitório ou postural.

O grande acesso vertiginoso (mais comum nas patologias periféricas do sistema vestibular) costuma acompanhar-se de náuseas, vômitos, sudorese, palidez, intenso mal-estar e prostração por excitação de elementos parassimpáticos; podem também fazer parte do quadro zumbidos, instabilidade e perda do equilíbrio. Este fenômeno subjetivo resulta de desequilíbrio entre os dois aparelhos labirínticos, seja por hipo ou hiperexcitabilidade de um deles. O sinal objetivo desse desequilíbrio é o nistagmo, cuja fase lenta bate do lado do labirinto menos ativo e pode acompanhar-se de desvio da cabeça e dos membros na mesma direção, com tendência a queda deste lado. Esta é a chamada síndrome vestibular harmônica, frequente nas lesões periféricas (labirintopatias). Quando ocorre destruição completa de um labirinto, o desequilíbrio se compensa rapidamente e os sintomas desapa-

BREVIÁRIO DE CONDUTAS TERAPÊUTICAS EM NEUROLOGIA

recem (fenômeno da compensação, próprio das síndromes vestibulares periféricas), o que não ocorre nas patologias vestibulares de origem central (Quadro 6.2).

### Quadro 6.2 – Vertigem Periférica *versus* Vertigem Central

**Vertigem Periférica**
Vertigem aguda, intensa e intermitente
Exacerbada pelo movimento da cabeça
Acompanhada de náuseas e vômitos
Pode haver associação de zumbidos ou perda auditiva
Nistagmo horizontal e/ou rotatório esgotável

**Vertigem Central**
Vertigem de início insidioso, não intensa e persistente
Não se intensifica com o movimento da cabeça
Audição preservada
Nistagmo horizontal, vertical, rotatório ou múltiplo, não esgotável
Associação de sinais/sintomas do SNC: alterações visuais, sinais cerebelares, marcha atáxica...

- O diagnóstico diferencial das vertigens deve ser considerado com síncope ou pré-síncope, arritmias cardíacas, *delirium* de natureza metabólica ou infecciosa, desidratação, enxaqueca, crise de pânico, intoxicação medicamentosa (sedativos, hipnóticos), AVC do tronco cerebral, desequilíbrio do idoso.

- O diagnóstico das vertigens deve incluir: anamnese e exame neurológico pormenorizado; a utilização de manobras posturais; exame audiométrico; exame otoneurológico incluindo eletronistagmografia; ECG para detectar arritmias cardíacas; neuroimagem (TC ou RM de crânio).

## TRATAMENTO
### Vertigem Postural Paroxística Benigna (VPPB)

- É um quadro comum em adultos (jovens, de meia-idade e idosos) e raro na criança. Traduz-se por uma tontura giratória de rápida duração (segundos), desencadeada por uma mudança da posição da cabeça, pelo ato de levantar-se ou de olhar para cima. Pode acompanhar-se de náuseas e vômitos. O nistagmo posicional, quando presente, é rapidamente esgotável. O quadro depende da migração de frações de otólitos na corrente endolinfática de um dos canais semicirculares. A VPPB pode ser de natureza idiopática, mas várias causas têm sido responsabilizadas (disfunção ovariana, hipoglicemia, hiperglicemia, trauma craniano, cirurgia otológica...).

117

Remissões espontâneas e recorrências são comuns. O tratamento deve ser feito por meio de exercícios para reposicionamento das partículas: são as manobras de Epley ou de Semont. É uma série de movimentos de cabeça e pescoço com o objetivo de direcionar os otólitos até o utrículo. Esses exercícios podem ser feitos duas vezes ao dia durante algumas semanas. O sucesso pode alcançar até 80%. Também a repetição da manobra de Hallpike pode esgotar a resposta de vertigem e reduzir os sintomas. As fonoaudiólogas são profissionais habilitadas para realizar estes tipos de exercício.

## Síndrome de Ménière (Hidropsia Endolinfática)

- É uma afecção cocleovestibular caracterizada pela presença de crises de vertigem e zumbidos. A repetição das crises determina um *deficit* auditivo unilateral, que com a evolução do quadro pode chegar à surdez neurossensorial. As crises são recorrentes e após cada ataque o paciente persiste com sensação de desequilíbrio por horas ou dias. Durante a crise há relato de plenitude auricular e piora da audição, que costumam melhorar após o episódio. Nos estágios terminais da doença podem ocorrer quedas abruptas: são os chamados *drop attacks*.

- O principal achado patológico é o aumento do volume da endolinfa e o aumento da pressão de todo o sistema endolinfático (hidropsia endolinfática). Várias causas têm sido apontadas na síndrome de Ménière: hipotireoidismo, hipoglicemia, hipopituitarismo, alergia alimentar, caxumba, sífilis, borreliose, vasculites autoimunes localizadas, distúrbios vasculares etc., porém nem sempre a causa é estabelecida (forma idiopática).

- O tratamento etiológico deve ser indicado sempre que possível, como no caso de alergia alimentar ou neurolues. Entretanto, na maior parte dos pacientes não se consegue estabelecer o agente etiológico; nestes casos adotam-se medidas sintomáticas nos períodos críticos e busca-se evitar a repetição das crises nos períodos intercríticos. Para o tratamento sintomático da vertigem, duas classes de drogas podem ser utilizadas: supressores vestibulares e antieméticos.

- A medicação pode ser administrada por via oral (o efeito tem início em 30 minutos e atinge um pico em 2 horas). No grande acesso vertiginoso (acompanhado de náuseas e vômitos) dá-se preferência à via parenteral (IM ou EV).

Podem-se utilizar os medicamentos adiante relacionados: 1) meclizina (Meclin® – comprimidos de 25 e 50 mg) na dose de 12,5 a 50 mg de 8/8 horas; 2) dimenidrinato (Dramin®) oral (comprimidos de 50 e 100 mg e solução oral) ou injetável com vitamina $B_6$ (uso intravenoso); 3) escopolamina sob a forma de adesivo transdérmico de 1,5 mg a cada 3 dias (não comercializado no Brasil); 4) prometazina (anti-histamínico – Prometazol®) sob a forma de comprimidos de 25 mg; 5) clonazepam (Rivotril®) sob a forma de gotas (uma a duas gotas de 12/12 horas); 6) lorazepam (Lorax®) sob a forma oral ou injetável (IM ou EV – esta apresentação não está disponível no Brasil); a atropina injetável (0,5 a 0,25 mg) pode também ser utilizada. Outros medicamentos podem ser utilizados: antieméticos (domperidona 10 mg 1 comp. 12/12 h, ondansetrona, comprimidos de 4 e 8 mg, ampola de 4 mg); supressores do sistema vestibular (cinarizina comprimidos de 25 e 75 mg, flunarizina comprimidos de 10 mg, betaistina comp. de 16 e 24 mg, diazepam, comprimidos 10 mg); diuréticos, como a hidroclorotiazida, na dose de 25 mg até duas vezes/dia. Em casos rebeldes às drogas referidas acima, podem ser usadas outras mais potentes: prometazina 25 mg IM ou droperidol 1 a 2 mL IM ou EV (cada mL contém 2,5 mg).

- Medidas dietéticas também devem ser adotadas: restrição de sal e açúcares de absorção rápida. Fazer refeições em intervalos regulares a cada 3 horas. Tomar líquidos regularmente ao longo do dia, evitando café, chás e refrigerantes; abolir o uso de bebidas alcoólicas. Evitar o uso de aspirina e salicilatos. Durante as crises, o paciente deve abster-se da leitura.

- O tratamento cirúrgico deve ser reservado para os casos rebeldes e prolongados, desde que o comprometimento seja unilateral (o que ocorre em mais de 90% dos casos). O procedimento cirúrgico (labirintectomia destrutiva) leva à cura definitiva, mas determina surdez unilateral. Também pode ser feita destruição química do labirinto afetado através da injeção por via transtimpânica de droga tóxica (gentamicina).

## Neurite Vestibular

- Também conhecida como neuronite vestibular, caracteriza-se por um episódio de grande acesso vertiginoso, acompanhado de náuseas e vômitos. Pode ocorrer em qualquer idade (crianças e adultos, jovens e idosos). O quadro vertiginoso pode ser precedido por infecção das vias aéreas superiores, o que sugere etiologia viral. Os sintomas auditivos costumam estar ausentes. Depois de alguns dias, o quadro perde intensidade e depois de 2 a 3 semanas pode desaparecer.

- O tratamento deve ser orientado com supressores do sistema vestibular e antieméticos (diazepam, dimenidrinato, metoclopramida...), prednisona (20 mg/dia durante 7 dias) e reabilitação vestibular por meio de exercícios.

## Cinetose

- Também conhecida como mal de viagem ou vertigem do movimento, caracteriza-se por mal-estar, náuseas, sudorese, palidez, prostração e vômitos; o quadro descrito pode acompanhar-se de tonturas e desequilíbrio. A cinetose costuma ocorrer em indivíduos embarcados em veículos (nos veículos automotivos, mormente quando a pessoa está sentada no banco traseiro), barco, avião, trem, carrossel ou em qualquer engenho que produza aceleração linear ou rotacional. Ela pode ocorrer também em um indivíduo em posição fixa com o meio circundante movendo-se. A sua prevalência é maior nos enxaquecosos. Crianças de baixa idade são mais suscetíveis que os adultos. A presença de cinetose na infância e na adolescência pode ser fator preditivo de enxaqueca na idade adulta.

O viajante deve prevenir a cinetose ingerindo previamente medicamentos antivertiginosos (dimenidrinato, anti-histamínicos, antieméticos). Quando embarcado em automóvel, sentar no banco dianteiro e olhar para o panorama distante e não ler durante o trajeto. Não movimentar a cabeça e evitar odores fortes. Exercícios de reabilitação vestibular podem minimizar ou evitar este tipo de sensação.

### Vertigem Paroxística Benigna da Infância

- É a labirintopatia mais frequente na infância e caracteriza-se por episódios de tontura, com ou sem alterações do equilíbrio. O episódio vertiginoso, frequente ou esporádico, costuma ser intenso e fugaz. Geralmente acomete as crianças nos primeiros anos de vida, a evolução é benigna, com remissão espontânea. Este tipo de vertigem é considerado uma forma de enxaqueca na infância.

Drogas antivertiginosas e reabilitação vestibular são medidas terapêuticas que podem ser adotadas.

### Ototoxicoses

- Numerosas drogas e substâncias tóxicas podem provocar perda parcial ou total da função vestibular e/ou coclear. Muitas drogas e substâncias tóxicas são reconhecidas como ototóxicas: antibióticos (particularmente a gentamicina); diuréticos com ação na alça de Henle (furosemida); analgésicos (ácido acetilsalicílico, anti-inflamatórios não esteroidais); drogas antimaláricas; quimiote-

# BREVIÁRIO DE CONDUTAS TERAPÊUTICAS EM NEUROLOGIA

rápicos; anticonvulsivantes; anfetaminas; cocaína, álcool, mercúrio, chumbo, manganês, monóxido de carbono, tolueno...

- A ação tóxica é mais marcada na vertente coclear do que na vestibular. A maioria das drogas ototóxicas é excretada pelos rins, de sorte que doenças renais podem agravar o risco da ototoxicidade.

- Quando do uso de drogas ototóxicas, o terapeuta deve monitorar o nível sérico da(s) droga(s) e avaliar a função renal do paciente. Não há propriamente tratamento para as ototoxicoses e a prevenção deve ser o objetivo do terapeuta. Quando sintomas precoces surgem denunciando a ototoxicidade, a orientação do tratamento deve ser revista com a interrupção da droga implicada e a introdução de outras drogas.

## Enxaqueca

- A vertigem da enxaquecosa deve ser tratada com medicamentos profiláticos e destes o mais eficaz é a flunarizina, na dose de 5 a 10 mg/dia, por um período mínimo de 180 dias (ver Cefaleias).

## Vertigem de Natureza Imunológica

- Neste tipo de vertigem é importante estabelecer a doença autoimune de base (LES ou outra doença imunológica) e o tratamento deve ser orientado com altas doses de corticosteroides ou outros imunossupressores (metotrexato, ciclofosfamida).

## OUTROS TIPOS DE VERTIGEM

- Tumores do ângulo pontocerebelar (neuroma do acústico, meningioma...), fístula perilinfática pós-traumática e outras vertigens pós-traumáticas, vertigem do idoso (presbivertigem), otomastoidites. Os tumores do ângulo pontocerebelar são considerados no capítulo de Neuroncologia. Na fístula perilinfática pós-traumática, o tratamento indicado é repouso. Nas otomastoidites, o tratamento pode ser clínico (antibióticos) e/ou cirúrgico; a reabilitação vestibular pode complementar o tratamento.

## Vertigens Centrais

- Podem ser determinadas por patologias vasculares (acidente vascular do tronco cerebral como a síndrome de Wallenberg, por exemplo), tumorais (tumores da fossa craniana posterior), desmielinizantes (esclerose múltipla), neurodegenerativa (doença de Friedreich), malformativas (Arnold-Chiari). Às vezes, o quadro vestibular é misto (periférico/central), como pode ocorrer no neuroma do acústico de grande volume. As vertigens centrais são abordadas em capítulos específicos (esclerose múltipla, acidentes vasculares cerebrais, ataxias cerebelares).

## COMENTÁRIOS FINAIS

- Quanto tempo dura uma tontura? Segundos (VPPB), minutos (ataque isquêmico transitório), horas (doença de Ménière), dias (neuronite vestibular), tempo variável (enxaqueca, esclerose múltipla), persistente (sequela de esclerose múltipla, malformação de Arnold-Chiari).

- A síndrome de Ménière costuma ter evolução crônica e progressiva e acaba por determinar perda auditiva.

- Um quadro de vertigem isolado quase nunca traduz uma insuficiência vertebrobasilar.

- Nas mulheres jovens, com queixa de cefaleia e vertigem, lembrar da enxaqueca basilar.

## BIBLIOGRAFIA CONSULTADA

Baloh RW. Vestibular neuritis. N Engl J Med. 2003;248:1027.

Cesarani A, Alpini D, Monti B et al. The treatment of acute vertigo. Neurol Sci. 2004;25(Suppl 1):S26-30.

Lebre AT & Almeida AL. Síncope. In: Golin V & Sprovieri SRS. Condutas em Urgências e Emergências para o Clínico. 2ª ed. São Paulo: Atheneu; 2012.

Lempert T & Neuhauser H. Epidemiology of vertigo, migraine and vestibular migraine. J Neurol. 2009;256:333.

Silva MLG, Munhoz MSL, Ganança MM et al. Quadros Clínicos Otoneurológicos Mais Comuns. São Paulo: Atheneu; 2000.

Soteriades ES, Evans JC, Larson MG et al. Incidence and prognosis of syncope. N Engl J Med. 2002;347:878.

# Neuropatias Periféricas

**7**

*Wilson Luiz Sanvito*
*Berenice Cataldo O. Valério*

É um termo genérico que se aplica à existência de lesão do nervo periférico, qualquer que seja sua etiologia. Na prática clínica, mais difícil que reconhecer uma neuropatia é a descoberta da sua etiologia.

## ASPECTOS ESSENCIAIS

- O sistema nervoso periférico (SNP) é constituído por fibras nervosas e cada fibra nervosa é constituída pelo prolongamento de um neurônio cujo corpo celular está localizado no corno anterior da medula espinhal (fibras motoras), no núcleo de um nervo craniano (fibras motoras e/ou sensitivas – os dois primeiros nervos cranianos são praticamente projeções do cérebro), no gânglio raquidiano (fibras sensitivas) ou em um gânglio da cadeia simpática toracolombar ou parassimpática craniossacral (fibras autonômicas). No corpo celular têm origem as raízes nervosas (motoras e sensitivas), que irão formar os plexos, de onde se originam os nervos periféricos que vão inervar os músculos através da placa mioneural e as estruturas vegetativas através de fibras autonômicas.

Para nossos propósitos, neste capítulo vamos abordar apenas as patologias das raízes, dos plexos, dos troncos nervosos somáticos e autonômicos. As lesões nervosas podem comprometer os axônios e/ou sua bainha de mielina; também podem atingir tecidos não nervosos (tecidos conjuntivo e vascular).

- Três formas de alteração patológica podem comprometer os axônios dos nervos periféricos: 1) degeneração walleriana – após lesão dos axônios e da mielina ocorre desintegração distal dessas estruturas; 2) degeneração neuronal – ocorre após lesão do corpo celular do neurônio, o que implica na morte distal do axônio e perda da mielina; 3) desmielinização – pode ocorrer perda da mielina, de modo isolado – por acometimento primário das células de Schwann.

  Estes conceitos são relevantes porque, na avaliação das neuropatias periféricas, o médico deve procurar definir se a lesão está localizada no axônio, na bainha de mielina, no corpo celular ou nas estruturas vasculares. Também é muito importante identificar a causa da neuropatia para traçar as estratégias terapêuticas, quando disponíveis.

- Do ponto de vista topográfico, as neuropatias podem distribuir-se de modo simétrico ou assimétrico. Dependendo da causa, o padrão topográfico de envolvimento dos nervos periféricos pode variar:

  1) **mononeuropatia** – comprometimento de um só nervo (trauma, encarceramento, compressão, inflamação), como ocorre na síndrome do túnel do carpo (nervo mediano), na paralisia facial periférica, na paralisia radial;

  2) **radiculopatia** – comprometimento de raiz nervosa em um determinado nível, geralmente provocada por causas compressivas ou inflamatórias);

  3) **polirradiculopatia** – comprometimento de raízes nervosas em vários níveis (causas inflamatórias, compressivas);

  4) **polirradiculoneuropatia** – comprometimento múltiplo e simétrico de raízes e troncos nervosos (polirradiculoneurite ou síndrome de Guillain-Barré);

  5) **plexopatia** – comprometimento do plexo nervoso braquial ou lombossacro;

  6) **mononeuropatia múltipla** – comprometimento assimétrico e sequencial de múltiplos nervos (vasculites, doença de Hansen);

  7) **polineuropatia periférica** – comprometimento simétrico e geralmente simultâneo de diversos nervos (os membros inferiores – na sua porção distal – costumam ser afetados antes e mais intensamente que os membros superiores). São as polineuropatias comprimento-dependentes. O quadro clínico costuma configurar o padrão em "botas e luvas".

- A neuropatia periférica pode ser sensitiva, motora e sensitivomotora. Manifestações disautonômicas (hipotensão ortostática, taquicardia, disfunção erétil, bexiga neurogênica, diarreia, edema de extremidades...) podem associar-se ao quadro da neuropatia periférica ou até assumir o primeiro plano no quadro clínico.

- Outro critério importante na caracterização do quadro clínico da neuropatia é o tipo de fibras acometidas: 1) fibras finas: compreendem as fibras sensitivas e as fibras autônomicas. O envolvimento das fibras sensitivas finas costuma traduzir-se por dor neuropática (queimação, choque elétrico, latejamento ou dor penetrante), distermias (sensação de calor ou frio). A lesão das fibras autônomicas expressa-se por hipotensão ortostática, arritmias cardíacas, impotência sexual, bexiga neurogênica...; 2) fibras grossas: compreendem as fibras sensitivas e as fibras motoras. O envolvimento das fibras sensitivas grossas pode traduzir-se por perda das sensibilidades profundas (vibratória e cinético-postural), do tato e abolição dos reflexos profundos. O acometimento das fibras grossas motoras provoca *deficit* motor.

- A investigação de uma neuropatia periférica deve ser balizada por uma anamnese pormenorizada e um exame clínico-neurológico minucioso, de sorte que os exames laboratoriais devem ser solicitados de forma sequencial e orientados pela história e pelo exame físico. Os exames iniciais podem incluir hemograma, velocidade de hemossedimentação, PCR, provas reumatológicas, para doenças mieloproliferativas, do colágeno, vasculites, glicemia (*diabetes mellitus*), avaliação renal e hepática (uremia, hepatite), dosagem da vitamina $B_{12}$ e ácido fólico (anemia megaloblástica), eletroforese das proteínas séricas e urinárias (gamopatia monoclonal, disproteinemias, linfomas). Outros testes podem ser realizados: pesquisa de metais pesados na urina (chumbo, arsênico, mercúrio); pesquisa do porfobilinogênio urinário e ácido delta-aminolevulínico sérico (porfiria aguda intermitente - PAI); pesquisa da proteína de Bence-Jones na urina; antígeno da hepatite B; sorologia para borreliose; sorologia para HIV.

- Nas neuropatias imunomediadas uma extensa investigação pode ser feita: pesquisa do FAN, dos anticorpos anti-Ro/SS-A, anti-Jo-I, anti-RNP, anti-DNA, anti-SM, anti-La/SS-B, anticardiolipina, anticoagulante lúpico, C-ANCA e p-ANCA, dos anticorpos GM1 e anti-MAG, anti-Hu. O exame do LCR deve ser realizado principalmente quando houver suspeita da síndrome de Guillain-Barré ou da polirradiculoneurite desmielinizante inflamatória crônica. O estudo radiológico do tórax deve ser solicitado na suspeita de neuropatia paraneoplásica e testes genéticos na neuropatia hereditária. Também podem ser solicitados testes para a função autônomica: *tilt-test,* reação vasomotora e sudomotora, provas urodinâmicas, estudo da motilidade gástrica e intestinal por exames de imagem.

- Os estudos eletrofisiológicos (ENMG e condução nervosa) são obrigatórios para definir o tipo de neuropatia periférica e fazer o diagnóstico diferencial com outras patologias. Estes exames podem distinguir uma polineuropatia de uma polirradiculopatia ou plexopatia; podem identificar uma mononeuropatia ou uma mononeurite multiplex; podem distinguir uma neuropatia axonal de uma desmielinizante; identificar uma alteração sensitiva ou motora subclínica. A biópsia de nervo (particularmente do nervo sural) pode estar indicada em poucos casos (vasculites, hanseníase, amiloidose, sarcoidose...). Também as biópsias de pele e de reto podem estar indicadas. Os exames de imagem (TC, RM) têm indicação nas síndromes canaliculares, quando há suspeita de neuroma(s) ou na vigência de traumas. No Quadro 7.1 reproduzimos uma sistematização etiológica das neuropatias periféricas.

- Em cerca de 25% dos casos não é possível identificar a causa da neuropatia (neuropatias periféricas idiopáticas).

## TRATAMENTO SINTOMÁTICO

As neuropatias periféricas evoluem com diversos sinais e sintomas que merecem um tratamento diferenciado. Em um enfoque pontual, serão abordados alguns destes sintomas.

### DOR

- É um dos sintomas mais comuns e pode acarretar grande desconforto ao paciente. Mas nem sempre a dor é a queixa principal. A dor pode assumir características diversas: peso, pressão, queimação, pulsátil, hipersensibilidade ao toque... Em certas formas de neuropatia configura-se a chamada dor neuropática (*diabetes mellitus,* herpes zóster) com caráter de queimação, choque elétrico, picadas, pontadas. Pode ocorrer, nestes casos, o fenômeno da alodínia, no qual um estímulo não doloroso, como um toque, provoca dor na região afetada. Dificilmente se obtém um controle total da dor e o paciente deve ser instruído no sentido de evitar o uso abusivo de analgésicos.

- Nas formas leves e moderadas de dor dá-se preferência aos analgésicos comuns (evitando-se os analgésicos narcóticos) como a dipirona e o paracetamol. Também os anti-inflamatórios não esteroidais podem ser empregados. Nas fases de maior desconforto, o emprego de opioides pode estar indicado. O sulfato de codeína pode ser utilizado na dose de 30 a 60 mg de 12/12 ou de 8/8 horas, por via oral; o cloridrato de tramadol pode ser usado na sua forma oral ou injetável ou até mesmo o sulfato de morfina por via oral (de liberação prolongada) pode ser utilizado nas formas refratárias a outros tipos de tratamento.

## Quadro 7.1 – Classificação das Neuropatias Periféricas de acordo com a Etiologia

**Neuropatias metabólicas**
Neuropatia diabética
Doença da tireoide
Doença do fígado
Neuropatia urêmica
Neuropatia da PAI
Carência de vitaminas ($B_1$, $B_6$, $B_{12}$)
Neuropatia do paciente crítico

**Neuropatias imunomediadas**
Síndrome de Guillain-Barré
PDIC
Neuropatia motora multifocal
Neuropatia sensitivomotora multifocal (síndrome de Lewis-Sumner)
Neuropatia associada a anticorpos monoclonais
Neuropatia das vasculites (artrite reumatoide, hepatites B e C, síndrome de Sjögren, síndrome de Churg-Strauss, síndrome de Wegener, neuroborreliose, HIV...)

**Neuropatias tóxicas**
Metais: arsênico, chumbo, tálio...
Drogas: vincristina, cisplatina, isoniazida, talidomida, cloroquina...
Abuso de substâncias: álcool, cola, óxido nitroso
Substâncias industriais: organofosforados, cianeto, tricloroetileno, hexacarbono...

**Neuropatias dependentes de infecções**
HIV
Borreliose (nos EUA, doença de Lyme)
Hanseníase
Citomegalovírus e herpes zóster

**Neuropatias compressivas**
Neuropatia do mediano (síndrome do túnel do carpo), neuropatia do radial, neuropatia do ulnar, neuropatia do fibular...

**Neuropatias paraneoplásicas**

**Neuropatias hereditárias**
Doença de Charcot-Marie
Neuropatia amiloidótica familiar
Doença de Refsum
Outras (neuropatia com leucodistrofia, neuropatias sensitivas e autonômicas hereditárias...)
Neuropatias idiopáticas

---

PDIC = polirradiculoneurite desmielinizante inflamatória crônica; PAI = porfiria aguda intermitente; HIV = vírus da AIDS.

- Os antidepressivos tricíclicos (amitriptilina, nortriptilina) têm-se mostrado úteis no tratamento da dor neuropática na dose de 10 a 100 mg no período noturno. Eles parecem atuar pela inibição da recaptação da serotonina e da noradrenalina e por uma ativação dos sistemas endorfinérgicos. Alguns anticonvulsivantes (gabapentina, carbamazepina, fenitoína, lamotrigina) podem ser eficazes, de modo isolado ou associado ao tricíclico. A gabapentina pode ser usada na dose de 300 a 2.400 mg/dia; a carbamazepina, na dose de 400 mg cada 6-8 h. Outras opções: mexiletina, cetorolaco, baclofeno, venlafaxina, duloxetina, neurolépticos (tioxantenos, butirofenonas, clorpromazina), capsaicina em pomada.

- A clonidina pode ser usada em dores neuropáticas e para as cãibras noturnas da neuropatia diabética (dose inicial de 0,1 mg até 0,4 mg/dia). Às vezes há indicação de analgésicos locais (lidocaína, tocainida). A pomada de capsaicina (princípio que depleta a substância P) pode ser usada topicamente na concentração de 0,025%, particularmente na neuralgia pós-herpética, durante curto período. Há sempre o risco de induzir neuropatia pelo uso prolongado.

- Na dor neuropática da neuropatia diabética e na neuralgia pós-herpética está indicada a pregabalina (Lyrica®). A dose inicial recomendada é 75 mg por via oral, duas vezes ao dia, entretanto, dependendo da resposta e da tolerabilidade do paciente, a dose poderá ser aumentada, após 1 semana, até 150 mg duas vezes ao dia. Também a duloxetina (Cymbalta®), na dose de 60 mg/dia, é muito eficaz no combate à dor da neuropatia diabética.

- A administração intratecal de certos medicamentos (opioides, agonistas beta$_2$-adrenérgicos, antagonistas do canal de cálcio voltagem-dependentes de tipo N) pode estar indicada em casos selecionados e refratários a outros tratamentos.

- Como medidas complementares podem ser indicadas a acupuntura e a TENS (neuroestimulação transcutânea). O apoio psicológico é muito importante na condução do tratamento destes pacientes. Técnicas de relaxamento ajudam o paciente no combate à dor.

- O tratamento cirúrgico ou os procedimentos minimamente invasivos são de eficácia duvidosa e indicados excepcionalmente em casos selecionados.

## PARESTESIA

- É a sensação desagradável de formigamento em uma área corporal. A parestesia pode surgir de modo espontâneo ou ser induzida pelo toque. Os medicamentos indicados são aqueles preconizados para a dor (antidepressivos tricíclicos, anticonvulsivantes, particularmente a gabapentina). A estimulação elétrica transcutânea (TENS) pode promover alívio parcial.

## ALTERAÇÕES SENSITIVAS

- As sensações de perda da sensibilidade (hipoestesias ou anestesias) não são aliviadas pelo tratamento farmacológico. Elas podem melhorar ou desaparecer pela remoção da causa da neuropatia. As áreas de insensibilidade devem ser protegidas de agressões externas, particularmente uso de calor local, que pode determinar queimaduras.

## FRAQUEZA MUSCULAR

- A adoção de medidas fisioterápicas (terapia ocupacional, cinesioterapia, prancha ortostática, órteses, andadores, bengalas, exoesqueleto...) pode auxiliar na recuperação dos pacientes.

## PERDA DO EQUILÍBRIO

- Pode limitar a atividade do paciente ou facilitar quedas. Aqui também a orientação fisioterápica é fundamental para a recuperação e melhorar o desempenho do paciente. O uso de bengala, andador, cadeira de rodas ou veículos motorizados pode ser de grande utilidade.

## DISTÚRBIOS AUTONÔMICOS

- São de vários tipos: digestórios (diarreia, obstipação) na amiloidose, por exemplo; cardiovasculares (síncope) na neuropatia diabética; bexiga neurogênica e impotência sexual (*diabetes mellitus,* neuramiloidose). Na ocorrência de hipotensão ortostática (com síncope), uma investigação exaustiva deve ser feita para identificar a sua causa: cardíaca, neurológica, metabólica. Se identificada a causa (o que ocorre em 50% dos casos, aproximadamente), medidas específicas devem ser tomadas (ver Síncopes). Quando de uma arritmia, uso de antiarrítmico ou marca-passo, por exemplo. Medidas gerais podem ser adotadas: uso de meias elásticas e cinta abdominal, dieta rica em sal, emprego de mineralocorticoide (acetato de fludrocortisona – Florinefe® 0,1 mg até 0,2 mg três vezes/dia). Cuidados posturais também são importantes: levantar lentamente, por etapas.

A seguir, serão relatadas as principais formas de neuropatia, de acordo com a sua topografia.

## RADICULOPATIAS

- As raízes nervosas motoras, que têm origem na medula espinhal, emergem pela sua porção ventral e quando demandam os membros superiores e inferiores incorporam-se a um plexo (braquial e lombossacro) no qual suas fibras se separam e vão constituir diferentes nervos periféricos que atingem diferentes músculos, de modo que boa parte dos músculos é inervada por fibras oriundas de mais de uma raiz nervosa, embora alguns músculos dependam da inervação de uma única raiz. As raízes dorsais são sensitivas e têm como principal manifestação a dor (obedecendo à inervação metamérica da medula espinhal).

- A forma mais frequente de radiculalgia é a lombociatalgia, geralmente determinada por patologias estruturais localizadas na coluna lombossacra; outra forma é a cervicobraquialgia, sendo ambas determinadas principalmente por patologias compressivas (hérnias de disco, traumas, espondiloartroses). A radiculalgia pode ser desencadeada ou exacerbada por determinados movimentos (que provocam estiramento da raiz afetada) ou por determinados atos ou esforços físicos como a tosse, o espirro ou o esforço de evacuação. O paciente pode piorar com a posição de pé ou durante a marcha (às vezes poupa o membro comprometido quando caminha: é a marcha antálgica). Entre as manobras utilizadas para evidenciar a dor, algumas visam o estiramento da raiz (Laségue, Kernig, Brudzinski), ao passo que outras determinam dor pelo aumento da pressão liquórica (manobras de Valsalva). Nem sempre as lombalgias e cervicalgias dependem de patologias estruturais, mas podem ser determinadas por vícios posturais.

As lesões circunscritas das raízes podem dar origem a uma variedade de síndromes, geralmente de natureza mista (sensitivomotora).

### Síndrome Radicular Superior (Duchenne-Erb)

- Traduz comprometimento das raízes C5-C6. Caracteriza-se por paresia proximal do membro superior com *deficit* motor dos músculos deltoide, supraespinhoso, infraespinhoso, bíceps braquial, romboide e braquirradial. O *deficit* determina perda da abdução do ombro, o braço afetado é mantido em rotação interna com antebraço pronado e cotovelo estendido. Ao lado do *deficit* encontramos hipotonia e hipotrofia dos músculos mencionados, além de abolição dos reflexos estilorradial e bicipital. Pode haver associação de hipoestesia ou anestesia na face lateral do braço. As causas mais frequentes desta síndrome são traumatismos obstétricos e de outras naturezas, sendo frequente nestas eventualidades a avulsão das raízes afetadas. O tratamento deve ser orientado principalmente com medidas fisioterápicas e, em determinados casos, o tratamento cirúrgico está indicado.

### Síndrome Radicular Média (Remak)

- Traduz comprometimento de C7. Este quadro apresenta semelhança com a paralisia do nervo radial, entretanto na paralisia radicular o músculo braquiorradial é respeitado, o que não ocorre na paralisia do nervo. Esta síndrome é observada principalmente nos quadros compressivos, sendo também conhecida como "paralisia das muletas" (muletas de apoio axilar).

### Síndrome Radicular Inferior (Déjerine-Klumpke)

- Traduz comprometimento das raízes C8-D1. Este quadro inclui: paralisia atrófica e hipotônica dos pequenos músculos da mão, regiões tênar e hipotênar, dos interósseos e lumbricais; abolição dos reflexos pronador e tricipital; hipoestesia ou anestesia do dedo mínimo e face medial do anular, face medial da mão e antebraço; síndrome de Horner. Mão em garra, do tipo simiesco. Entre as causas mais frequentes distinguimos: traumatismos por arma branca ou de fogo, tumores do ápice pulmonar (síndrome de Pancoast), tumores extradurais (neurinomas), costela cervical. O tratamento deve ser orientado de acordo com a causa: cirúrgico e/ou medidas fisioterápicas.

### Neuralgias Cervicobraquiais

- Geralmente dependem de um quadro compressivo sobre uma das raízes do plexo braquial, particularmente C6, C7 e C8. Pode-se desdobrar o quadro álgico em duas vertentes: dor cervical e rigidez, configurando um torcicolo e dor radicular no membro superior. As causas mais comuns destas neuralgias são hérnia de disco e espondilose cervical. O tratamento, em boa parte dos casos, é conservador: repouso, analgésicos comuns, narcóticos, neuromoduladores (gabapentina, carbamazepina...), miorrelaxantes, medidas fisioterápicas... Nos casos recorrentes, de dor intratável ou com sinais neurológicos objetivos (*deficit* motor, amiotrofias, ausência de reflexos...) o tratamento cirúrgico está indicado.

## Síndromes Radiculares dos Membros Inferiores

- Nos membros inferiores, o comprometimento das primeiras raízes lombares (L1-L4) determina: paralisia de extensão da perna sobre a coxa (*deficit* do músculo quadríceps femoral) e da coxa sobre a bacia (*deficit* do psoas-ilíaco); arreflexia patelar. Quando o quadro é bilateral, o doente é incapaz de passar da posição sentada à posição de pé e de subir escadas.

- O comprometimento das primeiras raízes sacras (S1-S2) provoca paresia dos músculos flexores do pé e dos artelhos, com abolição do reflexo aquileu (o doente é incapaz de andar na ponta dos pés).

- A lesão das últimas raízes sacras (S3-S4-S5) compromete a musculatura do períneo e acarreta distúrbios esfinctéricos (vesical e retal) e sensitivos (anestesia em sela).

- A lesão da raiz L5 determina *deficit* dos músculos glúteos, posteriores da coxa, dos extensores do pé e artelhos. O doente, quando na posição ortostática, é incapaz de realizar a dorsiflexão do pé e andar apoiado no calcanhar (marcha escarvante).

- Entre as principais causas das síndromes radiculares nos membros inferiores alinham-se: hérnia de disco, processos tumorais intrarraquidianos extradurais, traumatismos por arma branca ou de fogo, fratura da bacia, tuberculose óssea (mal de Pott) e outros processos infecciosos.

- Dependendo da causa, o tratamento pode ser conservador ou cirúrgico. Na hérnia de disco lombar (por exemplo) o tratamento conservador inclui: repouso, analgésicos comuns, anti-inflamatórios não esteroidais, miorrelaxantes, gabapentina, fisioterapia, terapia ocupacional, infiltração com anestésico/corticosteroides. O uso de colete e a acupuntura podem ser recomendados, mas não existem evidências do real benefício destas terapias.

 O tratamento cirúrgico é de indicação obrigatória nos casos com *deficit* motor progressivo ou nas síndromes da cauda equina. Também nos casos de ciatalgia recorrente, dor intratável e associação com estenose do canal raquidiano, pode-se indicar o tratamento cirúrgico.

### PLEXOPATIAS

- Não obstante a complexidade anatômica dos plexos braquial e lombossacro, o diagnóstico de uma plexopatia nem sempre é difícil. Na presença de *deficit* motor de diferentes músculos em um mesmo membro e desde que não seja possível associá-lo a uma raiz nervosa ou a um nervo periférico, a possibilidade de uma plexopatia deve ser aventada. Pode haver transtornos sensitivos associados, bem como alteração de reflexos. Nestas eventualidades, um exame eletroneuromiográfico pode confirmar o diagnóstico.

- A plexopatia braquial pode ter início com dor intensa no ombro (ou ombros, quando bilateral), seguida de fraqueza muscular, alterações reflexas e distúrbios sensitivos. As manifestações habitualmente envolvem os segmentos C5-C6. Quando a porção inferior do plexo é envolvida, pode ocorrer fraqueza e atrofia dos músculos interósseos da mão, além de dor e dormência no dermátomo correspondente (superponível ao de uma lesão do nervo ulnar). Como os sintomas dependem dos segmentos C8-D1, a síndrome de Claude Bernard-Horner ocorre em aproximadamente 50% dos casos. As causas deste tipo de plexopatia são variadas (geralmente compressivas, infiltrativas, inflamatórias): costela cervical, meningites neoplásicas, tumores do ápice do pulmão ou da mama. A plexopatia pode ser determinada por radioterapia no tratamento do câncer de mama ou pulmão. Esta forma actínica parece desenvolver-se dentro de 1 ano após o término da radioterapia. Também as lesões traumáticas são frequentes, sendo o plexo braquial particularmente exposto (acidentes, prática de esportes, tocotraumatismos).

- A plexopatia lombossacra costuma manifestar-se com dor grave em um membro inferior, seguida de *déficit* motor e alterações reflexas e sensitivas. As causas costumam ser compressivas ou infiltrativas (tumores colorretais e do colo do útero, endometriose, hemorragias e abscessos retroperitoneais). O edema do membro inferior envolvido é frequente. O quadro pode ser também pós-radioterápico.

## Síndrome de Parsonage-Turner (Plexite Braquial)

- Trata-se de uma neurite aguda do plexo braquial, afetando com frequência os músculos torácico longo, supraescapular e axilar, além das raízes motoras C5-C6. A síndrome é de instalação aguda e caracteriza-se por dor no ombro, seguida de quadro paralítico-amiotrófico da cintura escapular. A dor, localizada sobretudo no ombro e no braço, é de forte intensidade e de caráter variável (em queimação ou perfurante). Pode ser exacerbada pela palpação dos músculos da região ou, então, pelos movimentos do ombro, e costuma desaparecer gradualmente assim que se estabelece a paralisia amiotrófica. Embora a manifestação álgica possa ser bilateral, a paralisia amiotrófica costuma ser unilateral.

- A etiopatogenia da síndrome é obscura, embora diversas hipóteses tenham sido sugeridas para explicar o processo neurítico ou radiculoneurítico. O fator traumático tem sido postulado em virtude da preponderância da síndrome em militares e operários.

- O mecanismo alérgico (ou imunoalérgico) tem sido lembrado pela semelhança desta afecção com as neuropatias pós-soroterápicas. O tratamento deve ser orientado com analgésicos e corticosteroides. Medidas fisioterápicas (calor local e cinesioterapia) devem ser adotadas após a resolução do fenômeno álgico. O prognóstico é geralmente favorável; entretanto, nos casos com paralisias amiotróficas acentuadas a recuperação pode demorar de 1 a 2 anos. O quadro pode deixar sequelas motoras.

## Síndrome do Desfiladeiro Escalênico

- Também denominada de síndrome do sulco costoescalênico ou síndrome do desfiladeiro torácico neurogênico, depende de estiramento ou compressão do plexo braquial no canal formado pela inserção dos músculos escalenos sobre a primeira costela. Por aí trafegam a artéria subclávia e os nervos do plexo braquial. Pode estar presente uma costela cervical, primeira costela anômala, longo processo transverso de C7, fratura de clavícula e outras alterações ósseas. O quadro clínico costuma exteriorizar-se por dor unilateral que pode distribuir-se desde o pescoço até a mão, afetando comumente a face ulnar do membro. A dor, de instalação aguda, pode ter caráter cortante ou de descarga elétrica. Qualquer esforço físico com o membro afetado (lavar roupa, levantar peso) pode desencadear ou exacerbar a dor.

- O quadro álgico pode se acompanhar de parestesias (entorpecimento e formigamento) com a mesma distribuição da dor. Estas parestesias costumam prevalecer nas primeiras horas do dia e frequentemente acordam o paciente. Se a sintomatologia se tornar crônica podem ocorrer: *deficit* motor e amiotrofias, localizados sobretudo no antebraço e na mão; desordens vasomotoras e edema, localizadas principalmente na mão; diminuição ou abolição do pulso radial. Este quadro costuma ocorrer com maior frequência em mulheres, podendo a gravidez ou os traumas de coluna cervical e/ou de membro superior agir como fatores desencadeantes.

- O diagnóstico diferencial deve ser considerado com outras causas de cervicobraquialgias (hérnia de disco cervical, espondilose cervical, tumor de Pancoast). A radiografia simples pode revelar uma costela cervical e o eco-Doppler e a angiografia definem as relações da artéria subclávia com as estruturas do desfiladeiro. O tratamento conservador consiste na infiltração do músculo escalênico com soluções anestésicas. Medidas complementares devem ser adotadas em determinados casos: correção de postura viciosa, redução de peso nos obesos, uso de suporte adequado no caso de mamas volumosas e pêndulas, uso de tipoia, proscrição de esforço físico, utilização de travesseiro sob o ombro no lado afetado durante o sono. O tratamento cirúrgico deve ser reservado àqueles casos rebeldes às medidas conservadoras: secção do músculo escaleno anterior com liberação do feixe neurovascular ou ressecção cirúrgica de uma banda fibrosa ou da primeira costela; nos casos com presença de costela cervical, esta deve ser ressecada.

## Síndrome de Pancoast

- Esta síndrome pode ser observada no carcinoma do ápice do pulmão; com menor frequência, pode ser causada por processos infecciosos ou inflamatórios. O quadro clínico consiste de intensa dor local com propagação para o ombro, a axila e o membro superior ipsolaterais. A dor pode ser acompanhada de parestesias, paresias e amiotrofias com distribuição do plexo braquial inferior. Uma síndrome de Claude Bernard-Horner (ptose palpebral incompleta, miose e enoftalmo) geralmente faz parte do quadro. O diagnóstico pode ser confirmado pelo estudo radiológico do tórax, broncoscopia e citologia do escarro. O tratamento deve ser cirúrgico, desde que possível; quimio e radioterapia podem estar indicadas.

## Síndrome de Guillain-Barré (SGB)

- É uma neuropatia imunomediada, também conhecida como polirradiculoneurite aguda ou polineuropatia desmielinizante inflamatória aguda. Quando o quadro clínico evolui com paralisia ascendente e insuficiência respiratória é também denominada de síndrome de Landry-Guillain-Barré. Trata-se da forma mais comum de paralisia periférica nos serviços de emergência. Embora seja mais frequente em adultos, pode ocorrer nas crianças. A evolução costuma ser benigna, embora 5% dos pacientes afetados morram por complicações da doença. Modernamente, são identificados três subtipos da SGB: 1) polirradiculoneuropatia desmielinizante inflamatória aguda; 2) neuropatia axonal aguda motora e sensitiva aguda; 3) neuropatia axonal motora aguda.

- Até recentemente, a SGB era considerada uma entidade única – ou seja, uma polirradiculoneurite inflamatória desmielinizante aguda. Embora esta represente a forma mais comum de polirradiculoneurite (PRN), existem estudos em países da Ásia e da América Latina demonstrando que um ataque imune primário pode ocorrer no axônio (respeitando a bainha de mielina). É a forma denominada de "neuropatia motora axonal aguda". O quadro é predominantemente motor e o exame eletrofisiológico não evidencia sinais de desmielinização como ocorre na SGB. A agressão imunológica tem como alvo os antígenos gangliosídicos da membrana axonal. Parece que a evolução e o prognóstico são semelhantes aos da SGB. Outra forma denominada "neuropatia axonal aguda motora e sensitiva" parece ser mais severa, com um início fulminante da paralisia, geralmente precedido de uma "afecção gripal" ou diarreica. Na evolução, os pacientes podem apresentar insuficiência respiratória, amiotrofias acentuadas e generalizadas, além de *deficit* sensitivos importantes. A investigação eletrofisiológica costuma evidenciar uma degeneração axonal aguda. Estudos histológicos (dados de necrópsia) têm demonstrado uma degeneração grave dos nervos sensitivos e motores, alcançando as raízes motoras. A evolução neste tipo de PRN nem sempre é favorável, podendo levar ao óbito ou a sequelas importantes, de sorte que a SGB tem que ser considerada dentro de um espectro de formas clínicas.

- O quadro neurológico clássico da SGB é precedido, em mais de 60% dos casos, por uma infecção aguda (do trato respiratório ou gastrointestinal). Alguns agentes têm sido identificados nesse período prodrômico: *Campylobacter jejuni*, citomegalovírus, vírus Epstein-Barr, *Mycoplasma pneumoniae* e o vírus da hepatite B. Os anticorpos dirigidos contra os agentes infecciosos referidos podem ter reação cruzada com antígenos específicos das células de Schwann ou com elementos do axolema. No mecanismo imunológico, os alvos neurais são os gangliosídeos. Alguns anticorpos antigangliosídeos têm sido descritos na SGB (anti-GM1, anti-GD1a, anti-GD1b). A associação possível entre a SGB e a vacina antiviral contra a gripe suína (H1N1) tem sido postulada, porém os dados são ainda incertos.

Pode-se afirmar que a SGB é um quadro imunomediado amparado em estudos imunológicos, imunopatológicos e de biologia celular; também o modelo animal NAE (neurite alérgica experimental) permite inferir a sua base imunológica. Os mecanismos parecem ser os seguintes: os linfócitos T, ativados no compartimento periférico, deixam o sistema vascular e entram nos nervos periféricos. A migração das células T ativadas acarreta um excesso de moléculas de adesão e citocinas pró-inflamatórias, além da secreção de metaloproteinases; também nos nervos os linfócitos T aumentam a atividade fagocitária. Estes fenômenos induzem à formação local de autoanticorpos pelos linfócitos B. Os autoanticorpos certamente contribuem para a desmielinização e para o bloqueio de canais iônicos.

- A instalação do quadro neurológico ocorre em horas ou dias, podendo durar até 2 semanas, o período de estado pode durar de 2 a 4 semanas e depois ocorre o período de resolução.

Períodos de instalação prolongados (de 4 a 8 semanas) podem significar polirradiculoneurite desmielinizante inflamatória crônica. Geralmente é uma paralisia ascendente, acompanhada ou não de parestesias. Pode haver paralisia facial uni ou bilateral (diplegia facial). Os reflexos profundos geralmente ficam abolidos. As formas severas podem evoluir com insuficiência respiratória por paralisia da musculatura respiratória. Outros sinais e sintomas podem estar presentes (com menor frequência): paralisias oculares, disfagia, edema de papila, dor lombar...

Também manifestações disautonômicas podem estar presentes: taquicardia, hipotensão ortostática, hipertensão arterial transitória, arritmias cardíacas.

- Uma variante da polirradiculoneurite (PRN) é a síndrome de Miller-Fisher, caracterizada por ataxia da marcha, arreflexia e oftalmoplegia extrínseca. O diagnóstico pode ser confirmado pela presença de anticorpos anti-GQ1b.

- O diagnóstico da SGB pode ser confirmado pela presença de dissociação proteíno-citológica no LCR. Também os estudos eletrofisiológicos (prolongamento da latência distal, bloqueio de condução) e o exame eletroneuromiográfico podem contribuir para o diagnóstico. O diagnóstico diferencial deve ser considerado com a porfiria aguda intermitente (PAI), as paralisias hipocalêmicas, miastenia grave, polimiosite aguda e doenças da medula espinhal (mielite transversa, poliomielite aguda).

- O tratamento da SGB pode ser feito com imunoglobulina intravenosa (IGIV) na dose de 400 mg/kg/dia por 4 a 5 dias consecutivos. Aproximadamente 50% dos pacientes obtêm benefício com este tipo de tratamento. A IGIV não deve ser utilizada em pacientes com deficiência congênita de IgA e em pacientes com nefropatia (pode ocorrer insuficiência renal). Outros efeitos adversos, embora raros, têm sido relatados: acidente vascular cerebral isquêmico, insuficiência cardíaca congestiva, infarto do miocárdio, hepatite B.

A plasmaférese (troca de plasma) tem a mesma eficácia da IGIV. Deve ser programada a plasmaférese em cinco a seis sessões (que podem ser realizadas em dias alternados), com a retirada de 50 mL/kg em cada sessão. O procedimento retira fatores circulantes do plasma (anticorpos contra componentes de mielina, linfocinas...). O plasma removido é substituído por albumina. Os riscos da plasmaférese são infecções pela imunossupressão; transmissão de viroses; edema agudo de pulmão; reações alérgicas; transmissão de doenças priônicas; hipovolemias transitórias com hipotensão arterial. O benefício do tratamento (seja com plasmaférese ou IGIV) não é dramático, mas pode ocorrer no prazo de 1 semana a 1 mês.

- Os cuidados respiratórios devem ser proporcionados quando da instalação de insuficiência respiratória. O paciente deve ser intubado quando a capacidade vital cai para menos de 1 litro. Estes pacientes devem ser transferidos para uma UTI ou uma unidade semi-intensiva e monitorados com gasometria.

- Outros cuidados incluem: 1) mudanças de decúbito frequentes e outros cuidados de enfermagem para prevenir o desenvolvimento de escaras; 2) sondagem urinária nas primeiras fases, se houver retenção de urina; 3) medidas fisioterápicas desde o início, através do posicionamento, da mobilização passiva e depois ativa, quando houver sinais de recuperação; 4) prevenção da trombose venosa profunda com a administração de heparina na dose de 5.000 unidades por via subcutânea, de 12/12 horas; 5) no caso de paralisia facial, usar colírio lubrificante e promover proteção ocular; 6) na hipertensão arterial usar propranolol, na hipotensão, infundir líquidos; 7) as arritmias cardíacas exigem a participação do cardiologista; 8) a dieta deve ser administrada por sonda nasoentérica, se necessário; 9) controle da dor neuropática com analgésicos narcóticos; 10) apoio psicológico.

A variante de Miller-Fisher deve ser tratada com os mesmos procedimentos: plasmaférese ou IGIV.

## Polirradiculoneurite Desmielinizante Inflamatória Crônica (PDIC)

- Trata-se de uma neuropatia imunomediada, caracterizada por evolução recorrente ou progressiva. Embora existam semelhanças entre a SGB e a PDIC, elas são entidades diferentes no seu curso clínico e na resposta aos corticosteroides.

- A PDIC costuma ocorrer em adultos, sendo mais comum entre 40 e 60 anos de idade. Há uma ligeira prevalência no homem. Um quadro infeccioso pode preceder em até 30% dos casos as recorrências ou exacerbações da PDIC. O quadro clínico, predominantemente motor, costuma ter início nos membros inferiores, sendo de evolução lentamente progressiva; os membros superiores acabam comprometidos, porém o envolvimento dos nervos cranianos não é comum. Costuma ocorrer arreflexia profunda. As manifestações sensitivas são frequentes: dores, parestesias, perda da sensibilidade vibratória e outros sintomas sensitivos. As fibras de grande calibre são as mais envolvidas. Um curso evolutivo igual ou superior a 3 meses já sugere um quadro de PDIC.

- O diagnóstico da PDIC fundamenta-se no quadro clínico, no tempo de evolução dos sintomas, nas recorrências ou exacerbações e nos exames complementares. Os estudos eletrofisiológicos evidenciam um processo de desmielinização multifocal. O exame do LCR costuma mostrar uma dissociação proteíno-citológica, embora uma taxa proteica normal não descarte a PDIC. A biópsia de nervo, que não é um exame rotineiro, costuma evidenciar áreas de desmielinização. Em até 10% dos casos pode haver associação de doença sistêmica: infecção pelo HIV, gamopatia monoclonal, doença de Hodgkin, hepatite crônica ativa, tireotoxicose.

- O tratamento pode ser orientado com IGIV ou plasmaférese, de modo semelhante ao tratamento da SGB. Entretanto, a primeira opção é iniciar o tratamento com prednisona oral em altas doses que, além de ser benéfica, é de baixo custo. O inconveniente é o uso prolongado, pelos efeitos adversos da droga. Deve-se começar com a dose de 1,5 mg/kg de prednisona diariamente por 3 a 4 semanas e depois seguir, com a mesma dose, em dias alternados. Este esquema deve ser mantido até a normalização da força muscular ou a melhora evidente do *deficit* motor. Só então deve ser providenciada uma redução da dose de modo gradual: 5 mg a cada 2 semanas. Quando a dose chegar a 20 mg, em dias alternados, a redução deve ser de 2,5 mg a cada 3 semanas até a interrupção da droga. Em caso de recidiva ou exacerbação do quadro, a droga deve ser recomeçada.

- Também tem sido preconizada, no início do tratamento, a pulsoterapia com metilprednisolona em quatro ciclos semanais. O uso da prednisona por tempo prolongado exige uma dieta hipossódica e rica em potássio, ou até com suplementação de cloreto de potássio por via oral. Também é recomendado o uso do alendronato de sódio. Este tipo de tratamento exige um acompanhamento com densitometria óssea (particularmente na mulher a partir da meia-idade). As contraindicações ao uso dos corticosteroides devem ser respeitadas: *diabetes mellitus,* hipertensão arterial, úlcera péptica em atividade, osteoporose, obesidade importante.

- Medidas fisioterápicas devem ser recomendadas, visando melhorar a força muscular, a marcha e a função motora; às vezes, há necessidade do uso de órteses (particularmente no tornozelo). Também a terapia ocupacional pode ser indicada. O uso de fármacos sintomáticos pode estar indicado, principalmente nos distúrbios sensitivos (dor e/ou parestesias): carbamazepina, gabapentina, amitriptilina, codeína.

- O uso da IGIV também tem se mostrado eficaz e há necessidade de administração repetida da droga porque a melhora é transitória. No início, a administração da droga é mensal. Depois da melhora do paciente, pode-se espaçar a administração da droga. A IGIV deve ser usada com cautela nos diabéticos e está contraindicada nos nefropatas. Efeitos colaterais (mialgias, febre e sintomas do tipo gripal) podem ocorrer e ser evitados com o uso de hidrocortisona, Benadryl® e paracetamol antes da infusão.

  A troca de plasma também é eficaz e deve ser feita periodicamente, em cinco a seis sessões. Às vezes, a associação com prednisona pode ser útil.

- Outros tratamentos (de menor eficácia) são realizados naqueles pacientes que não podem receber corticosteroides, IGIV ou fazer plasmaférese. Trata-se, particularmente, dos imunossupressores (azatioprina, ciclofosfamida, ciclosporina), porém os benefícios são ainda incertos.

- As PRN crônicas são geralmente idiopáticas, mas existem formas associadas a doenças sistêmicas (HIV, hepatite C, doenças neoplásicas).

## Neuropatia Motora Multifocal (NMM)

- Trata-se de uma neuropatia pouco frequente, exclusivamente motora e que evolui com uma mononeuropatia múltipla. Tudo indica que esta doença depende de um mecanismo imunológico. A NMM predomina no sexo masculino na proporção de 3:1. Esta entidade é frequentemente confundida com ELA.

- A idade de início varia dos 20 aos 75 anos, porém é mais comum na quinta e na sexta década. O quadro clínico é assimétrico e os sintomas costumam ter início nos membros superiores, começando em uma das mãos e, depois de meses, acometem o lado oposto. Nestes territórios, os nervos mais acometidos são o radial, ulnar e mediano. Atrofia e fasciculações podem estar presentes. Os distúrbios sensitivos ocorrem raramente. Sendo a doença crônica e progressiva pode ocorrer, no curso evolutivo, comprometimento dos membros inferiores (geralmente menos intenso). Os reflexos profundos podem estar diminuídos ou normais. O envolvimento dos nervos cranianos é raro, porém já foi referido o envolvimento dos oculomotores, trigêmeo, facial e nervos bulbares. Nas etapas tardias, o quadro pode evoluir para tetraplegia, amiotrofias, fasciculações e até comprometimento respiratório.

- O diagnóstico se baseia no quadro clínico, nos estudos eletrofisiológicos (bloqueios de condução nervosa motora multifocais persistentes), aumento de proteínas liquóricas (nem sempre presentes), presença de anticorpos circulantes contra gangliosídeos GM1, resposta ao tratamento com IGIV em altas doses e/ou ciclofosfamida. A biópsia de nervo demonstra apenas alterações inespecíficas. Em 60 a 80% dos casos, os títulos de IgM anti-GM1 encontram-se bem elevados. A eficácia dos corticosteroides na NMM é questionada. O diagnóstico diferencial deve ser considerado, principalmente, com ELA e também com as neuropatias por compressão dos membros superiores (ulnar, mediano e radial).

- A NMM é de evolução lenta e, além da terapêutica farmacológica, outras medidas devem ser consideradas: suporte psicológico, reabilitação, prevenção de deformidades...

No tratamento farmacológico pode-se tentar, de início, o corticoide em altas doses. Parece que a IGIV e a ciclofosfamida são mais eficazes. A IGIV deve ser usada em altas doses: 400 mg/kg/dia por 5 dias, sendo preconizada uma manutenção mensal. A manutenção depende da evolução da doença. Embora se afirme que 2/3 dos pacientes se beneficiem do tratamento, ainda não há experiência suficiente para esta conclusão. Nos quadros de longa duração e com atrofia de grupos musculares nem sempre ocorre resposta ao tratamento.

O tratamento com ciclofosfamida deve ser reservado aos casos não respondedores à IGIV. A dosagem inicial recomendada é de 0,5 g/m² IV/mês; se os efeitos benéficos não surgirem, a dose por mês pode ser incrementada nos meses subsequentes (0,75 g/m²/mês ou até 1,0 g/m²). Os riscos da ciclofosfamida são aqueles próprios de um imunossupressor para tratamento de cânceres: alopecia, náuseas, vômitos, infecções, supressão da medula óssea e cistite hemorrágica.

### Síndrome de Lewis-Sumner (SLS)

- É uma neuropatia sensitivomotora desmielinizante multifocal, sendo considerada cinco vezes menos frequente que a PDIC. Pacientes com SLS apresentam um envolvimento assimétrico dos membros superiores, com *deficit* sensitivo distal no território dos nervos mediano e/ou ulnar. Um início puramente sensitivo, com queixa de formigamento, parestesias ou dor no território destes nervos é observado em cerca de 30% dos casos. Quando se inicia nos membros inferiores, ocorre um *deficit* sensitivomotor distal e assimétrico. O curso da doença é progressivo ou recorrente. Ela pode mimetizar uma neuropatia por vasculite.

- O estudo eletrofisiológico pode ajudar no diagnóstico, demonstrando desmielinização multifocal, bloqueio de condução de predomínio nos membros superiores e envolvimento multifocal dos nervos sensitivos. Anticorpos anti-GM1 no soro estão ausentes. O nível de proteína no LCR é normal ou discretamente aumentado. A SLS caracteriza-se por responder ao tratamento com imunoglobulina venosa e corticosteroides. O tratamento com imunoglobulina é semelhante ao da PDIC, devendo ser a primeira opção. O uso de corticosteroides (prednisona) na dose de 1 mg/kg/dia é recomendado naqueles pacientes que não responderam à imunoglobulina após três a quatro ciclos. A plasmaférese não está indicada nestes casos.

## POLINEUROPATIAS

## POEMS

- Trata-se de uma doença multissistêmica rara que inclui polineuropatia, organomegalia, endocrinopatia, presença de proteína M e lesões cutâneas (*Polineuropathy-Organomegaly-Endocrinopathy-M protein-Skin changes*). Esta afecção costuma estar associada a mieloma osteosclerótico ou plasmocitoma. A proteína M é usualmente IgG ou IgA e está invariavelmente associada à cadeia leve de lambda. A polineuropatia é acompanhada por hepatosplenomegalia, hipogonadismo, hipotireoidismo, hiperpigmentação da pele, hipertricose e edema. Ela é de natureza inflamatória crônica e predominantemente desmielinizante (provavelmente autoimune) e evolui com manifestações sensitivomotoras (parestesias, hipoestesias e fraqueza das extremidades inferiores distais, podendo atingir também os membros superiores).

- A abordagem diagnóstica é feita pelo encontro de uma gamopatia monoclonal com cadeia lambda de IgG ou IgA. A identificação de células plasmáticas monoclonais pode ser feita pela biópsia de lesão óssea esclerótica. Também o estudo radiológico auxilia na detecção de lesões ósseas escleróticas. A neuropatia pode ser confirmada pelo exame ENMG. O exame do LCR costuma mostrar níveis elevados de proteínas totais.

- Outras gamopatias podem determinar neuropatias periféricas: macroglobulinemia de Waldenström, crioglobulinemia, associada a tumores sólidos, com hiperplasia benigna linfática, linfoma ou leucemia. Também foi descrita uma gamopatia de significado incerto e parece que aproximadamente 5% das neuropatias, na terceira idade, de "origem indeterminada", podem ser desta natureza. Quando se trata da proteína IgM deve-se investigar uma atividade anti-MAG (*Myelin-Associated Glycoprotein*).

- O tratamento pode ser feito com radioterapia nas formas com lesão óssea confinada a uma área, precedida ou não da ressecção do tumor. No caso de lesões ósseas disseminadas, a quimioterapia é o tratamento de escolha (ciclofosfamida e prednisona). Pode ser utilizada também plasmaférese, IGIV e imunossupressores.

## Neuropatia Diabética

- É de natureza metabólica e sua frequência aumenta com a duração do *diabetes*, sendo mais comum após 5 a 10 anos da doença instalada; entretanto, a neuropatia pode instalar-se logo no início da doença metabólica. Estima-se que até 60% dos diabéticos desenvolvam neuropatia. É a causa mais comum de neuropatia em nosso meio.

- A neuropatia diabética pode se apresentar com formas clínicas distintas: 1. polineuropatia sensitiva (ou sensitivomotora) distal simétrica; 2. neuropatia motora proximal diabética (amiotrofia diabética); 3. polineuropatia axonal aguda (ou subaguda) hiperálgica; 4. neuropatia autonômica; 5. neuropatia atáxica (pseudotabética); 6. neuropatia motora distal simétrica; 7. neuropatia de nervos cranianos (III, IV e VI nervos); 8. mononeuropatia (tronco ou membros), radiculopatia ou polirradiculopatia; 9. neuropatias focais compressivas associadas ao *diabetes* (nervo mediano, nervo ulnar, nervo fibular). Às vezes, a neuropatia é subclínica e só um exame neurológico acurado pode explicitá-la ou então um exame eletrofisiológico. Não é incomum nas formas avançadas de neuropatia distal a presença de distúrbios tróficos (acrodistrofia) configurando o pé diabético (pé neurovascular, incluindo o mal perfurante plantar). Com frequência, a taxa de proteínas totais no LCR está elevada. Trata-se de uma neuropatia axonal que envolve pequenas e grandes fibras. As manifestações sensitivas podem se traduzir por parestesias, disestesias, dor, hipoestesias (ou anestesias) superficiais e/ou profundas. Os distúrbios autonômicos incluem bexiga neurogênica, impotência sexual (no homem), hipotensão arterial ortostática, episódios de diarreia, gastroparesia, alteração da sudorese.

  A instalação de paralisia facial periférica (particularmente quando é recorrente) pode ser de causa diabética. A neuropatia sensitiva distal é a forma mais comum. As teorias para explicar a neuropatia diabética envolvem mecanismos metabólicos, vasculares-isquêmicos ou imunológicos.

- O tratamento deste tipo de neuropatia começa pelo controle da glicemia. Têm sido registrados casos de transplante combinado de pâncreas-rim com bom controle glicêmico e melhora da neuropatia. O controle sintomático da dor inclui o uso de diversos medicamentos de modo isolado ou associado: antidepressivos tricíclicos (amitriptilina, nortriptilina) na dose de 10 a 100 mg ao deitar; gabapentina, na dose de 300 a 900 mg três vezes/dia; pregabalina (Lyrica®) na dose de 75 mg, duas a três vezes/dia; carbamazepina, na dose de 200 a 400 mg a cada 8 horas; fenitoína 200-300 mg ao deitar; analgésicos narcóticos (codeína – 30 mg 12/12 horas; tramadol – 50 mg quatro vezes/dia); mexiletina, 200-300 mg três vezes/dia; outras drogas como AINEs, capsaicina creme para uso tópico, lidocaína 2,5% para aplicar na pele. Outros antidepressivos têm sido preconizados mais recentemente: venlafaxina, mirtazapina, duloxetina. Esta última droga (Cymbalta®) parece ser a mais efetiva no tratamento da dor. Para os distúrbios autonômicos podem-se usar meias elásticas, dieta rica em sal e líquidos, fludrocortisona (Florinefe®) para a hipotensão ortostática; fracionamento das refeições e metoclopramida para a gastroparesia; tetraciclina ou eritromicina para a diarreia. A clonidina pode ser útil na diarreia persistente. O sildenafil, ou outra droga para disfunção erétil, pode ser usado na impotência masculina. Medidas fisioterápicas podem ser importantes na presença de sintomas motores.

- Algumas formas de neuropatia diabética são de ciclo autolimitado (paralisias oculomotoras, neuralgia intercostal), o que vale dizer que costumam apresentar uma resolução após alguns meses.

### OUTRAS NEUROPATIAS METABÓLICAS

- A neuropatia urêmica, embora conhecida há muito tempo, tornou-se um desafio para os médicos com a introdução da diálise, pelo prolongamento da vida do paciente. Clinicamente esta neuropatia inclui parestesias, dor em caráter de queimação nos pés e agitação dos membros inferiores. Às vezes, o quadro é de polineuropatia distal sensitivomotora. O aparecimento do quadro neurológico pode preceder ou suceder o início do programa de diálise. Entretanto, a correção dos distúrbios metabólicos no decorrer do tratamento dialítico tende a melhorar a neuropatia. Os melhores resultados costumam ocorrer com o transplante renal.

- No hiper e hipotireoidismo podem ocorrer neuropatias predominantemente sensitivas (muitas vezes por *entrapment*) e que podem regredir pela correção do distúrbio hormonal.

### Neuropatia Relacionada à Porfiria Aguda Intermitente (PAI)

- O grupo das porfirias pode ser desdobrado em sete tipos, sendo cinco porfirias hepáticas e duas de natureza eritropoética. Em nosso meio, a PAI é praticamente a única a determinar neuropatia periférica. A PAI costuma evoluir em surtos, caracterizados pela instalação aguda de polineuropatia simétrica associada a dor abdominal em cólicas, quadro confusional e crises convulsivas. O quadro neurológico periférico assemelha-se a uma polirradiculoneurite aguda (síndrome de Guillain-Barré); às vezes se instala com uma paralisia ascendente e comprometimento respiratório. Pode haver associação de manifestações disautonômicas: taquicardia, hipertensão arterial. A instalação dos sintomas atinge o seu clímax em 4 a 6 semanas e o quadro costuma regredir em 4 semanas de modo completo ou incompleto. A neuropatia da PAI pode se traduzir também como uma neuropatia motora distal ou uma mononeuropatia múltipla. A urina destes pacientes, exposta à luz, adquire uma cor vinhosa (comparada à cor do vinho do Porto). A cor da urina e a presença de dor abdominal em cólicas levam o médico, de modo equivocado, a diagnosticar cólica renal; às vezes, estes pacientes são laparotomizados com diagnóstico de abdome agudo.

- Algumas drogas podem induzir surto de PAI (Quadro 7.2).

### Quadro 7.2 – Drogas que Podem Induzir Crises de PAI

Analgésicos: AINEs, derivados do ergot

Anticonvulsivantes: ácido valproico, carbamazepina, clonazepam, fenobarbital, fenitoína, primidona, succinimidas

Antidepressivos: imipramina...

Antibióticos: rifampicina, cloranfenicol

Anticoncepcionais

Benzodiazepínicos: clordiazepóxido, diazepam

- A PAI apresenta modalidade de transmissão hereditária do tipo autossômico dominante (penetrância maior em mulheres) e costuma ter início no adolescente ou no adulto jovem. O distúrbio metabólico ocorre na via biossintética do heme. A deficiência da produção do heme provoca ativação da enzima ala-sintetase, com acúmulo da excreção urinária do ácido aminolevulínico (ALA) e do porfobilinogênio (PBG); estas substâncias podem ser dosadas na urina por ocasião das crises.

- Também a coproporfiria hereditária e a porfiria *variegata* podem determinar neuropatia periférica e, nestas formas, costumam ocorrer lesões de fotossensibilidade na pele, o que não acontece na PAI.

- O diagnóstico pode ser confirmado pela dosagem na urina do ácido delta--aminolevulínico e do porfobilinogênio. Os estudos eletrofisiológicos (ENMG e velocidade de condução) podem fornecer subsídios para o diagnóstico da neuropatia. O exame do LCR pode mostrar aumento moderado das proteínas totais.

- No tratamento, a prevenção das crises (naqueles casos com diagnóstico firmado) deve ser feita pela evitação dos fatores desencadeantes (jejum, desnutrição, drogas...) e pela introdução de dieta hipercalórica. Na vigência de crises o tratamento deve ser conduzido em ambiente hospitalar e pode incluir clorpromazina e derivados opioides no controle da dor, propranolol para a hipertensão arterial e taquicardia, topiramato para as crises convulsivas. Deve ser administrada glicose endovenosa desde o início do tratamento, mas se não ocorrer melhora após 24 horas, está indicado o uso de hematina endovenosa na dose de 1 a 5 mg/kg/dia por um período de 3 a 14 dias (a dose de hematina deve correr na veia de 30 a 60 minutos).

Os casos graves, com envolvimento respiratório, devem ser cuidados em uma unidade de terapia intensiva. A terapia de suporte deve ser a mesma proporcionada aos pacientes com a síndrome de Guillain-Barré.

## NEUROPATIA ALCOÓLICA

- Um quadro de polineuropatia ocorre em 10% dos alcoolistas. Este tipo de neuropatia depende de múltiplos fatores envolvendo o uso pesado e prolongado de bebidas alcoólicas, carências nutricionais e predisposição genética. O efeito tóxico do álcool depende de interferência em sistemas enzimáticos. O padrão clínico é de uma polineuropatia com distribuição em bota e luva traduzida por parestesias e disestesias (é comum a sensação de queimação nas extremidades distais); manifestações tróficas também podem ocorrer (pele lisa e brilhante, ulceração plantar). Nas formas avançadas podem ocorrer *deficit* motores, particularmente queda dos pés (marcha escarvante).

- Não existe tratamento específico para esta forma de polineuropatia, sendo fundamental a interrupção do uso de bebidas alcoólicas, a recomendação de um bom aporte nutricional e a administração de vitamina $B_1$ (tiamina). Mesmo com estas medidas, nem sempre a recuperação é completa.

## OUTRAS NEUROPATIAS TÓXICAS

- Certas substâncias, como metais pesados (arsênico, chumbo, mercúrio, tálio...) ou outras (hexacarbonados, acrilamida, ésteres organofosforados...), podem ser neurotóxicas. Também muitos medicamentos (amiodarona, cisplatina, cloroquina, etambutol, isoniazida, nitrofurantoína, metronidazol, sais de ouro, colchicina, estatinas, dapsona, cimetidina, óxido nitroso, piridoxina, talidomida, vincristina, D-penicilamina...) podem ter este tipo de efeito. Estas formas de neuropatia são predominantemente sensitivas, de distribuição distal e geralmente dependem de lesão axonal. Para confirmar o diagnóstico, pela intoxicação por metais pesados, pode ser útil a sua dosagem no sangue, na urina, no cabelo ou nas unhas.

- A principal medida terapêutica é a interrupção da exposição à substância tóxica envolvida. O tratamento dos distúrbios sensitivos (parestesias, disestesias, dor) pode ser feito com os medicamentos já aqui abordados para outras formas de neuropatia (antidepressivos, anticonvulsivantes, opiáceos...). Nas neuropatias determinadas por metais pesados pode estar indicado o uso de substâncias quelantes. Nas neuropatias tóxicas ou medicamentosas nem sempre a recuperação é completa.

## NEUROPATIAS CARENCIAIS

- Algumas formas de carência nutricional podem determinar neuropatias (principalmente axonais) e com expressão clínica predominantemente sensitiva. Entre as causas de desnutrição podemos alinhar: fome, alcoolismo, *deficit* de vitaminas (cianocobalamina, piridoxina, niacina, tiamina, vitamina E...), de folatos, anorexia nervosa, AIDS, estado caquético das doenças neoplásicas, cirurgia bariátrica e outras.

- Nestes casos, o tratamento depende de dieta equilibrada e reposição de vitaminas ou outros elementos em falta. O tratamento deve ser prolongado (ou até de manutenção, como no caso da vitamina $B_{12}$), em virtude da lenta recuperação do nervo periférico.

A neuropatia do paciente crítico também deve ser incluída neste item. Ela ocorre em até 50% dos pacientes com doença clínica grave, internados em unidades de terapia intensiva por algumas semanas. A causa deste tipo de neuropatia é obscura e os estudos eletrofisiológicos evidenciam lesões axonais. O tratamento é apenas de suporte.

## NEUROPATIA HANSENIANA

- O mal de Hansen é uma infecção bacteriana crônica causada pela *Mycobacteria leprae* (ML). A ML é um bacilo obrigatoriamente intracelular, ácido-resistente, que cresce melhor em áreas frias do corpo humano (pele, nervos periféricos, extremidade do nariz, lobo da orelha). É a única *Mycobacteria* que infecta as células de Schwann. A lepra é encontrada principalmente no Brasil, Índia, Madagascar, Moçambique e Nepal. Pode ocorrer em qualquer faixa etária, mas comumente a idade de início se situa entre 10 e 20 anos. A ML tem um período de incubação longo, variando de 2 a 7 anos. O modo de transmissão é através da mucosa nasal de pacientes infectados, que podem emitir cerca de 100 milhões de bacilos/dia. Acredita-se que a transmissão da infecção depende da resposta imune celular e da predisposição genética de cada indivíduo.

- As manifestações nervosas da hanseníase decorrem de processo inflamatório do tipo neurorradiculomuscular e/ou neurotroncular. Basicamente a sintomatologia compreende distúrbios motores, sensitivos, tróficos, autonômicos, além de hipertrofia de nervos periféricos. No quadro motor, costuma haver comprometimento dos nervos ulnar, mediano e fibular, sendo menos frequente o envolvimento do radial e do tibial. Geralmente o quadro é do tipo paralítico-amiotrófico, com localização eletiva nas extremidades distais dos membros. Nos membros superiores, o comprometimento confere às mãos atitudes características: mão em garra (paralisia do ulnar); mão pêndula (paralisia do radial); mão simiesca (paralisia do ulnar/mediano). Nos membros inferiores, é frequente a amiotrofia da região anterolateral da perna e queda do pé, configurando a marcha escarvante. O *deficit* sensitivo costuma ser térmico-doloroso, sendo a sensibilidade tátil menos atingida. A distribuição do *deficit* sensitivo pode adotar várias topografias: insular, em faixa, em luva e meia, generalizada.

- Os distúrbios tróficos podem assumir grande importância e incluem pele seca e descamativa, alopecia, alterações ungueais, amiotrofias, ulcerações tróficas com mal perfurantes, osteoartropatias neurogênicas. Estes distúrbios, aliados às infecções de repetição, podem provocar grandes mutilações nas extremidades distais dos membros (acropatias ulceromutilantes). O quadro disautonômico inclui alterações vasomotoras, térmicas e sudorais.

- Finalmente, o encontro de nervos espessados é relevante para o diagnóstico e os nervos ulnar, mediano, radial, fibular, tibial, auricular e facial devem ser pesquisados cuidadosamente. A neuropatia hanseniana pode se apresentar como uma mononeurite, mononeurite múltipla ou polineurite.

- O diagnóstico pode ser facilmente estabelecido nas formas nervosas associadas às lesões cutâneas (máculas, nódulos), entretanto, nas formas nervosas puras, oligossintomáticas ou atípicas, o diagnóstico nem sempre é fácil. O exame bacteriológico, visando à pesquisa do bacilo no muco nasal, na lesão cutânea, no linfonodo e no sangue periférico costuma ser negativo no tipo tuberculoide (TT), no grupo indeterminado (I) e positivo no tipo lepromatoso (LL) e frequentemente positivo no grupo *bordeline* (BB). A biópsia de pele e/ou nervo cutâneo pode fornecer elementos importantes para o diagnóstico. Os exames eletrofisiológicos (eletroneuromiografia e estudo de neurocondução), podem também fornecer subsídios para o diagnóstico (para tratamento, ver Neuroinfecção I).

## *NEUROPATIA DIFTÉRICA*

- A difteria, uma afecção rara hoje, é provocada pelo bacilo diftérico (*Corynebacterium diphtheriae*). Geralmente se traduz por um quadro de faringite febril. Do ponto de vista neurológico, costuma ocorrer uma paralisia do palato, dias a semanas após a infecção primária, seguida por polineuropatia sensitivomotora afetando as extremidades.

- A administração de antitoxina diftérica nas primeiras 48 horas da infecção reduz a incidência de neuropatia. O tratamento da difteria deve ser feito com antibióticos (penicilina ou eritromicina) A prevenção da doença com vacina ainda é a principal medida.

## *DOENÇA DE LYME*

- É uma afecção multissistêmica provocada pela espiroqueta *Borrelia burgdorferi*, sendo transmitida ao humano pela picada de carrapatos. É mais apropriada, em nosso meio, a denominação neuroborreliose. Do ponto de vista neurológico podem ocorrer manifestações no SNC e/ou no SNP. As neuropatias cranianas são as manifestações periféricas mais comuns e podem comprometer o nervo facial (o mais afetado) e também o III, o V e o VIII; pode ocorrer, de modo simultâneo, o comprometimento de múltiplos nervos cranianos. O LCR pode evidenciar pleocitose linfocitária. O diagnóstico pode ser confirmado pelo encontro de anticorpos séricos contra a *Borrelia burgdorferi*.

- O tratamento da borreliose é inicialmente feito com amoxicilina na dose de 500 mg três vezes/dia durante 14 a 21 dias ou doxiciclina 100 mg VO duas vezes/dia durante 14 a 28 dias. Também outros antibióticos podem ser utilizados: penicilina cristalina parenteral (venosa), tetraciclina, azitromicina ou cefalosporinas de 3ª geração por via venosa.

## *NEUROPATIA DA SARCOIDOSE*

- É uma afecção multissistêmica caracterizada pela presença de granulomas no pulmão, nos linfonodos, fígado, baço, parótida, músculo, sistema nervoso central e periférico. Embora a etiologia seja desconhecida, parece obedecer a um mecanismo autoimune. É mais comum nas mulheres. A neuropatia pode depender de compressão direta, isquemia ou mecanismos ainda mal definidos. O quadro clínico inclui sintomas inespecíficos como febre, cansaço e perda de peso. Ao exame, podem-se encontrar linfonodos aumentados, uveíte granulomatosa aguda, quadro pulmonar. O diagnóstico nem sempre é fácil. A biópsia pode ser decisiva para o diagnóstico, ao evidenciar a presença de granulomas não caseosos em vários tecidos, incluindo linfonodos e nervos.

- É comum o envolvimento de múltiplos nervos cranianos, sendo o facial o nervo mais comprometido; também o óptico e o coclear podem ser afetados. A ocorrência de mononeuropatias periféricas múltiplas e de polirradiculopatias é possível.

- O tratamento deve ser orientado com corticosteroides: prednisona 1 a 1,5 mg/kg por via oral, diariamente; pode-se também utilizar o esquema de administração em dias alternados. Dependendo da resposta, as doses devem ser diminuídas até uma dose mínima de manutenção ou suspensão da droga. Os pacientes não respondedores aos corticosteroides podem receber imunossupressores como azatioprina (2 a 3 mg/kg/dia), metotrexato (7,5 a 15 mg/semana), ciclosporina (3-6 mg/kg/dia) ou ciclofosfamida. O ácido fólico deve ser associado ao tratamento de base. Estes medicamentos exigem controles periódicos com hemogramas e dosagem de TGO e TGP. Com certa frequência, a resposta e esses medicamentos é tardia, podendo demorar de 6 a 12 meses (ver Neuroinfecção I).

## NEUROPATIA DA AIDS

- Costuma traduzir-se por uma polineuropatia simétrica distal, caracterizada, principalmente, por hipoestesia e parestesias dolorosas nas extremidades distais (mãos e pés). Os antirretrovirais não são eficazes no tratamento da neuropatia. O tratamento sintomático da dor e das parestesias deve ser orientado com as drogas já referidas (carbamazepina, gabapentina, amitriptilina...). (Para mais detalhes, ver Neuroinfecção II).

Nas formas avançadas da AIDS podem ocorrer neuropatias (mononeuropatias múltiplas, plexopatias, polirradiculoneurites) por infecção pelo citomegalovírus (CMV). O prognóstico nestes casos geralmente é sombrio. O tratamento deve ser orientado com ganciclovir (5 mg/kg/EV duas vezes/dia, durante 2 a 3 semanas).

## NEUROPATIAS DA POLIARTERITE NODOSA (PAN) E OUTRAS ARTERITES

- As manifestações neurológicas periféricas no decurso das afecções do tecido conjuntivo podem ocorrer, particularmente na PAN, onde a ocorrência é alta. Esta afecção difusa do tecido conjuntivo é mais comum no homem e usualmente começa entre 30 e 50 anos de idade. Como lesão fundamental, consiste em alterações inflamatórias necrosantes em artérias de médio e pequeno calibres (costuma preservar vasos menores: arteríolas e capilares). O comprometimento é sistêmico e pode envolver artérias renais, cardíacas, do tubo digestório, do sistema nervoso central e/ou periférico. As lesões cutâneas incluem *livedo reticularis*, nódulos subcutâneos, úlceras e gangrena digital. Do ponto de vista neurológico, as mononeurites, as neurites múltiplas e as polineurites são as manifestações mais frequentes da PAN.

- O quadro pode se instalar de maneira súbita, configurando as chamadas "neurites apopletiformes". Geralmente as manifestações de ordem sensitiva (dor, parestesias, *déficit* sensitivo) precedem os fenômenos motores; no período de estado, o quadro pode ser sensitivomotor. O comprometimento dos membros inferiores é mais comum, podendo também haver comprometimento dos membros superiores e dos nervos cranianos. Dos nervos cranianos, os mais envolvidos são o nervo facial e os oculomotores. Os exames cardinais para definir o diagnóstico são biópsia de nervo e/ou músculo ou uma angiografia que evidencie a presença de microaneurismas, particularmente na vasculatura renal e na hepática. Outras entidades podem cursar com arterite e neuropatias periféricas: granulomatose de Wegener, síndrome de Churg-Strauss, reações a infecções ou medicamentos e outras afecções do tecido conjuntivo (síndrome de Sjögren, artrite reumatoide) (ver Outras Doenças Inflamatórias Imunomediadas). O prognóstico da PAN multissistêmica é reservado; entretanto, alguns pacientes tratados têm sobrevida longa.

- O tratamento habitualmente é feito com doses elevadas de corticosteroides. Ele pode ser iniciado com metilprednisolona em pulsoterapia (1 g/dia por via venosa durante 3 dias), seguida de prednisona 80 a 100 mg/dia em dose única. Após algumas semanas, o corticoide poderá ser administrado em dias alternados. Após 6 meses, a dose do corticoide deve ser diminuída lentamente a cada 2 semanas até atingir uma dose de manutenção (10 a 20 mg em dias alternados). Hoje, parece que o melhor tratamento é a associação do corticoide com ciclofosfamida em pulsos mensais por via venosa (500 a 1.000 mg por $m^2$ de superfície corporal). O tratamento deve ser monitorado com hemogramas, TGO, TGP e exames de urina periódicos. O paciente deve receber uma suplementação de potássio, cálcio e vitamina D para prevenir osteoporose.

No caso de a ciclofosfamida não ser tolerada, pode-se lançar mão da azatioprina ou do metotrexato. Quando houver envolvimento de hepatite B ou C, o paciente necessita de tratamento especial conduzido por um infectologista.

## *NEUROPATIAS HEREDITÁRIAS*

### Doença de Charcot-Marie-Tooth (CMT)

- É uma polineuropatia, geneticamente determinada, de evolução crônica e de apresentação simétrica. É a forma mais comum de neuropatia hereditária. Esta afecção é também denominada neuropatia hereditária sensitivomotora (HSMN na classificação de Dick). Costuma ter início na adolescência ou nos primórdios da idade adulta, sendo mais comum no sexo masculino na razão de 3:1. Pode ser herdada como forma autossômica dominante e forma autossômica recessiva.

- As manifestações clínicas, que têm início de modo lento e insidioso, costumam instalar-se nas extremidades distais dos membros inferiores. O paciente apresenta uma marcha escarvante e o *deficit* motor acompanha-se de amiotrofia distal, que afeta particularmente a musculatura de loja anteroexterna das pernas e o terço inferior das coxas. As amiotrofias emprestam aos membros um aspecto particular denominado "perna de cegonha" ou "atrofia em liga". Geralmente o pé é cavo e é frequente a presença de escoliose. O envolvimento dos membros superiores é mais tardio e compromete principalmente as mãos e os antebraços. O comprometimento sensitivo, quando presente, costuma ser discreto e se traduz por hipoestesia superficial distal e diminuição da sensibilidade vibratória nos pés.

- O diagnóstico deve basear-se nos aspectos clínicos e heredofamiliares, na ENMG, na medida da velocidade de condução nervosa e na pesquisa dos potenciais evocados; o exame histopatológico, de fragmento de nervo periférico, também é importante para confirmar o diagnóstico. O exame do LCR pode evidenciar hiperproteinorraquia em aproximadamente metade dos casos. São descritas duas formas de Charcot-Marie-Tooth: a desmielinizante e a axonal, respectivamente, CMT1 e CMT2.

- As formas desmielinizantes (CMT1) apresentam uma hipertrofia nervosa em aspecto de "bulbo de cebola" e o alentecimento da velocidade de condução nervosa é importante, enquanto as formas axonais (CMT2) não apresentam hipertrofia de nervos e as velocidades de condução nervosa são normais ou subnormais.

- Embora estas neuropatias hereditárias constituam um grupo geneticamente heterogêneo (Tabela 7.1), boa parte delas apresenta o mesmo fenótipo.

**Tabela 7.1 – Aspectos Genéticos da Doença de Charcot-Marie-Tooth**

| Tipo | Herança | Gene/*Locus* |
|---|---|---|
| **CMT1** | | |
| CMT1A | AD | PMP22/17p11.2 |
| CMT1B | AD | MPZ(PO)/ 1q22-q23 |
| CMT1C | AD | LITAF/ 16p13.1-p12.3 |
| CMT1D | AD | EGR2/10q21.1q22.1 |
| CMT1E | AD | NEFL/8p21 |
| **CMT4** | | |
| CMT4A | AR | GDAP1/8q13-q21 |
| CMT4B2 | AR | SBF2/MTMR13/11p15 |
| CMT4B1 | AR | MTMR2/11q23 |
| CMT4C | AR | SH3TC2/5q23-q33 |
| CMT4D | AR | NDRG1/8q24 |
| CMT4E | AR | EGR2/10q21.1-q22.1 |
| CMT4F | AR | PRX/19q13.1-q13.3 |
| CCFDN | AR | CTDP1/18q23qter |
| CMT4G | AR | Desconhecido/10q23 |
| CMT4H | AR | FGD4/12p11.1-q13.11 |
| CMT4J | AR | FIG4/6q21 |

Abreviaturas: AD = autossômico dominante; AR = autossômico recessivo.
Fonte: Depienne CH, Goizet C, Brice A. Neurogénétique. Paris: Doin; 2011.

- O CMT tipo 2 pode obedecer a uma modalidade de transmissão autossômica dominante ou autossômica recessiva e tem como característica uma neuropatia axonal crônica, que costuma ter início na segunda década da vida. O fenótipo é muito semelhante ao CMT1. Do ponto de vista eletrofisiológico, evidencia velocidades da condução nervosa normais ou ligeiramente diminuídas. A biópsia de nervo mostra perda neuronal, sem desmielinização. A confirmação deste tipo pode ser feita pelo teste genético positivo.

- A autonomia da doença de Déjerine-Sottas não é mais admitida, sendo considerada uma forma de CMT tipo 3 (ou HMSN 3 na classificação de Dick). Esta forma rara de neuropatia intersticial hipertrófica progressiva costuma ter início na infância, sua progressão é relativamente rápida e na adolescência ou no início da idade adulta esses enfermos estão em cadeira de rodas. O quadro caracteriza-se por amiotrofias distais e espessamento de nervos periféricos. Dor e parestesias nos pés são sintomas precoces. A marcha costuma ser escarvante, ocorrendo abolição dos reflexos profundos. As alterações sensitivas são frequentes: hipoestesia nas extremidades distais dos membros e comprometimento das modalidades proprioceptivas (especialmente atrestésica e vibratória). Outras manifestações da síndrome incluem ataxia, sinal de Romberg positivo, alterações pupilares, dores fulgurantes, baixa estatura, cifoescoliose, deformidades de mãos e pés. As lesões anatomopatológicas básicas ocorrem nos nervos periféricos e nas raízes: proliferação das células de Schwann (schwannose hipertrófica); ao corte, o exame microscópico do nervo revela o aspecto de "bulbo de cebola". O LCR pode mostrar hiperproteinorraquia. As velocidades de condução motora são muito lentas ou não registráveis. A biópsia de nervo cutâneo pode fornecer subsídios para o diagnóstico.

- Não há tratamento específico para estas neuropatias hereditárias, porém medidas fisioterápicas e ortopédicas podem ser adotadas. Também o aconselhamento genético é importante. A evolução do quadro é muito lenta e raramente leva à incapacidade total.

## NEUROPATIAS SENSITIVAS E DISAUTONÔMICAS HEREDITÁRIAS

Estes tipos de neuropatia hereditária associam um comprometimento de fibras sensitivas e autonômicas, sem envolvimento de fibras motoras.

### Neuropatia Sensitiva Hereditária Tipo 1

- Esta entidade é também conhecida como doença de Thévenard (acropatia ulceromutilante familial) ou neuropatia sensitiva hereditária de Denny-Brown. É uma doença rara e caracteriza-se por quadro sensitivotrófico nos membros inferiores, de fundo nitidamente hereditário. O quadro, que costuma instalar-se na adolescência ou no início da idade adulta, apresenta uma tríade sintomatológica fundamental: ulcerações tróficas recorrentes nos membros inferiores (principalmente mal perfurante plantar, distúrbios da sensibilidade (principalmente dissociação do tipo siringomiélico) e osteoartropatias (acro-osteólises). É comum também a abolição dos reflexos aquileus. Distúrbios da vasomotricidade e da sudorese também podem estar associados. O comprometimento começa por um dos pés e, com a evolução, torna-se bilateral. Nas fases mais avançadas da acrodistrofia – com comprometimento dos planos moles e ósseos – pode ocorrer reabsorção das extremidades distais (amputações espontâneas). O envolvimento dos membros superiores é excepcional. A etiopatogenia desta doença é obscura. No diagnóstico diferencial é importante considerar a neuropatia hanseniana e o pé diabético. A doença afeta ambos os sexos e a modalidade de transmissão é autossômica dominante; o gene responsável codifica uma serina *palmitoyl transferase* e está localizado no cromossomo 9q22-3 (SPTLC1). A evolução da doença é lenta e se faz por surtos necrosantes sucessivos.

- O tratamento é meramente sintomático e consta de repouso nas fases de atividade da doença, higiene rigorosa, emprego de antibióticos e pomadas cicatrizantes por ocasião de infecções secundárias. As amputações, quando necessárias, devem ser econômicas.

## Neuropatia Sensitiva Hereditária Tipo 2

- É também conhecida como doença de Morvan. A modalidade de transmissão hereditária é autossômica recessiva. O quadro clínico caracteriza-se por distúrbios sensitivotróficos que envolvem os membros superiores e inferiores. Esta neuropatia depende de mutações no gene HSN2.

## Neuropatia Sensitiva Hereditária Tipo 3

- Também conhecida como disautonomia familial de Riley-Day. Embora os sintomas autonômicos sejam proeminentes, esta condição afeta também outras partes do sistema nervoso e o desenvolvimento somático geral. A modalidade de transmissão é do tipo autossômico recessivo e praticamente só acomete judeus do grupo *ashkenazy*. O defeito genético localiza-se no cromossomo 9q31-q33 (IKBKAP). O diagnóstico pré-natal é possível. Esta síndrome pode ser reconhecida logo após o nascimento, traduzindo-se nesta fase por episódios de cianose, choro débil, febre de origem obscura, vômitos e dificuldade de sucção. No decurso do quadro, certas manifestações como ausência de secreção lacrimal (choro sem lágrimas), hiperidrose, hipotensão postural ou hipertensão após estresse, desordens da termorregulação, diarreia ou constipação podem ser observadas. Além dos sintomas mencionados, pode haver evidência de outros distúrbios neurológicos: disartria, disfagia, incoordenação muscular, hiporreflexia, indiferença à dor, que pode ser responsável pela instalação de úlceras de córnea e lesões dermatológicas. Também distúrbios comportamentais podem estar presentes. Na idade escolar, a criança costuma apresentar baixa estatura, escoliose e desempenho cognitivo pobre.

- Não há tratamento específico, podendo ser adotadas medidas pontuais para evitar ulceração da córnea e combater infecções.

## Neuropatia Sensitiva Hereditária Tipo 4

- Esta forma caracteriza-se por um quadro de insensibilidade congênita à dor com anidrose. Faz parte do quadro clínico um retardo mental e uma tendência a automutilações. A modalidade de transmissão é autossômica recessiva e depende de uma mutação do gene NTRK1 (*neurotrophic tyrosine kinase receptor type I*). Não há tratamento para esta doença.

## OUTRAS NEUROPATIAS HEREDITÁRIAS

### Polineuropatia Amiloidótica Familiar (Doença dos Pezinhos)

- A amiloidose familiar portuguesa é a forma mais comum de amiloidose hereditária sistêmica, sendo a herança autossômica dominante. A doença é causada pela mutação da proteína transtirretina (TTR), que é sintetizada pelo fígado. A substituição do aminoácido metionina pela valina na posição 30 da molécula da TTR foi encontrada em pacientes portugueses. A doença se manifesta clinicamente como uma neuropatia periférica sensitiva, motora e autonômica, iniciando-se na terceira ou quarta década da vida. A evolução é lenta e progressiva, e o prognóstico é sombrio. O quadro sensitivomotor acomete, principalmente, os membros inferiores na sua porção distal; é comum uma marcha escarvante. Os distúrbios tróficos também fazem parte do quadro, através de amiotrofias, e podem culminar com a instalação de mal perfurante plantar.

- Na esfera autonômica é comum a presença de manifestações gastrointestinais, particularmente diarreia, além de impotência sexual, distúrbio dos esfíncteres retal e vesical e hipotensão postural. Outras manifestações podem ocorrer: rouquidão, espessamento de nervos periféricos, síndrome do túnel do carpo, macroglossia, pupilas irregulares e assimétricas, reflexo fotomotor lento e opacidade do vítreo.

- As manifestações da doença dependem da infiltração de substância amiloide, principalmente no sistema nervoso periférico (incluindo o sistema nervoso autônomo). A infiltração pode ser observada também no estômago, no pâncreas, nos rins, olhos, pregas vocais, miocárdio e testículos. O diagnóstico da doença depende dos dados clínicos, heredológicos, étnicos e pode ser confirmado pela biópsia de nervo cutâneo, de testículo ou intestino delgado e, também, pela análise do DNA.

- Não há tratamento específico para esta afecção, sendo sua evolução lentamente progressiva; o óbito costuma ocorrer ao fim de 7 a 10 anos do início das manifestações clínicas por colapso cardiovascular, caquexia ou infecção intercorrente. Alívio sintomático dos distúrbios gastrointestinais pode ser obtido, porém muito pouco pode ser feito na neuropatia sensitivomotora. Mais recentemente, vem sendo preconizado o transplante de fígado, com resultados benéficos, na tentativa de substituir a TTR anormal pela proteína normal do doador.

## Doença de Refsum

- A doença de Refsum (DR) está catalogada entre as doenças peroxissomais e depende de um *deficit* na degradação de um ramo da cadeia de ácidos graxos, com acúmulo no sangue do ácido 3,7,11,15 tetrametil-hexadecanoico (ácido fitânico). O defeito de oxidação do ácido fitânico ocorre por deficiência de uma alfa-hidroxilase específica. Trata-se de uma heredopatia com modalidade de transmissão autossômica recessiva; a consanguinidade é encontrada em uma porcentagem relativamente alta de casos.

- A DR, que é rara, compromete ambos os sexos e pode ter início na infância ou, mais comumente, na segunda e terceira décadas da vida.

- O quadro clínico inclui: polineuropatia periférica, ataxia, hipoacusia, anomalias ósseas (pés cavos, cifoescoliose), cardiomiopatia, ictiose e anormalidades pupilares.

- Dos exames complementares são importantes: dosagem de ácido fitânico no sangue (taxas elevadas); LCR (dissociação proteíno-citológica); exames eletrofisiológicos.

- O tratamento deve ser orientado com dieta pobre em fitol e clorofila (frutas, outros vegetais e manteiga devem ser suprimidos da dieta). A plasmaférese, com o propósito de reduzir as taxas de ácido fitânico, pode ser útil no início do tratamento. As infecções devem ser prontamente debeladas (pelas exacerbações que provocam na doença). Medidas fisioterápicas estão indicadas. O prognóstico depende de infecções intercorrentes e do grau de comprometimento cardíaco.

## Neuropatia Hereditária com Propensão a Paralisias por Compressão

- A neuropatia hereditária com propensão a paralisias por compressão (NHPP) foi considerada inicialmente uma doença diferente, porque as manifestações clínicas são intermitentes. Foi descrita por De Jong (1947) principalmente em pacientes da mesma família, em várias gerações, que apresentavam paralisias recidivantes do nervo fibular comum (antigamente ciático poplíteo externo). Essas paralisias ocorriam particularmente em colhedores de batata (que ficam numa posição agachada ou de cócoras).

- Nas famílias atingidas, os indivíduos costumam apresentar paralisias transitórias de músculos inervados por nervos periféricos específicos (especialmente os nervos mediano, ulnar, radial e tibial posterior). Na nomenclatura anglo--saxã este tipo de comprometimento recebe o nome de *Hereditary Neuropathy with liability to Pressure Palsies* (HNPP).

- A biópsia de nervo pode evidenciar um aspecto anatomopatológico particular, com espessamento localizado das fibras mielinizadas. O componente hipertrófico pode ser tão evidente que este tipo de envolvimento já foi denominado de "neuropatia tomacular" (derivado da palavra latina para salsicha).

- Os primeiros sintomas da doença surgem habitualmente nas primeiras décadas da vida, sendo ligeiramente mais frequentes no sexo masculino. A instalação do *deficit* motor é geralmente aguda e costuma estar na dependência de posturas ou compressões leves (posição de cócoras para o tibial posterior, apoio do cotovelo para o ulnar). O fator causal é mínimo e pode ser não valorizado ou até esquecido pelo paciente. O episódio paralítico geralmente é indolor e o quadro pode ser puramente motor ou acompanhar-se de *deficit* sensitivo ou apenas de parestesias. O exame neurológico pode evidenciar abolição de reflexos no território comprometido. Pés cavos podem ser observados em 18% dos pacientes. Casos assintomáticos podem ser observados nos familiares de pacientes e podem ser evidenciados pelos exames eletrofisiológicos.

- A condição pode estar ligada ao CMT, porque as velocidades de condução nervosa são frequentemente lentas entre os episódios de paralisia. Entretanto, ao contrário do CMT, pode haver um bloqueio de condução, embora não seja frequente.

- Do ponto de vista genético, uma deleção de 1,5 Mb da região CMT1A rep (17p11.2) é a anomalia mais frequente na NHPP. Este tipo de defeito parece responder por 85% dos casos. Ela pode estar relacionada com uma combinação desigual (21.13) ou com um rearranjamento intracromossômico. As mutações do gene da PMP22 dando o fenótipo da NHPP são mais raras.

- A NHPP é certamente subdiagnosticada.

- Não existe um tratamento curativo para a NHPP. O tratamento cirúrgico é preconizado naqueles casos de compressão canalicular com bloqueio de condução persistente. O emprego de corticosteroides é anedótico. O tratamento é preventivo e o paciente (ou pré-paciente) deve ser orientado no sentido de evitar posturas ou situações que possam determinar compressões (como atividades esportivas, profissionais, imobilização por anestesia, posturas durante o parto, uso prolongado de garrote...)

## OUTRAS NEUROPATIAS

### Síndrome Pós-poliomielite

- Pacientes que sofreram poliomielite aguda podem desenvolver, 20 a 30 anos depois, sintomas neuromusculares. Unidades motoras podem reinervar fibras musculares desnervadas e com o tempo essas unidades podem sofrer desgaste e levar a sintomas. As principais manifestações são cansaço, fraqueza muscular, amiotrofias, cãibras e fasciculações. O exame ENMG é importante para a confirmação do diagnóstico.

- Não há tratamento específico para este tipo de neuropatia motora. Medidas fisioterápicas e terapia ocupacional podem ser implementadas. Na presença de disfagia e disartria deve-se preconizar uma dieta especial e exercícios orientados por uma fonoaudióloga.

## NEUROPATIAS PARANEOPLÁSICAS – (ver Neuroncologia)

## COMENTÁRIOS FINAIS

- As polineuropatias podem ser hereditárias e adquiridas.

- As causas adquiridas são múltiplas e nem sempre é possível confirmar a sua etiologia – são as polineuropatias idiopáticas. Entre as causas adquiridas, alinham-se as de natureza autoimune, as infecciosas, inflamatórias, metabólicas, carenciais, tóxicas e medicamentosas.

# MONONEUROPATIAS

Algumas mononeuropatias devem merecer uma consideração especial, particularmente aquelas do tipo canalicular (por encarceramento). Vamos, adiante, analisar algumas formas.

## SÍNDROME DO TÚNEL DO CARPO

- Trata-se de afecção das mãos e costuma evoluir com dores e parestesias no território do nervo mediano. É mais comum na mulher e nas pessoas que exercem uma profissão manual. O movimento das mãos leva à melhora da sintomatologia, o que se explica pela melhora da perfusão do nervo. O quadro costuma ser unilateral, podendo entretanto acometer ambas as mãos. A dor costuma exacerbar-se no período noturno e pode ser desencadeada pela pressão ou percussão do nervo mediano no nível do punho e também por movimentos com extensão do punho. Nas fases mais avançadas do quadro clínico, pode aparecer atrofia da eminência tênar, acompanhada de *deficit* motor dos três primeiros dedos da mão. Outras alterações podem estar presentes: edema, cianose ou eritema da mão. O fator local sob a forma de compressão direta do nervo mediano ou sua isquemia sob o ligamento anular do carpo parece ser o mecanismo mais comum para explicar a patologia. Podem provocar este tipo de patologia várias afecções: fratura do punho com fibrose regional, tenossinovites, tumores do nervo ou de tecidos da vizinhança, deformações reumáticas do punho, amiloidose, hipotireoidismo. A síndrome do túnel do carpo é a neuropatia mais frequente da grávida.

- O diagnóstico deve se basear nos dados clínicos, podendo a ENMG fornecer subsídios importantes. Os pacientes podem ser colocados em três categorias, com base na apresentação clínica e no estudo eletroneuromiográfico para avaliação do prognóstico e da conduta terapêutica: graus leve, moderado e acentuado.

- Os pacientes na categoria de grau leve, usualmente se queixam de parestesias e dor no território do nervo mediano. Estes sintomas são intermitentes e tipicamente pioram à noite, podendo acordar o paciente, o qual movimenta a(s) mão(s) para aliviar os sintomas. Com a evolução, as queixas noturnas passam a ocorrer durante o dia e progressivamente aumentam de frequência. Este grupo responde bem ao uso de anti-inflamatórios não esteroidais e ao uso de *splint* noturno. Em alguns casos, a infiltração de corticosteroides no canal do carpo, seguida do uso de *splint* por aproximadamente 3 semanas, leva 76% dos casos a ficar sem sintomas por cerca de 6 semanas, mas ao término de 18 meses apenas 22% permanecem assintomáticos.

- Nos pacientes na categoria de grau moderado, as queixas são de diminuição da sensibilidade no território do nervo mediano abaixo do punho e habilidade reduzida para executar movimentos finos. A dor pode se propagar para o cotovelo ou para a região do ombro. O tratamento conservador com anti-inflamatório e imobilização do punho com *splint* pode melhorar os sintomas, porém o tratamento cirúrgico com a liberação do ligamento transverso do carpo promove mais benefício.

- Os pacientes na categoria de grau acentuado apresentam perda sensitiva e atrofia muscular da região tênar, usualmente severa, e a função da mão fica comprometida. Aqui o mais apropriado é o tratamento de descompressão do nervo.
- Sempre as comorbidades (artrite reumatoide, hipotireoidismo...) devem ser tratadas.

## PARALISIA DO NERVO ULNAR NO NÍVEL DO COTOVELO

- Este tipo é considerado a segunda mononeuropatia mais frequente. Os traumas repetidos do cotovelo são comuns e podem causar uma neuropatia. Pode ocorrer por trauma do nervo no sulco ulnar do cotovelo, proximal à aponeurose do músculo flexor ulnar do carpo, ou no ligamento arqueado. A paralisia pode ser imediata na decorrência do trauma ou tardia, pelo crescimento ósseo assimétrico após uma fratura. Também em certas profissões (telefonistas) o apoio repetido dos cotovelos pode determinar paresia do ulnar (até bilateral). As principais manifestações neurológicas são parestesias no dedo mínimo, parte do anular e eminência hipotênar, assim como fraqueza dos interósseos nessa região. Tais sintomas são exacerbados pela flexão prolongada do cotovelo. Nas formas crônicas da paralisia (como na neurite hanseniana) pode aparecer uma deformidade sob a forma de mão em garra.
- O tratamento depende da causa, podendo ir desde uma descompressão cirúrgica até a evitação de posturas viciosas e medidas fisioterápicas; nos casos de neurite hanseniana, ver tratamento no capítulo Neuroinfecção I.

## PARALISIA DO NERVO FIBULAR

- Comumente é provocada pela compressão do nervo contra a porção lateral da fíbula. A neuropatia do fibular é a mais frequente mononeuropatia do membro inferior. Este nervo pode sofrer uma compressão extrínseca, particularmente no ponto onde trafega pela cabeça da fíbula. O nervo fibular é um dos dois principais ramos do nervo ciático e origina-se das fibras da raiz L5. Esse fenômeno pode ocorrer nas pessoas magras que ficam muito tempo com as pernas cruzadas ou então em mulheres que se submetem a procedimentos ginecológicos e sofrem compressão da porção alta e lateral da fíbula pelo apoio na mesa ginecológica, ou então em indivíduos que ficam muito tempo agachados. Também o uso de próteses, meias elásticas ou faixas pode comprimir o nervo. A principal manifestação neurológica é a queda do pé, com marcha escarvante e perda sensitiva no dorso do pé. O quadro, geralmente benigno, costuma regredir nos dias subsequentes. Medidas fisioterápicas podem ser adotadas.

- Outras causas podem comprometer o nervo fibular: traumatismos, neuropatia diabética, neuropatia por vasculite e neurite hanseniana (neste caso pode-se palpar um espessamento do nervo fibular, comum na cabeça da fíbula). A eletroneuromiografia é o exame indicado para confirmar o diagnóstico de neuropatia fibular. O exame de imagem (ressonância magnética e ultrassonografia) pode contribuir para o diagnóstico etiológico: alterações ósseas na cabeça da fíbula, tumores, cisto de Baker, aneurisma.

- O tratamento deve ser conduzido com medidas fisioterápicas e órtese para o pé caído. Devem-se evitar, particularmente nas pessoas magras, determinadas posturas (cruzamento das pernas, posição agachada por tempo prolongado) e por ocasião de certos procedimentos médico-cirúrgicos, utilizar protetores acolchoados na região fibular. O tratamento cirúrgico deve ser reservado às lesões traumáticas do nervo ou nos casos de tumores ou outros processos expansivos.

## PARALISIA DO NERVO RADIAL

- O nervo radial está sujeito a injúrias em diferentes localizações: na axila pelo uso de muletas de apoio axilar, no canal de torção do úmero por fratura ou quando o parceiro dorme sobre o braço da pessoa ("paralisia dos amantes") ou, ainda, quando o próprio indivíduo dorme sobre o braço, principalmente quando está embriagado ("paralisia da noite de sábado"). A principal manifestação neurológica é a incapacidade de fazer a extensão do punho (mão pêndula na posição de juramento).

- O prognóstico geralmente é bom, mas medidas fisioterápicas e de terapia ocupacional podem ser adotadas nos casos mais severos. O uso de corticoides e/ou de complexo B (tiamina, piridoxina, cianocobalamina) é questionável nestes casos. Nos casos de encarceramento ou traumatismos (fraturas complexas do úmero), a exploração cirúrgica está indicada.

## MERALGIA PARESTÉSICA

- Esta síndrome é mais comum no sexo masculino e costuma aparecer entre 40 e 60 anos de idade. Ela depende do comprometimento do nervo femorocutâneo, cuja função é puramente sensitiva (origem L2 e L3). Este nervo proporciona sensibilidade a uma área mais ou menos extensa da face anteroexterna da coxa. O quadro clínico, habitualmente unilateral, traduz-se por parestesias, dolorosas ou não, localizadas na face anteroexterna da coxa; as manifestações parestésicas costumam ser desencadeadas pela marcha ou pela posição ortostática e cessam ou melhoram com o repouso. As parestesias podem ter expressões diversas: formigamento, queimação, sensação de calor ou frio, de descarga elétrica ou agulhadas. Estas sensações podem ser espontâneas ou provocadas pelo simples contato das vestes. Ao exame, pode ser encontrada uma hiperestesia na face anteroexterna da coxa. Raramente é observada uma área de hipoestesia ou anestesia na área de distribuição do nervo. Múltiplas causas podem determinar a síndrome: *diabetes mellitus*, compressão do nervo, sobretudo no nível da espinha ilíaca anterossuperior (processos de artrose), tumores retroperitoneais, processos intrapelvianos, compressão por cinto ou espartilho. A etiologia nem sempre pode ser estabelecida e alguns admitem que a forma idiopática seja determinada pela tração que a fáscia *lata* exerce sobre os filetes nervosos ou, então, pela disposição anormal do nervo quando da sua passagem sob o ligamento inguinal (nesta situação, o nervo pode ser comprimido ou angulado). A obesidade e a gravidez podem atuar como causas adjuvantes neste quadro.

- O tratamento pode ser feito à base de carbamazepina, gabapentina ou amitriptilina. Perda de peso e evitar roupas apertadas são medidas necessárias. Infiltração com anestésicos locais e/ou corticoide próximo à espinha ilíaca anterossuperior pode ser útil. Em raros casos, o tratamento pode chegar até a descompressão cirúrgica ou a secção do nervo. A maior parte dos casos apresenta remissão espontânea dentro de semanas ou meses.


## PARALISIA DO NERVO FEMORAL

- Este nervo origina-se das raízes nervosas L2-L4, sendo o maior ramo do plexo lombar. Inerva os músculos flexores do quadril (iliopsoas) e extensores dos joelhos (quadríceps). A lesão do nervo femoral torna o membro inferior instável, o que prejudica a marcha, principalmente para subir escadas ou levantar-se. A alteração da sensibilidade localiza-se na porção anteromedial da coxa e na face interna da perna. Geralmente o reflexo patelar fica abolido. As causas de comprometimento do nervo femoral podem ser traumáticas (fraturas da bacia, ferimentos por arma de fogo ou arma branca, uso inadequado de afastadores em cirurgias intrapélvicas), metabólicas (*diabetes mellitus*), flexão prolongada do quadril durante o parto (por exemplo), distúrbios hemorrágicos (hemofilia, trombocitopenia, uso de anticoagulantes, ruptura de aneurisma no espaço retroperitoneal). O estudo eletroneuromiográfico é importante para o diagnóstico diferencial entre uma radiculopatia lombar, plexopatia, doença da junção neuromuscular, miopatia e neuropatia femoral.

- O tratamento é geralmente conservador e deve ter como objetivo a eliminação de qualquer fonte de compressão. Medidas fisioterápicas são importantes no tratamento destes pacientes.

## SÍNDROME DO TÚNEL DO TARSO

- Consiste na compressão do nervo tibial no tornozelo. Existe aí um túnel osteofibroso cujo teto é formado pelo retináculo flexor, que se encontra ancorado do maléolo medial ao calcâneo e o assoalho é formado pela borda medial dos ossos tálus e calcâneo e pela borda posterior do maléolo medial. Os sintomas consistem em dor e parestesias na planta do pé, que são exacerbadas pela marcha ou por permanecer de pé por tempo prolongado. A dor pode aparecer (ou ser agravada) pela pressão sobre o nervo tibial abaixo do maléolo medial (sinal de Tinel). Em aproximadamente metade dos casos a causa é idiopática. Algumas causas podem ser identificadas: compressão por calçados apertados, enfaixamentos ou aparelhos gessados; antecedentes de traumas da região do tornozelo; presença de cistos sinoviais, tumores neurais. Também deve ser apurada a presença de comorbidades (*diabetes mellitus*, hipotireoidismo, acromegalia). A ENMG e a RM são exames indicados para esclarecer o diagnóstico. Também testes com anestésico local (xilocaína a 1%) podem contribuir para o diagnóstico e até para a terapêutica quando seguidos de 40 mg de metilprednisolona.

- O tratamento deve ser conservador na ausência de lesões estruturais importantes (processos expansivos ou traumas). O tratamento farmacológico pode incluir anti-inflamatórios não esteroidais, antidepressivos tricíclicos e corticosteroides. O tratamento cirúrgico deve ser recomendado nos casos intratáveis ou quando da identificação de uma lesão estrutural.

## METATARSALGIA DE MORTON

- É um quadro de pé doloroso que predomina na mulher de meia-idade e ocasionalmente pode ocorrer no homem. O quadro álgico é recorrente e apresenta-se sob a forma de dor queimante. Geralmente é unilateral e a dor costuma localizar-se entre o terceiro e o quarto espaço metatarsiano, com irradiação para as regiões vizinhas do pé. A dor pode persistir no repouso e prejudicar o sono. Ela pode ser desencadeada pela compressão do terceiro e quarto metatarsianos. Este quadro geralmente depende da formação de um neuroma traumático.

- O tratamento deve ser iniciado com medidas conservadoras: analgésicos, anti-inflamatórios não esteroidais, infiltração com procaína-corticosteroides. Na maioria dos casos é necessária a exérese do neuroma traumático.

### COMENTÁRIOS FINAIS

- As mononeuropatias, localizadas, geralmente, na extremidade distal dos membros superiores e inferiores, podem ser de diagnóstico fácil para o neurologista (síndrome do túnel do carpo, paralisia radial, paralisia ulnar...) ou exigir a opinião de um ortopedista (síndrome do túnel do tarso, metatarsalgia de Morton...).

- As causas são múltiplas: encarceramento do nervo, compressão, posturais, iatrogênicas (particularmente durante o ato cirúrgico), sistêmicas, infecciosas, traumáticas...

- Alguns exames complementares podem proporcionar subsídios importantes para confirmar o diagnóstico clínico: radiografia simples, neuroimagem (particularmente RM), exames eletrofisiológicos (particularmente a ENMG).

## OUTRAS NEUROPATIAS

### SÍNDROME DE ISAACS (*Síndrome da Atividade Contínua da Fibra Muscular*)

- Esta afecção rara tem alguma semelhança com a síndrome do homem rígido. O quadro clínico consiste fundamentalmente de rigidez muscular, cãibras intermitentes, fasciculações, além de dificuldade para falar, mastigar e até respirar. A afecção costuma ter início com rigidez de caráter progressivo, afetando particularmente a musculatura dos membros inferiores e o tronco. Movimentos passivos repetitivos das pernas levam a aumento da resistência e dor. Nas fases subsequentes são afetados os músculos oculares, respiratórios e da língua. A rigidez muscular não é modificada pelo sono, entretanto desaparece completamente com a curarização do doente. A síndrome pode ocorrer em crianças, adolescentes e adultos jovens.

- A condição tem sido atribuída a uma neuropatia periférica, em virtude de achados de distúrbios sensitivos nas porções distais dos membros. Podem ser detectados alentecimento da condução nervosa e anormalidades na biópsia do nervo sural. Na ENMG há evidência de atividade muscular contínua. Uma forma de atividade muscular contínua tem sido atribuída a uma mutação genética no cromossomo 12, que pode ocasionar uma anormalidade no canal de potássio do nervo periférico.

- O tratamento deve ser feito com difenil-hidantoína; também a carbamazepina tem sido preconizada. Plasmaférese e imunoglobulina venosa têm sido eficazes em alguns pacientes.

### COMENTÁRIOS FINAIS

- No exame ENMG há evidência de atividade muscular contínua; descargas neuromiotônicas iniciam-se e interrompem-se bruscamente. O exame mostra fibrilações e descargas espontâneas contínuas, que aumentam com o movimento voluntário.

- Em alguns casos a taxa do CPK encontra-se elevada.

- Em virtude das similaridades eletrofisiológicas e clínicas da síndrome de Isaacs com a tetania induzida pela hiperventilação, faz-se necessária uma investigação com dosagem de cálcio e fósforo.

## SÍNDROME DE DOR REGIONAL COMPLEXA (SDRC)

- Trata-se de uma dor neuropática, geralmente determinada por trauma de um nervo rico em fibras autônomicas (mediano, tibial posterior). O trauma precipitante da SDRC pode ser menor (leve a moderado) ou maior (fratura). Esta síndrome pode ocorrer também como corolário de uma paralisia (hemiplegia ou monoplegia).

- Os critérios para o diagnóstico da SDRC incluem: 1) a presença de um evento nociceptivo inicial (trauma) ou imobilização; 2) uma dor contínua com hiperalgesia e alodínia; 3) presença de atividade anormal vasomotora e sudomotora (cianose e/ou rubor local, distúrbios da sudorese, edema e pele fina); 4) ausência de afecção que explique o grau de dor e disfunções autonômicas.

O quadro álgico, localizado na porção distal de um membro, não tem a distribuição típica de uma raiz ou nervo. É típica a atitude do paciente, mantendo o segmento de membro imóvel e protegido para evitar a dor ou a sua exacerbação. Embora a fisiopatologia seja obscura, é inegável o papel do sistema simpático e sua relação com o SNC, o que pode acarretar uma resposta inflamatória neurogênica periférica com liberação de peptídeos algógenos.

- O tratamento é sempre um desafio para os terapeutas e deve ser conduzido por uma equipe multiprofissional. O combate à dor é o objetivo primeiro e deve ser feito com AINEs, antidepressivos tricíclicos, neuromoduladores (carbamazepina, gabapentina, lamotrigina, valproato de sódio). O uso de cortisona (prednisona) pode ser útil e sempre deve ser tentado. A fisioterapia é uma arma preciosa e deve-se insistir na mobilização do membro afetado. Um acompanhamento psicológico dever ser recomendado, particularmente naqueles casos de evolução prolongada. Nos casos rebeldes, pode-se tentar bloqueio do gânglio estrelado e, até mesmo, simpatectomia.

## COMENTÁRIOS FINAIS

- O comprometimento das vias simpáticas pós-ganglionares dos nervos periféricos determina as alterações na pele, como anidrose ou hiperidrose, edema por vasoplegia, paralisia da piloereção.

- Em virtude da rica sinonímia desta síndrome (distrofia reflexo-simpática, atrofia de Sudeck, síndrome ombro-mão, causalgia), a Associação Internacional para o Estudo da Dor propôs a denominação de SDRC e a desdobrou em dois tipos: SDRC I (antiga distrofia reflexo-simpática), em que não há uma lesão clara de um nervo; SDRC II (antiga causalgia), que depende de lesão definida de um nervo.

# MONONEUROPATIAS CRANIANAS

## PARALISIA FACIAL PERIFÉRICA IDIOPÁTICA

### Aspectos Essenciais

- Também chamada de paralisia de Bell.

- Do ponto de vista fisiopatológico, três teorias procuram explicar a paralisia de Bell. A mais antiga postula que a paralisia facial *a frigore* é uma neuropatia edematosa. O edema do nervo e/ou de seus envoltórios representaria um risco para os cilindro-eixos, em razão de os mesmos transitarem pelo conduto de Falópio na porção petrosa do osso temporal. A ação mecânica sobre o segmento intrapetroso do nervo se faz sentir quando o edema é de alguma proporção e quando o canal ósseo não é suficientemente amplo. O edema do nervo parece ser determinado por um arteriospasmo dos vasos perineurais. A isquemia do nervo acarreta anoxia que leva ao edema, que por sua vez acentua a isquemia. Este círculo vicioso, edema-isquemia autoentretido, é responsável pela persistência da paralisia por algum tempo. Neste caso, o *déficit* motor é interpretado, por alguns, como corolário de uma inibição isquêmica da passagem do influxo pelo comprometimento efêmero dos *vasa nervorum*.

- O arteriospasmo poderia ser determinado por um estímulo físico ou emocional, contudo a isquemia não explica todas as paralisias de Bell, podendo o edema do nervo também ser determinado por uma neurite viral. Também nesta neurite viral é ressaltado o papel adjuvante do frio. Recentemente vem sendo considerado o papel do vírus herpes *simplex* (HSV1) na etiopatogenia da paralisia de Bell. Finalmente, vários fatos contribuem para a postulação de uma teoria autoimune, sendo um deles a associação da paralisia facial e a síndrome de Guillain-Barré. A presença de altos títulos de anticorpos antigangliosídeos GM1 sugere que a neuropatia possa ser imunomediada.

- A instalação da paralisia costuma ser rápida, sendo frequente que o paciente a perceba pela manhã e ao se defrontar com o espelho.

- É comum que o quadro, no início, venha acompanhado de dor retroauricular ao lado da paralisia ou imediatamente antes de sua instalação.

- A paralisia costuma ser unilateral e, ao exame, podem ser observados: desvio dos traços fisionômicos para o lado são; piscamento ausente ou menos evidente no lado afetado; sulcos da pele menos pronunciados no lado paralisado; fenda palpebral mais aberta, com incapacidade para fechar o olho (lagoftalmo). O *déficit* da musculatura facial torna-se evidente quando o paciente procura realizar movimentos no território da face: abrir a boca, mostrar os dentes, enrugar a fronte...

- Na paralisia facial periférica, além da forma idiopática, devem ser consideradas no diagnóstico diferencial outras doenças, como neurossarcoidose, neuroborreliose, fratura do osso temporal, herpes zóster (e outros vírus), patologias otológicas, tumores (da parótida, do ângulo pontocerebelar), paralisia neonatal, meningite tuberculosa, infecções da orelha média, esclerose múltipla, síndrome de Guillain-Barré, neuro-hanseníase...

## Tratamento

- O tratamento deve ser orientado com massagens e exercícios para estimular a musculatura facial, principalmente diante do espelho.

- Do ponto de vista farmacológico, devem-se utilizar analgésicos comuns para a dor retroauricular (se necessário). O uso de corticosteroides é preconizado: prednisona (0,5 a 1 mg/kg/dia) nos primeiros 5 dias, depois doses decrescentes com interrupção após 2 semanas. Alguns terapeutas costumam associar o aciclovir ao corticoide, embora não haja evidência da eficácia do antiviral.

- Os cuidados oculares são importantes: uso de colírio (lágrima artificial) e óculos escuros durante a vigília e tampão ocular durante o sono.

- Não há evidência de que a descompressão cirúrgica do nervo seja eficaz.

- A paralisia de Bell pode regredir sem deixar sequelas em aproximadamente 80% dos casos. A regressão costuma ocorrer em 4 a 8 semanas.

- Nos casos com paralisia completa, com dor retroauricular persistente (por muitos dias) e de evolução prolongada (3 meses ou mais), o prognóstico não é favorável e a presença de sequelas é elevada.

- Os exames eletrofisiológicos, particularmente a ENMG, podem fornecer subsídios para o prognóstico. Quando ocorre somente uma neuropraxia, o prognóstico é bom; na presença de axonotmese, o prognóstico pode não ser favorável. Exame de neuroimagem (RM) impõe-se quando há suspeita de lesão estrutural (patologia da parótida ou lesão compressiva no ângulo pontocerebelar).

## Comentários Finais

- As principais complicações e sequelas da paralisia de Bell são: 1) complicações oculares (conjuntivites, queratites, ectrópio); 2) paralisia facial definitiva; 3) contratura muscular (determinada pela retração fibrosa das fibras musculares não reinervadas); 4) espasmo facial; 5) sincinesias (por erros de reinervação); 6) síndrome das lágrimas do crocodilo (erro de reinervação).

- A paralisia facial periférica pode ser bilateral num pequeno contingente de casos: síndrome de Guillain-Barré; sarcoidose, borreliose, síndrome de Melkersson-Rosenthal.

- A síndrome de Ramsay-Hunt é uma paralisia facial periférica unilateral (de instalação aguda) associada à presença de vesículas herpéticas no meato acústico externo ou na membrana timpânica. Ocorre um quadro álgico localizado no meato acústico externo e no processo mastóideo, podendo comprometer toda uma hemiface. Também diminuição da acuidade auditiva e vertigem fazem parte do quadro. A síndrome é determinada por um agente viral (herpes zóster) que se localiza no gânglio geniculado. O tratamento é feito à base de corticosteroides (prednisona, 1 mg/kg/dia, em doses decrescentes durante 10 dias) e aciclovir (400 mg cinco vezes/dia, durante 7 a 10 dias). Se necessário, usar para a dor os gabapentinoides ou carbamazepina.

## NEUROPATIAS ÓPTICAS

- A forma mais comum é a neurite óptica (NO).

- É mais comum no adulto jovem e sua principal causa é inflamatória: neurite retrobulbar das doenças desmielinizantes. (ver Esclerose Múltipla e Outras Doenças Desmielinizantes).

- As NO costumam traduzir-se por rebaixamento da acuidade visual e dor ocular leve à movimentação dos olhos.

- Outra forma é a neurite luética (hoje menos frequente), que é uma forma de sífilis tardia. A instalação do rebaixamento visual costuma ser gradual e, se não houver tratamento específico precocemente, pode determinar atrofia das papilas com amaurose bilateral (ver Tratamento no capítulo Neuroinfecção I).

- As causas infecciosas determinam uma NO anterior, geralmente com edema de papila, com ou sem retinite.

- A neuropatia óptica isquêmica anterior (NOIA), do tipo não arterítico, depende de um AVCI que compromete o nervo óptico no disco. A perda da visão monocular é súbita, indolor e costuma ocorrer ao despertar, geralmente após os 50 anos de idade. Geralmente o *deficit* visual é do tipo altitudinal inferior com preservação da visão central; outras formas de *deficit* podem ocorrer. O *deficit* visual monocular é irreversível e o tratamento deve visar à proteção do outro olho com o uso de antiagregantes.

- A NOIA-arterítica ocorre na arterite de células gigantes ou doença de Horton (ver Cefaleias).

- As NO progressivas, geralmente unilaterais, podem ser determinadas por compressão ou infiltração do nervo: glioma do nervo óptico, processo expansivo da região hipofisária, meningioma da pequena asa, sarcoidose...

- As causas de NO podem ser também nutricionais, tóxicas ou medicamentosas: carência de tiamina, intoxicação alcoólica-tabáquica, uso de etambutol...

## COMENTÁRIOS FINAIS

- O quadro de neuropatia óptica isquêmica posterior (NOIP) é mais raro e obedece à mesma causa da NOIA não arterítica.

- O uso de pentoxifilina e *Ginkgo biloba* não é recomendado, pela falta de evidências em ensaios clínicos.

- Ver comprometimento dos demais nervos cranianos em outros capítulos deste texto.

## BIBLIOGRAFIA CONSULTADA

Bouche P, Léger J-M, Vallat J-M. Neuropathies Périphériques. Polyneuropathies et Mononeuropathies Multiples. Vol. 2. Paris: Doin; 2004.

Bouche P. Neuropathies Périphériques. Les Mononeuropathies. Vol 3. Paris: Doin; 2006.

Cambier J, Masson M, Dehen H, Masson C. Neurologie. 13 éd. Paris: Elsevier-Masson; 2012.

England JD & Asbury AK. Peripheral neuropathy. Lancet. 2004;363:2151.

Gooch C & Fatini T. Peripheral neuropathies. In: Brust JCM: Current Neurology. Diagnosis & Treatment. 2nd ed. New York: McGraw-Hill Lange; 2012.

Gouider R & Bouche P. Neuropathies focales héréditaires. In: Bouche P, Léger JM & Vallat JM. Neuropathies Périphériques. Vol 2. Paris: Doin; 2004.

Grogan PM & Gronseth GS. Practice parameter: steroids, acyclovir, and surgery for Bell´s palsy. Neurology. 2001;56:830.

Katze JN & Simmons BP. Carpal tunnel syndrome. N Engl J Med. 2002;346:1807.

Kuhlenbäumer G, Young P, Hünermund G et al. Clinical features and molecular genetics of hereditary peripheral neuropathies. J Neurol. 2002;249:1629.

Pelosof LC & Gerber DE. Paraneoplastic syndromes. An approach to diagnosis and treatment. Mayo Clin Proc. 2010;85:838.

Ropper AH. Current treatments for CIDP. Neurology. 2002;60(Suppl 3):516.

Sumner CJ, Sheth S, Griffin JW et al. The spectrum of neuropathy in diabetes and impaired glucose tolerance. Neurology. 2003;60:108.

Vriesendorp FJ. Treatment and prognosis of Guillain-Barré syndrome in adults. Disponível em: http://www.uptodate.com Acessado em: 12 aug 2013.

# Cefaleias

**8**

*Wilson Luiz Sanvito*
*Paulo Helio Monzillo*

- A dor de cabeça é uma das queixas mais frequentes na prática médica do dia a dia e constitui um importante problema de saúde pública. Estima-se que 90% da população podem referir algum tipo de dor de cabeça em alguma época da vida.

- Pode-se desdobrar o estudo das cefaleias em dois grandes grupos: 1) cefaleias primárias; 2) cefaleias secundárias. As primárias não têm uma causa identificável, a dor de cabeça é o elemento principal do quadro clínico, a caracterização é, sobretudo, descritiva, os mecanismos etiopatogênicos são obscuros e os métodos diagnósticos praticamente nada acrescentam. Geralmente representam quadros disfuncionais, transitórios e recorrentes. Estas formas de cefaleia são benignas, mas podem arruinar a qualidade de vida do paciente pela sua intensidade e frequência. As principais formas de cefaleia primária são enxaqueca, cefaleia tipo tensional, cefaleia crônica diária, cefaleia em salvas, hemicrania paroxística crônica e episódica, SUNCT, cefaleias indometacina-respondedoras.

As cefaleias secundárias são sintomas dependentes de condições estruturais (locais ou sistêmicas) ou metabólicas e tóxicas. Estas formas nem sempre são benignas, podem provocar danos físicos no organismo e até representar risco à vida do paciente. As cefaleias secundárias podem ser dependentes: 1) de uma patologia neurológica estrutural (tumores intracranianos, meningites, encefalites, AVC, ruptura de aneurisma, TCE, pseudotumor cerebral...); 2) de patologias estruturais originadas no crânio e/ou na face (olhos, seios da face, ouvidos, boca...); 3) de patologias estruturais sistêmicas (doenças infecciosas, LES...).

- Segundo a sua instalação, a cefaleia pode ser aguda (HSA, síndrome da vasoconstrição cerebral reversível, meningites agudas, hipertensão intracraniana aguda, encefalopatia hipertensiva, dissecção carotidiana ou vertebral, tromboflebite cerebral, apoplexia hipofisária, glaucoma agudo, sinusite aguda); subaguda (meningite subaguda, tromboflebite cerebral, arterite temporal, processo expansivo intracraniano) ou cefaleias episódicas (de instalação crítica) separadas por intervalos livres (enxaquecas, cefaleia em salvas, neuralgia do trigêmeo e glossofaríngeo, malformação arteriovenosa); cefaleias crônicas (cefaleia tipo tensional, cefaleia pós-traumática, cefaleia crônica diária, cefaleia medicamentosa).

- A anamnese é a principal ferramenta para a caracterização de um tipo de cefaleia; a história deve ser complementada pelo exame físico do paciente. A investigação complementar (que poderá ou não ser realizada) dependerá dos dados proporcionados por essa abordagem inicial. A anamnese compreende duas partes, sendo a primeira constituída pela narração espontânea das queixas; na segunda parte, o médico deve intervir e fazer perguntas pertinentes. Nesta anamnese orientada, o médico deve organizar um roteiro próprio e usá-lo de modo sistemático: tempo de queixa, modo de instalação, duração da dor, localização, caráter, intensidade, ritmo e periodicidade, manifestações associadas, fatores de melhora, fatores de piora.

## ENXAQUECAS

### ASPECTOS ESSENCIAIS

- A enxaqueca (ou migrânea) é uma cefaleia comum e incapacitante.

- Os estudos epidemiológicos têm documentado sua elevada prevalência (estimada no Brasil de 12 a 15%), bem como seu impacto socioeconômico e pessoal. É mais comum na mulher, na razão de 3:1.

- Pode-se definir enxaqueca como uma reação neurovascular anormal que ocorre num organismo geneticamente vulnerável e que se exterioriza, clinicamente, por episódios recorrentes de cefaleia e manifestações associadas que geralmente dependem de fatores desencadeantes. Esta definição, embora singela, tem a vantagem de incorporar os dois fatores fundamentais da enxaqueca: o endógeno (genético) e o exógeno (ambiental).

- Os principais fatores desencadeantes são: problemas emocionais (ansiedade, depressão, irritabilidade, excitação eufórica...), excesso ou privação de sono, bebidas alcoólicas (particularmente vinho tinto), certos alimentos (chocolate, queijos maturados, produtos defumados), presença de conservantes químicos em alimentos – nitritos e nitratos em salsichas e salames – ou uso de glutamato monossódico em tempero de alimentos, jejum prolongado, uso de certos medicamentos (vasodilatadores, anticoncepcionais), modificações hormonais (menstruação, reposição hormonal), exposição a odores fortes e penetrantes (perfumes, creolina, gasolina...), exposição a estímulos luminosos intensos e intermitentes, movimentos de aceleração da cabeça, altitudes elevadas...

- Embora existam muitos tipos de enxaqueca, dois são os mais comuns: 1) enxaqueca sem aura; 2) enxaqueca com aura.

- Os critérios diagnósticos são os seguintes: 1) cefaleia recorrente sob a forma de crises que duram de 4 a 72 horas; 2) geralmente localização unilateral; 3) caráter pulsátil da dor; 4) intensidade moderada ou forte; 5) piora da dor com atividade física rotineira: 6) presença de manifestações associadas (náusea, fotofobia, fonofobia, osmofobia...); 7) pelo menos cinco crises anteriores preenchendo os critérios referidos e a exclusão, através de exames de neuroimagem, de cefaleias secundárias.

- Na enxaqueca com aura, a fase álgica é precedida por manifestações do tipo visual (p. ex.: luzes tremulantes, manchas, moscas volantes, traçados em ziguezague, *flashes* de luz ou perda da visão num ponto do campo visual). As auras podem ser sensitivas (formigamento ou adormecimento num segmento corporal) ou se traduzir por um distúrbio da linguagem (afasia transitória). A aura costuma durar de 5 a 20 minutos, podendo chegar a 60 minutos, mas costuma ser completamente reversível. Na maior parte das crises, a aura é sucedida pela fase álgica com as mesmas características da enxaqueca sem aura.

- A enxaqueca pode ter início na infância, adolescência ou no início da idade adulta. Embora não seja comum, pode começar em fases mais tardias da vida, como na meia-idade.

- Deve-se considerar também as síndromes periódicas da infância, comumente precursoras de enxaqueca. Encaixam-se nesta categoria os vômitos cíclicos não atribuídos a outros transtornos, dor abdominal episódica (enxaqueca abdominal), vertigem paroxística benigna da infância.

- A enxaqueca crônica é aquela cefaleia que ocorre em 15 ou mais dias por mês, por um período mínimo de 3 meses, na ausência de uso excessivo de medicação analgésica.

- A enxaqueca hemiplégica familial é caracterizada pela presença de uma hemiparesia por ocasião da crise álgica e obedece a uma transmissão autossômica dominante. Três genes foram identificados nos estudos genéticos: MHF1 é causado por mutações do CACNA1A (cromossomo 19), codificando a subunidade de $\alpha^1$a do canal voltagem- dependente Cav2.1 (tipo P/Q); MHF2 é causado por mutações de ATP1A2 (cromossomo 1) codificando a subunidade $\alpha^2$ de uma bomba de $Na^+/K^+$ ATP-dependente; MHF3 é causado por mutações de SCN1A (cromossomo 2) codificando um canal sódico voltagem--dependente.

- A enxaqueca parece constituir um fator de risco para doenças cardiovasculares. Alguns estudos epidemiológicos têm demonstrado uma frequência maior de infarto do miocárdio, de arteriopatias dos membros inferiores e de AVCI, particularmente nos enxaquecosos com aura.

- A fisiopatologia da enxaqueca ainda é nebulosa. A anomalia primária parece ser um estado de hiperexcitabilidade de certas populações neuronais do tronco cerebral superior e do hipotálamo, muito embora alguns autores defendam a hipótese de o cérebro inibir-se diante de alguns estímulos, caracterizando a enxaqueca como uma atividade desmodulatória. O grau desta hiperexcitabilidade, variável no tempo sob a influência de fatores exógenos e endógenos, determina o limiar enxaquecoso. A aura enxaquecosa parece depender da depressão alastrante de Leão – fenômeno neuroelétrico caracterizado pela depressão neuronal alastrando-se pelo córtex cerebral a partir de sua origem no polo occipital. A cefaleia traduz um comprometimento do sistema trigeminovascular através da liberação de neuropeptídeos que provocam inflamação dolorosa nos vasos cranianos e na dura-máter. Uma falha no controle central da dor, exercida pela substância cinzenta periaquedutal, parece ocorrer no curso da crise enxaquecosa. A recorrência das crises enxaquecosas pode perpetuar esta situação (sensibilização) e transformar uma cefaleia episódica numa cefaleia crônica. Parece ocorrer uma desmodulação do sistema central do controle da dor.

## TRATAMENTO

- O manejo deste tipo de paciente deve ser diferenciado, isto significa que devemos tratar o enxaquecoso e não a enxaqueca. Embora o uso de fármacos seja o prato de resistência do tratamento, deve-se considerar que o enxaquecoso é um ser inserido em seu meio ambiente e que reage aos mais diversos estímulos (biológicos, psicológicos, sociais, culturais, ambientais...) de modo peculiar, o que pode gerar em seu organismo, geneticamente vulnerável, a crise enxaquecosa. Deve-se levar em conta o perfil psicológico do paciente e seus hábitos de vida. É importante explicar ao paciente, em termos acessíveis, o que é a enxaqueca e o que pode ser feito para tratá-la. Uma vez detectado algum fator desencadeante, deve-se instruir o paciente no sentido de evitá-lo.

- O tratamento farmacológico pode ser desdobrado em sintomático (tratamento da crise) e profilático (tratamento preventivo).

## Tratamento Sintomático

- Como o paciente pode agir para interromper uma crise? Se a crise for fraca ou moderada, a simples compressão digital e prolongada (do mesmo lado da dor) da artéria temporal na têmpora proporciona, às vezes, alívio. Também o relaxamento muscular e psicológico, num ambiente semiobscurecido, pode ajudar. A aplicação de uma venda apertada na cabeça pode ser útil. Alguns preferem a aplicação de uma bolsa de gelo na têmpora ou a aplicação de um *spray* gelado nessa região. Outro procedimento é um escalda-pés em água bem quente, associado à aplicação de uma toalha molhada com água fria na cabeça. Na criança, o melhor tratamento é a indução não medicamentosa do sono.

- Os critérios para o tratamento da fase crítica dependem de uma série de fatores: 1) forma clínica da enxaqueca; 2) intensidade da crise; 3) tempo de pico da dor; 4) duração da crise; 5) presença de manifestações associadas (náusea, vômitos, fotofobia, tontura...); 6) presença de aura prolongada; 7) condições físicas e psicológicas do paciente; 8) gestação; 9) aleitamento; 10) idade do paciente (crianças, meia-idade, idosos); 11) estado enxaquecoso (crise com vários dias de duração); 12) presença de patologias associadas (cardiopatias, asma brônquica, hipertensão arterial, úlcera péptica em atividade...); 13) uso prolongado e/ou abusivo de analgésicos; 14) medicamentos já utilizados para o tratamento da crise.

- O tratamento da fase crítica requer algumas orientações que devem ser repassadas ao paciente. O uso de analgésicos deve ser feito no início da crise, associado ou não a drogas gastrocinéticas e antieméticas (metoclopramida ou domperidona); também a cafeína é útil para reforçar a ação do analgésico. Na presença de náusea e/ou vômitos desde o início da crise, as drogas de apresentação oral devem ser evitadas e formas alternativas de apresentação devem ser utilizadas (supositório, *spray* nasal, drogas injetáveis, comprimidos sublinguais).

- Nos pacientes padecendo de crises fracas a moderadas, e não habituados ao uso de analgésicos, pode-se iniciar o tratamento com analgésicos comuns (paracetamol, ácido acetilsalicílico, dipirona), dando-se preferência às formas solúveis (pela absorção mais rápida). A dose de ataque deve ser de pelo menos a metade da dose máxima nas 24 horas. Devem ser respeitadas as contraindicações a estes tipos de analgésicos. Os analgésicos narcóticos (codeína, tramadol, propoxifeno...) devem ser evitados pelos riscos de dependência (e também pela sua baixa eficácia na enxaqueca); entretanto, eles poderão ser usados (particularmente a codeína) com prudência na gestante enxaquecosa e como medicação de resgate (no caso de falência das drogas específicas).

Outro antienxaquecoso de eficácia comprovada (crises fracas e moderadas) é o isometepteno, que apresenta ação simpaticomimética e vasoconstritora. Esta droga encontra-se disponível associada a cafeína e dipirona (Neosaldina®). Está contraindicada nos pacientes com glaucoma, hipertensão arterial e cardiopatia.

Os anti-inflamatórios não esteroidais (AINEs) são drogas que assumiram grande importância no tratamento sintomático da enxaqueca. Os principais representantes deste grupo são: diclofenaco de sódio, naproxeno sódico, indometacina, ibuprofeno, piroxicam. Para manejar as doses destas drogas, consultar a Tabela 8.1. Elas podem ser associadas (nas crises rebeldes) a um triptano. Outro anti-inflamatório não hormonal que pode ser utilizado é o cetorolaco – 10 mg por via sublingual ou solução oral (1 mL = 20 mg). As contraindicações aos AINEs devem ser respeitadas: gravidez ou aleitamento, hipertensão arterial, cardiopatias, hepatopatias, nefropatias, distúrbios da coagulação sanguínea, úlceras pépticas.

| Tabela 8.1 – Drogas não Específicas para o Tratamento Abortivo da Crise | |
| --- | --- |
| **Droga** | **Dose/Posologia** |
| AAS | 1.000 mg VO repetir 2-4 h após s/n máximo/dia 2 g |
| Paracetamol | 1.000 mg VO repetir 2-4 h após s/n máximo/dia 3 g |
| Naproxeno sódico | 750-1.250 mg VO repetir 2-4 h s/n máximo/dia 1.650 mg |
| Ibuprofeno | 800-1.200 mg VO repetir 2-4 h s/n máximo/dia 1.600 mg |
| Diclofenaco de sódio | 50-100 mg VO repetir 2-4 h s/n máximo/dia 200 mg |

VO = via oral; s/n = se necessário.

- As drogas específicas para o tratamento da crise enxaquecosa podem ser classificadas em não seletivas (ergotamina, di-hidroergotamina) e seletivas (triptanos).

- Os derivados ergóticos são medicamentos eficazes para o tratamento das crises moderadas e fortes. Podem ser encontrados na forma de tartarato de ergotamina e mesilato de di-hidroergotamina (DHE). O tartarato de ergotamina produz uma vasoconstrição da artéria carótida externa e de seus ramos, fato que parece ter correlação com sua eficácia clínica. Já a DHE tem um efeito vasoconstritor venoso superior ao arterial, além de ser menos nauseante que a ergotamina. A absorção da ergotamina, quando utilizada por via oral, é extremamente variável de indivíduo para indivíduo, sendo mais eficaz por via retal (supositório) ou injetável (intramuscular). O uso de ergóticos deve ser precedido de medicação antiemética. O comprimido de tartarato de ergotamina é de 1 mg, o supositório é de 2 mg e a ampola (não mais disponível no Brasil) é de 0,5 mg. A dose de ataque, na forma oral, é de 2 a 3 mg; a dose diária não deve ultrapassar 6 mg e a semanal não deve exceder 12 mg. As contraindicações devem ser respeitadas: hipertensão arterial, doença coronariana, vasculopatias periféricas, doença renal ou hepática, quadros infecciosos. Nas enxaquecas com aura, o uso de ergóticos nem sempre é recomendado e se forem utilizados devem ser administrados após a cessação da aura. Os efeitos colaterais dos ergóticos são variados: náusea, parestesias distais, cãibras, dores abdominais, vertigem, síncope, tremores.

- Os triptanos são drogas específicas e seletivas para o tratamento da crise, atuando em certos receptores da serotonina (5HT1b e 5HT1d). No mercado brasileiro existem vários triptanos (Tabela 8.2) com apresentações diversas: via oral, sublingual, *spray* nasal e injetável.

### Tabela 8.2 – Triptanos

| Droga | Dose/Posologia |
|---|---|
| Sumatriptano | Comp. 25, 50 mg. Não ultrapassar 100 mg/dia |
| | *Spray* nasal – 20 mg. Não ultrapassar 40 mg/dia |
| | Ampola 6 mg SC. Não ultrapassar 12 mg/dia |
| Naratriptano | Comp. de 2,5 mg – dose máxima 5 mg/dia |
| Rizatriptano | Comp. de 5-10 mg – dose máxima 20 mg/dia |
| Zolmitriptano | Comp. orodispersíveis 2,5 mg |

Comp. = comprimidos; SC = subcutânea.

- Os principais efeitos colaterais são sonolência, parestesias nas extremidades e sensação de peso ou aperto no pescoço e tórax. As contraindicações são doença coronariana, angina do peito, hipertensão arterial, doença da carótida e em pacientes usuários de inibidores da MAO; o uso concomitante de derivados ergóticos deve ser evitado. O uso do sumatriptano injetável só está indicado nas crises muito fortes. Também nos enxaquecosos com aura, o uso dos triptanos não é recomendado e somente deve ser utilizado após a cessação da aura.

- Os analgésicos narcóticos (principalmente à base de codeína) podem ser usados como medicação de resgate ou nas gestantes enxaquecosas.

- Seja qual for a escolha da droga abortiva, o paciente deve ser orientado para utilizá-la sempre precocemente em relação ao início da fase álgica da enxaqueca.

- Nas crises de difícil controle e/ou prolongadas (que excedem 72 horas, configurando um estado enxaquecoso) algumas estratégias podem ser consideradas: uso de sumatriptano injetável, de dexametasona venosa (4 mg 6/6 h por 48 horas), uso de metilprednisolona (100 a 500 mg/dia, infundida em soro fisiológico na veia em 3 horas durante 3 dias) ou hidrocortisona (em soro fisiológico) na veia em doses decrescentes (300 mg/1º dia, 200 mg/2º dia e 100 mg/3º dia). Outro recurso é o uso de neurolépticos por via venosa: clorpromazina ou butirofenona (Haldol®). A clorpromazina (Amplictil®) pode ser empregada na dose de 0,7 mg/kg de peso, respeitando-se a dose máxima de 50 mg infundida em soro fisiológico pelo prazo de 2 horas, permanecendo o paciente em repouso por mais 1 hora. O Haldol® deve ser usado na dose de 5 mg na veia, diluído em 10 mL de água destilada. Os neurolépticos têm como principais efeitos colaterais quadros extrapiramidais (distonia, parkinsonismo, acatisia), hipotensão ortostática. Sempre suspender os antienxaquecosos que vinham sendo usados, hidratar o paciente por via parenteral e utilizar antieméticos por via venosa, que não tenham efeito de impregnação do sistema extrapiramidal.

## Tratamento Profilático

- Não há tratamento curativo para a enxaqueca, entretanto o tratamento profilático (TP) é importante pelos períodos de remissão que proporciona e para evitar que o quadro descambe para uma forma de enxaqueca crônica.

Quando fazer? Os critérios fundamentais para a instituição do TP são de três ordens: frequência, duração e intensidade das crises. O enxaquecoso com duas ou mais crises mensais já deve receber TP e também crises de grande intensidade e duração (mesmo com intervalo maior) justificam o tratamento. As drogas profiláticas de primeira escolha são os bloqueadores de canal de cálcio (particularmente a flunarizina), os betabloqueadores (propranolol) e os antidepressivos tricíclicos (amitriptilina e nortriptilina). Também alguns anticonvulsivantes (neuromoduladores) têm se mostrado eficazes: divalproato de sódio, topiramato. O maleato de metisergide e o pizotifeno são opções para casos rebeldes aos medicamentos de primeira linha.

- A flunarizina (Flunarin®, Vertix®) é uma droga muito eficaz e deve ser usada na dose de 5 a 10 mg/dia por um período não inferior a 180 dias. O início do benefício é gradual e atinge o seu pico após a 8ª semana do tratamento. Os principais efeitos adversos da droga são ganho de peso, sonolência, fadiga física, depressão do humor. A ocorrência de efeitos extrapiramidais (parkinsonismo, quadros distônicos) é muito rara com as baixas doses utilizadas. A grande indicação da flunarizina é enxaqueca + vertigem.

- O propranolol é também eficaz e o tratamento deve ser iniciado com doses baixas (meio comprimido de 40 mg 12/12 h), podendo-se atingir a dose de 120 mg/dia. O paciente, na fase de incremento da dose, deve ser monitorado na sua pressão arterial/frequência cardíaca. As principais contraindicações são: asma brônquica, insuficiência cardíaca, bloqueio auriculoventricular, bradicardia e hipotensão arterial. A grande indicação é enxaqueca + hipertensão arterial. A suspensão dos betabloqueadores deve ser sempre gradual.

- Os antidepressivos tricíclicos (amitriptilina, nortriptilina) devem ser utilizados (em dose única) no período noturno. As doses usuais se situam entre 50 e 75 mg/dia e deve-se iniciar com doses baixas e incrementos graduais até atingir a dose ideal. Efeitos colaterais: boca seca, sonolência, obstipação, palpitações, tremores, ganho de peso. Contraindicações: glaucoma, prostatismo e cardiopatias. A grande indicação é enxaqueca + depressão e/ou ansiedade.

- Dos anticonvulsivantes (ou neuromoduladores), o divalproato de sódio (Depakote®) parece ser o mais eficaz; as doses variam de 500 a 1.500 mg/dia. Efeitos colaterais: sonolência, queda de cabelo, tremor, ganho de peso. Os pacientes devem ser monitorados com hemogramas periódicos e dosagem das transaminases. Esta droga é uma boa opção para o enxaquecoso epiléptico. Outra opção é o uso do topiramato, na dose de 50 a 150 mg/dia. Esta droga não deve ser usada nos pacientes com histórico de cálculo renal. Ao contrário dos demais preventivos aqui citados, é o único que não acarreta risco de ganho de peso.

- No caso de falência das drogas mencionadas, pode-se tentar o uso do maleato de metisergide (Deserila®) ou do pizotifeno (Sandomigran®), sempre respeitando as contraindicações. O maleato de metisergide (dose de 2 a 6 mg/dia) deve ser utilizado por período não superior a 90 dias, pois o uso prolongado pode determinar fibrose de serosas (peritônio, pleura, pericárdio). O metisergide foi retirado do mercado farmacêutico brasileiro.

- A enxaqueca catamenial (cujas crises só ocorrem no período menstrual) pode ser tratada com estradiol administrado por via percutânea durante 7 dias, com início 48 horas antes do fluxo menstrual. Também pode ser tratada com o naratriptano durante o período menstrual. O naproxeno sódico é outra alternativa para o tratamento deste tipo de enxaqueca.

## COMENTÁRIOS FINAIS

- O TP deve ser feito sob a forma de monoterapia e excepcionalmente com drogas associadas.

- Uma terapia combinada das drogas profiláticas permite o uso de um tricíclico + betabloqueador ou de tricíclico + bloqueador de canal de cálcio; não é recomendado o uso de betabloqueador + bloqueador de canal de cálcio.

- Também é recomendada no TP a infiltração periódica com toxina botulínica.

- Um alívio ou a abolição das crises, de modo espontâneo, tem sido observado em 2/3 das gestantes enxaquecosas.

- O enxaquecoso (ou portador de outras cefaleias primárias) deve ser estimulado a preencher um diário para anotar o tipo, a localização e intensidade da dor, a frequência das crises, além da presença de fenômenos acompanhantes e possíveis fatores desencadeantes. Também a utilização de medicamentos sintomáticos deve ser anotada, bem como seus efeitos benéficos e colaterais.

- Em determinados casos, em que há associação da enxaqueca com enfermidades psicoafetivas, a orientação psicoterápica poderá ser benéfica.

## CEFALEIA TIPO TENSIONAL

### ASPECTOS ESSENCIAIS

- Embora a cefaleia tipo tensional (CTT) seja a forma primária mais comum de dor de cabeça, muitos pacientes que a sofrem não procuram cuidados médicos, em razão da baixa intensidade das crises. Este tipo de cefaleia pode arruinar a qualidade de vida quando assume uma frequência diária ou quase diária.

- A CTT pode ser descrita como uma sensação de pressão ou peso constante na cabeça, usualmente bilateral e generalizada, que pode inicialmente ser episódica, na sua frequência, e relacionada com estresse recorrente, podendo assumir, com o decorrer do tempo, um ritmo quase diário. A CTT geralmente envolve a musculatura pericraniana e cervical.

- As manifestações clínicas dos dois tipos (episódica e crônica) não diferem e costumam se traduzir por cefaleias desacompanhadas de outros sintomas. Às vezes, a cefaleia pode se acompanhar de foto e fonofobia.

- A CTT é ligeiramente mais frequente na mulher.

- Ao contrário da enxaqueca, a CTT não costuma piorar com atividades físicas.

- A CTT dura de minutos a dias, enquanto a forma crônica dura 15 ou mais dias por mês por um período de 3 a 6 meses por ano.

- Não é infrequente a associação de CTT e enxaqueca.

## TRATAMENTO

- O tratamento abrange uma abordagem psicológica, uma terapia física e far-macológica. Na abordagem psicológica, o paciente deve ser orientado a ad-ministrar adequadamente o estresse de vida, através de higiene dos hábitos de vida e do aprendizado de técnicas de relaxamento muscular.

- É controverso o papel benéfico da acupuntura neste tipo de cefaleia. Medidas fisioterápicas podem ser de utilidade e consistem na aplicação de calor ou gelo no local da dor, ultrassom na região cervical, TENS, biofeedback, exercí-cios de alongamento muscular visando a correção da postura, adequação do sono e correção de posturas viciosas no exercício profissional. Alguns pacien-tes podem ter melhora temporária através do bloqueio anestésico dos nervos occipitais (maior e menor) na sua emergência na região posterior do crânio. É de importância a detecção de uso abusivo de medicação analgésica antes de qualquer proposta de terapêutica medicamentosa.

- Os analgésicos comuns (paracetamol, aspirina, dipirona) podem ser úteis no tra-tamento, nas doses preconizadas para a enxaqueca. Os AINEs são mais eficazes, particularmente o ibuprofeno (nas doses de 400 a 1.200 mg/dia) e o naproxeno sódico (nas doses de 550 a 1.100 mg/dia). Os relaxantes musculares de ação periférica são de eficácia questionável; aqueles com ação central promovem benefício, como profiláticos, nas formas crônicas. Os antidepressivos tricíclicos (amitriptilina, nortriptilina), nas doses de 25 a 75 mg, podem ser muito úteis. O valproato de sódio (1.000 a 1.500 mg/dia) também vem sendo preconizado.

## COMENTÁRIOS FINAIS

- A CTT também é conhecida como cefaleia de tensão, cefaleia de contração muscular, cefaleia psicomiogênica, cefaleia do estresse, cefaleia psicogênica, cefaleia tensovascular.

- Outro tratamento preconizado, tanto na enxaqueca como na CTT, é a infiltração com toxina botulínica em pontos específicos da musculatura pericraniana.

- A cefaleia crônica diária (CCD), uma entidade de fisiopatologia ainda nebulosa, pode depender do uso abusivo de analgésicos por parte do paciente portador de dor de cabeça (enxaqueca, forma crônica de CTT). Estes casos são de difícil controle e, muitas vezes, devem ser encaminhados a um serviço de referência em cefaleia. O tratamento deve ser agressivo e inclui o uso de drogas como divalproato de sódio, amitriptilina, nortriptilina, flunarizina... É importante instruir o paciente sobre o seu tipo de cefaleia, particularmente quando ela é induzida pelo uso abusivo de medicamentos analgésicos, e tentar obter a sua adesão a um programa de retirada do(s) medicamento(s) implicado(s). Aqui reside a maior dificuldade, porque geralmente o paciente é analgésico-dependente. Na fase de retirada da medicação analgésica pode ser utilizado o naproxeno sódico (via oral) na dose de 550 mg, duas vezes/dia durante 10 dias; também o uso de sumatriptano ou naratriptano pode ser recomendado. Às vezes, é preciso internar o paciente para proceder à retirada dos medicamentos analgésicos; poderá também, para alavancar o tratamento, ser utilizada uma pulsoterapia com hidrocortisona ou metilprednisolona, associada ou não a um neuroléptico (clorpromazina). Medidas complementares podem ser aconselhadas: suporte psicológico, técnicas de relaxamento, acupuntura.

## CEFALEIA EM SALVAS

### ASPECTOS ESSENCIAIS

- O nome consagrado para este tipo de cefaleia nos EUA, assim como em outros países de língua inglesa, é *cluster headache,* sendo cefaleia em salvas (CS) uma tradução livre desta expressão alienígena. A CS pode ser desdobrada em forma episódica ou crônica. A forma crônica é aquela que se apresenta por mais de 1 ano sem períodos de remissão.

- Critérios diagnósticos da CS: dor forte (ou muito forte) unilateral, orbitária, supraorbitária e/ou temporal, durando de 15 a 180 minutos, se não tratada. A dor acompanha-se de, pelo menos, uma das seguintes manifestações: 1) hiperemia conjuntival e/ou lacrimejamento do lado da dor; 2) congestão nasal e/ou rinorreia ipsolaterais; 3) edema palpebral ipsolateral; 4) sudorese na hemiface ipsolateral; 5) síndrome de Bernard-Horner ipsolateral; 5) sensação de inquietude ou agitação.

- Devem ocorrer, pelo menos, cinco crises preenchendo os critérios acima.

- As crises costumam ser diárias, podendo atingir até a marca de oito nas 24 horas. Às vezes, a(s) crise(s) ocorre(m) em dias alternados ou a cada 3 dias.

- São frequentes crises noturnas.

- A CS é mais comum no sexo masculino numa proporção de 6:1 e os primeiros surtos costumam ocorrer entre os 20 e 40 anos.

- As crises geralmente ocorrem em surtos, que duram semanas ou meses, separados por períodos de remissão, que duram meses a anos. Contudo, 10 a 15% dos sálvicos apresentam sintomas crônicos, sem períodos de remissão.

- A CS e outras cefaleias primárias, com manifestações disautonômicas, são denominadas também de cefaleias trigêmino-autonômicas.

## *TRATAMENTO*

O tratamento pode ser desdobrado em sintomático e profilático.

- Em virtude de as crises serem breves, é preciso utilizar medicamentos que cheguem rapidamente aos sítios da dor. O mais eficaz é o sumatriptano injetável (ampolas de 6 mg), com dose máxima de 12 mg nas 24 horas. Pode-se utilizar também sumatriptano na forma de *spray* nasal (20 mg/crise); outro recurso é o uso do zolmitriptano na forma de orodispersível sublingual (2,5 mg/crise). Para as doses diárias máximas destes medicamentos, consultar o tratamento das enxaquecas.

- A inalação de oxigênio a 100% através de máscara, 7 a 8 litros/minuto, deve ser feita por 10 a 15 minutos. O paciente deverá fazê-la na posição sentada, com a cabeça voltada para o chão. Este procedimento é bastante eficaz (60 a 70% respondem nos primeiros 5 minutos). Torpedos pequenos podem ser alugados junto a empresas que fornecem oxigênio hospitalar.

- A utilização de substâncias anestésicas, que bloqueiam o gânglio esfenopalatino, pode ser eficaz para debelar a crise. Pode-se usar a lidocaína sob a forma de *spray* nasal ou de gel com uso tópico nasal. Pode-se, também, utilizar a lidocaína a 4% sob a forma de gotas nasais. O paciente deverá permanecer deitado com a cabeça em extensão e pendida em direção ao chão num ângulo de 30° e lateralizada para o lado da dor. Introduz-se 1 cc de lidocaína na narina homolateral à dor e repete-se o procedimento 15 minutos mais tarde, se necessário.

- O tratamento profilático deve ser utilizado sempre, tanto nas formas episódicas como nas formas crônicas (Tabela 8.3).

### Tabela 8.3 – Drogas Profiláticas

| Forma Episódica | Forma Crônica |
| --- | --- |
| Verapamil | Verapamil |
| Prednisona | Flunarizina |
| Metisergida | Metisergida |
| Valproato de sódio | Valproato de sódio |
| Topiramato | Carbonato de lítio |

- O verapamil (bloqueador de canal de cálcio) é a droga mais efetiva. As doses se situam entre 120 a 480 mg, porém doses de até 900 mg têm sido usadas (Dilacoron®). Habitualmente iniciamos com 80 mg três vezes/dia. O verapamil pode ser usado em associação ao lítio. Os principais efeitos colaterais são constipação e retenção hídrica; outros efeitos incluem edema, tontura, hipotensão e fadiga. Em virtude do período de latência do verapamil, no início ele pode ser associado à prednisona, cuja ação é mais rápida. A flunarizina, cujo período de latência é ainda mais longo, pode ser tentada nas formas crônicas, na dose de 10 mg/dia.

- A prednisona é preconizada sobretudo nas formas episódicas, com doses iniciais que vão de 40-80 mg/dia, em uma única tomada no período da manhã. A partir do controle das crises, deve ser feito um decremento progressivo da droga de 5 a 10 mg/semana até zerá-la. Dieta hipossódica e alimentação rica em potássio devem ser recomendadas. Devem ser respeitadas as contraindicações do corticoide (*diabetes mellitus*, úlcera péptica em atividade, hipertensão arterial...).

- O maleato de metisergida é uma boa opção para as formas episódicas da CS e as doses variam de 3 a 8 mg/dia. Esta droga não deve ser utilizada por períodos prolongados (mais do que 3 meses) porque pode provocar reações fibróticas em serosas. Nunca deve ser associada à ergotamina e aos triptanos. Contraindicações: coronariopatias, hipertensão arterial, hepatopatias, nefropatias, vasculopatias periféricas e gravidez.

- Outras opções são valproato de sódio (750-1.500 mg/dia), topiramato (100-400 mg/dia) e carbonato de lítio (200-300 mg/dia), com dosagens séricas periódicas do lítio.

- Também bloqueio do nervo occipital maior ipsolateral com metilprednisolona + lidocaína pode aliviar a dor por dias ou semanas.

- Nos casos rebeldes à farmacoterapia, pode-se indicar procedimentos neurocirúrgicos do tipo rizotomia do trigêmeo por radiofrequência ou *gamma knife*.

## COMENTÁRIOS FINAIS

- Algumas drogas podem ser usadas de modo concomitante: ergotamina + verapamil; valproato de sódio + verapamil; prednisona + verapamil. Nos casos rebeldes, pode-se usar até três drogas ao mesmo tempo: ergotamina + verapamil + lítio; metisergida + verapamil + lítio.

- Nas formas episódicas o tratamento deve ser mantido por um período mínimo de 12 semanas.

- A crise noturna parece ter uma relação com a fase REM do sono e pode ocorrer até mais de uma vez durante a noite.

- Quando a crise ocorre com "hora marcada", pode-se tentar uma droga preventiva: por exemplo, um supositório de 2 mg de tartarato de ergotamina para evitar crise noturna ou um comprimido de naratriptano por via oral.

- Às vezes, há associação da CS com neuralgia do trigêmeo (síndrome salva-tic). Nestas situações deve-se contemplar o tratamento para ambas as condições.

- Nos períodos de surto, o sálvico deve se abster da ingestão de bebidas alcoólicas e, se possível, de medicamentos vasodilatadores.

- A fisiopatologia da CS é obscura. Estudos com PET-*scan* sugerem a responsabilidade de um *pacemaker* localizado na região posterolateral do hipotálamo.

A presença de um componente genético é provável e parece envolver o receptor do tipo 2 da hipocretina.

- Existe uma vasta sinonímia para a CS: cefalalgia orbitária paroxística noturna; cefaleia em cacho; cefaleia histamínica; cefaleia de Horton; neuralgia enxaquecosa, neuralgia de Sluder; síndrome de Charlin, enxaqueca vermelha...

## HEMICRANIA PAROXÍSTICA

- A hemicrania paroxística crônica (HPC) foi descrita como uma cefaleia semelhante à CS, porém com uma resposta praticamente constante à indometacina. Predomina na mulher (2,5: 1), é menos frequente que a CS, e as crises podem ser precipitadas pelo uso de bebidas alcoólicas, por flexão ou rotação da cabeça ou compressão externa de alguma vértebra cervical. A dor é unilateral e sempre acomete o mesmo lado, localizando-se habitualmente nas regiões orbitária, supraorbitária e frontotemporal, podendo se estender para o ouvido e a região occipital. A crises duram de 2 a 45 minutos (média 10-15 minutos), com uma frequência de cinco a 30 crises/dia. Manifestações autonômicas – lacrimejamento, congestão ocular e/ou nasal, rinorreia, semiptose palpebral – geralmente acompanham a crise. A dor, de grande intensidade, costuma ser excruciante (em facada ou perfurante); às vezes, é latejante. Costuma ocorrer no adulto jovem ou de meia-idade.

- O tratamento é feito com indometacina (Indocid®) por via oral – iniciando-se com doses de 25 mg três vezes/dia, podendo atingir 300 mg/dia. Pode-se também usar a indometacina sob a forma de supositório. No impedimento do uso da indometacina, outras drogas podem ser tentadas: naproxeno sódico, diclofenaco, ibuprofeno, piroxicam ou o tratamento profilático com verapamil. Na hemicrania paroxística episódica (HPE), muito semelhante à HPC, o tratamento é o mesmo.

## SUNCT

- Este tipo de algia ainda conserva a nomenclatura em inglês (*short-lasting unilateral neuralgiform headache attacks with conjuntival injection and tearing*) porque não foi encontrada uma expressão adequada em português e em outras línguas. Trata-se de uma nova forma de cefaleia unilateral caracterizada por dor do tipo neurálgico de curta duração, acompanhada de congestão conjuntival, sudorese, rinorreia e lacrimejamento. Ptose e edema palpebral podem ocorrer com menor frequência. As crises dolorosas apresentam duração muito breve (paroxismos de dor têm uma duração média de 120 segundos) e sua frequência média diária é de 28 crises/dia.

- Quadros SUNCT-símiles têm sido relatados em malformação arteriovenosa do ângulo pontocerebelar, em hemangioma cavernoso do tronco cerebral e em pacientes com AIDS com lesões na fossa craniana posterior.

- Tratamento tem sido relatado com gabapentina, lamotrigina e topiramato, com resultados incertos.

## CEFALEIA PRIMÁRIA ASSOCIADA A ATIVIDADE SEXUAL

- Esta forma de cefaleia pode ocorrer durante ou logo após um intercurso sexual. Parece não haver relação direta com o grau de esforço físico e/ou excitação, ocorrendo de modo irregular ou imprevisível. Pode ocorrer também durante ou após a masturbação. A dor costuma ser em peso e bilateral, e geralmente desaparece após a interrupção ou o término do coito, embora ela possa aparecer no pós-coito. Os homens são mais afetados do que as mulheres (4:1). Nestes tipos de cefaleia, principalmente quando são repetitivas e intensas, devem ser descartadas patologias estruturais (rotura de aneurisma ou angioma, processos expansivos intracranianos). O curso evolutivo desta cefaleia é imprevisível e em mais da metade dos indivíduos o quadro fica circunscrito a um episódio apenas.

- O tratamento, nas formas recorrentes, pode ser feito com indometacina (25 a 50 mg), que deve ser ingerida 40 a 60 minutos antes do ato sexual. Alguns preconizam o uso do propranolol (40 mg antes do ato sexual).

## CEFALEIA HÍPNICA

- Este tipo de cefaleia costuma ser em peso e sempre acorda o paciente. A duração é de 15 a 180 minutos e ocorre, pelo menos, 15 vezes por mês. Costuma ter início após os 50 anos de idade. A dor pode se acompanhar de náusea, fotofobia ou fonofobia. O diagnóstico diferencial deve ser considerado com outros tipos de cefaleia noturna e/ou do idoso, principalmente arterite temporal e processos expansivos intracranianos. Este tipo de cefaleia é habitualmente bilateral e costuma ser moderado; é mais comum na mulher. A cefaleia hípnica obedece a um ritmo circadiano e parece envolver a porção posterior do hipotálamo.

- No tratamento, é recomendado o uso do lítio (300 a 600 mg ao deitar). Nos não respondedores ao lítio, ou quando há contraindicação ao seu uso, preconiza-se o uso da cafeína (40-60 mg ao deitar).

## NEURALGIA DO TRIGÊMEO (NT)
### ASPECTOS ESSENCIAIS

- Afecção caracterizada por paroxismos dolorosos, de curta duração, no território de distribuição de um ou mais ramos do nervo trigêmeo.

- Esta neuralgia acomete ambos os sexos, sendo ligeiramente mais frequente na mulher (3:2) e costuma ocorrer com maior constância após os 50 anos de idade.

- O quadro clínico caracteriza-se pela presença de paroxismos dolorosos intensos (por segundos), de caráter lancinante ou tipo choque elétrico, geralmente localizados nos territórios do segundo e/ou terceiro ramos do nervo (asa do nariz, hemilábio superior, região malar, hemilábio inferior, terço anterior da hemilíngua). O acometimento do 1º ramo (ramo oftálmico) é raro (olho, órbita, região periorbitária).

- Podem-se contar os paroxismos de dor de dezenas a centenas num dia, havendo, às vezes, verdadeiras salvas de paroxismos.

- A dor pode ocorrer espontaneamente ou ser desencadeada por estimulações mínimas da face e/ou cavidade bucal (mastigação, rir, escovar os dentes, ato de falar, barbear-se ou lavar o rosto). São as chamadas zonas gatilho.

- A dor geralmente é unilateral, sendo de ocorrência excepcional a forma bilateral.

- O exame neurológico na neuralgia essencial do trigêmeo é normal.

- Podem ocorrer remissões espontâneas de até 6 meses ou mais.


### TRATAMENTO

- A droga de primeira escolha é a carbamazepina, com doses baixas no início e incrementos a cada 5 dias até atingir, se necessário, a dose de 600 a 1.200 mg/dia. Geralmente os efeitos benéficos são atingidos num prazo de 24 a 48 horas. A eficácia da droga é superior a 80%; entretanto, a sua eficácia decresce com o seu uso prolongado. Controles periódicos com hemograma e dosagem das transaminases e do sódio sérico são obrigatórios. Efeitos colaterais são sedação, tontura e diplopia. A oxcarbazepina é uma alternativa quando a carbamazepina não é tolerada.

- Outras opções são: baclofeno 10 mg (início com doses baixas até atingir 30 a 60 mg/dia). Este medicamento pode ser usado em monoterapia ou em associação a outra droga; fenitoína na dose de 200-300 mg/dia; valproato de sódio (500-2.000 mg/dia); gabapentina (900-1.800 mg/dia); lamotrigina (150-400 mg/dia). Também a pregabalina (Lyrica®) e o clonazepam têm sido utilizados.

- Na falência do tratamento conservador, medidas cirúrgicas ou procedimentos minimamente invasivos devem ser considerados: cirurgia microvascular descompressiva; termocoagulação do gânglio de Gasser por via percutânea; radiocirurgia (*gamma-knife*).

## COMENTÁRIOS FINAIS

- No diagnóstico diferencial da NT devem ser consideradas as neuralgias sintomáticas: tumor (meningioma, neurinoma) ou malformação vascular no ângulo ponto-cerebelar; síndrome de Wallenberg; siringobulbia; esclerose múltipla; lesão do gânglio de Gasser de origem tumoral ou inflamatória (zóster). Uma neuropatia trigeminal pode ser observada no curso evolutivo de certas colagenoses ("doença mista" ou síndrome de Sharp), na síndrome de Sjögren, na esclerodermia.

- A síndrome de anestesia mentoniana (*chin numbness*) pode ser determinada por um comprometimento metastático do nervo dental inferior.

- A neuralgia do glossofaríngeo, menos frequente, deve receber o mesmo tipo de tratamento. A dor, sob a forma de paroxismos, é unilateral e pode se localizar na orofaringe, mandíbula, no ouvido, na laringe e língua. Com certa frequência propaga-se da orofaringe em direção ao ouvido. As zonas gatilho podem ser ativadas por deglutição, tosse, espirro, ingestão de líquidos gelados, mastigação, fala e bocejos. Quadros de síncope podem ocorrer por ocasião dos paroxismos de dor.

# OUTRAS NEURALGIAS

### NEURALGIA DO LARÍNGEO SUPERIOR

- Este nervo, ramo do vago, inerva o músculo cricoide da laringe, que tem como função alongar e abduzir as pregas vocais. Sua paralisia determina rouquidão e cansaço vocal, com consequente alteração no timbre da voz. Esta neuralgia é rara e pode ocorrer em pessoas de meia-idade, sucedendo (às vezes) as endarterectomias da carótida.

- A dor é periódica, unilateral e costuma ocorrer na região submandibular, com irradiação para ouvido, região ocular e, às vezes, ombro. O diagnóstico diferencial deve ser feito com a neuralgia do glossofaríngeo. O paroxismo de dor dura segundos e pode ser provocado por deglutição, tosse, espirro, mastigação ou pelo ato de assoar o nariz.

- O tratamento medicamentoso é similar ao dos demais tipos de neuralgia considerados. Pode também ser eficaz o bloqueio do nervo ou, até mesmo, a neurectomia. Ela pode desaparecer dias ou semanas após o seu início.

## NEURALGIA DO OCCIPITAL

- Caracteriza-se por dor que envolve o nervo occipital maior, continuação do ramo dorsal da raiz C2; também o nervo occipital menor pode estar envolvido. O nervo occipital maior penetra no escalpo entre os músculos esternocleidomastóideo e trapézio. A neuralgia é intermitente, de duração rápida e a dor é do tipo lancinante. Costuma ter início na porção superior da nuca e daí pode se propagar para a região occipital, retromastóidea e, às vezes, região parietal. Entre os paroxismos álgicos pode permanecer um fundo de desconforto na forma de sensação queimante na região acometida. A dor pode ocorrer espontaneamente ou ser desencadeada por movimentos do pescoço ou pressão sobre a região occipital. A evolução é irregular, com períodos de dor separados por períodos de acalmia. No diagnóstico diferencial é preciso considerar os tumores, malformações vasculares e patologias osteoligamentares da região. A presença do quadro clínico descrito associada à melhora da dor com bloqueio anestésico do nervo sugere este tipo de neuralgia.

- O tratamento medicamentoso não costuma proporcionar benefícios. Nas formas intratáveis, deve ser considerado o tratamento cirúrgico através da rizotomia dorsal de C1-C3 ou C1-C4. Este procedimento pode proporcionar um alívio completo por 1 a 4 anos; em alguns pacientes há recorrência.

## NEURALGIA DO INTERMÉDIO

- É um transtorno raro, caracterizado por breves paroxismos de dor profundamente no canal auditivo, com duração de segundos a minutos.

- Podem estar associados ao quadro álgico lacrimejamento, salivação e alteração do paladar.

- Há uma associação frequente com o herpes zóster.
- O diagnóstico diferencial deve ser feito com a neuralgia do glossofaríngeo.
- Tratamento semelhante ao de outros tipos de neuralgia (neuralgia do trigêmeo e do glossofaríngeo).

## HEMICRANIA CONTÍNUA

- É uma cefaleia persistente, estritamente unilateral e que responde à indometacina. A dor é unilateral e nunca muda de lado, sendo diária e contínua. A intensidade costuma ser moderada, podendo ocorrer períodos de exacerbação. Geralmente esta cefaleia não apresenta remissão, embora casos raros de remissão tenham sido relatados. Pode haver manifestações autonômicas, sobretudo nos períodos de exacerbação da dor. Elas costumam se manifestar por hiperemia conjuntival e/ou lacrimejamento, congestão nasal e/ou rinorreia, ptose e/ou miose.
- O tratamento é feito com indometacina nas doses de 50 a 200 mg/dia.

## OUTROS TIPOS DE CEFALEIA PRIMÁRIA

- Outros tipos de cefaleia primária têm sido descritos: cefaleia primária em facada (cefaleia do furador de gelo); cefaleia primária da tosse; cefaleia primária do esforço físico; cefaleia em trovoada primária; cefaleia orgástica. Algumas formas são mais comuns em enxaquecosos (cefaleia em facada, cefaleia do esforço físico) e o uso de ergotamina ou indometacina pode ser útil. A cefaleia orgástica às vezes é postural e semelhante àquela da hipotensão liquórica e, portanto, deve ser investigada neste sentido.

# CEFALEIAS SECUNDÁRIAS

## CEFALEIAS E DOENÇAS CEREBROVASCULARES

### Arterite Temporal

- A arterite de células gigantes ou arterite temporal (AT) é uma forma de arterite sistêmica, granulomatosa. Compromete vasos de médio e grande calibres, especialmente os ramos extracranianos da artéria carótida.
- Predomina no sexo feminino e costuma ocorrer após os 50 anos de idade.

- O quadro clínico da AT geralmente tem início com sintomas gerais e inespecíficos: astenia, anorexia, perda de peso e quadro febril. Entretanto, o aparecimento de cefaleia em pacientes em faixa etária de risco para AT constitui um dos mais importantes marcos para o diagnóstico desta entidade. É importante também a presença de polimialgia reumática, claudicação da mandíbula, episódios repetidos de amaurose fugaz.

- A cefaleia desaparece ou apresenta grande melhora dentro de 3 dias após o início do tratamento com altas doses de corticosteroides.

- O exame do doente pode evidenciar uma artéria temporal edemaciada e dolorosa à palpação.

- A VHS costuma estar acelerada e a PCR geralmente está elevada.

- O *duplex-scan* da artéria temporal pode evidenciar o espessamento da parede arterial e sinalizar o local para a realização da biópsia.

- A biópsia da artéria temporal pode demonstrar arterite de células gigantes.

- Crises recentes e repetidas de amaurose fugaz associadas à cefaleia são muito sugestivas de AT e necessitam de investigação imediata.

- O grande risco é de amaurose devida à neurite óptica isquêmica anterior, que pode ser evitada pela administração imediata de corticosteroides. A amaurose pode ser uni ou bilateral.

- Existe também o risco de eventos isquêmicos cerebrais e demência.

- O tratamento com prednisona deve ser feito com doses altas (1 mg/kg/dia) no início. Decrementos da dose inicial, após 1 a 2 meses de tratamento, são recomendáveis. Pode haver recrudescimento dos sintomas durante a fase de redução do medicamento. As doses de manutenção, após a estabilização do quadro, variam de 7,5 a 10 mg/dia. O tempo mínimo de tratamento é de 2 anos. O tratamento deve ser monitorado pelo quadro clínico e com a realização periódica de VHS e PCR. A pulsoterapia com metilprednisolona não traz benefícios adicionais no médio prazo e, portanto, não é recomendada, entretanto em situações excepcionais, quando há queixa de diplopia e/ou amaurose monocular, esta conduta tem sido recomendada por alguns autores.

- O uso do metotrexate (MTX) pode ser útil no controle clínico da AT nos pacientes com contraindicação para o uso de corticoide. O MTX é utilizado em doses crescentes e com uma tomada única semanal, até que a dose de 12,5 mg por via oral seja alcançada.

- Agentes antifator de necrose tumoral (infliximab e etanercept) também têm sido utilizados mais recentemente.

- Outras arterites podem evoluir com cefaleia: lúpus eritematoso sistêmico, arterite primária do SNC. A "cefaleia lúpica" pode ser tratada com analgésicos comuns ou anti-inflamatórios não esteroidais. O tratamento da doença lúpica deve ser feito com os medicamentos habituais: corticosteroides ou imunossupressores (azatioprina, ciclofosfamida). A plasmaférese pode ser útil.

### Dissecção da Artéria Carótida Interna ou Vertebral

- A cefaleia, com ou sem dor cervical, pode ser a única manifestação da dissecção arterial cervical. Este é o sintoma mais frequente da dissecção de um vaso cervical.

- As dores facial e cervical são usualmente unilaterais e do lado da dissecção, e a cefaleia é intensa e persistente por um período (em média) de 4 dias. Entretanto, ela pode permanecer por semanas.

- Além da dor, dos sinais neurológicos focais e da síndrome de Bernard-Horner, outras manifestações, menos comuns, podem estar presentes: lacrimejamento, paresia da língua, disgeusia, parestesias de hemilíngua, síncope, sopro cervical.

- Um quadro de dor occipitonucal, num indivíduo jovem ou de meia-idade, associado a uma síndrome de Wallenberg é sugestivo de dissecção da artéria vertebral. Entretanto, na dissecção da vertebral pode ocorrer envolvimento do tronco cerebral, do cerebelo e, até, do lobo occipital.

- A dissecção do vaso pode ser espontânea ou desencadeada por pequenos traumatismos: acesso prolongado e violento de tosse, manipulação quiroprática na região cervical, acesso de espirros, esforços físicos, rotação brusca do pescoço.

- O diagnóstico pode ser confirmado pela ultrassonografia duplex, pela RM, angiorressonância, pela angiotomografia e, em casos duvidosos, pela angiografia convencional.

- O tratamento é clínico e o emprego de anticoagulante está indicado se o diagnóstico for feito no início do quadro; inicia-se com heparina, que deve ser mantida por alguns dias, subseguida de anticoagulante oral por um período aproximado de 3 meses. A cefaleia deve ser tratada com analgésicos comuns (ver Doenças Cerebrovasculares).

## Cefaleia Pós-Endarterectomia

- É uma cefaleia aguda caracterizada por dor difusa e fraca.

- A dor pode ser unilateral, semelhante à da CS, ocorrendo duas a três vezes/dia, na forma de crises com duração de 2 a 3 horas.

- A cefaleia pode aparecer dentro de 1 semana após a cirurgia, na ausência de dissecção.

- A cefaleia costuma desaparecer dentro de 1 mês após a cirurgia. Geralmente é uma condição benigna e autolimitada.

- Quando a cefaleia unilateral é intensa, pode depender de uma síndrome de hiperperfusão. Este quadro pode ter início 48 a 72 horas após a cirurgia e pode ser precedido por elevação da pressão arterial sistêmica e acompanhado de crises convulsivas e *deficit* neurológico contralateral. Nesta eventualidade, uma investigação com neuroimagem é obrigatória, com o objetivo de descartar um AVC. O tratamento deve ser direcionado para a hipertensão arterial, o edema cerebral e as crises convulsivas.

## Hipertensão Arterial

- A hipertensão arterial sistêmica crônica, leve ou moderada, não provoca cefaleia. Geralmente a cefaleia que aparece nos hipertensos, desta natureza, depende de condição associada, como ansiedade ou tensão emocional.

- Entretanto, existem condições dependentes da pressão arterial sistêmica que podem determinar cefaleia: 1) resposta pressórica aguda a um agente exógeno; 2) feocromocitoma; 3) hipertensão arterial acelerada (incluindo encefalopatia hipertensiva); 4) pré-eclâmpsia e eclâmpsia.

- Algumas drogas anti-hipertensivas podem provocar cefaleia como um efeito colateral (antagonistas dos canais de cálcio, hidralazina).

- O tratamento depende da condição que determina a cefaleia. Na encefalopatia hipertensiva o tratamento deve ser orientado no sentido de reduzir a pressão arterial sistêmica, controlar as crises convulsivas e diminuir o edema cerebral e a hipertensão intracraniana. No feocromocitoma (tumor da suprarrenal secretante de adrenalina e noradrenalina) a cefaleia costuma desaparecer 24 horas após a normalização da pressão arterial.

Acidentes vasculares cerebrais e trombose venosa cerebral são abordados em capítulo especial deste texto.

## CEFALEIAS DEPENDENTES DE INFECÇÕES SISTÊMICAS E NEUROINFECÇÕES

### INFECÇÕES SISTÊMICAS

- As cefaleias associadas às infecções sistêmicas são também conhecidas como cefaleia da febre, cefaleia toxêmica, cefaleia tóxico-infecciosa ou, simplesmente, cefaleia infecciosa.

- Há uma tendência, por parte dos leigos e até dos médicos, de superestimar a etiologia infecciosa focal (sinusite) na determinação da cefaleia.

- Desde uma infecção viral banal (uma simples gripe) até infecções bacterianas graves ou por outros agentes (plasmódios) podem determinar cefaleia como sintoma importante do quadro clínico. Em nosso meio, lembrar sempre da dengue.

- Algumas infecções podem provocar cefaleia *per se* ou por complicações que determinam no sistema nervoso. É o caso da AIDS.

- As cefaleias dependentes de um quadro infeccioso sistêmico geralmente fazem parte de um complexo sintomatológico abrangente que pode incluir febre, calafrios, mal-estar, mialgias, tontura e astenia.

- A cefaleia geralmente é difusa, porém pode ser localizada (frontal, frontotemporal, occipital, retro-ocular).

- O grau de intensidade da dor é variável e o seu caráter também, podendo se apresentar sob a forma pulsátil, em peso, constritiva ou aperto.

- O tratamento deve ser orientado com repouso, hidratação, analgésicos comuns e, desde que determinada a etiologia, medicamentos específicos poderão ser utilizados (antibióticos, anti-inflamatórios não esteroidais, corticoterapia).

### SINUSOPATIAS

- As sinusopatias agudas apresentam um período de estado de 1 a 3 semanas; os quadros subagudos, de 3 semanas a 3 meses, e os crônicos podem ter duração superior a 90 dias. Dor facial, congestão nasal e rinorreia purulenta são manifestações cardinais nos quadros agudos. A dor costuma localizar-se no seio afetado e pode apresentar um ritmo horário: mais intensa pela manhã, após o despertar, amenizando ao longo do dia. Isto é explicado pelo acúmulo de secreção no período noturno. A febre ocorre em mais da metade dos pacientes acometidos de sinusite aguda. A cefaleia, embora seja uma queixa comum, tem menor importância no quadro clínico. O diagnóstico clínico pode ser confirmado pelos exames complementares (radiografia simples dos seios da face, TC, RM, rinoscopia anterior, ultrassonografia, transiluminação, endoscopia por fibra óptica).

- O tratamento costuma ser conservador: analgésicos comuns (AAS, dipirona, paracetamol), anti-inflamatórios não esteroidais; a obstrução nasossinusal deve ser combatida com medicação vasoconstritora (por via nasal ou oral) como efedrina ou fenilefrina – associadas ou não a anti-histamínicos. Os agentes microbianos responsáveis devem ser combatidos com antibióticos. Nas formas graves, e não respondedoras ao tratamento conservador, a drenagem cirúrgica e administração de antibióticos por via venosa (em altas doses) estão indicadas.

Outras cefaleias, de natureza infecciosa, são abordadas nos capítulos de neuroinfecção.

## CEFALEIA DO TRAUMA CEFÁLICO E/OU CERVICAL

- A cefaleia pode aparecer após uma lesão traumática na cabeça, no pescoço ou cérebro.

- Uma cefaleia que tem início horas a dias após um trauma craniano (TC) e persiste por um período inferior a 2 meses, é chamada de cefaleia pós-traumática (CPT).

- Os pacientes que sofrem um TC podem desenvolver uma nova forma de cefaleia ou podem ter uma cefaleia preexistente exacerbada (enxaqueca, cefaleia tipo tensional, CS). Por outro lado, a CPT crônica frequentemente faz parte de um complexo sintomatológico denominado síndrome pós-traumática (SPT). Neste terreno, nem sempre é fácil definir uma CPT verdadeira de manifestações clínicas (incluindo cefaleia) dependentes de uma neurose de renda. Isto significa que, às vezes, é muito difícil avaliar a complexa inter-relação entre fatores orgânicos e psicossociais nesta síndrome.

- O termo *whiplash* (trauma em chicotada) traduz um trauma no pescoço com uma sequência de movimentos de extensão, flexão e lateralização da região cervical que sucede o impacto, com ou sem trauma direto do crânio.

- As manifestações clínicas do *whiplash* são similares àquelas experimentadas no TC: dor cervical, cefaleia, tontura, distúrbios cognitivos e psicológicos.

- Habitualmente a CPT piora com os esforços físicos (incluindo manobra de Valsalva) ou atividade mental e pode melhorar com repouso físico e mental. Quando a cefaleia piora na posição ortostática, pode indicar a presença de fístula liquórica.

- Também um quadro de hipertensão intracraniana benigna – do tipo pseudo-tumor cerebral – tem sido referido no TC.

- O tratamento da SPT pode ser difícil, porque com frequência estes pacientes são incompreendidos e necessitam de apoio e de uma abordagem não pre-conceituosa. A abordagem terapêutica pode incluir medicamentos, procedimentos fisioterápicos ou físicos, *biofeedback* e psicoterapia.

- A terapia medicamentosa varia em função do tipo de cefaleia que o paciente apresenta e pode incluir: analgésicos comuns, anti-inflamatórios não esteroi-dais, antienxaquecosos sintomáticos e profiláticos, amitriptilina (ou outros antidepressivos), clorpromazina, antineurálgicos (carbamazepina, fenitoína, gabapentina, pregabalina), miorrelaxantes (tizanidina, ciclobenzaprina) e benzodiazepínicos.

- Nos pacientes com trauma cervical (*whiplash*) e quadro álgico cervicocefálico, o uso temporário de colar se impõe. Para evitar atrofia de desuso dos múscu-los do pescoço, o colar deve ser usado por menos de 14 dias. Medidas físicas complementares podem ser adotadas, como aplicação de calor seco (de luz infravermelha, ar quente e travesseiros aquecidos).

## CEFALEIAS DEPENDENTES DE MODIFICAÇÕES DA PRESSÃO INTRACRANIANA

A IHS classifica estas desordens como "cefaleias atribuídas a transtornos intra-cranianos não vasculares".

### CEFALEIA DA HIPERTENSÃO INTRACRANIANA

- A hipertensão intracraniana (HIC) é uma síndrome e, portanto, comporta múltiplas causas. Aqui vamos analisar as formas não atribuídas a causas vas-culares ou infecciosas.

- Os mecanismos responsáveis pela HIC são vários, mas basicamente três de-vem ser enfatizados: 1) aumento do volume do conteúdo intracraniano pela presença de processo expansivo focal ou pela formação de edema cerebral agudo e difuso; 2) distúrbio da circulação do LCR por excesso de formação, obstrução do trânsito liquórico ou *deficit* de sua reabsorção; 3) obstrução venosa de grandes seios da dura-máter ou de importantes troncos venosos extracranianos. Com certa frequência estes mecanismos podem determinar hidrocefalia (excesso de LCR no interior dos ventrículos encefálicos, o que provoca dilatação do sistema ventricular).

- A HIC pode ser provocada por múltiplas causas: inflamatórias (meningites, encefalites, abscessos, granulomas inflamatórios...); acidentes vasculares cerebrais; traumatismos cranioencefálicos; pseudotumor cerebral; tumores intracranianos; patologias sistêmicas (LES, hipoparatireoidismo...).

## TUMORES INTRACRANIANOS E OUTROS PROCESSOS EXPANSIVOS

- A cefaleia pode ocorrer nos tumores intracranianos benignos e malignos, sejam estes últimos primitivos ou metastáticos.

- A ocorrência de cefaleia nem sempre depende de HIC e pode também ser provocada por compressão direta de nervos sensitivos ou por tração de estruturas intracranianas sensíveis à dor.

- Em aproximadamente 50% dos pacientes adultos com tumores intracranianos (TICs), a cefaleia é um sintoma significativo do quadro. Nas crianças, os TICs podem determinar cefaleia em quase 90% dos casos, pela frequência de sua localização na fossa craniana posterior.

- A HIC habitualmente determina uma série de sinais e sintomas, entretanto três são as manifestações clínicas cardinais do quadro: cefaleia, vômitos e edema de papila. Contudo, esta tríade aparece em menos de 1/3 dos casos.

- A cefaleia é seguramente a manifestação clínica mais frequente da HIC, mas sua presença não é constante, não sendo excepcional a observação de importante HIC, com edema de papila acentuado, desacompanhada de cefaleia.

- A cefaleia pode se expressar como uma dor que pode despertar o paciente nas primeiras horas da manhã. Entretanto, este padrão clássico de apresentação é encontrado em menos de 20% dos pacientes com TIC.

- O grau de intensidade da dor é variável e depende da localização do tumor e da magnitude da HIC. A dor costuma ser forte em menos de 40% dos pacientes.

- A cefaleia pode aparecer ou ser exacerbada pelo esforço físico – manobra Valsalva, esforço de evacuação, tosse, espirro...

- Nos tumores que interferem com a drenagem do LCR, particularmente nos intraventriculares, a cefaleia pode ser provocada por mudanças da posição da cabeça (é o caso dos tumores pedunculados do III ventrículo).

- A dor pode ter um caráter "em peso", pode ser "pulsátil", e certos pacientes não conseguem definir o seu tipo de dor.

- A localização da dor raramente tem relação com o sítio de implantação do tumor. A dor pode ser difusa, mas pode se instalar na região fronto-orbitária ou occipitonucal; quando se instala num hemicrânio, tem valor localizatório importante.

- O tratamento da HIC deve ser planejado em função do fator causal, de sorte que as medidas terapêuticas podem ser específicas ou gerais. Nas neoplasias, o tratamento depende da topografia e da natureza histológica do tumor (benigno, maligno, metastático). A terapêutica pode ser intervencionista (com ressecção total ou parcial do tumor) – a cirurgia redutora pode ser importante para a complementação do tratamento com radioterapia, por exemplo. A derivação valvular está indicada quando há hidrocefalia não comunicante. As modernas técnicas neurocirúrgicas (radiocirurgia, *gama-knife*) também podem estar indicadas. Nos tumores radiossensíveis, a radioterapia pode complementar o tratamento cirúrgico ou pode ser uma alternativa ao mesmo. Também a quimioterapia pode ser considerada em alguns tipos de tumor (ver Neuroncologia).

- Entre as medidas gerais, devem ser consideradas as seguintes: 1) elevação da cabeça do paciente a 15°; 2) hiperventilação; 3) uso de diuréticos osmóticos (particularmente o manitol); 4) uso de corticosteroides de ação rápida (dexametasona); 5) restrição do aporte de líquidos (aproximadamente 1.000 mL nas 24 horas); 6) manutenção da osmolaridade entre 305 e 315 mOsm/L.

## PSEUDOTUMOR CEREBRAL (HIPERTENSÃO INTRACRANIANA BENIGNA)

- Este quadro tem como características básicas: sinais e sintomas de HIC benigna, quadro anatomopatológico inespecífico e etiologia desconhecida.

- O pseudotumor cerebral ocorre principalmente em mulheres obesas, jovens ou de meia-idade. Embora a causa seja desconhecida, algumas condições podem estar presentes nesta síndrome: intoxicação pela vitamina A, uso de anticoncepcionais, de tetraciclinas ou ácido nalidíxico, suspensão de corticosteroides, doença de Addison ou a utilização de derivados do ácido retinoico com finalidade cosmética. Nos casos suspeitos de HIC benigna, outras causas devem ser descartadas: trombose de seios da dura-máter, LES, encefalopatia pulmonar, hidrocefalia.

- O quadro clínico geralmente se traduz por cefaleia difusa, acompanhada de náusea e, mais raramente, vômitos, certo grau de rebaixamento visual e papiledema bilateral (moderado ou acentuado). A cefaleia é de moderada a forte intensidade, diária e persistente, com períodos de exacerbação e remissão durante o dia, e pode apresentar características semelhantes às da enxaqueca ou cefaleia tipo tensional. Costuma piorar com o esforço físico.

- Podem estar associadas outras manifestações como cansaço fácil, diplopia (comprometimento do VI nervo craniano), zumbidos, turvação visual ou rebaixamento visual progressivo.

- O quadro pode perdurar por muitos meses ou até anos.

- Os exames complementares não costumam evidenciar anormalidades, exceto a neuroimagem (TC, RM), que pode mostrar sinais de HIC e ventrículos pequenos. O exame do LCR é importante ao mostrar hipertensão liquórica e descartar outros tipos de patologia (particularmente processos inflamatórios).

- A cefaleia melhora após a retirada de líquor, e pode até desaparecer dentro de 72 horas da normalização persistente da pressão intracraniana.

- Embora o prognóstico do pseudotumor cerebral seja benigno, deve-se ter em mente as sequelas visuais, incluindo amaurose, circunstância que exige vigilância constante e medidas terapêuticas enérgicas.

- Exames oftalmológicos periódicos devem ser realizados, com avaliação da acuidade visual, da função pupilar e determinação do campo visual.

- O tratamento deve ser orientado com corticosteroides (dexametasona, prednisona), diuréticos (acetazolamida, furosemida, espironolactona) e punções lombares de repetição. Também diuréticos osmóticos (glicerol) têm sido usados, com resultados controversos. O alívio da cefaleia pode ser obtido com os analgésicos comuns (paracetamol, aspirina, dipirona). Nos pacientes obesos deve ser recomendada perda de peso. Na obesidade mórbida, a cirurgia bariátrica deve ser considerada.

- O uso de corticosteroides deve ser evitado, sempre que possível, pelos efeitos colaterais em médio e longo prazos: ganho de peso e retenção de líquidos. A acetazolamida (que diminui a produção de LCR em até 50 a 60%) deve ser usada na dose de 1,5 a 3,0 g/dia.

- Deve ser suspenso qualquer medicamento suspeito de participação no quadro: anticoncepcional, vitamina A, tetraciclina...
- Nos pacientes não respondedores ao tratamento clínico, particularmente quando ocorre rebaixamento visual importante e risco de amaurose, há indicação para tratamento cirúrgico do tipo derivação lomboperitoneal. Outro tipo de cirurgia que poderá ser indicado é a fenestração da bainha do nervo óptico.

## HIPOTENSÃO INTRACRANIANA

- As causas mais frequentes de cefaleia por hipotensão intracraniana são as seguintes: pós-punção lombar (que é a causa mais comum); por "ocorrência espontânea"; por excesso de drenagem na derivação do LCR (*shunt*). Causas infrequentes incluem as traumáticas (pela presença de fístula liquórica), pós-operatória (craniotomia, cirurgia espinhal) ou associada a outras condições médicas (desidratação acentuada, coma cetoacidótico, uremia...)

## CEFALEIA PÓS-PUNÇÃO LOMBAR (CPPL)

- Este tipo de cefaleia geralmente é bilateral, de localização frontal, occipital ou generalizada, e apresenta caráter latejante ou em pressão. Costuma aparecer ou exacerbar-se na posição ortostática e melhorar ou desaparecer no decúbito com a cabeça baixa.
- Habitualmente a dor aparece 10 a 15 minutos após o indivíduo assumir a posição ortostática e desaparece entre 20 e 30 minutos após o repouso na posição horizontal.
- A dor piora com movimentos da cabeça, tosse, espirro, esforço de evacuação e compressão das veias jugulares.
- A cefaleia costuma ter início dentro de 48 horas após a punção lombar, na maior parte dos pacientes. A dor geralmente é transitória e, na maioria dos casos, desaparece após o quinto dia da instalação; excepcionalmente pode durar semanas ou meses. A intensidade da dor pode ser fraca, moderada ou forte.
- Sintomas associados podem estar presentes: ligeira rigidez de nuca, náusea, vômitos, *tinnitus*, tontura, sintomas oculares (diplopia).
- Entre os fatores de risco para a instalação da CPPL devem ser alinhados os seguintes: sexo feminino, idade entre 18 e 30 anos, taxa menor de massa muscular, antecedente de cefaleia crônica ou recorrente, fatores dependentes do material utilizado (agulhas) e não obedecer a recomendação de repouso no leito durante 24 horas após a punção.

- O tratamento da CPPL compreende medidas de caráter sintomático como hidratação, repouso no leito, uso de cinta abdominal e meias elásticas, além do uso de analgésicos comuns. Contudo, destas medidas, parece que a única realmente efetiva é o repouso no leito com a cabeça baixa.

- Para as cefaleias moderadas, além do repouso pode-se utilizar cafeína 300 mg por via oral, de 8/8 horas. Nas cefaleias de grau mais acentuado e com duração superior a 24 horas, pode-se usar benzoato de cafeína sódica 500 mg lentamente em *bolus* intravenoso ou o *patch* sanguíneo epidural.

- A injeção de sangue autólogo epidural (*patch*) parece ser o tratamento mais eficaz para a CPPL e pode ser indicada nas cefaleias persistentes e de forte intensidade. A técnica consiste em injetar lentamente 15 a 20 mL de sangue do paciente no espaço epidural lombar, no mesmo interespaço ou no interespaço imediatamente abaixo da punção lombar inicial. Após o procedimento, o paciente deve permanecer na posição de decúbito entre 1 e 2 horas, para obter o máximo de benefício. O sucesso chega a 85% na primeira injeção e até 98% após uma segunda injeção. O *patch* pode apresentar efeitos colaterais leves e transitórios, que podem incluir: dor no local da aplicação, dor nas extremidades inferiores, fraqueza nas pernas, parestesias nos membros inferiores.

- As outras causas de cefaleia por hipotensão intracraniana podem ser facilmente reconhecidas (fístula liquórica pós-TCE ou após procedimentos neurocirúrgicos, derivação do LCR, desidratação acentuada ou outras causas sistêmicas).

- Quando a cefaleia é nitidamente desencadeada por fatores posturais e ocorre melhora com o repouso com a cabeça baixa e a investigação nada acrescenta (a não ser uma hipotensão liquórica), o diagnóstico de cefaleia por hipotensão intracraniana de natureza idiopática deve ser equacionado. É importante valorizar, nestes casos, um trauma aparentemente inocente: um movimento enérgico e brusco do pescoço, uma cefaleia orgásmica com componente nitidamente postural, uma queda banal...

## OUTROS TIPOS DE CEFALEIA

### Síndrome de Eagle

- O diagnóstico diferencial de dor facial pode causar embaraços na prática clínica. Principalmente as dores desencadeadas pela deglutição, na ausência de processo inflamatório da orofaringe, são de difícil elucidação. Nesta eventualidade deve também ser descartado o diagnóstico de neuralgia do glossofaríngeo. Uma das possibilidades que deve ser considerada neste tipo de dor é a presença de apófises estiloides alongadas ou de anomalias dessas apófises. Considera-se como normal a apófise estiloide que mede 2,5 cm de comprimento e medidas acima de 3,0 cm são consideradas anômalas e podem determinar os sintomas desta síndrome.

- A síndrome de Eagle, também denominada de estilalgia, consiste de algia craniofacial e/ou cervical determinada por um processo estiloide alongado. A dor pode ocorrer durante a deglutição, podendo se acompanhar de dor no ouvido. Também é possível o aparecimento da síndrome da artéria carótida, caracterizada por dor à deglutição, cefaleia e vertigem. Estas manifestações traduzem a compressão da apófise estiloide alongada sobre a artéria carótida (interna ou externa) quando o paciente gira a cabeça.

- Os paroxismos de dor podem ser desencadeados ou exacerbados por rotação da cabeça, movimentos da língua, deglutição e/ou mastigação e podem ser acompanhados de sialorreia, sensação de corpo estranho na faringe e, mais raramente, por alteração no timbre da voz. Os paroxismos podem durar poucos minutos.

- O diagnóstico da síndrome pode ser reforçado pela palpação transfaríngea de apófises estiloides alongadas. Também a infiltração da área faríngea com anestésico local, ao provocar alívio, pode confirmar o diagnóstico. O estudo radiológico (radiografia simples, TC, RM) pode confirmar o diagnóstico.

- A estiloidectomia transfaríngea é o tratamento de escolha, embora tratamentos conservadores também sejam preconizados (uso de analgésicos, anti-inflamatórios não esteroidais, miorrelaxantes e medidas de medicina física). Também poderá ser utilizada uma associação de corticosteroides e anestésico local (mepivacaína a 3%) injetada diretamente no pilar anterior da fossa tonsilar. Entretanto, o tratamento cirúrgico é o único considerado curativo, pois remove o agente causal.

## DOR FACIAL PERSISTENTE IDIOPÁTICA

- Este tipo de dor também é conhecido como dor facial atípica, neuralgia atípica da face e psicalgia.

- É mais frequente no sexo feminino (mulher jovem ou de meia-idade), a dor não apresenta característica neurálgica e pode ficar limitada a uma área de um lado da face (geralmente território do trigêmeo, embora possa se propagar para áreas vizinhas). A dor é de difícil definição, é profunda e pobremente localizada. Às vezes, a dor é caracterizada como uma queimação e acompanha-se de formigamento ou sensação disestésica. Não há zona-gatilho ou manifestações disautonômicas e o exame neurológico costuma ser normal.

- As investigações, incluindo radiografias da face e da mandíbula, não demonstram qualquer anormalidade relevante.

- O tratamento deste tipo de dor é frustrante e comumente estes pacientes não respondem aos analgésicos comuns ou narcóticos, aos bloqueios nervosos, à acupuntura e a outros procedimentos físicos. Com certa frequência, estes pacientes são submetidos a extrações dentárias ou a outros procedimentos invasivos (inclusive cirúrgicos), situações que podem até agravar o quadro.

- Algumas terapias físicas podem ser de utilidade: exercícios de relaxamento, reeducação muscular, aplicação de calor ou gelo no local, ultrassom, TENS...

- O tratamento farmacológico deve ser feito principalmente com amitriptilina – a dose preconizada varia de 25 a 100 mg/dia (tomada em dose única, geralmente noturna). Outros antidepressivos tricíclicos podem ser utilizados (nortriptilina, imipramina).

- Recentemente outros fármacos vêm sendo utilizados: gabapentina, clonazepam, lamotrigina, ácido valproico, duloxetina, pregabalina – com resultados ainda incertos.

- Também terapias comportamentais e psicoterapia podem ser tentadas, nos casos rebeldes.

### CEFALEIA OU DOR FACIAL ATRIBUÍDA A TRANSTORNO DA ARTICULAÇÃO TEMPOROMANDIBULAR (ATM)

- Dor desencadeada por movimentos mandibulares e/ou pela mastigação de alimentos duros ou resistentes.

- Redução da amplitude ou abertura irregular da mandíbula.

- Ruído em uma ou ambas ATMs durante os movimentos mandibulares.

- Dolorimento na(s) cápsula(s) articular(es) de uma ou ambas ATMs.

- O diagnóstico pode ser confirmado pelo exame de radiografia simples da ATM, de RM e/ou cintilografia óssea.

- A frequência da patologia da ATM é elevada (cerca de 50% da população), entretanto apenas 5% apresentam sintomas relevantes e procuram tratamento.

- A prevalência é mais elevada nas mulheres de meia-idade.

- A dor proveniente da ATM ou de estruturas relacionadas pode depender de deslocamento de disco, osteoartrite, hipermobilidade articular ou artrite reumatoide – e pode estar associada a dor miofascial e cefaleia.

- O tratamento deve ser orientado através da restrição da movimentação articular, de dieta pastosa e do uso de analgésicos (particularmente dos anti-inflamatórios não esteroidais).

- Outras medidas terapêuticas podem ser incluídas: uso de placa interoclusal miorrelaxante; aplicação de calor úmido na região envolvida; massagem suave; ultrassom e TENS. Também infiltração anestésica pode ser considerada no tratamento.

## CEFALEIA CERVICOGÊNICA

- Esta cefaleia é definida como unilateral, podendo ser desencadeada pela movimentação do pescoço ou pela compressão de pontos no segmento cervical. Na sua vigência há uma redução dos movimentos da região cervical.

- A cefaleia não se apresenta sob a forma agrupada, tem duração variável e a dor não é de natureza pulsátil – ela tem origem na região cervical com propagação para a região orbitofrontotemporal.

- A dor pode ser acompanhada de náusea, vômitos, zumbidos, fono/fotofobia, turvação visual e, até, dificuldade à deglutição.

- Outros critérios de que a dor pode ser atribuída ao transtorno ou à lesão do pescoço dependem de: 1) demonstração de sinais clínicos que impliquem uma fonte de dor no pescoço; 2) abolição da cefaleia após um bloqueio anestésico.

- A fragilidade desta entidade clínica, no que concerne à sua definição e diagnóstico, repousa na sua constelação de sinais e sintomas, e no fato de que nenhuma combinação deles é única para cefaleia de origem cervical. Alguns dos sinais e sintomas podem ocorrer na enxaqueca, na cefaleia tipo tensional e, até, na cefaleia em salvas e na hemicrania paroxística crônica.

- O bloqueio de estruturas cervicais ou de nervos cervicais pode promover o alívio da dor de origem cervical – porém a resposta ao bloqueio não define o diagnóstico de cefaleia cervicogênica, em decorrência de sua inespecificidade.

## SÍNDROME DE TOLOSA-HUNT

- É um tipo de oftalmoplegia dolorosa que se caracteriza por dor orbitária episódica associada à paralisia de um ou mais nervos oculomotores (III, IV, VI nervos) que desaparece espontaneamente, mas que tende a recorrer e remitir ao longo do tempo.
- A paresia ocular coincide com o início da dor ou a sucede num prazo de até 2 semanas.
- A dor e a paresia costumam desaparecer num prazo de até 72 horas após o início do tratamento com corticosteroides (prednisona com dose inicial de 1 mg/kg/dia).
- Outras causas de lesão devem ser excluídas por investigação apropriada.
- Esta síndrome acomete pacientes na idade adulta e afeta igualmente ambos os sexos.
- O quadro depende de uma inflamação granulomatosa do seio cavernoso. A RM de crânio é o exame de imagem indicado para confirmar o diagnóstico.
- Pode ocorrer, além do comprometimento dos nervos oculomotores, o envolvimento adicional da primeira divisão do nervo trigêmeo, do nervo óptico, do nervo facial e do acústico.

## CEFALEIA DO BOCEJO

- O bocejo pode desencadear dor em indivíduos com disfunção da articulação temporomandibular. Por ocasião do bocejo pode ocorrer dor aguda na projeção da ATM, na região retroauricular e do masseter. O quadro, geralmente unilateral, é de natureza benigna e autolimitado.

## SÍNDROME DA ORELHA VERMELHA

- Trata-se de quadro unilateral, caracterizado por dor na orelha, que se torna vermelha e ardente. As crises podem ser desencadeadas por mastigação, deglutição de líquidos, espirros... Também variações da temperatura (frio ou calor) podem atuar como desencadeantes. Ocorre mais nos enxaquecosos. O quadro parece ser mediado pelo nervo trigêmeo e pelas raízes cervicais superiores, com ativação do nervo auriculotemporal. Não há tratamento específico e pode-se tentar medicamentos antienxaquecosos.

## CEFALEIA NUMULAR

- Esta forma de cefaleia recebe este nome porque a área de dor – localizada na calota craniana – tem a forma de uma moeda. Habitualmente a dor é de intensidade leve a moderada e com frequência localiza-se na região parietal, sendo sempre unilateral. A dor (de caráter disestésico) pode se apresentar sob a forma de queimação ou de picadas e pode ser contínua ou intermitente. Ela é sempre focal, sendo sentida em uma área exclusivamente arredondada ou elíptica, com diâmetro de 2 a 6 cm. A dor costuma ser crônica, com períodos de remissão de semanas a meses. É provável que se trate de uma neuralgia localizada de ramo terminal do nervo trigêmeo. Pode ser tratada com gabapentina e também têm sido relatados casos que se beneficiam com o uso de toxina botulínica.

## BIBLIOGRAFIA CONSULTADA

Consenso da Sociedade Brasileira de Cefaleia. Recomendações para o tratamento profilático da migrânea. Arq Neuropsiquiatr. 2002;60:159.

Ducros A. Emergency treatment of migraine. Cephalalgia. 2008;28(Suppl 2):9.

Goadsby PJ, Goldberg J, Silberstein SD. Migraine pregnancy. BJM. 2008;336(7659):1502.

Holle D, Naegel S, Krebs S et al. Hypothalamic grey matter volume loss in hypnic headache. Ann Neurol. 2011;69:533.

Lance JW, Goadsby PJ. Mechanism and Management of Headache. New York: Elsevier; 2005.

Melhado EM. Cefaleia na Mulher. Sanvito WL, ed. São Paulo: Atheneu; 2011.

Sanvito WL, Monzillo PH. O Livro das Cefaleias. São Paulo: Atheneu; 2001.

Silberstein SD, Hollande S, Freitag F et al. Evidence-based guideline update: Pharmacologic treatment for episodic migraine prevention in adults: Report of the

Quality Standards Subcommittee of the American Academy of Neurology and the American Headache Society. Neurology. 2012;78:1337.

Sociedade Internacional de Cefaleia/Subcomitê de Classificação Internacional das Cefaleias. 2ª ed. São Paulo: Alaúde Editorial; 2006.

Zhang X, Levy D, Kainz V et al. Activation of central trigeminovascular neurons by cortical spreading depression. Ann Neurol. 2011;69:855.

# Demências e outros Distúrbios da Memória 9

*Wilson Luiz Sanvito*

## DEMÊNCIA

### ASPECTOS ESSENCIAIS

- A demência é definida como uma deterioração progressiva das funções cognitivas, sem o comprometimento da consciência. Há *deficit* de múltiplas funções cognitivas, ocorrendo sempre o comprometimento da memória e, no mínimo, de duas outras funções cerebrais: linguagem, praxia, gnosia, funções executivas, juízo crítico. Estes *deficit* acabam interferindo nas atividades sociais, profissionais e familiares do paciente.

- A demência depende, na maioria das vezes, de lesões bilaterais e extensas do córtex cerebral, predominando nas áreas que têm uma função associativa polimodal. Mais raramente, lesões subcorticais – bilaterais e limitadas – são responsáveis por um quadro de demência. Entretanto, em muitas formas de demência, lesões corticais e subcorticais estão associadas.

- A incidência e prevalência da demência dependem muito da faixa etária, mas estima-se que acomete aproximadamente 30% dos idosos com mais de 75 anos.

- A doença de Alzheimer (DA) é hoje a principal causa de demência, ocorrendo em 60% dos demenciados da terceira idade. Em virtude do seu caráter crônico e progressivo, tem grande impacto socioeconômico.

- Reconhecer um quadro demencial nem sempre é fácil e identificar a sua causa pode exigir uma investigação pormenorizada. Este aspecto é de suma importância porque algumas formas de demência são curáveis e outras, apenas tratáveis mas não curáveis.

- O *comprometimento cognitivo leve* do idoso pode confundir o médico. Trata-se de um estado pré-demencial ou de um distúrbio cognitivo benigno ligado à idade? O comprometimento cognitivo leve pode ser definido pela presença de um *déficit* cognitivo objetivo, na ausência de uma demência caracterizada e notadamente pela não repercussão nas atividades da vida diária. Nestes casos, uma avaliação neuropsicológica deve ser considerada e uma reavaliação periódica do indivíduo deve ser aconselhada.

- A classificação das demências depende de múltiplos critérios: topografia das lesões (corticais, subcorticais, associadas); etiologia (degenerativa, vascular, infecciosa, metabólica, autoimune...); padrão histopatológico (doença de Alzheimer, doença dos corpos de Lewy); quadro clínico e evolutivo (demências rapidamente progressivas, demências de evolução lenta).

- De um modo mais singelo, as demências podem ser classificadas em: demência degenerativa primária; demência vascular; demência secundária.

- O critério topográfico subdivide as demências em dois grandes grupos: 1) demências corticais, cujo modelo é a DA; 2) demências subcorticais, cujo modelo é a paralisia supranuclear progressiva; 3) demências corticossubcorticais, cujo modelo é a demência com corpúsculos de Lewy.

- Também podemos dividir as demências em irreversíveis e potencialmente reversíveis.

- As irreversíveis são, principalmente, as de natureza degenerativa. Outras formas irreversíveis são doença de Huntington, doença de Parkinson, demências priônicas, complexo AIDS-demência...

- As formas potencialmente reversíveis incluem: hipotireoidismo, deficiência de vitamina $B_{12}$ e folato, outros quadros carenciais (tiamina, niacina), hidrocefalia de pressão normal, infecciosas (sífilis, tuberculose, criptococose), hematoma subdural, tumores intracranianos, álcool, intoxicação medicamentosa, insuficiência renal, insuficiência hepática, encefalopatia pulmonar, hiperparatireoidismo, insuficiência suprarrenal, vasculites do SNC.

- As formas graves de depressão do humor podem simular um quadro demencial – estes quadros são chamados de pseudodemência.

- O estado confusional agudo ou *delirium* é caracterizado por uma desestruturação da consciência, com início súbito e duração de muitas horas a dias e geralmente com remissão completa. O quadro clínico é flutuante e costuma depender de uma causa clínica ou neurológica bem definida. A sua prevalência em hospitais gerais varia entre 10 e 20% em pacientes idosos. Caracteriza-se principalmente pelo *deficit* de atenção, que se manifesta por dificuldade de concentração e atenção, lentidão da compreensão e da elaboração das impressões sensoriais, desorientação temporal e espacial, delírio onírico, alucinações visuais e prejuízo da memória, geralmente com amnésia lacunar após remissão do quadro. O nível de consciência pode flutuar durante o dia, com piora frequente à noite. Os pacientes costumam ficar agitados e hiperativos, mas podem evoluir também com letargia. As causas costumam ser metabólicas, infecciosas, desidratação, estado de mal epiléptico parcial, HSA, encefalopatia hipertensiva, síndrome de vasoconstrição cerebral aguda reversível, intoxicações medicamentosas ou não.

- A anamnese é importante no paciente com quadro leve de demência. Ela pode ser elaborada através de uma história cuidadosa e do Miniexame do Estado Mental (*Mini Mental*). Nas formas mais evoluídas de demência a participação do informante (geralmente um familiar) é fundamental. Alguns pacientes (na fase inicial ou mais evoluída do quadro) tendem a minimizar os seus *deficit* cognitivos ou até a negá-los (anosognosia). Quando há transtornos comportamentais (delírios, hipersexualidade...) a participação do informante, sem a presença do paciente, é muito importante.

- Um exame físico (clínico-neurológico) detalhado deve complementar esta primeira fase da investigação. O exame clínico geral é importante para detectar doenças sistêmicas (hipertensão arterial, endocrinopatias, hepatopatias, nefropatias, carências nutritivas...). O exame neurológico deve incluir a avaliação de linguagem, memória, atenção, cálculo, funções executivas, praxia, gnosia, fácies, presença de movimentos anormais (coreicos, tremores, mioclônicos, atetóticos, distônicos, *flapping*...), tônus muscular (rigidez, espasticidade), coordenação e equilíbrio (Romberg, ataxia), marcha, instabilidade postural, reflexos patológicos (*grasping, groping*, palmomentual, reflexo de sucção, nasopalpebral...), nervos cranianos (*deficit* olfativo, palidez de papila, papiledema, anel de Kayser-Fleischer, campos visuais, paralisias oculomotoras conjugadas, paralisia facial...)

- A investigação complementar deve incluir: exame de imagem, exames laboratoriais, avaliação neuropsicológica e estudo genético.

- Exames de neuroimagem do crânio: tomografia computadorizada, ressonância magnética convencional, PET-*scan* (tomografia por emissão de pósitrons), SPECT (tomografia computadorizada por emissão de fóton único). A neuroimagem funcional (RM-volumetria, RM-espectroscopia, PET-*scan*) é importante na doença de Alzheimer e no distúrbio cognitivo leve.

- Os exames laboratoriais podem incluir: hemograma completo, VHS, dosagem da ureia, creatinina, $T_4$ livre, TSH, TGO, TGP, gama-GT, vitamina $B_{12}$ e ácido fólico, cálcio, reações sorológicas para sífilis, sorologia para HIV, dosagem do cobre no sangue e na urina.

- Exame do líquido cefalorraquidiano (LCR) – A punção lombar deve ser feita quando há suspeita de hidrocefalia comunicante, doença infecciosa ou inflamatória do SNC. Quando há suspeita de demência priônica deve-se solicitar a pesquisa da proteína 14.3.3, que nem sempre é constante e não é específica da doença de Creutzfeldt-Jakob. Também a pesquisa da enolase específica neuronal (NSE) pode evidenciar o seu aumento no LCR e significar destruição neuronal maciça.

- O EEG – Este tipo de exame tem certa importância no diagnóstico diferencial de demências e encefalopatias; também quando há suspeita de estado de mal não convulsivo. Na doença de Creutzfeldt-Jakob ele pode auxiliar no diagnóstico. A alteração do potencial evocado – com aumento da latência da onda P300 – pode ocorrer em alguns tipos de demência, na esquizofrenia e na depressão do humor.

- Os marcadores biológicos (no sangue e líquor) nas demências degenerativas são ainda uma promessa, entretanto, na DA alguns marcadores biológicos já começam a ser investigados, em nosso meio, no LCR.

- A avaliação neuropsicológica é um exame extremamente importante para confirmar ou descartar um quadro demencial. Também é útil no seguimento dos pacientes com demência.

- O estudo genético é importante em algumas formas de demência (formas mendelianas da doença de Alzheimer, algumas doenças priônicas, coreia de Huntington...) para confirmar o diagnóstico e para o aconselhamento genético.

## DOENÇA DE ALZHEIMER

### Aspectos Essenciais

- A doença de Alzheimer (DA) é a causa mais frequente das demências (cerca de 60%), comprometendo 2 a 5,8% dos indivíduos com idade superior a 65 anos. A prevalência da doença aumenta com a idade, podendo atingir 15 a 20% dos indivíduos com a idade de 80 anos. Em virtude do aumento da média de vida da população, a tendência é elevar a prevalência deste tipo de demência.

- Os fatores de risco para o desenvolvimento da DA são: idade avançada, sexo feminino e história familiar. Outros fatores têm sido implicados: doenças vasculares e queda do estrógeno no período pós-menopausa. Entretanto, a reposição do estrógeno em pacientes (com a forma incipiente da doença) não tem demonstrado benefício.

- Neuropatologia da DA: as lesões predominam no sistema hipocampo-amigdaliano, no neocórtex parietotemporal, mas ocorrem também na região subcortical – particularmente no núcleo basal de Meynert (que é colinérgico).

- Placas amiloides (placas senis): a substância amiloide está constituída pelo acúmulo de um peptídeo de 39 a 42 ácidos aminados – peptídeo beta-amiloide – que se origina de um precursor, o APP (*amyloid precursor protein*) codificado por um gene localizado no cromossomo 21.

- Emaranhados neurofibrilares (ENF): foi demonstrado que os ENF são constituídos por filamentos pareados helicoidais de uma proteína chamada *tau* – e foi evidenciado que nas células comprometidas faltam as fosfatases que removem grupos fosfáticos da *tau*, deixando-a hiperfosforilada, impedindo de fixar partes essenciais do esqueleto celular (citoesqueleto), com prejuízo da função celular e terminando por formar aglomerados que se precipitam na substância celular.

- As placas senis e os ENF, associados à perda neuronal e de sinapses, apresentam distribuição topográfica específica, encontrando-se em maior número no neocórtex, hipocampo e na amígdala. Os ENF parecem surgir inicialmente no córtex entorrinal, zona CA1 e *subiculum* do hipocampo, amígdala e estruturas relacionadas ao núcleo de Meynert.

- Outras alterações anatomopatológicas podem ser encontradas na DA: angiopatia amiloide, degeneração granulovacuolar e os corpúsculos de Hirano.

- A base genética apresenta componentes multifatoriais (poligênicos e ambientais). Foram descritos diferentes cromossomos que contêm genes que influenciam o desenvolvimento da DA: mutações nos genes da APP do cromossomo 21; mutações no gene da pressenilina 1 do cromossomo 14; mutações nos genes da pressenilina 2 do cromossomo 1; alelos para apolipoproteína E (APO E) posicionados no cromossomo 19; possivelmente uma mutação ou o polimorfismo em um gene no cromossomo 12 que codifica a macroglobulina alfa-2. Por outro lado, as duas últimas alterações predispõem uma manifestação da doença esporádica precoce ou a doença tardia familiar. As formas mendelianas da DA podem ser dominantes (mutações do gene APP) e recessivas (mutações homozigóticas do gene APP); estas formas costumam ter início numa idade precoce. As formas não mendelianas geralmente têm início numa idade mais tardia.

O curso natural da doença inclui distúrbios cognitivos, intelectivos, comportamentais e neurológicos, com perda gradual da independência, dividida em quatro fases.

- Estágio inicial ou leve: os pacientes apresentam alterações do humor e da memória (depressão ou irritabilidade e dismnésia); gradualmente se instala um quadro de desorientação espacial e outros *deficit* cognitivos que pioram o desempenho na atividade profissional, mas eles permanecem capazes de viver de modo independente, e são conscientes de suas limitações, o que pode determinar reações catastróficas. Sob o aspecto comportamental, podem se apresentar tristes, alegres, apáticos, inquietos, irritados ou com labilidade emocional. Alguns podem desenvolver ideias paranoides ou delirantes. Os *deficit* de memória são progressivos e atingem, inicialmente, a evocação para fatos recentes. Nesta fase, às vezes o paciente subestima ou nega (anosognosia) os seus *deficit*.

- Uma necessidade crescente para ajuda nas atividades da vida diária (AVD) determina o início da segunda fase (moderada). Mudanças de personalidade (como confusão e agitação) também ficam evidentes. Neste estágio os pacientes não são capazes de viver sós.

- A fase severa inicia-se quando os pacientes apresentam dificuldade para deambular de modo independente e alimentar-se sem ajuda. Nesta fase, sinais neurológicos focais podem aparecer sob a forma de distúrbios afasoapraxoagnósicos. Nesta fase os pacientes são incapazes de reconhecer os familiares e amigos íntimos.

- No decurso da evolução podem ocorrer crises epileptiformes, agitação psicomotora, espasticidade e atos motores perseverantes sem finalidade (ato de abotoar-se, agarrar um objeto...). A fase final da doença é marcada por uma demência completa e os doentes acabam morrendo de inanição ou infecção intercorrente.

- O diagnóstico clínico da DA na sua fase inicial inclui a presença obrigatória de comprometimento de pelo menos uma função cognitiva, além da memória. Usualmente, as funções executivas, a linguagem ou a atenção seletiva e dividida são as mais precocemente acometidas depois da memória. O início costuma ser insidioso.

- Há um discreto predomínio da doença no sexo feminino. A média de duração do paciente com DA é de 7 anos, mas a doença em alguns pacientes pode durar até 12 anos ou mais.

- Pode-se distinguir duas formas da DA: a precoce (demência pré-senil) e a tardia (demência senil). Embora não haja diferenças significativas entre as duas formas nos aspectos anatomopatológicos, pode haver no que tange às manifestações clínicas. Parece que a forma precoce da doença é mais grave, particularmente no que se refere à perda da capacidade cognitiva, com maior frequência de ecolalia, desorientação espacial, distúrbio da postura e sinais extrapiramidais. Na forma tardia pode-se observar mais quadros delirantes, alucinatórios e distúrbios psicóticos. Parece também que o *deficit* de acetilcolina no SNC é mais pronunciado na forma precoce.

- Nos casos suspeitos de DA, a investigação deve ser feita com exame de neuroimagem (TC de crânio, RM de crânio, SPECT) e avaliação neuropsicológica. A RM de alta resolução pode mostrar redução significativa do volume hipocampal, particularmente do córtex entorrinal, entretanto este dado pode ser encontrado em outras formas de demência. É possível que a RM funcional detecte alterações nestas mesmas regiões ainda mais precocemente. Através da espectroscopia por RM, observa-se que os pacientes com DA parecem ter concentrações reduzidas de N-acetil aspartato (NAA) e aumentadas de mioinositol na formação hipocampal.

- O EEG e o LCR podem ser úteis no sentido de descartar outros tipos de demência. Em centros avançados começam a ser feitas as dosagens da proteína *tau* e da substância beta-amiloide no LCR: os níveis de *tau* são elevados, enquanto os de beta-amiloide são reduzidos nos pacientes com DA.

## Tratamento

- O tratamento da DA consiste em medidas gerais (proporcionar atividades, tratar comorbidades, amparo e cuidados ao paciente e seus familiares) e tratamento farmacológico. Este inclui medicamentos visando preservar as funções cognitivas e controlar os sintomas neuropsiquiátricos.

- É muito importante orientar os familiares. Os cuidados devem ser proporcionados (de modo ideal) por uma equipe multidisciplinar, incluindo médicos, enfermeiras, psicólogo, fisioterapeuta, assistente social e cuidadores profissionais. Buscar a orientação de uma entidade de apoio deve ser sempre recomendado e encorajado. O paciente, sempre que possível, deve permanecer no seio da família e aqui o papel do(s) cuidador(es) é essencial.

- Devem ser recomendadas ao paciente (particularmente com comprometimento cognitivo leve e estágio I da DA) atividades físicas (caminhadas, exercícios físicos) e atividade mental (leituras, lidar no computador, fazer cursos da terceira idade). Alguns hábitos devem ser desestimulados: consumo de álcool e tabagismo.

- Algumas condições patológicas podem atuar como fatores adversos na DA: hipertensão arterial, AVC anterior, hiperlipidemia, *diabetes mellitus*, TCE, taxa baixa de vitamina $B_{12}$.

- Sempre que o paciente apresentar alguma piora brusca do quadro – com manifestações do tipo confusional – deve-se suspeitar de alguma patologia interveniente (desidratação, infecção...) e procurar debelar o mais rápido possível esta condição.

- O tratamento farmacológico pode incluir estratégias focadas nos fatores etiológicos básicos e estratégias sintomáticas para tentar compensar lesões ou *deficit* já instalados dependentes de fatores estruturais (*deficit* de acetilcolina, por exemplo).

- Muitas das medidas que visam os fatores etiológicos (sendo os alvos principais a deposição da beta-amiloide e formação de *tau* hiperfosforilada) encontram-se ainda nas fases experimentais e serão abordadas nos comentários finais.

- Entretanto, na redução do dano neuronal pela beta-amiloide/*tau* alguns fármacos têm sido preconizados: vitamina E, selegilina, anti-inflamatórios não esteroidais. Estudos controlados com estes fármacos não se mostraram benéficos, de sorte que eles não estão indicados no tratamento da DA.

- Os antagonistas glutamatérgicos têm sido utilizados no tratamento da DA. O glutamato ativa o receptor NMDA, que participa de mecanismos de memória e aprendizagem. A estimulação excessiva de receptores NMDA pode determinar morte neuronal. Parece que drogas antagonistas do NMDA (particularmente a memantina) têm efeito protetor na DA.

- A memantina tem sido utilizada nas formas moderada e grave da DA. Alguns estudos têm demonstrado uma melhora dos escores cognitivos – mas a sua real eficácia é ainda incerta. Tem sido preconizada, nas formas mais avançadas da doença, a associação da memantina aos anticolinesterásicos – o uso combinado é seguro e parece proporcionar sinergia entre as drogas e benefícios adicionais.

- Outros tratamentos têm sido relatados – *Ginkgo biloba*, vitaminas $B_6$, $B_{12}$, ácido fólico, terapia de reposição hormonal, estatinas –, porém sem evidências de benefício.

- O tratamento sintomático, na esfera cognitiva, está baseado na utilização de fármacos com propriedades anticolinesterásicas. Este tipo de tratamento está indicado para as fases leve e moderada da DA. É fato bem conhecido que pacientes com DA têm um *deficit* de acetilcolina no cérebro – e este *deficit* colinérgico pode prejudicar a cognição. Ocorre *deficit* na síntese da ACh por redução na atividade da colina acetiltransferase, produzida no núcleo de Meynert, e na captação de colina, por degeneração dos neurônios colinérgicos que se projetam no hipocampo, na amígdala e no córtex cerebral. Foi demonstrada diminuição dos receptores nicotínicos, da atividade muscarínica e do fator de crescimento neuronal, condições que sustentam os neurônios colinérgicos.

Os três inibidores da acetilcolinesterase comercializados no Brasil são donepezila, galantamina e rivastigmina.

- A donepezila – com a forma de apresentação em comprimidos de 5 e 10 mg – deve ser iniciada com a dosagem de 5 mg/dia. A dose máxima é de 10 mg/dia. Esta droga parece ser eficaz, o que foi demonstrado em estudos que avaliam a cognição. A vantagem desta droga é sua administração uma vez ao dia.

- A galantamina ER (liberação prolongada) apresenta-se na forma de comprimidos de 8, 16 e 24 mg. Deve-se iniciar com 8 mg/dia, podendo-se atingir 24 mg/dia. Pode ser administrada uma vez ao dia.

- A rivastigmina apresenta-se na forma de cápsulas de 1,5, 3, 4,5 e 6 mg – deve-se iniciar com dose de 3 mg/dia até atingir 12 mg – a droga deve ser administrada duas vezes/dia (12/12 h). Outras apresentações da droga: solução líquida com 2 mg/mL e em adesivos transdérmicos de 5 $cm^2$ (9 mg), 10 $cm^2$ (18 mg), 15 $cm^2$ e 20 $cm^2$ (36 mg).

- Os inibidores da acetilcolinesterase parecem ter certa eficácia no tratamento dos distúrbios da cognição. A escolha da droga deve ser pautada por seu custo, tolerabilidade individual e experiência do terapeuta. Com relação à duração do tratamento, não há um consenso entre os especialistas, mas estas drogas podem ser usadas por tempo prolongado se o médico julgar que há benefício.

- Os efeitos colaterais dependem de uma hiperestimulação colinérgica e incluem: efeitos gastrointestinais (náusea, vômitos, diarreia); efeitos cardíacos (arritmias, síncopes); efeitos no SNC (agitação, confusão, insônia, depressão do humor, alucinações); e efeitos gerais (fadiga, indisposição, astenia, quedas).

- O médico poderá trocar de droga em algumas situações: efeitos colaterais importantes e de difícil manejo clínico; não eficácia da droga após uso por pelo menos 6 meses; custo elevado para a família; presença de reações alérgicas ou farmacodermia.

- A memantina é um antagonista dos receptores glutamatérgicos NMDA e está indicada nas formas moderada a grave da DA. O comprimido é de 10 mg e deve-se iniciar o tratamento com 5 mg (meio comprimido), com incrementos de 5 mg a cada semana até atingirmos a dose de 20 mg/dia (um comprimido de 12/12 horas). Os principais efeitos colaterais são tontura, cefaleia, obstipação e confusão mental.

- A associação da memantina com inibidores da acetilcolinesterase parece ser segura e poderá, nas fases mais avançadas da doença, beneficiar o paciente.

- O tratamento de sintomas neuropsiquiátricos deve ser considerado na maioria dos pacientes com DA. Estes sintomas podem ser multideterminados e devem-se levar em conta fatores biológicos, psicológicos, familiares e sociais. O fator socioeconômico é importante e nas famílias de baixa renda, em que a figura do cuidador está ausente, o doente pode ficar a maior parte do tempo sem os devidos cuidados. Se o relacionamento no seio da família é muito importante, também o relacionamento com o(s) cuidador(es) deve ser considerado. Um relacionamento não apropriado entre paciente/cuidador pode determinar estados de agitação, agressividade, ansiedade e delírio.

- Os quadros neuropsiquiátricos incluem: ansiedade, depressão do humor, psicose, agitação, agressividade.

- Antes de traçar uma estratégia farmacológica, devem ser consideradas medidas não farmacológicas. Por exemplo, fazer um inventário das drogas usadas pelo paciente com o objetivo de relacionar alguma droga com a manifestação neuropsiquiátrica (drogas que atuam no SNC, anticolinérgicos, esteroides, abstinência de hipnóticos...). Descartar possíveis causas físicas (dor, retenção urinária, infecção...). Investigar as condições ambientais (hiperestimulação por aparelhos como rádio, televisor ou excesso de circulação de crianças ou animais – como cachorro latindo, por exemplo). A questão do cuidador é fundamental e comportamentos inapropriados podem arruinar a relação paciente/cuidador.

- O tratamento farmacológico do paciente idoso com DA deve merecer estratégias diferenciadas: o organismo do idoso já apresenta certas limitações biológicas (fluxo sanguíneo, rins, fígado) para se livrar dos metabólitos gerados pelos medicamentos. Também os idosos podem estar supermedicados para outras patologias concomitantes, e isto significa maior risco de interações medicamentosas e complicações com a introdução de drogas que atuam no SNC.

- O uso de drogas com ação no sistema nervoso exige certos cuidados: deve-se iniciar o tratamento com doses baixas e fazer incrementos periódicos sob rígido controle. A associação de drogas com ação no SNC deve ser feita com muito critério, no sentido de evitar sinergia, que pode determinar sedação ou agitação. Também deve ser considerada a redução da dose ou até a suspensão de drogas depois de algum tempo de uso.

- Parece que os inibidores da colinesterase e a memantina têm também certo efeito benéfico no tratamento dos sintomas neuropsiquiátricos.

- Os psicofármacos que podem ser utilizados incluem os antipsicóticos, ansiolíticos, antidepressivos e hipnóticos.

- Os antipsicóticos (ou neurolépticos) típicos (haloperidol, clorpromazina), além de pouco eficazes, apresentam efeitos adversos importantes (impregnação com sintomas extrapiramidais, sedação). O haloperidol, nas doses de 1 a 3 mg/dia, pode proporcionar algum benefício no tratamento da agressividade.

- Os antipsicóticos atípicos atuam melhor nos quadros de delírio, alucinações, agitação/agressividade. Os mais utilizados são a olanzapina, risperidona, quetiapina. As doses utilizadas são: risperidona 0,5-3 mg/dia; olanzapina 2,5-10 mg/dia; quetiapina 25-100 mg/dia. O principal efeito colateral é a sedação, enquanto a impregnação (com doses baixas) não costuma ocorrer. Outro neuroléptico atípico que pode ser utilizado é a clozapina (dose de 25-100 mg), particularmente indicado quando há manifestações alucinatórias importantes; entretanto este medicamento exige uma monitoração constante através de hemogramas semanais, pelo seu efeito leucopenizante. Também é preconizado o uso do aripiprazol na dose de 15-30 mg/dia. Outro antipsicótico que pode ser útil nos estados de agitação, delírio e sintomas alucinatórios é o cloridrato de ziprasidona (Geodon®) na forma de cápsulas (dosadas a 40 e 80 mg) e na forma injetável IM (na dose de 20 mg/mL).

- A comunidade médica tem sido advertida sobre o risco de aumento de AVC com o uso de certos antipsicóticos (olanzapina, risperidona). Portanto é preciso equacionar o risco do uso de antipsicóticos típicos ou atípicos nestes pacientes, particularmente naqueles com perfil de risco para doenças cerebrovasculares.

- O uso de antidepressivos pode ser necessário, principalmente nas fases iniciais da DA. Os antidepressivos tricíclicos não são bem tolerados pelos seus efeitos anticolinérgicos e não devem ser utilizados porque desde as fases iniciais da DA ocorre uma depleção da ACh pelo comprometimento do núcleo de Meynert. Os inibidores da recaptação da serotonina são mais bem tolerados e são eficientes no controle da depressão. Outros antidepressivos (citalopram, duloxetina, venlafaxina, mirtazapina, paroxetina) também podem ser utilizados. Entretanto, o uso de antidepressivos não é um consenso na comunidade médica e, segundo alguns estudos, pode piorar as funções cognitivas e comportamentais do paciente.

- Os estabilizadores do humor (carbamazepina, valproato de sódio, topiramato) não são úteis no tratamento da DA, além dos seus potenciais efeitos adversos.

- A trazodona (na dose de 50 a 100 mg no período noturno) pode proporcionar um bom sono ao paciente, além de ter efeitos na depressão do humor.

- Os benzodiazepínicos (clonazepam, lorazepam, alprazolam, bromazepam) podem ser usados em alguns pacientes, entretanto eles são pouco (ou nada) efetivos em manifestações como agitação, delírio, agressividade (em alguns pacientes, estas drogas podem até exacerbar essas manifestações). Outros inconvenientes destas drogas são a sedação e o risco de quedas, particularmente em idosos.

## Comentários Finais

- Técnicas de reabilitação neuropsicológica podem ser úteis, particularmente na reabilitação da memória e para minimizar *deficit* cognitivos nas formas leves da doença. Este tipo de abordagem não farmacológica pode auxiliar a reduzir distúrbios comportamentais.

- No momento existe um esforço para introduzir novas terapias visando fatores etiológicos básicos da doença: modulação das secretases; inibidores da agregação da beta-amiloide; *clearance* do peptídeo beta-amiloide (imunoterapia); terapias anti-*tau*. Algumas dessas formas de terapia estão ainda na fase de ensaios pré-clínicos em ratos transgênicos com modelo de DA.

- Medidas complementares devem ser adotadas no tratamento das demências: fisioterapia, terapia ocupacional, cuidados de enfermagem, serviço *home care*.

- O comprometimento cognitivo leve deve ser tratado? Não há evidências de que o tratamento farmacológico (*Ginkgo biloba*, estatinas, drogas anticolinesterásicas) reduza o risco de conversão para DA. Entretanto, fica a critério do médico assistente se (naquele paciente) deve ou não ser iniciado o tratamento farmacológico. Medidas não farmacológicas podem ser úteis como, por exemplo, a reabilitação neuropsicológica.

## OUTRAS DEMÊNCIAS DEGENERATIVAS

### DEMÊNCIA FRONTOTEMPORAL

- Este tipo de demência pode se apresentar com expressões clínicas variadas, mas (de modo geral) suas manifestações cardinais são distúrbios do comportamento. As variantes da demência frontotemporal (DFT) são: demência semântica; afasia não fluente progressiva.

- O quadro neuropatológico macroscópico evidencia degeneração frontotemporal anterior. Sob o aspecto histológico, são observadas rarefação neuronal, gliose astrocitária e esponjose. Nas áreas comprometidas, alguns neurônios remanescentes apresentam inclusões argentófilas contendo *tau* (corpúsculos de Pick).

- Os distúrbios do comportamento na DFT incluem: apatia ou agressividade, embotamento afetivo, perda da inibição, transtornos obsessivo-compulsivos com comportamentos estereotipados, redução da linguagem, transtorno das funções executivas. A síndrome frontal predomina, o que pode ser evidenciado pela avaliação neuropsicológica. Na linguagem e fala podem ser observados: compulsão para falar, fala estereotipada, ecolalia, perseveração, mutismo.

- Predomina no sexo feminino e costuma ter início na fase pré-senil da vida (entre os 50 e 60 anos); os casos familiais são frequentes. Estima-se que aproximadamente metade dos casos tem um caráter familiar. Quanto à etiopatogenia, postula-se uma desordem do metabolismo da proteína *tau*, que se apresenta hiperfosforilada. O fenótipo da DFT está associado a várias formas histopatológicas e tem sido ligado ao cromossomo 17q21-22 em várias famílias. Esta é a região do cromossomo onde ocorrem mutações nos éxons 9, 10, 12 e 13, gerando o predomínio de três proteínas *tau* repetidas.

- A DFT pode estar associada à doença do neurônio motor.

- Os estudos de neuroimagem (RM de crânio) evidenciam atrofia das porções anteriores dos lobos frontais e temporais. Os exames de SPECT e PET-*scan* demonstram hipoperfusão nas áreas mencionadas. A avaliação neuropsicológica também contribui para a comprovação do diagnóstico.

- O diagnóstico diferencial deve ser considerado com a DA e a demência dos corpúsculos de Lewy (quando há parkinsonismo associado).

## DEMÊNCIA SEMÂNTICA (DS)

- Caracteriza-se por um *deficit* progressivo para lidar com os significados das palavras e dos objetos. Costuma haver uma agnosia para faces e uma incapacidade de denominação dos objetos. A desintegração semântica compromete o lidar com significados. A memória episódica costuma estar conservada. Na DS o comprometimento é mais evidente na região temporal esquerda.

## AFASIA NÃO FLUENTE PROGRESSIVA

- Caracteriza-se por um distúrbio na linguagem – predominantemente de expressão, estando a compreensão relativamente preservada. O substrato patológico situa-se na região perissylviana esquerda.

- O tratamento deve ser conduzido visando os distúrbios comportamentais. A trazodona pode ser útil e as doses podem chegar até a 300 mg/dia. Também a memantina tem sido experimentada, com melhora do quadro comportamental em alguns estudos. Os neurolépticos também podem ser úteis (risperidona, quetiapina, olanzapina, ziprasidona).

- As demais demências degenerativas – doença de Parkinson, paralisia supranuclear progressiva, degeneração corticobasal, doença de Huntington, esclerose lateral amiotrófica – são abordadas em outros capítulos deste livro.

## DEMÊNCIA VASCULAR

### Aspectos Essenciais

- Seguramente, o diagnóstico da demência vascular (DV) é subestimado pela comunidade médica, e é muito provável que a patologia vascular cerebral seja responsável por 15% das causas de demência.

- Os mecanismos responsáveis pela DV são múltiplos: 1) doença aterosclerótica ou embólica com infartos múltiplos; 2) microangiopatias (doença de pequenos vasos) que podem determinar o "estado lacunar e/ou leucoaraiose"; 3) angiopatia amiloide, vasculites cerebrais; 4) outros mecanismos – encefalopatia difusa anóxico-isquêmica, hemorragia cerebral (hematoma subdural traumático, hematoma parenquimatoso espontâneo, hemorragia subaracnoide). É possível também que a DV dependa de uma combinação dos fatores mencionados. Nos casos com história familiar e demência de início precoce (acompanhada de ictos vasculares) deve ser considerado o diagnóstico diferencial com mitocondriopatias e com o CADASIL.

- Demência por múltiplos infartos (DMI) – Este tipo de DV geralmente depende da presença de infartos múltiplos no parênquima cerebral. As lesões geralmente dependem de arteriosclerose ou embolias.

- A instalação da DMI parece depender do volume de tecido cerebral destruído. Além do aspecto quantitativo, é importante também o aspecto topográfico das lesões cerebrais (giro angular, tálamo, lobos temporal e occipital).

- Na DMI a necropsia mostra atrofia do cérebro (menor peso, com alargamento dos sulcos e dilatação do sistema ventricular). Aos cortes, múltiplos infartos podem ser evidenciados, particularmente nos limites da circulação dos grandes troncos vasculares.

- O paciente com DMI pode mostrar três tipos de alteração: 1) sinais de demência; 2) sinais de *deficit* neurológicos focais; 3) sinais de comprometimentos vasculares estruturais, em outros territórios do organismo (hipertensão arterial, cardiopatia, ausência ou diminuição de pulsos periféricos – particularmente nos membros inferiores).

- O quadro clínico da DMI é extremamente variável: instalação insidiosa ou súbita, em degrau ou flutuante, progressiva. Certos pacientes permanecem estáveis ou, até, melhoram. Enfim, o quadro demencial em muitos pacientes é estável ou de progressão muito lenta.

- O estado lacunar, que depende do comprometimento degenerativo (arteriosclerótico) de pequenas artérias da região subcortical, costuma se instalar a partir dos 55 anos de idade e o grande fator de risco é a hipertensão arterial. Entretanto, outros fatores de risco podem estar presentes: *diabetes mellitus*, tabagismo, consumo excessivo de bebidas alcoólicas, cardiopatias emboligênicas, fatores genéticos (CADASIL).

- As lacunas são pequenas cavidades trabeculadas que representam minúsculos infartos cicatriciais, que têm como localizações preferenciais os núcleos cinzentos da base, tálamo óptico, cápsula interna, ponte e cerebelo.

- A expressão clínica do estado lacunar é polimorfa: monoparesia, hemiparesia, *deficit* sensitivo puro, hemiparesia atáxica (*deficit* motor + ataxia cerebelar ipsolateral), disartria associada à ataxia de um membro superior... As formas avançadas podem se expressar com uma síndrome pseudobulbar: marcha a pequenos passos, disartria, disfagia, diparesia faciolingual. O paciente pode apresentar crises de choro e riso espasmódicos, reflexos axiais da face liberados e incontinência urinária. No estado lacunar, a deterioração mental, geralmente discreta, pode evoluir para um quadro demencial. Seguramente muitos pacientes que têm múltiplas lacunas apresentam distúrbios cognitivos, mas somente 30% evoluem para demência. A deterioração mental se exterioriza por alteração comportamental acompanhada de confusão mental no período noturno, alteração do humor com acessos de agitação e quadro frontal.

- A doença de Binswanger (DB) é uma forma de DV que evolui de maneira lenta e progressiva. Ela depende de alterações vasculares na substância branca. Ocorre uma acentuada redução do fluxo sanguíneo cerebral e do consumo de oxigênio na substância branca e também nos córtices parietal, frontal e temporal. Os exames complementares (TC, RM, PET-*scan*) podem fornecer subsídios para a confirmação da DB.

- Também foi descrita uma entidade denominada CADASIL (*Cerebral Autosomal Dominant Arteriopathy with Subcortical Infarcts and Leucoencephalopathy*) de natureza genética e determinada por uma mutação no gene *Notch3*, situado no cromossomo 19 e que codifica uma proteína transmembranosa. Ela pertence ao grupo das demências subcorticais dos pequenos vasos. O quadro tem início no adulto jovem e afeta ambos os sexos. Em 1/3 dos pacientes há associação com enxaqueca e em 1/5, com ansiedade e depressão do humor. A deterioração mental é progressiva e costuma determinar uma demência do tipo frontal. O CARASIL (*Cerebral Autosomal Recessive Arteriopathy with Subcortical Infarcts and Leucoencephalopathy*) foi descrito apenas em asiáticos e distingue-se do CADASIL pela transmissão recessiva e pela associação frequente à calvície e a lesões degenerativas da raque. O gene responsável é o HTRA1.

- O infarto único, desde que extenso e estrategicamente localizado, pode determinar demência. Nesta eventualidade é preciso considerar o aspecto topográfico da lesão, que atinge áreas funcionais fundamentais para determinadas atividades cognitivas do indivíduo. Isto pode ocorrer por infarto extenso, dependente de oclusão (por exemplo) da artéria cerebral média, que pode se traduzir por afasia grave acompanhada de distúrbios cognitivos importantes. Também a oclusão da artéria cerebral posterior (uni ou bilateral), com comprometimento sério da porção inferomesial dos lobos temporais, pode se exteriorizar com amnésia grave e permanente. Nos infartos talâmicos (uni ou bilaterais), determinados por oclusões de pequenos ramos da porção posterior do polígono de Willis, podem ocorrer distúrbios comportamentais e mnésicos (desorientação, apatia, falta de iniciativa, afasia, agitação). Oclusão bilateral da artéria cerebral anterior (por exemplo, quando ambas as artérias derivam de um tronco comum) pode determinar distúrbios comportamentais, desde diminuição da iniciativa até abulia com bradicinesia importante.

- O diagnóstico diferencial da DV deve ser considerado com as demências degenerativas – particularmente com a DA – e com os quadros de pseudo-demência. Hachinski e cols. propõem um sistema de escore, baseado nas manifestações clínicas, com o propósito de distinguir pacientes com demência por multi-infarto daqueles com DA (os escores maiores sugerem DV). Não é infrequente a associação da DV com DA (Tabela 9.1).

### Tabela 9.1 – Demência Vascular x Demência Degenerativa

| Manifestações Clínicas | Escore |
|---|---|
| Início súbito | 2 |
| Deterioração em degrau | 1 |
| Evolução flutuante | 2 |
| Confusão noturna | 1 |
| Preservação relativa da personalidade | 1 |
| Depressão do humor | 1 |
| Queixas somáticas | 1 |
| Incontinência emocional | 1 |
| História de hipertensão arterial | 1 |
| História de ictos | 2 |
| Evidência de arteriosclerose associada | 1 |
| Sintomas neurológicos focais | 2 |
| Sinais neurológicos focais | 1 |

Fonte: Hachinski VC, Iliff LD, Zihla E et al. Cerebral blood flow in dementia. Arch Neurol. 1975;32:632-637.

A investigação das DV inclui estudos de neuroimagem (TC de crânio, RM de crânio) e avaliação neuropsicológica.

## Tratamento

- O tratamento da DV deve visar o controle dos fatores de risco modificáveis (hipertensão arterial, *diabetes mellitus*, tabagismo, obesidade, hiperlipidemia...). A patologia cardiovascular (cardiopatias, arritmias, insuficiência cardíaca) deve ser considerada no tratamento. Hipotensão arterial – particularmente aquela induzida por fármacos – deve ser evitada. Também a utilização de fármacos sedativos (ansiolíticos, neurolépticos, hipnóticos, antidepressivos) deve ser feita com muita prudência, pois estes medicamentos podem rebaixar o desempenho cognitivo. Também as interações medicamentosas devem ser equacionadas.

- Há evidências de um *deficit* colinérgico nas DV (principalmente na demência de Biswanger e DMI), de sorte que podem ser utilizados os inibidores das colinesterases (donepezila, rivastigmina, galantamina) com estratégia idêntica à utilizada na DA.

- Com relação ao circuito glutamatérgico, é conhecido que nas patologias vasculares cerebrais há uma ativação do glutamato nos receptores NMDA, o que pode levar a excitotoxicidade e neurodegeneração. Entretanto, a indicação da memantina ainda é incerta, pois os ensaios clínicos não têm referendado o seu benefício.

- No que concerne aos distúrbios comportamentais, a orientação é a mesma adotada na DA – com a utilização de neurolépticos, ansiolíticos, hipnóticos, antidepressivos.

- A reabilitação neuropsicológica deve ser considerada neste tipo de demência.

- Também a participação dos cuidadores é fundamental na DV.

## DEMÊNCIA POR CORPOS DE LEWY

### Aspectos Essenciais

- A demência por corpos de Lewy (DCL) parece ser uma demência primária e degenerativa. Ela frequentemente é confundida com DA, *delirium*, doença de Parkinson com demência e demência vascular.

- Este tipo de demência é caracterizado pela presença de corpos de Lewy no tronco cerebral, nos núcleos da base, no córtex límbico e no neocórtex. Existe uma variante da DA com corpos de Lewy.

- Ainda não há um consenso se a DCL e a demência da doença de Parkinson fazem parte de um espectro de uma mesma doença. Entretanto, se a DCL se instala precocemente num quadro de parkinsonismo, a demência da doença de Parkinson ocorre anos depois do quadro motor parkinsoniano.

- Alguns elementos clínicos sugerem a hipótese da DCL: 1) deterioração cognitiva inicialmente do tipo frontal; 2) flutuações de distúrbios cognitivos com episódios de confusão mental; 3) presença de alucinações – particularmente visuais; 4) a presença precoce de sinais parkinsonianos; 5) uma grande sensibilidade aos neurolépticos; 6) a frequência de quedas, episódios sincopais e distúrbios da vigília; 7) desordem comportamental do sono REM (sonhos vívidos, vocalizações aberrantes, movimentações e até comportamento agressivo durante o sono); 8) disfunção autonômica (hipotensão ortostática, incontinência urinária, obstipação).

- Os exames complementares podem contribuir para comprovar o diagnóstico da DCL. O estudo de imagem pode descartar outras formas de demência: hidrocefalia, processos expansivos e doenças cerebrovasculares. Evidenciação de disfunção do lobo occipital por SPECT ou PET-*scan* é importante no diagnóstico diferencial com DA. Também a avaliação neuropsicológica na DCL pode demonstrar alteração nos domínios das funções executivas, atenção e função visuoespacial. Ainda, o EEG pode demonstrar alentecimento do ritmo basal e ondas lentas transitórias no lobo temporal. A polissonografia pode evidenciar transtornos do sono REM.

## Tratamento

- O tratamento da DCL deve ser orientado no sentido de evitar o uso de neurolépticos. O sistema colinérgico está comprometido no núcleo dorsal de Meynert e em projeções do tronco cerebral. Há indicação da utilização dos inibidores da colinesterase (donepezila, rivastigmina, galantamina). Este tratamento parece ser efetivo na vertente cognitiva e, até, neuropsiquiátrica.

- Os sintomas parkinsonianos podem se beneficiar, de modo parcial, da levodopaterapia e dos agonistas dopaminérgicos. É preciso prudência com as doses dos antiparkinsonianos, no sentido de não gerar ou exacerbar as alucinações. Quando for absolutamente necessário o uso do neuroléptico, a escolha deve recair nas formas atípicas: quetiapina ou clozapina. Os distúrbios do sono podem ser tratados com os benzodiazepínicos ou com a própria quetiapina. Os anticolinérgicos também devem ser evitados. Os antipsicóticos atípicos devem ser usados com muita prudência (e em doses baixas), pelo risco de morte cardíaca súbita.

- O distúrbio comportamental do sono REM pode ser tratado com clonazepam (com cuidado), melatonina ou neurolépticos atípicos.

- As síndromes parkinsonianas atípicas (paralisia supranuclear progressiva, degeneração corticobasal, atrofia de múltiplos sistemas) são abordadas no capítulo "Doença de Parkinson e outros Distúrbios do Movimento".

## DEMÊNCIAS POTENCIALMENTE REVERSÍVEIS

### Aspectos Essenciais

- Existe um grupo de doenças que inclui o quadro demencial como manifestação cardinal e que pode ser revertido espontaneamente ou através de tratamento específico.

- A abrangência deste tipo de demência é muito grande: 1) causas metabólicas (encefalopatia hepática, encefalopatia urêmica, demência dialítica, hipotireoidismo, hipertireoidismo, distúrbios hidroeletrolíticos, *diabetes mellitus* descompensado); 2) causas oncológicas (tumores intracranianos); 3) causas infecciosas (neurossífilis, criptococose, HIV, meningoencefalites crônicas, neurocisticercose); 4) carências vitamínicas (tiamina, niacina, cianocobalamina); 5) intoxicações exógenas (álcool, chumbo, mercúrio, CO, inseticidas); 6) demências induzidas por medicamentos (anticolinérgicos, hipnóticos, antipsicóticos, antidepressivos, anticonvulsivantes...); 7) outras causas (hidrocefalia de pressão normal, hematoma subdural, múltiplas etiologias); 8) pseudodemência na depressão do humor.

- A reversibilidade do quadro demencial depende de muitos fatores: idade do paciente (no jovem o prognóstico é melhor); estágio da doença determinante (a possibilidade de reversão de uma sífilis cerebral avançada é menor); etiologia (a possibilidade de reversão é maior nos casos induzidos por drogas e depressão do humor, no hipotireoidismo, nas anormalidades metabólicas).

### Tratamento

- O tratamento sempre deve ser orientado para o fator causal. Algumas das patologias listadas são abordadas em capítulos específicos deste livro.

- O *deficit* de vitamina $B_{12}$ ou cianocobalamina pode determinar neuropatia periférica, degeneração combinada subaguda da medula espinhal e/ou distúrbios cognitivos. Uma anemia megaloblástica pode estar presente. A dosagem sérica da $B_{12}$ pode se mostrar baixa (e mesmo quando no limite inferior pode ter um potencial de provocar danos neurológicos); é importante ainda a dosagem do ácido fólico e da homocisteína – podendo esta última estar elevada. Também a elevação do ácido metilmalônico na urina pode ser evidência indireta de *deficit* de $B_{12}$. O tratamento baseia-se na administração da vitamina $B_{12}$, na dose de 1.000 µg diários IM, durante várias semanas, para numa fase subsequente espaçar para uma injeção semanal, depois mensal por tempo indeterminado. O ácido fólico, se estiver baixo, também deve ser corrigido através de 5 mg/dia por via oral, por tempo prolongado.

## ENCEFALOPATIA DE WERNICKE (EW)

### Aspectos Essenciais

- Trata-se de uma afecção de origem carencial, sendo frequente a ação do etilismo crônico como fator contribuinte. Seu aparecimento depende principalmente da carência de vitamina $B_1$ (tiamina), a qual é favorecida por abuso de álcool e outros estados de má nutrição ou desequilíbrio alimentar (dieta com excesso de hidratos de carbono em relação à ingestão de proteínas), pelos distúrbios de absorção (gastrectomias, câncer em estágio final, vômitos incoercíveis após cirurgia bariátrica) e por processos sistêmicos que interferem com a utilização da tiamina (tuberculose pulmonar, gravidez).

- As lesões se situam no assoalho do III ventrículo, na região periaquedutal, nas regiões periventriculares do tálamo e do hipotálamo, com comprometimento particularmente marcado e constante dos tubérculos mamilares e do núcleo dorsomedial do tálamo; também outras estruturas podem ser envolvidas (o nervo oculomotor, o abducente, a ponte, o bulbo espinhal, o verme cerebelar, as estruturas vestibulares). O quadro neuropatológico, quando plenamente estabelecido, compreende: rarefações e alterações neuronais, proliferação gliovascular, hemorragias petequiais, hiperplasia endotelial e gliose nas áreas mencionadas.

- Do ponto de vista clínico, a tríade clássica é de início agudo com anormalidades oculares, ataxia e estado confusional global. Os distúrbios da vigilância são comuns, ocorrendo inicialmente apatia, inatenção, inabilidade para se concentrar, lentidão mental ou agitação, hipersonia mais ou menos profunda, que evolui sobre um fundo de confusão mental (desorientação temporo-espacial); a evolução para o coma é possível.

- A RM do crânio é o método mais sensível para o diagnóstico *in vivo*. O achado mais característico é a demonstração de hipersinal em T2 e FLAIR ao redor do III ventrículo, da região periaquedutal e, principalmente, nos corpos mamilares. O EEG pode mostrar alentecimento difuso do traçado ou pode ser normal. O LCR pode ser normal ou mostrar ligeiro aumento das proteínas totais.

- No diagnóstico diferencial é importante considerar outras doenças ligadas ao alcoolismo: *delirium tremens*, hematoma subdural. Também deve ser considerado o diagnóstico diferencial com a síndrome de Korsakoff, pois embora patologicamente indistinguíveis, as duas encefalopatias são clinicamente diferentes. Na EW temos confusão mental, distúrbios da oculomotricidade e do equilíbrio, enquanto na de Korsakoff o quadro é puramente mental (distúrbio da memória, fabulação, desorientação temporoespacial). Neste caso, a importância do diagnóstico diferencial é mais acadêmica, porque a orientação terapêutica é praticamente a mesma.

## Tratamento

- A EW é uma emergência médica e o tratamento deve ser instituído sem perda de tempo, com a administração de vitamina $B_1$ (doses de 50 a 100 mg/dia por via muscular ou venosa). Um complemento de magnésio deve ser feito, pois a hipomagnesemia pode retardar a melhora do paciente. A associação de vitamina $B_6$ e ácido nicotínico se impõe nos indivíduos policarenciados. Deve ser utilizado com prudência soluto glicosado, em razão do risco de agravamento da carência de $B_1$. O teor proteico da dieta deve ser calibrado em função da situação hepática. O tratamento de longo prazo consiste de tiamina oral, abstinência alcoólica e dieta balanceada. A resposta clínica é usualmente rápida.

- A taxa de mortalidade varia de 10 a 20%, principalmente por infecção pulmonar, septicemia e doença hepática descompensada. Nistagmo residual e ataxia leve podem persistir em 60% dos pacientes e desordens da memória, em quase 80%. Quando o tratamento é precoce e intensivo, a cura completa é possível.

## *SÍNDROME DE KORSAKOFF (SK)*

- A SK, quando plenamente desenvolvida, é caracterizada pela associação de amnésia, fabulação e desorientação. Desta tríade, a amnésia é o elemento mais notável, sendo representada por distúrbio da memória anterógrada traduzido por dificuldade ou impossibilidade de formar novas memórias, vivendo o paciente, por assim dizer, com o seu estoque mnésico. A este elemento vem se juntar, frequentemente, a fabulação com falsos reconhecimentos e desorientação temporoespacial, podendo o paciente chegar a um quadro de confusão mental que evolui sobre um fundo de euforia.

- Esta amnésia apresenta características bem determinadas. O paciente, colocado diante de uma situação, percebe, interpreta e reage normalmente, porém alguns minutos mais tarde já não se lembra dela. É o indivíduo que esquece o tipo de refeição que acabou de fazer ou o texto do telegrama que leu ainda há pouco. O paciente não faz novas aquisições e esta lacuna na memória aumenta a cada dia que passa.

- Os pacientes costumam ser apáticos e podem não ter noção do seu distúrbio (anosognosia).

- A SK foi inicialmente reconhecida no decurso do alcoolismo crônico, e seguramente o fator determinante é uma deficiência em tiamina. A deficiência desta vitamina também pode provocar a encefalopatia de Wernicke; na opinião de alguns autores, trata-se da mesma doença (síndrome de Korsakoff-Wernicke). A SK pode ser precedida por um ou mais episódios da encefalopatia de Wernicke. A SK também pode ocorrer em indivíduos não alcoólatras com deficiências vitamínicas (neoplasias digestivas), tumores intracranianos (craniofaringiomas), após TCE, encefalites e na intoxicação pelo CO.

- Na SK, as lesões predominam nos corpos mamilares e nas formações hipocâmpicas a eles conectadas e traduzem-se por rarefação neuronal, proliferação glial e vascular, além de pequenas hemorragias. A tendência atual é atribuir a amnésia a lesões no núcleo dorsal do tálamo, e não nos corpos mamilares.

- O tratamento deve ser orientado com a supressão do álcool e administração de vitamina $B_1$ (tiamina). A recuperação do paciente, quando o distúrbio persiste após a fase aguda do quadro, é possível, sendo, porém, lenta e incompleta. Às vezes, a recuperação é nula.

## AMNÉSIA GLOBAL TRANSITÓRIA (AGT)

- Embora a AGT não seja um quadro demencial, ela se traduz por uma alteração da memória que é a manifestação cardinal das demências.

- A AGT caracteriza-se pela instalação de amnésia súbita, durante várias horas (em média 4 a 8 horas, podendo chegar a 24 horas), não havendo comprometimento de outras esferas neurológicas, terminando com recuperação completa.

- Durante o episódio de AGT, os pacientes são incapazes de formar novas memórias (amnésia anterógrada), com uma perda variável de recuperação de eventos ocorridos antes da crise (de minutos, horas, dias ou décadas – amnésia retrógrada). A AGT costuma ocorrer em pessoas de meia-idade ou idosas de ambos os sexos, aparentemente saudáveis. O episódio costuma ser único, entretanto recorrências têm sido descritas em um pequeno percentual de casos. Fatores desencadeantes têm sido relatados: esforço físico (trabalho braçal), atividade atlética, intercurso sexual, estresse emocional, enxaqueca, banho de imersão em água quente ou fria.

- Na grande maioria dos casos a AGT ou icto amnésico é idiopática. Ela costuma ocorrer, com mais frequência, a partir dos 60 anos de idade.

- O diagnóstico é clínico, sendo fundamental o testemunho de informante que presenciou o evento.

- Avaliações neuropsicológicas, realizadas durante o evento, mostram uma alteração seletiva da memória episódica.

- Durante o episódio o paciente (que não está confuso) pode repetir as mesmas questões: "O que estamos fazendo aqui?", "O que estamos fazendo?".

- Exames para investigação diagnóstica não confirmam a AGT, porém são úteis para descartar outras patologias (epilepsia ou AVC).

- A etiopatogenia da AGT ainda é obscura e várias hipóteses são postuladas: 1) o AIT tem sido postulado em virtude de alterações no lobo temporal demonstradas por hipoperfusão no SPECT e no PET-*scan*; 2) enxaqueca – em aproximadamente 20% dos pacientes há associação de história de enxaqueca e AGT e o SPECT mostra hipoperfusão bilateral do lobo temporal durante a AGT.

- A AGT traduziria uma disfunção do circuito hipocampo-mamilotalâmico-cingular provocada pela depressão alastrante de Leão (fenômeno postulado também para explicar a aura enxaquecosa).

- Os pacientes que apresentaram episódio de AGT devem ser investigados com neuroimagem (RM), EEG, ecodoppler de carótidas e vértebras e até angiorressonância.

- Não há tratamento específico para a AGT e na imensa maioria dos casos o episódio é benigno e não recorrente. Nos casos com suspeita de AIT ou enxaqueca com aura, medidas terapêuticas específicas devem ser acionadas.

## SÍNDROME DE MARCHIAFAVA-BIGNAMI

- Esta síndrome, descrita em 1903, foi inicialmente reconhecida em italianos bebedores de vinho. Posteriormente foram relatados casos em outros grupos étnicos, em indivíduos fazendo uso imoderado de bebidas alcoólicas (fermentadas ou destiladas) ou malnutridos.

- O quadro é de etiologia obscura e embora seja mais frequente nos grandes alcoólatras, também tem sido registrado em indivíduos com carências nutritivas. Um fator tóxico também tem sido postulado, entretanto, até hoje nenhum agente foi reconhecido. Esta afecção também tem sido descrita em associação com a mielinólise central da ponte e com a encefalopatia de Wernicke, tanto em alcoólatras como não alcoólatras, sugerindo uma possível patologia comum. Também uma predisposição heredológica não pode ser descartada, em decorrência da maior frequência em italianos.

- As lesões fundamentais costumam ocorrer na região axial do corpo caloso, que pode mostrar necrose recente ou antiga e desmielinização. Lesões mais ou menos extensas na substância branca dos hemisférios cerebrais também podem ocorrer.

- As manifestações clínicas, com início na meia-idade ou na terceira idade, podem se instalar de modo progressivo ou súbito. Podem abrir a cena clínica do quadro disfasia e dispraxia. Nas fases subsequentes, um complexo sintomatológico constituído por rigidez muscular, tremores, convulsões generalizadas e deterioração mental pode ser encontrado. Em alguns casos, é nítido o predomínio da sintomatologia mental com agitação, alucinação e demência. Nas fases finais podem ocorrer coma e morte do paciente.

- A neuroimagem (RM do crânio) permite o diagnóstico em vida, o que não ocorria na era pré-imagem, quando o diagnóstico só era confirmado pela necrópsia. Hoje, com a neuroimagem, sabe-se que há formas reversíveis.

- O tratamento é puramente sintomático (anticonvulsivantes, sedativos), além da supressão do álcool.


## HIDROCEFALIA DE PRESSÃO NORMAL (HPN)

- Classicamente, esta síndrome caracteriza-se pela tríade: deterioração cognitiva (alterações neuropsicológicas frontossubcorticais), distúrbio da marcha e incontinência urinária. Estas alterações estão associadas à dilatação dos ventrículos cerebrais por *deficit* de reabsorção do LCR, com pressão liquórica normal obtida por punção lombar.

- As alterações mentais caracterizam-se por perda progressiva da memória (inicialmente a recente), apatia e perda da capacidade de concentração; nos casos avançados se instala um franco processo demencial. Uma avaliação neuropsicológica pode contribuir para confirmar o diagnóstico de demência incipiente.

- As alterações da marcha constituem o sintoma mais frequente e de aparecimento precoce, do tipo apraxia da marcha; alguns pacientes ainda podem apresentar tetraparesia espástica e até sintomas extrapiramidais, tais como acinesia, tremor e hipertonia. A marcha é classicamente descrita como "magnética", com *freezing* e incapacidade para levantar os pés do chão. Na forma apráxica, o paciente não sabe como iniciar e manter a caminhada. Às vezes, a marcha tem certas características parkinsonianas.

- Este tipo de hidrocefalia pode ser de natureza idiopática ou secundária. No caso de hidrocefalia secundária, as etiologias mais frequentes são: hemorragia subaracnóidea, meningite e traumatismo cranioencefálico. Na maioria dos casos não se determina a causa.

- A HPN depende de um distúrbio da hidrodinâmica do LCR. Determinadas causas, que atuam nos espaços meníngeos da base do crânio, impedem que o LCR atinja os locais de reabsorção situados na convexidade cerebral. A ectasia do sistema ventricular repercute sobre a substância branca periventricular.

- São fundamentais para o diagnóstico de HPN os exames de neuroimagem. A TC e a RM do crânio mostram dilatação ventricular global, com a presença de cornos temporais aumentados e atrofia cortical menor do que a esperada, tal como ocorre em casos de hidrocefalia ex-vácuo devida a doenças degenerativas. Outro achado útil é a presença de sinais de exsudação transependimária nas regiões periventriculares frontais. A RM deve ser feita com estudo dinâmico do fluxo liquórico. A cisternocintilografia com radioisótopo também pode auxiliar no diagnóstico.

- O principal e mais utilizado teste terapêutico é a punção lombar, com retirada em torno de 20 a 30 mL de líquor por sessão. A melhora clínica com o teste é indicativa de tratamento cirúrgico. Parece que o teste com drenagem contínua do líquor lombar é melhor, porém é mais invasivo e sujeito a complicações. A principal manifestação a ser avaliada nos testes é a marcha.

- O tratamento cirúrgico consiste na derivação ventriculoperitoneal. Recentemente, a utilização de sistemas com válvulas de pressão regulável externamente tem possibilitado maior efetividade. Estes sistemas são recomendados, uma vez que diminuem o risco de hiperdrenagem. Em geral, após a derivação, o primeiro sintoma a melhorar é o distúrbio da marcha.

- As principais complicações do procedimento são o desenvolvimento de hematomas subdurais ou higromas (por hiperdrenagem) e infecções.

Outros tipos de demência (doenças priônicas, doença de Wilson, pan--encefalite esclerosante subaguda, doença de Huntington, demência límbica paraneoplásica e outras demências imunomediadas, neurossífilis, neuroaids, esclerose lateral amiotrófica com demência) são abordados em outros capítulos deste livro.

## BIBLIOGRAFIA CONSULTADA

Brucki SMD, Magaldi RM, Morillo LS et al. Demências – Enfoque Multidisciplinar. São Paulo: Atheneu; 2011.

Cummings JL. Drug therapy: Alzheimer´s disease. N Engl J Med. 2004;351:56.

Depienne CH, Goizet C, Brice A. Neurogénétique. Paris: Doin; 2011.

Engelhardt E. Demências rapidamente progressivas. Revisão atualizada e etapas diagnósticas. Rev Bras Neurol. 2012;48(3):27.

Foster NL. A new framework for the diagnosis of Alzheimer´s disease. Lancet Neurol. 2007;6:667-8.

Kelly C, Hunter R. Current pharmacological strategies in Alzheimer´s disease. Int J Geriatr Psychiatry. 1995;10:633.

Marder K, Bell K, LaRusse S et al. Dementia & Memory Loss. In: Brust, JCM: Current Neurology. Diagnosis & Treatment. 2nd ed. New York: McGraw Hill Lange; 2012.

Nitrini R, Caramelli P, Bottino CMC et al. Diagnóstico de doença de Alzheimer no Brasil: avaliação cognitiva e funcional. Recomendações do Departamento Científico de Neurologia Cognitiva e do Envelhecimento da Academia Brasileira de Neurologia. Arq Neuro-Psiquiatr. 2005(a);63:720-7.

Nitrini R, Caramelli P, Bottino CMC et al. Diagnóstico de doença de Alzheimer no Brasil: critérios diagnósticos e exames complementares. Recomendações do Departamento Científico de Neurologia Cognitiva e do Envelhecimento da Academia Brasileira de Neurologia. Arq Neuro-Psiquiatr. 2005(b);63:713-9.

Román GC, Tatemichi TK, Erkinjuntti T et al. Vascular dementia: diagnostic criteria for research studies. Neurology. 1993;43:250.

Sanvito WL. Demências vasculares. In: Gagliardi RJ. Doenças Cerebrovasculares: Condutas. Sociedade Brasileira de Doenças Cerebrovasculares. Academia Brasileira de Neurologia; 1996.

Sanvito WL. Síndromes Neurológicas. 3ª ed. São Paulo: Atheneu; 2008.

# Distúrbios do Sono

# 10

*Wilson Luiz Sanvito*
*Christina M. Funatsu Coelho*

## ASPECTOS ESSENCIAIS

- O sono é um estado fisiológico que obedece a um ritmo cotidiano, interrompendo o estado de vigília de modo relativo e reversível.

- A terça parte de sua existência o indivíduo passa dormindo, de sorte que, ao atingir os 60 anos de idade, ele passou 20 anos dormindo e aproximadamente um terço desse período sonhando.

- O sono e a vigília devem ser considerados estados alternantes de um ciclo (ciclo vigília-sono) e, portanto, são funções que se completam. O ciclo vigília-sono costuma ocorrer num dia solar (24 h), obedecendo ao chamado ritmo circadiano.

- A maioria das pessoas está ajustada para um ritmo de vigília diurna e de sono noturno. Embora os fatores ambientais (principalmente socioprofissionais) sejam importantes na fixação do ritmo vigília-sono, não devem ser negligenciados fatores individuais. Assim, independentemente dos fatores socioprofissionais, existem pessoas mais ativas nas primeiras horas do dia e aquelas com melhor desempenho no período vespertino ou noturno.

- Deve ser considerado o fenômeno de "manipulação dos ritmos circadianos", isto é, a posição dos picos e depressões da vigília e as horas de sono podem aparentemente ser ajustadas dentro das 24 horas. Este ajustamento é feito de modo passivo nas viagens aéreas longas, ocasião em que vários fusos horários são atravessados. Após 24 a 48 horas de desconforto (*jet lag*), quando o nosso ritmo está fora de sincronia com a hora local, o corpo se ajusta ao seu novo meio e fica fora de sincronia com o seu local de origem.

- Os ritmos biológicos estão direta ou indiretamente sob o controle do sistema nervoso. O ciclo vigília-sono está sob o controle dos segmentos rostrais do SNC (tronco do encéfalo e cérebro).

- O sono pode ser analisado sob dois aspectos: o comportamental e o eletroencefalográfico. O registro polissonográfico (EEG, ENMG, ECG e EOG*), no laboratório de sono, permitiu a caracterização das fases do sono. A análise desses traçados evidencia dois tipos de sono: 1) sono lento (ou NREM**); 2) sono paradoxal ou sono rápido (sono REM***). O sono normal é caracterizado por uma sucessão cíclica de fases. Cada ciclo com duração, no adulto, de 90 a 100 minutos inclui as várias fases do sono lento e uma fase de sono rápido.

- O sono lento comporta um desdobramento em quatro fases. A Fase I ou de adormecimento é de curta duração e corresponde à passagem do estado de vigília ao estado de sono. Do ponto de vista físico, caracteriza-se por abolição da motricidade, bocejos, alentecimento e regularização dos ritmos cardiorrespiratórios, além da presença de movimentos oculares lentos e rotatórios. Na esfera psíquica, caracteriza-se por sinais de dissolução da consciência. Nesta fase do sono podem ocorrer certas manifestações particulares, sem significado patológico, como é o caso dos sobressaltos do adormecimento (mioclonias fisiológicas do sono). Do ponto de vista bioelétrico, a frequência e a amplitude do ritmo alfa surgem em surtos separados, perdendo sua sequência quase contínua.

- Na Fase II, ou de sono leve, observa-se uma hipotonia muscular, com abolição ou diminuição dos reflexos profundos. Os olhos assumem uma posição em

---

\* EEG: eletroencefalograma; ENMG: eletroneuromiograma; ECG: eletrocardiograma; EOG: eletro-oculograma.
\*\* NREM: *non rapid eye movements* ou sono telencefálico.
\*\*\* REM: *rapid eye movements* ou sono rombencefálico.

estrabismo divergente e as pupilas ficam mióticas; podem ocorrer também movimentos oculares lentos. Importantes modificações neurovegetativas ocorrem nesta fase do sono: alentecimento da respiração com diminuição da frequência cardíaca; queda da pressão sanguínea no início da noite, particularmente da pressão sistólica, além de queda da temperatura e do metabolismo basal. Do ponto de vista bioelétrico, observa-se o aparecimento de ondas lentas mescladas com descargas de ondas rápidas em forma de fusos. Pode ocorrer também o aparecimento de ondas agudas localizadas no vértex e de complexos K (ondas lentas de grande amplitude, predominando no vértex).

- Nas Fases III e IV o sono aprofunda-se, sendo rara a presença de fusos, e o traçado eletroencefalográfico é constituído quase que exclusivamente por ondas lentas do tipo delta, irregulares e de grande amplitude. Na Fase IV o indivíduo só acorda por influência externa, através de estimulação enérgica. Nesta fase podem ocorrer sonambulismo e enurese.

- As Fases II, III e IV, em que o EEG mostra predominância de ondas lentas, são conhecidas como de sono sincronizado.

- O sono rápido (ou REM) associa, de modo paradoxal, um relaxamento muscular completo a uma ativação eletrocortical intensa. Nesta fase são comuns os sonhos, daí a denominação também de fase onírica do sono. Embora seja corrente o conceito de que os sonhos só acontecem na fase REM, é possível também a sua ocorrência em outras fases. Do ponto de vista comportamental, o sono REM caracteriza-se por uma resolução muscular completa e nesta fase desaparece toda atividade eletroneuromiográfica (exceto na musculatura envolvida na respiração e nos movimentos oculares). O cérebro anterior está desperto, mas desconectado do meio ambiente. O indivíduo permanece imobilizado e pode experimentar a desagradável sensação de estar paralisado ao despertar nesta fase do sono. Os movimentos oculares rápidos são típicos desta fase. As modificações vegetativas que ocorrem caracterizam-se por sua instabilidade: 1) a respiração, muitas vezes superficial e irregular, acelera-se e podem mesmo se instalar períodos de apneia; 2) a frequência cardíaca aumenta e o ritmo apresenta irregularidades e extrassístoles, enquanto a pressão arterial geralmente diminui, embora possam ocorrer elevações bruscas e importantes da pressão; 3) em 80 a 90% dos casos se produz uma ereção do pênis. O traçado no EEG é constituído por ondas de ritmo rápido e baixa voltagem, com presença ocasional de ritmos alfa.

- Durante o sono, o indivíduo apresenta ciclos de aproximadamente 90 minutos, sendo que nas primeiras etapas do ciclo ocorrem os estágios do sono

NREM e na etapa final ocorre o sono REM. O sono REM é curto nas primeiras horas da noite e mais longo no sono matutino.

- As bases anatomofuncionais do estado de vigília e das fases do sono são complexas e incluem vias ascendentes e descendentes (formação reticular pontina, *locus ceruleus* e núcleos da rafe, núcleos do tálamo, hipotálamo e prosencéfalo basal). A vertente neuroquímica envolve circuitos colinérgicos, serotoninérgicos, histaminérgicos, gabaérgicos, glutamatérgicos e noradrenérgicos.

- O conhecimento destes aspectos é importante para a prática neurológica do dia a dia. A substância neurotransmissora, que inibe a atividade dos centros pontinos indutores do sono REM, parece ser aminérgica (serotonina ou noradrenalina, ou ambas). Isto parece explicar porque fármacos que elevam a atividade aminérgica em certas áreas pontinas, usualmente, diminuem o sono REM. Quando tais drogas são abruptamente suspensas, o balanço neuroquímico pode ser alterado na direção oposta, e passa a ocorrer uma exacerbação do sono REM por noite, condição que pode perdurar até 4 semanas após a suspensão da droga. Os pacientes podem experimentar pesadelos frequentes pelo fenômeno rebote do sono REM. Os médicos devem advertir os seus pacientes sobre a possibilidade de tais pesadelos quando suspendem abruptamente drogas com atividade aminérgica (hipnóticos, estimulantes do SNC, anti-histamínicos, antidepressivos).

## PATOLOGIA DO SONO

### INSÔNIA

#### Aspectos Essenciais

- O sono normal envolve três aspectos: quantidade, qualidade e ritmo. Quantidade é o tempo total de sono de cada um, que é variável de pessoa para pessoa. Os "curtos dormidores" se sentem bem com menos horas de sono, enquanto os "longos dormidores" necessitam de mais horas de sono. O que realmente importa é como o indivíduo se sente durante o dia.

- Outro aspecto é a qualidade do sono. Como vimos, o sono é constituído de vários estágios, de sorte que a sua arquitetura deva ser adequada e não sofra influências internas e/ou externas. A apneia obstrutiva do sono, um distúrbio intrínseco, pode arruinar a qualidade do sono.

- O sono faz parte do ciclo vigília-sono que deve cumprir um ritmo circadiano (dia solar de 24 h). As pessoas adultas costumam ir para a cama por volta das

23 h e acordar por volta das 7 h. Entretanto, há aqueles que não seguem esse ritmo – ou dormem mais cedo ou mais tarde. No primeiro caso tipifica-se o avanço de fase e no segundo o atraso de fase. Estes comportamentos podem prejudicar o ritmo de sono e muitas vezes esses indivíduos são confundidos com insones (no primeiro caso, o diagnóstico pode ser insônia terminal; no segundo caso, insônia inicial, pela dificuldade de conciliar o sono). É preciso apurar esses dados e instruir o indivíduo para se adequar a um ritmo de sono compatível com suas atividades no período de vigília.

A insônia (seja sintoma, síndrome ou doença) e a pseudoinsônia podem determinar sérias consequências sociais e profissionais – e representar um alto custo para a sociedade.

- **Conceito** – A insônia é um transtorno caracterizado pela dificuldade de iniciar ou manter o sono, ou ainda pela insatisfação com sua qualidade, o que resulta em sintomas diurnos, físicos e emocionais, com impacto no desempenho das funções sociais e cognitivas.

- A insônia pode ser inicial, intermediária ou terminal. Na forma inicial, o paciente apresenta dificuldade para conciliar o sono, com duração superior a 30 minutos. A forma intermediária caracteriza-se por despertares noturnos, que podem ser de curta ou longa duração. Na forma terminal, o paciente costuma apresentar despertar precoce.

- A insônia pode ser aguda, crônica ou intermitente. A forma aguda costuma durar menos de 4 semanas e pode depender de fatores emocionais.

- A insônia pode ser primária ou secundária.

- A insônia primária pode ser psicofisiológica ou idiopática.

- A insônia secundária (ou associada) pode depender de comorbidades, transtornos mentais, uso de medicamentos e drogas, higiene inadequada do sono.

- A insônia é uma queixa extremamente frequente e estima-se que 10 a 15% dos adultos relatem insônia consistente e crônica. Ela é mais frequente com o avanço da idade e nas mulheres.

- O prognóstico da insônia depende da causa subjacente. Entretanto, a insônia crônica piora o desempenho cognitivo, provoca transtornos emocionais, arruína a qualidade de vida, é fator de absenteísmo e pode induzir ao abuso de substâncias psicoativas.

- No diagnóstico, a polissonografia pode estar indicada, entretanto, dependendo da história ela pode ser descartada.

## Tratamento

- Na insônia aguda devem ser esmiuçados na anamnese fatores psicoafetivos, estresse psicológico, uso de substâncias estimulantes do SNC (álcool, cafeína e outros medicamentos psicoestimulantes).

- O tratamento da insônia aguda está indicado quando a sua duração é de alguns dias e deve ser transitório. Devem ser abordados fatores externos responsáveis pela insônia (fatores emocionais, uso de estimulantes da vigília...) e, se possível, corrigidos. O tratamento farmacológico, sempre de curta duração, deve incluir hipnóticos benzodiazepínicos e não benzodiazepínicos.

- O manejo da insônia crônica é sempre complexo e exige medidas não farmacológicas e medidas farmacológicas.

- Um elenco de medidas não farmacológicas pode ser adotado: normas de higiene do sono, técnicas de relaxamento, *biofeedback* e terapias cognitivo--comportamentais.

- As normas de higiene do sono devem incluir: disciplinar horários para ir dormir e para acordar; evitar ler ou assistir TV no quarto e ir para a cama somente para dormir; evitar bebidas estimulantes (café, chá preto, chimarrão, guaraná, bebidas alcoólicas, refrigerantes à base de cola, chocolate) no mínimo 6 horas antes de dormir; evitar cochilos diurnos; evitar medicamentos estimulantes da vigília (cafeína, selegilina, inibidores seletivos da recaptação da serotonina, metilfenidato, modafinil, anfetamínicos...) até 6-8 horas antes de ir para a cama; evitar refeições pesadas antes de dormir; procurar fazer exercícios de relaxamento muscular; evitar exercícios intensos 6 horas antes de dormir; evitar fumar próximo do horário de dormir; manter o quarto com temperatura adequada e evitar luz ou barulho.

- As medidas farmacológicas incluem o uso de hipnóticos. Nas insônias crônicas o seu uso deve ser complementar às medidas não farmacológicas e deve ser limitado a um curto período e com a menor dose possível. Este tipo de medicamento pode provocar dependência e tolerância. Nas pessoas idosas é importante um ajuste da dose, no sentido de evitar sedação no período diurno, com risco de quedas. Também o efeito residual do hipnótico pode prejudicar o nível de atenção e a memória do idoso. Os pacientes com histórico de abuso de álcool e/ou drogas não devem usar hipnóticos.

- Os principais hipnóticos utilizados na prática clínica são: zolpidem (10 mg, 6,25 e 12,5 mg na forma de liberação lenta), zopiclone (7,5 mg), midazolam

(7,5 e 15 mg), nitrazepam 5 mg, estazolam 2 mg, flunitrazepam 1 mg, trazodona 50 mg, *Valeriana officinalis* 50 mg.

- Dependendo do tipo de insônia – inicial, intermediária, final – o hipnótico deve ser indicado. Na insônia inicial deve-se optar por um hipnótico de meia-vida curta (midazolam, zolpidem, zopiclone); na insônia intermediária, hipnóticos de meia-vida intermediária ou longa (flunitrazepam, flurazepam, estazolam, nitrazepam, zolpidem de liberação lenta). Para as insônias terminais (mais comuns nos deprimidos) pode-se optar por um antidepressivo tricíclico (amitriptilina, nortriptilina, imipramina, clomipramina, doxepina). Nas insônias rebeldes pode-se associar um hipnótico ao antidepressivo. Para a insônia inicial existe hoje um zolpidem sublingual, que pode induzir o sono em apenas 9 minutos.

- Nas insônias associadas a transtornos mentais, uma boa opção é o uso da trazodona.

- Nos transtornos de ansiedade, além de medidas não farmacológicas, pode-se optar pelos ansiolíticos para o tratamento da insônia – particularmente os benzodiazepínicos.

- Na insônia idiopática, que pode ter início na infância e envolve transtornos do sistema vigília-sono, o tratamento é complexo e geralmente insatisfatório. Pode-se tentar hipnóticos convencionais ou antidepressivos, mas paradoxalmente o insone pode responder a doses baixas de estimulantes.

## Comentários Finais

- O uso da melatonina parece ser efetivo nas pessoas com deficiência fisiológica noturna. A droga deve ser administrada 30 minutos a 2 horas antes de deitar e as doses variam de 0,1 a 10 mg.

- A mirtazapina é um antidepressivo atípico também recomendado no tratamento da insônia, na dose de 15 a 30 mg.

- Outro antidepressivo recomendado é a agomelatina (Valdoxan® 25 mg), que é um agonista melatoninérgico.

- A terapia comportamental cognitiva (TCC) inclui: técnicas educacionais (higiene do sono); técnicas comportamentais (controle de estímulo, restrição de tempo na cama e de sono, relaxamento); técnicas cognitivas (intenção paradoxal, reestruturação cognitiva). Este tipo de terapia deve ser conduzido por profissional habilitado.

- As insônias primárias, que dependem de comprometimento de estruturas que controlam o ciclo vigília-sono, são raras. Podem ocorrer em doenças neurodegenerativas ou após TCE e até de modo idiopático na criança. Ocorrem até mesmo em situações extremas, como a insônia familiar fatal (doença priônica) e coreia fibrilar de Morvan.

## NARCOLEPSIA

### Aspectos Essenciais

- A narcolepsia é um transtorno caracterizado por sonolência excessiva durante o dia (e sono fragmentado no período noturno), geralmente associada a cataplexia e intrusões recorrentes de sono REM, como alucinações hipnagógicas e paralisia do sono.

- Inicia-se por volta da segunda e terceira décadas, raramente antes dos 5 anos ou após os 50 anos. Atinge ambos os sexos igualmente, durando praticamente toda a vida, com intensidade variável. Embora o seu quadro clínico seja bastante característico, o diagnóstico diferencial deve ser feito com outros transtornos do sono – como a sonolência diurna excessiva, que pode depender de muitas causas (hipotireoidismo, privação de sono noturno, insuficiência renal ou hepática, dor, dispneia...).

- Clinicamente, ocorrem crises de sonolência invencíveis várias vezes ao dia, durando de minutos a 1 hora. A crise pode ocorrer durante atividades habituais (comendo, conversando, dirigindo um veículo...) ou em períodos de repouso. O sono nas crises é superficial e após um rápido cochilo o paciente está recuperado. O narcoléptico pode apresentar um estado de cataplexia (traduzido por atonia muscular generalizada transitória). O grau da cataplexia é variável, desde uma sensação de fraqueza nas pernas até uma queda com imobilidade completa. Às vezes a atonia é parcial, traduzida por queda da cabeça ou do mento. A cataplexia pode ser desencadeada por riso, medo, choro, espanto, tosse ou espirro.

- A paralisia do sono é caracterizada por uma sensação de completa imobilidade, durando de 1 a 2 minutos, no período de transição entre o sono e a vigília, com plena consciência do que está ocorrendo; termina de modo súbito. A alucinação hipnagógica caracteriza-se por sonhos vívidos, elaborados ou não, ocorrendo logo no início do sono.

- A tétrade narcoléptica ocorre em 10% dos pacientes. A sonolência diurna excessiva ocorre em 100% dos casos, a cataplexia atinge aproximadamente 70%, as alucinações hipnagógicas, 25% e as paralisias do sono atingem aproximadamente 50%.

- A narcolepsia, que pode ser de natureza genética e ambiental, depende de uma disfunção primária da neurotransmissão das hipocretinas do hipotálamo lateral. As hipocretinas (ou orexinas) encontram-se reduzidas no LCR de pacientes com cataplexia.

- A causa da doença pode ser uma agressão autoimune e parece haver uma suscetibilidade genética para o seu desenvolvimento. Um grupo HLA DQB1*0602 está presente na maioria dos casos de narcolepsia com cataplexia.

- O diagnóstico da narcolepsia pode ser confirmado pela polissonografia com teste de latências múltiplas.

- O diagnóstico diferencial deve ser considerado com outras causas de sonolência excessiva diurna.

## Tratamento

- Medidas não farmacológicas – São de cunho comportamental e incluem higiene do sono e cochilos programados (cerca de 15 minutos) ao longo do dia.

- O tratamento farmacológico para a sonolência excessiva diurna pode incluir: metilfenidato (10-60 mg/dia); modafinil (100-400 mg/dia); anfetamínicos (10-60 mg/dia); selegilina (10-15 mg/dia). Estes medicamentos, por serem estimulantes da vigília, devem ser monitorados com rigor pelo médico e as suas contraindicações devem ser respeitadas. Outras drogas também têm sido preconizadas, como a pemolina e o mazindol.

- O tratamento de cataplexia, paralisia do sono e alucinações hipnagógicas deve incluir principalmente os antidepressivos tricíclicos: imipramina (25-75 mg/dia), clomipramina (25-200 mg/dia) e nortriptilina (25-75 mg/dia). Também os inibidores da recaptação da serotonina e da noradrenalina podem ser úteis – paroxetina (20-40 mg/dia), fluoxetina (20-60 mg/dia), venlafaxina (75-150 mg/dia) e reboxetina (2-6 mg/dia). Uma estratégia é combinar tricíclicos com venlafaxina, por exemplo.

- É muito importante esclarecer o paciente sobre a sua doença e solicitar a sua colaboração no tratamento comportamental e no seu impedimento para realizar algumas atividades (dirigir veículo, atividades de risco do ponto de vista profissional...). O apoio psicológico deve fazer parte das medidas não farmacológicas.

## SÍNDROME DE KLEINE-LEVIN

- A síndrome de Kleine-Levin (SKL) é um transtorno caracterizado por hipersonia recorrente, hiperfagia e distúrbios do comportamento, podendo ocorrer também desinibição sexual.

- Embora nenhuma anormalidade endócrina tenha sido detectada na SKL, acredita-se que ela representa um distúrbio funcional intermitente do hipotálamo (desregulação dopaminérgica?).

- Ocorre em indivíduos jovens, de 15 a 30 anos de idade, com nítido predomínio no sexo masculino.

- Os episódios ocorrem duas a três vezes por ano e desaparecem sem razão aparente. Cada episódio costuma ter início com mudança do comportamento (o paciente torna-se apático e introvertido). Numa fase subsequente, o indivíduo torna-se excessivamente sonolento durante o dia, com períodos de vigília (principalmente à noite) marcados por irritabilidade e fome voraz. Nos períodos de vigília, confusão mental e alucinações também podem ocorrer. Outras manifestações são hiperatividade sexual, desorientação, despersonalização e agressividade. Cada episódio dura em média 1 semana.

- O diagnóstico diferencial da SKL deve ser considerado com tumores do III ventrículo, encefalites e quadros psiquiátricos.

- Os exames complementares (EEG, PSG) não auxiliam no diagnóstico.

- O tratamento nas fases críticas pode ser feito com estimulantes do SNC (metilfenidato), além de tricíclicos, carbonato de lítio, valproato de sódio e carbamazepina em doses baixas.

## HIPERSONIA IDIOPÁTICA

- A hipersonia idiopática (HI) costuma se expressar por sonolência excessiva diurna, com cochilos prolongados não reparadores e sono noturno prolongado (de 10 a 14 horas). Parece ser um transtorno do sono NREM. Geralmente não ocorrem despertares durante o sono noturno.

- É um transtorno crônico do sono e a sonolência diurna excessiva pode representar riscos de acidentes graves.

- A HI costuma ter início na segunda ou terceira década da vida.

- A PSG evidencia sono noturno prolongado (sem despertares) com aumento do sono delta. O teste de latências múltiplas do sono mostra latências curtas de sono, sem sono REM precoce.

- O tratamento promove poucos benefícios e deve ser orientado com estimulantes do SNC: modafinil, metilfenidato ou anfetamínicos. Um acompanhamento psicológico é sempre desejável, por se tratar de uma doença crônica e que envolve limitações nas atividades do paciente.

## *SÍNDROME DA APNEIA OBSTRUTIVA DO SONO (SAOS)*

### Aspectos Essenciais

- Esta síndrome é assim definida pela observação e/ou registro da pausa respiratória, de natureza recorrente, acompanhada de esforço muscular inspiratório torácico e/ou abdominal, durante o sono, por tempo superior a 10 segundos no adulto e 5 segundos na criança. Este fenômeno é considerado patológico quando em frequência superior a cinco episódios por hora ou, em frequência menor, porém com tempo de duração superior a 20 segundos.

- A apneia do sono pode ser obstrutiva, central (diafragmática) e mista.

- A forma obstrutiva é a mais frequente e as manifestações clínicas podem incluir: cansaço e sonolência diurna, que podem estar associados a confusão mental matinal, transtornos comportamentais, cefaleia e náusea; o ronco é um fiel acompanhante desta condição. Membros da família referem roncos entremeados de bufos e períodos de silêncio (apneia). O sono é entrecortado com frequentes movimentos de intensidade variável e microdespertares (que podem chegar a dezenas, ou mesmo centenas durante a noite) sem que o paciente tenha consciência desses eventos. Enurese noturna e nictúria podem ser relatadas. O paciente pode dormir em momentos inapropriados (enquanto dirige ou durante o trabalho).

- A SAOS é mais frequente no obeso e no sexo masculino; também o alcoolismo pode ser um elemento facilitador do quadro.

- A apneia obstrutiva geralmente depende de um relaxamento excessivo do palato mole, seguido de obstrução das vias aéreas superiores. Também a SAOS pode estar associada a uma variedade de patologias com anormalidades anatômicas orais, de sorte que (nestes casos) o planejamento terapêutico deve ser precedido de uma avaliação pormenorizada do segmento oromaxilofacial.

- A PSG é importante para firmar o diagnóstico da SAOS e quantificar a frequência, gravidade e o tipo de distúrbio respiratório.

## Tratamento

- O tratamento é feito com pressão positiva contínua nas vias aéreas através de aparelho (CPAP) pela via nasal. A alternativa é o uso do BI-PAP naqueles pacientes que não se adaptam ao CPAP (sufocamento ou claustrofobia). Substâncias para relaxamento e obtenção do sono nesse momento podem ser utilizadas e auxiliam no processo adaptativo e de familiarização com o equipamento e os acessórios.

- É recomendado que o paciente durma na posição de decúbito lateral (esta posição evita a obstrução da passagem do ar e o paciente ronca menos). Uma dica para que o roncador mantenha o decúbito lateral é costurar um bolso nas costas do pijama (ou da camisola) com uma bolinha de tênis dentro.

- O tratamento da obesidade é importante e naqueles casos de obesidade mórbida pode estar indicada a cirurgia bariátrica.

- O paciente deve evitar bebidas alcoólicas e medicamentos sedativos do SNC. Também o hipotireoidismo pode agravar o quadro da SAOS. Perda de peso é recomendável.

- Tem sido preconizada a utilização da nortriptilina, que pode reduzir os roncos e o sono REM (durante o qual a apneia é mais prolongada).

- O uso de oxigênio pode estar recomendado (através de cânula nasal) quando a saturação do $O_2$ é inferior a 80%.

- Outro recurso que pode ser utilizado é o rinostent (uma espécie de mola de metal, que funciona como um alargador nasal). Pode ser indicado, principalmente, em desvios do septo nasal.

- Também exercícios com fonoaudiólogos podem melhorar a respiração pelo nariz e reduzir a flacidez do palato.

- O tratamento cirúrgico só é recomendado nos casos que não se beneficiam do tratamento conservador. Podem reforçar a indicação de tratamento cirúrgico a hipertrofia das tonsilas e a presença de anomalias orobucofaciais. A uvulopalatofaringoplastia é raramente recomendada. Nos casos graves (com risco de vida) está indicada a traqueostomia.

## SÍNDROME DA HIPOVENTILAÇÃO DO SONO

- Nos casos de obesidade mórbida, doença restritiva/obstrutiva pulmonar crônica, doenças neuromusculares e medulares, observa-se a elevação anormal da pressão de $CO_2$, resultando em hipoxemia. Se o quadro for persistente poderá levar a hiperglobulia, hipertensão pulmonar e *cor pulmonale*. A gravidade do quadro pode ser avaliada por meio da saturação da oxiemoglobina e do tempo desta dessaturação. O tratamento, além da perda de peso, segue as mesmas orientações referentes à apneia obstrutiva do sono.

### Comentários Finais

- A SAOS pode levar a alterações cardiovasculares, sonolência diurna excessiva (com aumento do risco de acidentes de trabalho e no trânsito), distúrbios do humor e cognitivos, e distúrbios metabólicos que arruinam a qualidade de vida do paciente.

- Nas crianças, além da hipertrofia das amígdalas e adenoide, também defeitos congênitos oromandibulares, rinite alérgica e obesidade favorecem o surgimento de apneia.

- Nos adultos a SAOS provoca sonolência diurna, enquanto as crianças podem apresentar inquietação e agressividade durante o dia.

- Recentemente foi introduzido o implante para reduzir o ronco. Trata-se de um procedimento minimamente invasivo e consiste no implante de filamentos de polietileno no palato do paciente. O material implantado provoca uma fibrose na região, o que reduz a vibração do palato. Este tipo de procedimento é realizado pelo otorrinolaringologista. A indicação do implante depende de uma avaliação do paciente: as amígdalas devem ser pequenas e o palato, espesso para receber os implantes.

## PARASSONIAS

### Aspectos Essenciais

São as diversas manifestações que podem ocorrer durante o sono e que nem sempre têm um significado patológico. São eventos desagradáveis que ocorrem ou são exacerbados durante o sono. São mais comuns nas crianças do que nos adultos. Podem alterar o conteúdo do sono.

## Sonambulismo

- Pode ocorrer nas fases III e IV do sono, nunca na fase REM. O comportamento do sonâmbulo pode ser simples como, por exemplo, apenas sentar na cama, ou revestir-se de atos complexos como andar, abrir portas e janelas, vestir-se e até preparar comida. Alguns indivíduos jovens (geralmente do sexo masculino) podem apresentar comportamento violento do tipo destrutivo ou autolesivo, como quebrar objetos ou pular pela janela. Às vezes, é muito difícil despertar o indivíduo do estado sonambúlico. Geralmente há uma amnésia para o evento. O episódio costuma ocorrer no primeiro terço da noite. A duração do episódio não costuma ultrapassar 15 minutos.

- O diagnóstico diferencial deve ser feito com uma crise epiléptica do tipo parcial complexa e um registro eletroencefalográfico de vigília e de sono pode ser necessário. A PSG, que nem sempre está indicada, pode mostrar no episódio surtos de ondas lentas de grande amplitude no registro eletroencefalográfico.

- No tratamento, o médico deve informar aos pais do caráter benigno e autolimitado do fenômeno. Para evitar acidentes, portas e janelas devem ser trancadas e o ambiente não deve ter objetos potencialmente perigosos. Nos casos extremos (com episódios muito frequentes e de longa duração) está indicado o uso de benzodiazepínicos (particularmente diazepam ou clonazepam) ou de antidepressivos tricíclicos (imipramina, amitriptilina, nortriptilina).

### Enurese Noturna (EN)

- É o ato de urinar durante o sono, além da idade em que tal manifestação ainda é considerada normal. Ocorre com maior frequência no sexo masculino e parece haver uma predisposição genética.

- A EN costuma ocorrer nas fases III e IV do sono e parece estar relacionada à presença de ondas lentas no EEG.

- O uso de imipramina no tratamento deste tipo de enurese tem se mostrado benéfico. Esta droga tem propriedades anticolinérgicas (inibe o parassimpático, que é o principal elemento responsável pelo esvaziamento da bexiga);

além disso, ela aumenta a capacidade da bexiga e, por outro lado, aumenta a fase II do sono, com provável modificação também da fase IV (durante a qual ocorrem os episódios enuréticos).

## Bruxismo

- Esta manifestação se traduz pelo fenômeno de "ranger os dentes" durante o sono e alcança cifras que vão de 5 a 15%. Este tipo de parassonia costuma declinar com a idade. Costuma ocorrer na fase II do sono e está associado aos complexos K do EEG.

- Nas formas severas de bruxismo um dentista deve ser consultado e pode estar indicado o uso de placas interoclusais.

## Terror Noturno

- Esta manifestação, própria da criança, traduz-se por grito lancinante seguido de choro e gemidos, apresentando-se a criança com um semblante de pavor, com os olhos esbugalhados e indiferente à tentativa da mãe no sentido de acalmá-la. O episódio, que pode durar de 5 a 30 minutos, termina com a criança readquirindo um sono tranquilo e há amnésia para o evento. É estimado que o terror noturno possa ocorrer em 1 a 3% das crianças entre 5 e 12 anos de idade. O quadro tem caráter autolimitado.

- O diagnóstico diferencial deve ser feito com pesadelos, crises epilépticas e distúrbio comportamental do sono REM.

- O terror noturno ocorre na fase III ou IV do sono e o diazepam, que reduz a duração da fase IV, pode prevenir os episódios nos casos persistentes.

## Pesadelos

- Podem ocorrer tanto nos adultos como nas crianças.

- Costumam ocorrer durante períodos do sono REM normal e são particularmente frequentes durante o período de aumento deste tipo de sono, que pode se seguir à suspensão de bebidas alcoólicas ou de algum sedativo do SNC que costuma suprimir a fase REM de modo persistente.

- Pesadelos como fenômenos isolados não têm maior significado e podem ser desencadeados por febre ou indigestão. Quando são frequentes podem levar o indivíduo ao médico. Podem ser acompanhados de distúrbios comportamentais ou neuróticos.

- O tratamento, nos casos persistentes, deve ser feito com benzodiazepínicos. No alcoolismo crônico, um tratamento psiquiátrico deve ser recomendado.

### Síndrome do Movimento Periódico dos Membros (*Periodic Limb Movements*)

- Movimentos dos membros inferiores podem ocorrer na fase do sono NREM (fase I ou II), causando microdespertares e fragmentação do sono, o que pode acarretar sonolência diurna. Abalos breves dos membros ou movimentos de flexão podem afetar ambas as pernas; é raro o envolvimento dos membros superiores. Muitos portadores da síndrome das pernas inquietas podem apresentar a síndrome do movimento periódico dos membros (SMPM). A SMPM parece depender de uma deficiência dopaminérgica, sendo o diagnóstico confirmado pela PSG.

- O tratamento da SMPM só se justifica quando os movimentos interferem com a integridade do sono ou quando coexistem com a síndrome das pernas inquietas. As principais drogas utilizadas são: pramipexol, ropinirol, gabapentina, clonazepam. Os pacientes devem evitar substâncias estimulantes do SNC (café, chás pretos) e álcool. Exercícios físicos devem ser evitados no período noturno (até 4 horas antes de dormir).

### Distúrbio Comportamental do Sono REM (DCSREM)

- Depende da ausência de atonia muscular própria da fase REM, o que permite uma atuação comportamental durante os sonhos. Na vigência da fase onírica, o(a) paciente pode apresentar comportamentos violentos e representar riscos para si mesmo ou para o cônjuge, ou pode destruir objetos ou pertences do ambiente. Estes indivíduos têm uma história de sono agitado (com movimentação exagerada e vocalizações) de longa duração. Estas pessoas têm sonhos muito vivenciados e lembram-se do seu conteúdo quando acordadas.

- Parece que neste tipo de distúrbio ocorre uma disfunção de núcleos pontinos colinérgicos – o que acarreta uma geração de sonhos e uma desinibição do neurônio motor da medula espinhal (o que explica a ausência de atonia muscular na fase REM).

- Este tipo de manifestação é mais comum no idoso do sexo masculino. Pode ocorrer também em várias patologias do sistema nervoso: doença de Parkinson, demência dos corpúsculos de Lewy, atrofia de múltiplos sistemas. Também a abstinência do álcool e a suspensão de antidepressivos ou ansiolíticos podem desencadear estes episódios.

- No diagnóstico diferencial várias entidades devem ser consideradas: crise epiléptica, pesadelos, sonambulismo e até transtornos psiquiátricos.

- A investigação deve incluir PSG e exame de neuroimagem.

- O tratamento deve ser feito à base de benzodiazepínicos, sendo particularmente eficaz o clonazepam (na dose de 0,5 a 2 mg na hora de dormir). Outros benzodiazepínicos podem ser usados ou até mesmo outros tipos de droga (carbamazepina, gabapentina, melatonina).

- Medidas de segurança são recomendáveis: gradear portas e janelas, evitar a presença de objetos potencialmente perigosos no quarto de dormir (como espelhos, por exemplo), colocar protetores ao redor do leito (como coxins, por exemplo).

## COMENTÁRIOS FINAIS

- Algumas manifestações mórbidas podem ocorrer, com certa frequência, durante o sono. Determinados epilépticos apresentam crises convulsivas apenas durante o sono; as crises habitualmente ocorrem na fase IV ou na fase REM. Doentes com angina do peito podem mostrar alterações eletrocardiográficas durante o sono REM e dor anginosa tem sido relatada nesta fase. Os indivíduos com úlcera duodenal apresentam maior secreção de ácido clorídrico durante o sono, ocorrendo o pico de secreção na fase REM – a dor gástrica pode acordá-los. Os acidentes vasculares cerebrais isquêmicos podem ocorrer, com certa frequência, durante o sono.

- É importante o paciente preencher um diário do sono, ferramenta que ajuda o médico a compreender o tipo de insônia ou os períodos de hipersonia, a fragmentação e a duração do sono e a anotação de outros fenômenos presentes numa noite de sono.

- A actigrafia registra (através do actígrafo) a atividade motora do indivíduo durante vários dias. O aparelho (um pequeno sensor) pode ser usado no pulso ou no tornozelo e pode fornecer ao médico uma série de informações durante o período de sono.

- Existem também escalas aplicadas a pessoas com transtornos do sono. A escala de sonolência de Epworth, por exemplo, é um instrumento útil para quantificar a sonolência do indivíduo.

- Medidas preconizadas para a higiene do sono: restringir horário de sono; somente ir para a cama quando estiver com sono; reduzir a ingesta de cafeinados e álcool no período noturno (café, refrigerantes tipo cola, chás de cores escuras); evitar refeições copiosas próximas do horário de dormir; tomar leite morno e ingerir carboidratos (pequena quantidade) antes de dormir; o quarto de dormir deve ser despojado de objetos como rádio, telefone, televisor, livros, revistas, jornais...; em caso de grande demora para conciliar o sono é aconselhável sair do leito e ir para um ambiente de pouca iluminação e realizar atividades pouco estimulantes; evitar atividades físicas até 4 horas antes de dormir; exercitar técnicas de relaxamento muscular; evitar cochilos durante o dia; despertar sempre no mesmo horário, independentemente da hora que foi dormir; na medida do possível evitar lidar com problemas de ordem emocional (problemas domésticos, familiares, profissionais, sociais) em período que antecede o horário do sono; manter os horários de sono mesmo nos períodos de folga, feriados e férias; em caso de insônia rebelde, procurar ajuda de profissional habilitado em terapia comportamental cognitiva.

### BIBLIOGRAFIA CONSULTADA

Pinto Jr LR. Sono e Seus Transtornos – do Diagnóstico ao Tratamento. Sanvito WL, ed. São Paulo: Atheneu; 2012.

Pinto Jr. LR. Diretrizes para o diagnóstico e tratamento da insônia. São Paulo: Elsevier; 2009.

Remmes AH. Sleep disorders. In: Brust JCM. Neurology Lange. New York: McGraw-Hill; 2012.

Sanvito WL. Síndromes Neurológicas. São Paulo: Atheneu; 2008.

Schönwald S, Townsend RS, Carvalho DZ. Distúrbios do sono. In: Chaves MLF et al. Rotinas em Neurologia e Neurocirurgia. Porto Alegre: Artmed; 2008.

Tavares S & Aloé F. Parassonias. In: Melo-Souza SE. Tratamento das Doenças Neurológicas. 2ª ed. Rio de Janeiro: Guanabara-Koogan; 2008.

Tolentino MA. Apneia do sono. In: Melo-Souza SE. Tratamento das Doenças Neurológicas. 2ª ed. Rio de Janeiro: Guanabara-Koogan; 2008.

# Doenças da Medula Espinhal 11

*Wilson Luiz Sanvito*

## ASPECTOS ESSENCIAIS

- As mielopatias constituem um desafio para os médicos, em decorrência da complexidade dos aspectos anatomofuncionais da medula espinhal (ME) e da diversidade de manifestações clínicas por ocasião de comprometimento desse segmento do SNC.

- A ME está contida no canal vertebral e estende-se desde o forame magno até a borda inferior da vértebra L1. Abaixo desse nível, o fundo de saco dural abriga raízes nervosas que formam a cauda equina e o *fillum terminale*. Em todo o trajeto ela tem como envoltório a dura-máter, entretanto aqui a dura não adere ao osso (como no crânio), de sorte que há um espaço extradural – cujo conteúdo é tecido adiposo e veias – onde podem se formar lesões expansivas. A ME é fixada, lateralmente, no envoltório dural, pelas raízes nervosas e digitações do ligamento denteado.

- A irrigação sanguínea da ME é promovida por uma artéria espinal anterior única e por duas artérias espinais posteriores. Cada artéria vertebral emite um ramo descendente que se une e origina tanto as artérias espinais anteriores como posteriores – esse sistema é responsável pela vascularização da medula cervical alta. Em seu trajeto descendente, as artérias espinais são supridas pelas artérias segmentares oriundas da aorta – no nível de T10, T11 ou T12 (em 75% da população); o mais importante desses vasos é representado pela artéria magna de Adamkiewicz. A artéria espinal anterior irriga os 2/3 anteriores da ME.

- Do ponto de vista macroscópico, a ME é dividida em substâncias branca e cinzenta. A substância cinzenta, em forma de borboleta, contém as colunas dorsais (posteriores) e ventrais (anteriores). As colunas dorsais recebem as fibras do sistema sensitivo e as ventrais contêm os neurônios do sistema motor. A coluna intermediolateral (T1-L2) representa o sistema nervoso autônomo na sua vertente simpática (sistema toracolombar). Os primeiros neurônios do sistema nervoso parassimpático localizam-se em núcleos do III, VII, IX e X nervos cranianos, enquanto os demais se localizam nos cornos laterais dos segmentos sacros da ME (sistema parassimpático pélvico: S2-S4). O sistema parassimpático é também denominado sistema craniossacral. A substância branca da ME é constituída por tratos motores e sensitivos, formados por axônios mielinizados.

- O comprometimento da ME pode se expressar de modo variado: alterações motoras (paresia ou paralisia, hipotonia ou hipertonia muscular, hiper-reflexia, automatismos, sinal de Babinski); alterações sensitivas (sensibilidades superficiais e/ou profundas); alterações tróficas (amiotrofias); alterações autonômicas (síndrome de Claude Bernard-Horner, hiperidrose, hipotensão arterial, bexiga neurogênica, incontinência fecal, impotência sexual).

- Os *deficit* motores dependem do comprometimento do trato corticoespinhal (piramidal). Este trato se organiza na ME após a decussação das fibras piramidais no bulbo, dividindo-se em trato corticoespinhal lateral e corticoespinhal anterior – a principal via motora está organizada no trato corticoespinhal lateral (de maneira somatotópica), com as fibras que se destinam aos membros inferiores posicionadas lateralmente. Uma parte das fibras corticoespinhais (20%) não se cruza e constitui o trato anterior e no seu trajeto descendente estabelece sinapses com os neurônios motores da coluna ventral da ME. Lesões dos tratos rubroespinhal e vestibuloespinhal não contribuem para o diagnóstico topográfico das mielopatias. As lesões da coluna anterior da ME costumam determinar paresias flácidas e amiotrofias (com ou sem fasciculações).

- Os distúrbios da sensibilidade dependem do comprometimento do trato espinotalâmico e/ou dos funículos posteriores. As vias são ascendentes e as sensibilidades térmica e dolorosa são transmitidas ao encéfalo pelos tratos espinotalâmicos – as fibras atingem a ME e ascendem dois a três segmentos antes de estabelecerem sinapses com os neurônios localizados na coluna dorsal da ME. Neste ponto, as fibras cruzam para o outro lado da ME, através da comissura anterior, e sobem até o tálamo óptico, constituindo o feixe espinotalâmico, de sorte que as lesões do trato espinotalâmico determinam perda das sensibilidades térmica e dolorosa no lado oposto do corpo, abaixo do nível da lesão. É importante ter em mente que as fibras que inervam os membros inferiores posicionam-se lateralmente, enquanto as fibras responsáveis pela inervação dos membros superiores posicionam-se medialmente.

- Os funículos posteriores, responsáveis pela propriocepção e sensibilidade tátil epicrítica, são constituídos pelo fascículo grácil (que transmite informações dos membros inferiores) e fascículo cuneiforme (transmite informações dos membros superiores). A organização somatotópica desses tratos é a seguinte: as fibras responsáveis pelos membros inferiores situam-se medialmente, enquanto as dos membros superiores dispõem-se lateralmente. As fibras dos funículos posteriores não se cruzam, de modo que provocam alterações do mesmo lado do corpo e abaixo do nível da lesão.

- Os distúrbios das sensibilidades superficiais (térmica, dolorosa e tátil protopática) nos auxiliam no diagnóstico topográfico da lesão. Uma hipoestesia ou anestesia densa nos proporciona (com certa precisão) o nível da lesão numa mielopatia. Alguns pontos de referência nos ajudam a localizar o nível da lesão – por exemplo: mamilos (T4/T5), rebordo costal (T10), cicatriz umbilical (T11/T12).

- Nas mielopatias (principalmente compressivas) podem ser detectadas uma síndrome lesional e uma síndrome sublesional. A síndrome lesional depende do acometimento de raízes nervosas, da coluna anterior e da coluna posterior ao nível da compressão. Esse quadro pode se expressar por dores radiculares, amiotrofias de topografia radicular e hipoestesia em faixa. A síndrome sublesional depende da interrupção funcional de tratos medulares ascendentes e/ou descendentes.

- Uma mielopatia de instalação súbita (infarto medular, hérnia de disco central, tumores, abscessos ou outras causas compressivas) costuma se expressar com um quadro de "choque medular" caracterizado por *déficit* motor com hipotonia muscular e arreflexia (que pode durar dias ou semanas). Com a evolução do quadro os reflexos, antes ausentes, reaparecem e tornam-se exaltados e a hipotonia vai se transformando numa espasticidade muscular. Na fase de "choque medular" há uma retenção urinária e, numa fase subsequente, ocorre incontinência urinária. A compressão aguda da ME representa uma emergência neurológica – o retardo da descompressão pode determinar um quadro irreversível.

- As lesões que comprometem a ME podem ser extramedulares (intradural e extradural) ou intramedulares. Do ponto de vista longitudinal, a mielopatia pode ser cervical, torácica e lombossacra. A cervical alta (C1-C4) pode incluir tetraplegia espástica, soluços e paralisia hemidiafragmática (envolvimento do nervo frênico). Além disso, podem aparecer alterações sensitivomotoras nas mãos (parestesias, amiotrofia, astereognosia). As compressões da medula cervical baixa podem ser evidenciadas por paraplegia e síndrome radicular dos membros superiores. As compressões da medula torácica podem determinar dor toracoabdominal em cinta e paraplegia. Já a compressão da medula lombossacra nem sempre é possível diagnosticar, porque a lesão responsável pode afetar vários segmentos e os sinais periféricos podem mascarar uma mielopatia. Disfunções vesical e genital costumam estar presentes. Paralisia flácida do quadríceps associada à abolição do reflexo patelar, com presença do sinal de Babinski, sugere lesão da medula lombar.

- Do ponto de vista transversal, a ME pode estar comprometida de modo completo (mielite transversa, transecção traumática) ou parcial (síndrome de Brown-Séquard, degeneração combinada subaguda da medula, siringomielia). As compressões anteriores (com envolvimento das colunas anteriores) podem se instalar com *déficit* motor e amiotrofias no nível da lesão e uma síndrome piramidal pode aparecer abaixo da lesão; as manifestações sensitivas são mais tardias. As compressões posteriores (ou posterolaterais) comprometem mais as sensibilidades profundas (síndrome atáxica) que podem evoluir para um quadro atáxico-espástico. Nas compressões laterais pode se esboçar uma síndrome de Brown-Séquard (hemissecção medular). No lado da lesão e em situação infralesional: paralisia do tipo piramidal e abolição das sensibilidades profundas conscientes – cinético-postural e vibratória; lado oposto à lesão: desordens das sensibilidades superficiais – termodolorosa – em situação infralesional. As principais causas desta síndrome são trauma raquimedular e processos metastáticos.

- A síndrome central da ME (também chamada de síndrome comissural) depende de lesões com sede na comissura cinzenta medular e, ocasionalmente, na comissura branca anterior (siringomielia, hematomielia, tumores intramedulares). Esta síndrome caracteriza-se pela dissociação siringomiélica da sensibilidade, traduzida por analgesia térmica e dolorosa, com conservação das sensibilidades tátil e proprioceptiva. A analgesia pode ser suspensa (em xale: sobre os ombros) e geralmente é bilateral, e a lesão situa-se na medula cervical.

- O termo mielite define processos infecciosos e inflamatórios não infecciosos que acometem a ME. Quando a substância branca é envolvida está caracterizada a leucomielite, enquanto o envolvimento da substância cinzenta caracteriza a poliomielite. A mielite transversa é caracterizada pelo envolvimento de toda a ME no sentido transversal. Estas patologias serão estudadas no capítulo de Neuroinfectologia.

- Síndrome do cone medular: o cone é a extremidade inferior da ME – segmentos S2, S3, S4 e S5 –, correspondendo o seu término à borda inferior do corpo da vértebra L1. As manifestações clínicas incluem: paralisias flácidas arrefléxicas, distúrbios sensitivos das nádegas e do períneo, além de disfunção vesical, intestinal e sexual importante. A síndrome da cauda equina guarda muita semelhança com a síndrome do cone medular. É importante, na primeira, a presença de dores radiculares. Entretanto, a distinção entre uma compressão da cauda equina e a compressão do cone terminal da ME é muitas vezes difícil (Tabela 11.1).

**Tabela 11.1 – Síndrome da Cauda Equina *versus* Síndrome do Cone Medular**

|  | Cauda Equina | Cone Medular |
|---|---|---|
| Dor | Dor radicular importante | Dor nas costas ou radicular menos intensa |
| Sensibilidade | *Déficit* sensitivo em sela | *Déficit* sensitivo perianal |
| *Déficit* motor | Paraplegia arrefléxica | Paresia distal de MMII |
| Esfíncteres | Retenção urinária | Bexiga autônoma |
| Disfunção sexual | Às vezes impotência | Impotência frequente |

MMII = membros inferiores.

- Os principais exames complementares na investigação das patologias medulares são a neuroimagem (tomografia computadorizada e principalmente ressonância magnética) e a análise do líquor lombar. A mielografia tomográfica (TC) pode ser usada quando a RM não for disponível ou pela sua contraindicação. Os potenciais evocados somatossensitivos são úteis na avaliação do envolvimento das colunas dorsais (por exemplo, esclerose múltipla). A ENMG é exame padrão-ouro na ELA. A estimulação magnética transcraniana (que começa a ser introduzida em nosso meio) pode auxiliar no diagnóstico da paraplegia histérica. O exame do LCR deve ser indicado com critério e, às vezes, somente após o estudo de neuroimagem. É útil nos processos infecciosos, inflamatórios e em certos processos neoplásicos (pela pesquisa de células neoplásicas). Na esclerose múltipla é importante a pesquisa de bandas oligoclonais.

## DOENÇAS MEDULARES

### *DEGENERAÇÃO COMBINADA SUBAGUDA DA MEDULA (DCSM)*

#### Aspectos Essenciais

- Esta síndrome caracteriza-se por distúrbios sensitivomotores, particularmente nos membros inferiores, que aparecem com maior frequência em indivíduos anêmicos. Trata-se da anemia perniciosa, em virtude de absorção defeituosa de vitamina $B_{12}$ por alteração do fator intrínseco. Entretanto, outras condições mórbidas (gastrectomias, esteatorreias, dietas vegetarianas prolongadas, pelagra, estados caquéticos, doença de Crohn, cirurgia bariátrica...) podem dar origem à síndrome. A exposição ao óxido nitroso (anestésico) pode determinar mieloneuropatias por distúrbio do metabolismo da $B_{12}$ (parece que a incapacidade de ressintetizar metionina da homocisteína seria responsável pelo quadro neurológico).

- A síndrome acomete ambos os sexos e habitualmente tem início após os 40 anos de idade.

- Quadro clínico: manifestações digestórias (glossite, gastrite atrófica); hematológicas (anemia megaloblástica); neurológicas (mielopatia e/ou polineuropatia, distúrbios cognitivos e comportamentais).

- O quadro neurológico inclui: parestesias, sinal de Lhermitte, dores nas mãos e nos pés, pernas pesadas, ataxia (pelo comprometimento das sensibilidades profundas: cinético-postural e vibratória), *deficit* motor nos membros inferiores, sinal de Babinski, marcha espástica, atáxica ou atáxico-espástica. Outras manifestações podem ocorrer no decurso do quadro: neurite óptica e transtornos psíquicos.

- As lesões medulares predominam nas regiões dorsal superior e cervical inferior. Geralmente o comprometimento é combinado (cordões posteriores e tratos corticoespinhais), embora costume predominar nos cordões posteriores.

- A investigação inclui: hemograma, dosagem sérica da vitamina $B_{12}$ e a dosagem urinária do ácido metilmalônico, cujo aumento constitui evidência indireta da deficiência de $B_{12}$. O estudo da absorção intestinal da $B_{12}$ radioativa (teste de Schilling), que pode ser administrada isoladamente ou associada ao fator intrínseco, pode ser realizado. O exame de ressonância magnética pode evidenciar hipersinal em T2; aos cortes axiais, o hipersinal é visível nos cordões posteriores e/ou nos tratos piramidais. Os potenciais evocados somatossensoriais habitualmente estão alterados; também a ENMG pode evidenciar uma polineuropatia periférica.

## Tratamento

- O tratamento baseia-se na administração de vitamina $B_{12}$ (cianocobalamina), na dose de 1.000 µg diários IM, durante várias semanas, para numa fase subsequente espaçar para uma dose idêntica semanal e, posteriormente, uma dose mensal por tempo indeterminado. Dependendo da causa da DCSM, o tratamento com $B_{12}$ deve ser mantido por toda a vida do paciente. Quando o tratamento é iniciado nos primeiros meses de instalação do quadro, a resposta é significativa – com regressão da maior parte das manifestações. Um aspecto interessante, no controle do tratamento, é a regressão dos sinais na ressonância magnética. Também tem sido preconizado o uso de corticoide, sempre associado à vitamina $B_{12}$ injetável. Medidas fisioterápicas devem acompanhar o tratamento medicamentoso.

## MIELOPATIA PÓS-TRAUMA RAQUIMEDULAR

### Aspectos Essenciais

- São lesões agudas da ME, determinando paraplegia ou tetraplegia.

- Este tipo de lesão pode predominar (o que é mais trágico) em adultos jovens e saudáveis. As causas mais frequentes são: acidentes automobilísticos ou de motocicleta; também ferimentos por arma de fogo são frequentes nas lesões traumáticas da ME. Outras causas são quedas de andaimes, árvores, postes, mergulhos em águas rasas.

- Nos idosos, este tipo de lesão pode ocorrer por quedas provocadas por múltiplas causas: síncopes, crises convulsivas, vertigens, problemas ortopédicos.

- O comprometimento da ME geralmente depende de fraturas de vértebra com ruptura de ligamentos. Pode haver também um envolvimento da artéria espinal (com infarto medular) ou a ocorrência de hematomielia.

- Pode haver lesão medular parcial ou completa (transecção) e o quadro neurológico pode ser de "choque medular".

- A investigação inclui exame neurológico orientado e exames complementares. Entre estes, são valiosas as radiografias simples de coluna, que podem ou não ser complementadas por tomografia computadorizada e ressonância magnética.

## Tratamento

- O tratamento dos acidentados começa no transporte do paciente, com imobilização da coluna (particularmente cervical) para evitar deslocamentos de fragmentos lesados que podem comprimir a ME.

- O tratamento farmacológico com altas doses de metilprednisolona parece que não protege o tecido muscular comprometido (ou a área de penumbra), além do que pode promover efeitos colaterais sérios (pneumonia, septicemia).

- Existem algumas drogas em ensaios clínicos, e até procedimentos, como a hipotermia, que poderão ser benéficos nos casos de trauma raquimedular.

- O tratamento cirúrgico visa dois objetivos: descompressão das estruturas neurais e estabilidade da coluna.

## MIELOPATIAS COMPRESSIVAS AGUDAS

### Aspectos Essenciais

- A compressão aguda da ME depende de múltiplas causas (geralmente expansivas); tumor (particularmente metástases), hematoma ou abscesso extradural, herniação de disco intervertebral.

- Uma hérnia de disco (com extrusão aguda), particularmente na topografia cervical, pode determinar mielopatia aguda. Geralmente a hérnia de disco lateral provoca quadro de radiculalgia, mas quando a extrusão é severa (e principalmente central) ela pode envolver a ME. O quadro neurológico vai desde paraplegia ou tetraplegia até a síndrome de Brown-Séquard. Nestes casos, há indicação (em caráter emergencial) de descompressão cirúrgica.

- O abscesso espinal extradural (ou epidural) é um processo raro e de difícil diagnóstico. Ele pode determinar paraplegia permanente, desde que o diagnóstico seja postergado. Geralmente a localização deste abscesso é na região posterior da medula torácica, podendo se estender para cima (coluna cervical) ou para baixo (região lombar. Habitualmente o quadro se instala com dor lombar, podendo o abscesso comprimir a ME (*déficit* sensitivomotor nos membros inferiores) ou determinar infarto medular pelo envolvimento da artéria espinal anterior. A dor à percussão ou digitopressão nos processos espinhais posteriores pode ser evidente. A raquialgia (pela irritação meníngea) pode ser espontânea ou provocada pela manobra de Kernig. A seguir, pode se instalar uma paraplegia com distúrbios esfinctéricos.

- O agente etiológico, com certa frequência, é o *Staphylococcus aureus*; outros agentes são o *Staphylococcus epidermidis, Streptococcus, Escherichia coli, Pseudomonas*. O quadro se instala por via hematogênica a partir de um foco séptico à distância (furúnculo na pele, abscesso dentário, endocardite bacteriana, septicemia, infecção urinária, infiltrações paravertebrais ou pela contaminação de uma lesão traumática...). Os fatores facilitantes são alcoolismo, *diabetes mellitus*, imunossupressão, uso de drogas ilícitas.

- O exame padrão-ouro para confirmar o diagnóstico é a ressonância magnética da coluna vertebral.

## Tratamento

- Nos casos com progressão para *déficit* motor, uma descompressão cirúrgica de emergência está indicada. Naqueles casos em que não há quadro neurológico instalado, pode-se optar por tratamento com antibióticos e controle rigoroso do ponto de vista clínico e de neuroimagem. Se for necessária, num segundo tempo, descompressão cirúrgica. O prognóstico depende da precocidade do diagnóstico; quando uma paraplegia já estiver instalada o prognóstico é sombrio.

## LESÕES INFLAMATÓRIAS AGUDAS DA ME

### Aspectos Essenciais

- As doenças inflamatórias agudas da ME dependem de múltiplas causas: esclerose múltipla, neuromielite óptica, lúpus eritematoso sistêmico, sarcoidose, vasculites. As causas podem ser também de natureza infecciosa e parasitária: fungos, bactérias (tuberculose, sífilis), vírus (HIV, HTLV-1, herpesvírus, citomegalovírus), parasitas (esquistossomose, cisticercose).

- A mielite transversa geralmente depende de uma doença autoimune (esclerose múltipla, neuromielite óptica, LES...); pode depender também de uma infecção viral. Nos imunodeprimidos (AIDS) ou imunossuprimidos (pós-transplante de órgãos ou em regime de quimioterapia) as infecções oportunistas podem ocorrer (fungos, sífilis, tuberculose, citomegalovírus, herpesvírus, HIV, coxsackie, echovírus). Este tipo de mielite pode ocorrer também após vacinações (contra hepatite B, varíola, sarampo), embora esta causa seja rara. Nem sempre a mielite é transversa e pode se expressar como um quadro de comprometimento de uma hemimedula (síndrome de Brown-Séquard) ou da porção posterolateral ou anterolateral da ME.

- Os exames complementares que podem fornecer subsídios para o diagnóstico etiológico são: análise do LCR e neuroimagem, particularmente a RM.

## Tratamento

- O tratamento depende da causa da mielite e será considerado em capítulos específicos (doenças desmielinizantes, neuroinfectologia).

## MIELOPATIA EXTRADURAL AGUDA POR PROCESSOS EXPANSIVOS METASTÁTICOS

### Aspectos Essenciais

- Geralmente são tumores metastáticos para os ossos (vértebras) com invasão do espaço epidural. Os tumores metastáticos mais frequentes são de mama, pulmão e próstata, que representam 50% dos casos. Também tumores metastáticos do rim, cólon, tireoide, mieloma e melanoma podem invadir o espaço epidural. Os processos linfoproliferativos (linfomas) também podem infiltrar essa região. Raramente a compressão medular depende de um desabamento vertebral. Nos pacientes irradiados pode ocorrer uma mielopatia actínica.

## Tratamento

- O tratamento depende da natureza do tumor e vai desde a descompressão cirúrgica até químio e radioterapia (ver Neuroncologia).

## INFARTO DA ME OU ACIDENTE VASCULAR DA MEDULA (AVM)

### Aspectos Essenciais

- A patologia vascular da ME geralmente depende de um *deficit* de irrigação pela artéria espinal anterior. Esta artéria irriga os 2/3 anteriores da medula.

- A área crítica de vascularização da ME situa-se nas regiões torácicas alta e média (T3-T8), o que as torna zonas mais vulneráveis a isquemias. Assim, a transição cervicotorácica e a região torácica média e lombar são mais vulneráveis e podem sofrer infartos com maior frequência.

- O infarto é geralmente bilateral e interessa os 2/3 anteriores da ME. No quadro, de instalação aguda, o *deficit* motor pode ser precedido por raquialgia e/ou dores radiculares – a seguir instala-se uma paraplegia flácida (fase de choque medular) associada a distúrbios sensitivos (sensibilidades térmica e dolorosa) e retenção urinária; a sensibilidade proprioceptiva é preservada. Nas semanas subsequentes, a paraplegia torna-se espástica (hiper-reflexia, sinal de Babinski) com incontinência urinária. A medula cervical e a toracolombar são as regiões mais comprometidas. Os infartos cervicais são responsáveis por uma tetraplegia e, nas formas altas, podem se associar distúrbios respiratórios, que pioram o prognóstico.

- Quando a artéria magna de Adamkiewicz é ocluída, o nível da lesão é detectado em T4-T6. Ocorre uma paraplegia flácida com retenção urinária nas fases iniciais e perda sensitiva espinotalâmica até o nível da lesão, com preservação do tato e da propriocepção. Geralmente dor nas costas intensa ocorre na instalação do quadro.

- Na claudicação intermitente da medula o doente experimenta, por ocasião de uma caminhada mais ou menos prolongada, sensação de endurecimento e adormecimento dos membros inferiores. Se o esforço prossegue, aparece *deficit* motor nos membros sob a forma de uma paraparesia, obrigando o indivíduo a suspender a deambulação. Neste tipo de claudicação não há fenômeno doloroso, ao contrário do que ocorre na claudicação vascular dos membros inferiores. A claudicação da medula é desencadeada por uma isquemia transitória da ME em nível mediotorácico ou do espessamento lombar. A principal causa da síndrome é a aterosclerose dos vasos nutridores da ME.

- Os AVMs são quadros raros e representam um pouco mais de 1% de todos os acidentes vasculares neurológicos.

- As causas de infartos medulares são múltiplas: vasculite do SNC (e da sífilis, tuberculose, esquistossomose), doenças autoimunes (LES, PAN), dissecção da artéria vertebral uni ou bilateral, aterosclerose avançada da aorta, aneurisma dissecante da aorta, isquemia iatrogênica pós-cirúrgica, embolia gasosa da síndrome da descompressão, tromboses venosas medulares, anemia falciforme, policitemia, uso de cocaína. Também o tratamento endovascular dos aneurismas aórticos pela colocação de uma endoprótese é de risco (particularmente quando há necessidade de exclusão de um longo segmento torácico) para isquemia da ME. Outras causas iatrogênicas são embolizações de uma artéria renal ou brônquica e após esclerose de varizes esofagianas.

- A síndrome da artéria espinal posterior é rara e pode se traduzir por ataxia sensitiva (perda da propriocepção).

- O diagnóstico diferencial deve ser considerado com outras causas de mielopatias agudas (mielite transversa, câncer metastático, esclerose múltipla, mielocompressão por hérnia de disco).

- A neuroimagem (RM) é o exame que pode confirmar um infarto medular ou descartar outras patologias (processos expansivos, doenças desmielinizantes, malformações arteriovenosas, siringomielia). O infarto mostra aspecto isointenso em T1 e hipersinal em T2. Entretanto, a RM costuma ser normal nas primeiras 24 horas da instalação do infarto medular. Exames, como análise do LCR e TC de coluna, ajudam a afastar outras causas da mielopatia.

## Tratamento

- O tratamento, além de medidas de suporte ao paraplégico ou tetraplégico, deve visar (se possível) a causa do infarto medular. As medidas gerais incluem: mobilização e posicionamento do paciente para evitar escaras de decúbito; fisioterapia e terapia ocupacional para o lesado medular; cuidados com os esfíncteres; administração de heparina de baixo peso molecular para evitar TVP.

- O prognóstico dos AVMs não é melhor que o dos AVCs. A mortalidade pode atingir até 20%. O tratamento de reabilitação é importante, e pode durar meses ou até anos – uma parcela apreciável (particularmente de pacientes jovens) pode readquirir uma atividade motora que lhe proporciona uma certa independência.

## MALFORMAÇÕES ARTERIOVENOSAS DA MEDULA ESPINHAL (MAVS)

### Aspectos Essenciais

- São dois os principais tipos de malformações arteriovenosas da ME: 1) fístula arteriovenosa dural (que é o tipo mais frequente); 2) malformações arteriovenosas intramedulares.

- A fístula arteriovenosa dural corresponde a aproximadamente 80% das MAVs, costuma localizar-se nas regiões torácica e lombar, sendo suprida por ramos intercostais e lombares. Tem uma única artéria alimentadora e a fístula leva a uma arterialização do plexo venoso, que se torna dilatado e tortuoso, com fluxo lento e congestão venosa. O aumento da pressão venosa pode ser transmitido à ME.

- As MAVs intramedulares têm um nicho no interior da ME e são alimentadas por múltiplas artérias que procedem das artérias espinhais anterior e posterior.

- Do ponto de vista clínico, os sintomas cardinais são dor toracolombar, *deficit* motor nos membros inferiores e comprometimento do esfíncter vesical. O quadro é geralmente de instalação lenta.

- O diagnóstico pode ser confirmado pela RM (com uso de gadolínio endovenoso). A seguir, é obrigatório o estudo com angiografia seletiva medular para fornecer detalhes da malformação e traçar estratégias para o tratamento mais adequado.

### Tratamento

- Em boa parte dos casos a primeira opção é a embolização realizada por técnica endovascular. O tratamento cirúrgico está reservado para alguns casos, particularmente na presença de múltiplos vasos alimentadores ou anatomia vascular tortuosa da malformação. Também um tratamento combinado (embolização seguida de excisão cirúrgica) é possível.

- O objetivo do tratamento é o completo fechamento do *shunt*.

## MIELOPATIAS CRÔNICAS

### SIRINGOMIELIA

### Aspectos Essenciais

- A siringomielia é uma cavitação no interior da ME, podendo se estender para a porção inferior do tronco encefálico (siringobulbia).

- O termo "siringomielia", derivado de *syrinx* (flauta ou tubo), indica a presença de uma cavidade centromedular preenchida de líquido. A localização da lesão costuma ser na medula cervical, podendo haver extensão da mesma no sentido craniocaudal ou transversal.

- A síndrome de dissociação siringomiélica da sensibilidade (também chamada de síndrome comissural) depende de lesão com sede na comissura cinzenta medular. As lesões comissurais provocam interrupção das fibras espinotalâmicas que veiculam as sensibilidades tátil, térmica e dolorosa, ocorrendo comprometimento das duas últimas em virtude de os impulsos táteis trafegarem também pelos cordões posteriores da medula. É a chamada dissociação siringomiélica, traduzida por analgesia térmica e dolorosa com conservação da sensibilidade tátil. Outra característica desta síndrome é a analgesia suspensa e frequentemente bilateral ("em jaqueta ou em xale"). Nem sempre estes aspectos são observados no siringomiélico. Quando a cavidade se estende até aos cordões posteriores pode provocar uma anestesia não dissociada de uma parte do território suspenso. Pode haver formas dolorosas da siringomielia.

- Clinicamente, além dos distúrbios da sensibilidade, encontramos (com certa frequência) distúrbios tróficos (juntas de Charcot – sempre nos membros superiores – panarício analgésico nas mãos) e malformações associadas (escoliose, assimetria facial, costela cervical, síndrome de Klippel-Weil, síndrome de Arnold-Chiari, quiromegalia).

- Com o alargamento da cavidade pode haver comprometimento da coluna anterior da ME (amiotrofias, fasciculações), do trato piramidal (síndrome piramidal sublesional – às vezes, sob a forma de paraplegia severa). O envolvimento bulbar caracteriza-se pela presença de disartria, nistagmo, hemiatrofia e fasciculações de língua, alteração da sensibilidade na face, paralisias velopalatofaringolaríngeas.

- A siringomielia geralmente depende de alterações da hidrodinâmica do LCR. Com frequência, a siringomielia está associada à malformação de Arnold-Chiari de grau leve, com as amígdalas cerebelares se insinuando abaixo do forame magno. Parece que os aumentos da pressão no dia a dia (esforços da tosse, espirro e evacuação) impactam as amígdalas no forame magno, o que transmite o aumento da pressão do líquido para a substância cinzenta da ME, não ocorrendo dissipação do aumento da pressão no LCR raquiano.

- As síndromes siringomiélicas genuínas devem ser distinguidas das síndromes siringomiélicas sintomáticas dependentes de patologias centromedulares de natureza tumoral, vascular ou traumática.

## BREVIÁRIO DE CONDUTAS TERAPÊUTICAS EM NEUROLOGIA

- A RM da ME é o exame padrão-ouro para firmar o diagnóstico da siringo-mielia, através de cortes sagitais (precisando a extensão longitudinal da cavidade) e cortes axiais (precisando a extensão transversal da cavidade). O estudo de imagem também permite diagnosticar malformações associadas (Arnold-Chiari, hidrocefalia, impressão basilar, Klippel-Weil). Quando há contraindicação para RM, pode ser feita mielografia por TC.

## Tratamento

- O tratamento clínico é puramente sintomático: medidas fisioterápicas, tratamento da dor... O tratamento cirúrgico se impõe em alguns casos. A descompressão das tonsilas do cerebelo (no Chiari tipo I), insinuadas na região cervical alta, pode ser benéfica. Uma siringotomia (*shunt* siringo-subaracnói-deo) pode aliviar a pressão do LCR no canal central ou na *syrinx*. Outros tipos de *shunt* podem estar indicados; *shunt* siringoperitoneal, *shunt* lomboperitoneal. Nos casos com hidrocefalia há indicação de derivação ventriculoperitoneal. A neuroendoscopia deve ser considerada na presença de cavidades siringomiélicas septadas: esta técnica oferece recursos para a fenestração de septos, permitindo a colocação dos *shunts*.

- O prognóstico, em aproximadamente metade dos siringomiélicos, não é bom. Esse contingente pode evoluir para incapacidade motora severa e ficar restrito à cadeira de rodas. Alguns pacientes apresentam uma evolução rápida, mas (na maioria) a evolução é arrastada.

## *MIELOPATIA ESPONDILÓTICA CERVICAL*

### Aspectos Essenciais

- A mielopatia cervical (MEC) depende de uma estenose anormal do canal raquidiano (nível cervical), que pode ser congênita ou adquirida, resultante de comprometimentos osteoligamentares (cervicartrose e/ou espessamentos ligamentares). A associação de uma malformação de Arnold-Chiari ou de uma anomalia da transição craniovertebral favorece o comprometimento da medula cervical alta. A MEC é também denominada de mielopatia espondilótica.

- A estenose do canal raquidiano e as alterações das estruturas osteoligamentares podem comprometer tanto a ME como as raízes nervosas.

- A medula cervical apresenta-se expandida e o canal é relativamente estreito; o diâmetro sagital varia entre 15 e 20 mm. Quando o diâmetro sagital é inferior a 12 mm pode ocorrer compressão da ME com graus leves de espondilose cervical.

- A espondilose depende de degeneração e protrusão do disco e de reações ósseas produtivas (com formação de osteófitos) e cristas espondilóticas, além de artrite nas articulações facetárias e uncovertebrais; pode ocorrer também espessamento do ligamento amarelo e até ossificação do ligamento longitudinal anterior. Aproximadamente 75% das pessoas com mais de 65 anos apresentam alterações radiológicas típicas de espondilose cervical.

- Estas alterações são mais evidentes nos espaços C4/5, C5/6 e C6/7 e estes são os segmentos onde a dinâmica de movimentação é maior. Na movimentação do pescoço, particularmente na flexão, a medula tem que se estender, o que pode comprimir a sua porção posterior e provocar sensação de formigamento nos quatro membros e um choque elétrico nas costas (sinal de Lhermitte). Este sinal pode ocorrer na esclerose múltipla, na mielopatia espondilótica, nos traumas cervicais ou em qualquer patologia inflamatória da medula cervical.

- A instalação do quadro clínico é lenta, evoluindo por estágios (com períodos de certa estabilidade) e pode começar com sinais e sintomas de nível, traduzidos por cervicalgia e dor radicular irradiada para o(s) membro(s) superior(es). Pode ocorrer até mesmo cefaleia, referida na parte posterior da cabeça, pelo comprometimento da raiz C2; o envolvimento do trato espinhal do trigêmeo pode justificar dor na face. Os transtornos nos membros superiores podem determinar *deficit* motores, amiotrofias e *deficit* sensitivos. Os reflexos osteotendinosos, correspondendo ao nível lesional, podem estar abolidos – pode haver mesmo inversão de reflexos e sua exacerbação nos membros superiores, dependendo do nível da lesão. O sinal de Lhermitte e mãos inábeis, além de astereognosia, também podem ser encontrados.

- Nos membros inferiores pode se instalar uma paraparesia espástica associada a uma bexiga neurogênica (bexiga não inibida).

- O diagnóstico pode ser confirmado pelos exames complementares: radiografia simples da coluna cervical, tomografia computadorizada (tecnologia mais recente permite a reconstrução tridimensional) e a ressonância magnética define bem o quadro de compressão anterior e/ou posterior da ME. Um hipersinal intramedular em T2 pode significar lesões medulares irreversíveis.

- O diagnóstico diferencial às vezes se impõe com a esclerose lateral amiotrófica (nas suas fases iniciais). Os potenciais evocados somatossensitivos e o exame eletroneuromiográfico podem contribuir para dirimir a dúvida. Outras patologias inflamatórias (esclerose múltipla, mielite por herpes zóster, neurotuberculose, neurossarcoidose, neurolues, AIDS, abscesso epidural) ou neoplásicas (meningite carcinomatosa, linfoma) devem ser consideradas. O exame do LCR pode contribuir para o esclarecimento diagnóstico.

## Tratamento

- Um tratamento conservador deve ser tentado, em virtude dos resultados incertos do tratamento cirúrgico.

- O uso de um colar cervical pode ser útil (está indicado o uso de um colar macio, particularmente no período noturno e, às vezes, de modo intermitente no período diurno). Uma analgesia para a cervicalgia e/ou radiculalgia pode ser feita com analgésicos comuns, AINEs periodicamente, miorrelaxantes (diazepínicos, cloridrato de tizanidina, baclofeno). O uso de um antidepressivo que atua na dor deve ser considerado: amitriptilina, nortriptilina.

- Nos quadros espásticos deve ser considerado o uso da toxina botulínica. Também baclofeno pode ser tentado por via oral ou pelo implante de bomba.

- Medidas fisioterápicas são importantes e devem visar os *deficit* motores, a espasticidade e o treino da marcha. O fisioterapeuta deve evitar exercícios vigorosos ou manipulação, que possam exacerbar o quadro.

- A bexiga neurogênica (geralmente do tipo não inibido) deve ser tratada com fármacos anticolinérgicos e fisioterapeuta qualificado no tratamento deste tipo de bexiga (veja no fim deste capítulo o tratamento da bexiga neurogênica).

- Os resultados do tratamento cirúrgico são ainda bastante controversos. As técnicas propostas são várias: 1) abordagem anterior à coluna cervical, com remoção do disco e da espondilose em um ou mais níveis e fixação (ou não) da coluna através de enxertos ósseos; 2) remoção de vários corpos vertebrais nos níveis envolvidos, com sua substituição por enxerto, que é fixado com placas de metal; 3) laminectomia posterior, com ou sem abertura da dura-máter.

## Comentários Finais

- Os pacientes com formas dolorosas rebeldes podem ser aconselhados a procurar uma Clínica de Dor, onde podem ser tentados bloqueios com esteroides ou mesmo infiltração de toxina botulínica.

- Outras técnicas cirúrgicas têm sido propostas: laminoplastia (que, reconstituindo o arco neural, objetiva o aumento do diâmetro anteroposterior do canal); arcocistectomia, também visando o aumento do canal.

## MIELOCOMPRESSÃO POR HÉRNIA DE DISCO CERVICAL

### Aspectos Essenciais

- Na maior parte dos casos a hérnia de disco cervical é lateral e tem como expressão clínica uma cervicobraquialgia unilateral. Nas hérnias volumosas e/ou com expansão para a região central, a medula pode ser comprimida.

- O quadro pode se instalar de modo espontâneo ou ser desencadeado por um traumatismo (mergulho com hiperextensão da cabeça, acidente automobilístico).

- O tratamento é cirúrgico e a descompressão deve ser feita por via anterior.

## HÉRNIA DISCAL LOMBAR

### Aspectos Essenciais

- As hérnias, em nível lombar, volumosas e centrais são raras e quando presentes podem determinar um quadro grave de cauda equina.

- Elas costumam se expressar com dores ciáticas violentas, *deficit* motor flácido, anestesia em sela e bexiga neurogênica.

- A conduta é uma descompressão cirúrgica urgente, através de uma laminectomia.

- Em grande parte dos casos de hérnia de disco lombar o tratamento é conservador: repouso na fase aguda, analgesia, medidas fisioterápicas.

## MIELOCOMPRESSÃO POR ESTENOSE DO CANAL LOMBAR

### Aspectos Essenciais

- Uma estenose constitucional do canal lombar pode ser agravada por patologias osteoligamentares (hérnia de disco e/ou presença de reações ósseas produtivas com formação de osteófitos e cristas espondilóticas). Outras causas de estenose lombar incluem escoliose, instabilidade espinhal decorrente de espondilolistese, doenças ósseas metabólicas, neoplasias ou processos infecciosos e modificações degenerativas pós-traumáticas.

- Dor e/ou parestesias nos membros inferiores e fraqueza nas pernas exacerbada pela postura ortostática ou por caminhadas. Estes sintomas podem ser aliviados pela flexão lombar ou repouso no decúbito.

- A estenose lombar geralmente ocorre em pessoas acima dos 60 anos de idade.

## Tratamento

- O tratamento deve ser conservador através de analgesia e medidas fisioterápicas (relaxamento muscular, reforço das musculaturas lombossacra e abdominal) com utilização de bicicleta estacionária. Exercícios de marcha subindo uma rampa são mais confortáveis do que descendo. Também outros meios físicos podem ser utilizados: calor, gelo, estimulação elétrica (FES).

- O tratamento cirúrgico deve ser indicado nos casos com dor intensa (que não ocorrem na maioria dos pacientes) e com distúrbios dos esfíncteres (vesical e/ou anal). Geralmente o procedimento é uma descompressão através de uma laminectomia.

## *PARAPLEGIA ESPÁSTICA HEREDITÁRIA (SÍNDROME DE STRÜMPELL-LORRAIN)*

### Aspectos Essenciais

- Neste tipo de afecção neurodegenerativa pode ocorrer um quadro piramidal puro ou, então, pode haver um nítido predomínio deste em relação aos quadros cerebelar e cordonal posterior.

- Esta afecção costuma ter início entre os 7 e 15 anos de idade (uma forma tardia pode ter início após os 35 anos de idade).

- Ocorre espasticidade, reflexos exaltados nos membros inferiores, presença do sinal de Babinski e marcha espástica. O quadro piramidal geralmente é puro, mas em alguns casos podem ocorrer sinais cerebelares frustros, atrofia óptica e retardo mental moderado. Pés cavos, cifoescoliose e alterações eletrocardiográficas podem estar presentes, de maneira que se configura um espectro fenotípico.

- O diagnóstico diferencial deve ser considerado com outras doenças heredodegenerativas (Friedreich e outras heredoataxias) e também com a paraplegia tropical, quadro de natureza viral (HTLV1) que pode acometer mais de uma pessoa da família.

- A doença é geneticamente heterogênea e pode ser herdada na forma autossômica dominante, recessiva ou ligada ao cromossomo X. Pelo menos 40 genes já foram localizados, mas apenas 20 foram identificados. Os principais genes responsáveis são quatro: L1CAM, PLP, SPG7 e SPG4.

- A evolução da doença é lenta e apenas medidas fisioterápicas e de terapia ocupacional podem ser adotadas no tratamento.

- Os modelos animais destas doenças, atualmente em estudo, são animadores e talvez permitam testar algumas terapêuticas no futuro.

## MIELOPATIA PÓS-RADIOTERÁPICA (OU ACTÍNICA)

### Aspectos Essenciais

- A utilização da radioterapia em certas afecções malignas (linfomas, metástases vertebrais, tumores primitivos do sistema nervoso) sempre representa um risco para a ME. Uma mielopatia tardia progressiva pode comprometer até 3% de pacientes irradiados. O quadro pode ser de uma mielopatia frustra – reduzida à presença de um sinal de Lhermitte – e potencialmente regressiva em alguns meses. Entretanto, a mielopatia pode ser tardia (com instalação de 1 a 2 anos) e progressiva. O quadro medular costuma ter início nos membros inferiores e progredir até atingir o nível da região irradiada. Do ponto de vista clínico, o paciente pode apresentar um quadro de para ou tetraplegia ou uma síndrome de Brown-Séquard. A mielopatia pode se estabilizar ou progredir para uma síndrome de secção mais ou menos completa da ME.

- O exame de neuroimagem (ressonância magnética) é importante para a confirmação do diagnóstico e o diagnóstico diferencial com tumores do sistema nervoso ou metástases. A RM permite identificar uma lesão medular hiperintensa em T2, associada ou não a edema e, às vezes, um ressalto anelar pelo contraste.

### Tratamento

- O tratamento pode ser conduzido com corticoide, embora o benefício seja ainda incerto. Há também relatos de casos com resposta ao tratamento com heparina ou anticoagulantes orais. Outras patologias envolvendo a ME (ELA, degenerações espinocerebelares) serão consideradas em outros capítulos deste texto.

## TRATAMENTO SINTOMÁTICO DAS MIELOPATIAS
### *BEXIGA NEUROGÊNICA*
### Aspectos Essenciais

- Os transtornos da função vesical são frequentes nas mielopatias. A micção é um ato reflexo, cujo centro está localizado na medula sacral, sendo controlado por centros suprassegmentares, particularmente pontinos. Quando a bexiga se enche são estimuladas fibras aferentes que se originam de nociceptores e proprioceptores na parede do órgão. O estímulo caminha até a medula sacra (S2, S3, S4) onde têm origem os nervos esplâncnicos pélvicos que se dirigem aos gânglios parassimpáticos na parede vesical e ao músculo liso do esfíncter uretral interno. O esvaziamento da bexiga (micção) depende da estimulação do parassimpático, que provoca a contração do músculo detrusor liso da parede vesical e o relaxamento simultâneo do esfíncter uretral interno. As fibras pós-ganglionares são colinérgicas (sensíveis à acetilcolina). A inervação simpática depende de fibras que derivam de neurônios da coluna celular intermediolateral da ME torácica inferior e lombar superior (T11 a L2). As fibras pós-ganglionares, quando estimuladas, liberam noradrenalina, de sorte que há contração do colo vesical e relaxamento do músculo detrusor.

- O esfíncter uretral externo é inervado por fibras musculares estriadas do nervo pudendo (S2, S3, S4). Há dois centros da micção, o sacral e o pontino. O centro pontino recebe fibras descendentes das regiões frontal, límbica, talâmica, hipotalâmica e do cerebelo, de sorte que há um controle descendente do centro sacral, contraindo ou inibindo as contrações do detrusor.

- As principais manifestações da bexiga neurogênica incluem frequência e urgência miccionais, incontinência urinária, esvaziamento vesical difícil e incompleto e infecções recorrentes do trato urinário. O estudo urodinâmico é importante para o diagnóstico do tipo de bexiga neurogênica.

### *BEXIGA NÃO INIBIDA, HIPER-REFLÉXICA OU ESPÁSTICA*
### Aspectos Essenciais

- Costuma ocorrer nas lesões suprassegmentares e tem como característica uma contração prematura e involuntária do detrusor durante o enchimento vesical. Ocorre urgência miccional, aumento da frequência urinária e nictúria. Este tipo de bexiga pode ocorrer em patologias encefálicas (doença de Parkinson, AVC, esclerose múltipla...).

- Quando a lesão suprassegmentar ocorre entre o centro sacral e o pontino, pode aparecer uma dissinergia entre a contração do detrusor sem o concomitante relaxamento do esfíncter externo. Neste caso, a pressão intravesical aumenta muito e se não tratada pode levar a complicações do trato urinário superior (volume residual alto, incontinência, refluxo vesicoureteral e hidronefrose).

## Tratamento

- O tratamento da bexiga não inibida deve incluir fármacos anticolinérgicos: oxibutinina (Retemic®) na dose de 5 mg, três vezes/dia; tolterodina (Detrusitol®) 1-2 mg duas vezes/dia; darifenacina (Enablex®) na dose inicial de 7,5 mg/dia, podendo chegar a 15 mg/dia a partir da segunda semana. Pode-se associar um benzodiazepínico na dose de 10-20 mg/dia com o objetivo de inibir a contração do detrusor e do esfíncter uretral externo. Também o uso de bloqueadores alfa-adrenérgicos como o prazosin (Minipress SR® na dose de 1, 2 e 4 mg) pode estar indicado na dose inicial de 1 mg duas vezes/dia até um máximo de 4 mg/dia; estes fármacos podem determinar hipotensão arterial.

- Às vezes, há necessidade de cateterização intermitente neste tipo de bexiga. O uso de sonda de demora deve ser evitado em decorrência das complicações que pode acarretar: cálculos de bexiga, infecções urinárias, prostatites, estenoses da uretra. Medidas de reeducação da bexiga estão indicadas: horário programado para urinar (a cada 2 a 3 horas), exercícios para a musculatura pélvica.

- Outras medidas têm sido preconizadas: na dissinergia detrusor/esfíncter externo – infiltração transuretral e transperineal de toxina botulínica; no esvaziamento insuficiente da bexiga por falência do detrusor – estimulação elétrica. A falência de esvaziamento pode estar na dependência do esfíncter e pode ser equacionada uma esfincterectomia ou infiltração com toxina botulínica.

## *BEXIGA HIPOTÔNICA OU ARREFLÉXICA*

### Aspectos Essenciais

- Geralmente ocorre nas lesões do neurônio motor inferior (vias aferentes, vias eferentes, cauda equina, cone medular). É uma bexiga retencionista que pode acarretar incontinência por transbordamento. Este tipo de bexiga pode ocorrer na neuropatia diabética autonômica e na *tabes dorsalis*. Nesta situação é importante o esvaziamento da bexiga através de manobras, realizadas pelo próprio paciente ou com a ajuda de um cuidador: aumento da pressão intra-abdominal (através de manobras de Valsalva) e compressão da região hipogástrica (manobra de Credé). Entretanto, se o resíduo urinário for elevado, deve-se indicar a cateterização intermitente.

## DISFUNÇÃO INTESTINAL

### Aspectos Essenciais

- O mecanismo da defecação é semelhante ao da micção em muitos aspectos. As lesões acima da medula sacral (S2-S3-S4) podem acarretar retenção fecal, enquanto as lesões no cone medular ou logo abaixo abolem o reflexo anal e promovem incontinência fecal. A constipação com impactação fecal é um problema que precisa ser combatido com "treinamento" do intestino: administração de laxantes emolientes e aplicação de supositório de contato um pouco antes da evacuação. Este programa deve ser implementado por alguns dias para promover um novo hábito intestinal. Ao lado disso, recomenda-se uma dieta rica em resíduos (fibras) e a ingestão de grande quantidade de líquido (acima de 2 litros nas 24 horas).

## ÚLCERA DE DECÚBITO (ESCARA)

### Aspectos Essenciais

- No paciente paralisado (tetraplégico/paraplégico), deve ser uma preocupação constante da equipe médica/enfermagem a prevenção de escara. Devem ser utilizados colchões especiais, assim como almofadas de água na cadeira de rodas. Mudanças frequentes de decúbito devem ser feitas (a cada 2 horas) e as proeminências ósseas devem ser protegidas. As áreas mais vulneráveis são a sacral, o grande trocanter e os calcanhares. Na presença de escara, a enfermagem deve fazer limpeza e curativos diários. Quando a escara for profunda, com envolvimento de osso e/ou músculo, está indicado um tratamento cirúrgico.

## DISFUNÇÃO GENITAL

### Aspectos Essenciais

- Os distúrbios sexuais no lesado medular são frequentes. O ato sexual, com penetração vaginal, exige uma ereção mantida. Embora a ereção peniana dependa, com frequência, de fatores psicogênicos (com origem no hipotálamo e sistema límbico), a sua manutenção está na dependência de mecanismos reflexos (veiculados pelo sistema nervoso autônomo).

- O sistema parassimpático é responsável pela ereção e o sistema simpático, pela ejaculação. Os centros genésicos localizam-se na medula sacra (S2 até S4). A ereção pode ser puramente reflexa e depende de estimulações táteis na genitália e em áreas adjacentes.

## Tratamento

- O tratamento farmacológico da disfunção erétil pode ser feito com inibidores seletivos das fosfodiesterases GMPc-específicas: sildenafila (25-100 mg) ou vardenafila (5-20 mg). A injeção intracavernosa de papaverina, fentolamina ou prostaglandina E também pode ser indicada.

- O tratamento cirúrgico pode ser feito com a implantação de prótese peniana. Certas drogas podem prejudicar a ereção e até a ejaculação (anticolinérgicos, hipotensores, antidepressivos), e devem ser evitadas.

## ESPASTICIDADE MUSCULAR

### Aspectos Essenciais

- A espasticidade, que pode ocorrer nas lesões acima do cone medular, é uma manifestação que prejudica a função motora e traz grande desconforto ao paciente. O tratamento do lesado medular deve ser precoce, devendo ser adotadas medidas fisioterápicas de posicionamento correto dos segmentos, com o objetivo de evitar posturas viciosas. A movimentação passiva visa reduzir a espasticidade e prevenir contraturas. Um programa abrangente de fisioterapia deve ser planejado, auxiliado pelo uso de fármacos antiespásticos.

## Tratamento

- O baclofeno (Lioresal® – comprimidos 10 mg) é o tratamento de escolha, podendo-se chegar à dose máxima (de modo gradual) de 80 mg/dia. Outros antiespásticos podem ser utilizados: dantrolene (Dantrium® – cápsulas de 25, 50 e 100 mg), na dose máxima de 400 mg/dia ou diazepam por via oral até a dose máxima de 60 mg/dia. O dantrolene (só está disponível no

Brasil na forma injetável) exige controle periódico das funções hepáticas em decorrência de sua ação hepatotóxica. A tizanidina (Sirdalud®/comprimidos de 2 mg) pode ser usada até a dose máxima de 30 mg, com controle das funções hepáticas. Se o tratamento oral se mostrar ineficiente, medidas mais agressivas podem ser implementadas: bloqueio de nervos com fenol, infiltração de toxina botulínica, implantação de uma bomba intratecal com baclofeno.

## TROMBOSE VENOSA PROFUNDA (TVP)

### Aspectos Essenciais

- Os pacientes paralisados, em virtude da imobilidade e da hipotonia muscular, estão sujeitos à TVP e a sua principal complicação, a embolia pulmonar. Medidas fisioterápicas precoces (movimentação passiva) e o uso de meias elásticas pneumáticas estão recomendados. Também deve ser administrada heparina subcutânea na dose de 5.000 unidades de 12/12 horas durante 8 semanas.

### Comentários Finais

- As mielopatias agudas, de natureza compressiva (traumáticas ou não), constituem emergências cirúrgicas.

- As mielopatias infecciosas são abordadas nos capítulos de Neuroinfecções.

- A mielopatia paraneoplásica pode ocorrer no contexto de uma síndrome paraneoplásica multifocal. Este tipo de mielopatia é raro de forma isolada.

- A esclerose lateral amiotrófica (forma espinhal) é abordada no capítulo Doenças do Motoneurônio.

- As mielopatias de natureza neoplásica são analisadas no capítulo de Neuroncologia.

### BIBLIOGRAFIA CONSULTADA

Baehr M & Frotscher M. Duus, diagnóstico Topográfico em Neurologia. Rio de Janeiro: Guanabara-Koogan; 2008.

Cambier J, Masson M, Dehen H, Masson C. Neurologie. 13 éd. Paris: Elsevier-Masson; 2012.

Danziger N & Alamowitch S. Neurologie. 7 éd. Paris: Med-Line Editions; 2012.

Depienne CH, Goizet C, Brice A. Neurogénétique. Paris: Doin; 2011.

Glantz MJ, Burger PC, Friedman AH et al. Treatment of radiation-induced nervous system injury with heparin anda warfarin. Neurology. 1994;44:2020.

Masson C. Spinal cord infarction: prospective study of 28 cases. J Neurol Neurosurg Psychiat. 2004;75:1431.

Patten J. Diagnóstico Diferencial em Neurologia. 2ª ed. Rio de Janeiro: Revinter; 2000.

Pereira CAB. Mielopatia cervical espondilótica. In: Melo-Souza SE. Tratamento das Doenças Neurológicas. 2ª ed. Rio de Janeiro: Guanabara-Koogan; 2008.

Samuels MA. Manual de Neurologia. 7ª ed. Rio de Janeiro: Revinter; 2007.

Williams O & Stern M. Nontraumatic disorders of the spinal cord. In: Brust JCM. Current Neurology – Diagnosis & Treatment. 2nd ed. New York: McGraw-Hill Lange; 2012.

# Mitocondriopatias

# 12

*Wilson Luiz Sanvito*

## ASPECTOS ESSENCIAIS

- As doenças mitocondriais são clinicamente heterogêneas e dependem de uma disfunção da cadeia respiratória mitocondrial. Ocorre uma anormalidade bioquímica na cadeia respiratória da mitocôndria, com alteração em algum sítio da fosforilação oxidativa ou do complexo piruvato-desidrogenase. Em uma única doença, várias enzimas mitocondriais poderão estar alteradas, como acetil-CoA, citocromo c-oxidase, citocromo b e outras. São as desordens da cadeia dos OXPHOS (oxidações fosforilantes).

- As manifestações das mitocondriopatias são multissistêmicas, comprometendo, com maior frequência, órgãos com alto metabolismo aeróbico, em que são mais abundantes as mitocôndrias, por exemplo, o sistema nervoso.

- As principais manifestações das doenças mitocondriais são: 1) sistema nervoso (enxaquecas, surdez neurossensorial, crises convulsivas, transtornos cognitivos, ataxia, mioclonias, sinais extrapiramidais, atrofia óptica); 2) sistema neuromuscular (oftalmoplegia extrínseca progressiva, neuropatia periférica, intolerância ao exercício); aparelho cardiovascular (cardiomiopatia hipertrófica, bloqueios de condução); aparelho gastrointestinal (disfagia, gastroparesia, hepatopatia); sistema endócrino (*diabetes mellitus*, deficiência do hormônio do crescimento, hipotireoidismo, hipoparatireoidismo); aparelho renal (acidose tubular, síndrome nefrótica). Também transtornos psiquiátricos podem ocorrer: distúrbios afetivos e manifestações esquizofrenia-símile.

- As mitocôndrias têm seu próprio DNA para codificar proteínas, que é o DNA mitocondrial (DNAmit). O DNAmit é composto de 37 genes, associados com a síntese de subunidades enzimáticas para o sistema de fosforilação oxidativa. Aparentemente, o genoma mitocondrial é controlado pelo genoma nuclear em um sistema muito complexo. Assim, se a cadeia respiratória celular é quebrada em qualquer ponto, não há produção suficiente de ATP e a célula não pode funcionar normalmente. Aqueles tecidos que necessitam de mais energia, como o do cérebro, dos músculos, coração e olhos, têm maior número de mitocôndrias e, portanto, são mais afetados nas doenças mitocondriais.

- As doenças mitocondriais podem ser multissistêmicas (encefalomiopatias) ou comprometer uma única estrutura (como na neuropatia óptica hereditária de Leber).

- Diversos acrônimos são usados para identificar as mitocondriopatias: MELAS, MERRF, NARP, MNGIE... Parece que há casos com sobreposição dessas síndromes.

- Estas doenças apresentam uma complexidade genética que compreende desde a herança mendeliana clássica até uma transmissão puramente maternal, em virtude de o DNAmit ser herdado somente da mãe. Entretanto, a maior parte obedece a um padrão não mendeliano, sendo as encefalomiopatias mitocondriais consideradas doenças humanas com herança citoplasmática. Diversos erros genéticos podem ocorrer, como as deleções, geralmente esporádicas; as mutações de ponto, associadas com frequência à herança materna, ou as depleções, com quantidade diminuída de DNAmit e a sua duplicação.

Vamos descrever as principais mitocondriopatias.

## *MERRF – (DOENÇA DE FUKUHARA OU EPILEPSIA MIOCLÔNICA COM RAGGED RED FIBERS)*

### *Aspectos Essenciais*

- Este tipo de mitocondriopatia habitualmente se instala de modo súbito e a cena clínica costuma ser aberta com um quadro de convulsões subentrantes.

Numa fase subsequente, o paciente costuma apresentar quadro cerebelar progressivo, mioclonias interictais, tremor de ação, surdez de origem central e evolução para um quadro demencial. Com menor frequência, podem ser observadas alterações da sensibilidade profunda e distúrbios hipotalâmicos com alterações menstruais.

- O diagnóstico diferencial deve ser considerado com a epilepsia mioclônica juvenil, doença de Lafora, doença de Unverricht-Lundborg e com a lipofuscinose neuronal. A doença de Fukuhara é transmitida, por via materna, através de uma mutação pontual no DNAmit (8344 *point mutation*). Outras mutações têm sido descritas em mais de 80% dos pacientes com MERRF, de sorte que o modelo hereditário é absolutamente aleatório. O diagnóstico pode ser confirmado pela biópsia muscular com a presença de fibras vermelhas rasgadas (*ragged red fibers*) e aumento do lactato sérico.

## MELAS *(MITOCHONDRIAL MYOPATHY, ENCEPHALOPATHY, LACTIC ACIDOSIS AND STROKE-LIKE EPISODES)*

### Aspectos Essenciais

- A síndrome, caracterizada por miopatia mitocondrial, encefalopatia, acidose lática e acidente vascular cerebral, é considerada uma doença neurológica degenerativa, com envolvimento multissistêmico, incluindo músculos esqueléticos, SNC, músculo cardíaco, olhos e, mais raramente, musculatura gastrointestinal. A primeira manifestação da doença, geralmente o sintoma *stroke-like*, ocorre usualmente na adolescência, sendo menos frequente em crianças e após os 40 anos de idade.

- Desde a infância pode ser observado atraso no desenvolvimento neuropsicomotor, *deficit* de atenção ou dificuldades de aprendizado. Miopatia, intolerância ao exercício e fadigabilidade também podem ocorrer precocemente, antecedendo a manifestação cerebrovascular da doença. A enxaqueca é usualmente observada nestes pacientes e nos seus familiares. Os episódios *stroke-like* são considerados a principal característica desta afecção. Eles costumam ter início com cefaleia e vômitos, que podem persistir por vários dias. Este quadro poderá ser seguido por crises tônico-clônicas generalizadas, alterações visuais e hemiplegia.

- As alterações visuais podem ser persistentes, com retinite pigmentar, atrofia do nervo óptico ou oftalmoplegia internuclear. Alguns pacientes podem apresentar surdez e diabete tipo II. A miocardiopatia hipertrófica, os distúrbios de condução e alterações gastrointestinais também podem fazer parte do quadro. Neuropatia periférica, síndrome nefrótica e alterações psiquiátricas são mais raras. Com a progressão da doença, a encefalopatia evolui para quadro demencial grave.

- O diagnóstico diferencial deve ser considerado com as demais mitocondriopatias (síndrome de Kearns-Sayre, doença de Leigh, MERRF), com a síndrome do anticorpo antifosfolípide e as demais causas de tromboembolismo.

- A herança obedece a um padrão não mendeliano, estando quatro delas localizadas no mesmo gene, o tRNALeu (UUR). Em 80% dos indivíduos com MELAS, a mutação ocorre no nucleotídeo de transição (nt) 3243 e em 7,5% deles no par (bp) 3271.

- A acidose lática é uma característica muito importante desta doença, entretanto ela pode estar ausente. A CPK sérica poderá estar elevada, sendo este aumento mais evidente após as manifestações agudas da doença. A biópsia muscular pode mostrar a presença de fibras vermelhas rasgadas. O diagnóstico pode ser confirmado pela análise da mutação mitocondrial no músculo esquelético. A neuroimagem (RM do crânio) pode ser útil para estudar as alterações vasculares (*stroke-like*) da doença.

## DOENÇA DE LEBER (NEUROPATIA ÓPTICA HEREDITÁRIA)

### Aspectos Essenciais

- A atrofia óptica primária de Leber é caracterizada por um rebaixamento visual bilateral, mostrando em seu estágio inicial hiperemia da papila seguida de atrofia. Ambos os olhos costumam ser afetados, porém a deficiência pode começar num olho e mais tarde (meses ou anos depois) atingir o outro. Habitualmente, a doença começa no adulto jovem, porém pode começar muito mais tarde (até na terceira idade). A atrofia das papilas determina um distúrbio importante da visão central, sendo excepcional a perda total da visão; a instalação do *deficit* visual pode ser aguda ou subaguda. Pode estabilizar em pacientes mais jovens e até melhorar. Ao exame do fundo de olho, as papilas apresentam-se pálidas, particularmente no setor temporal.

- A etiologia deste tipo de atrofia óptica é obscura, embora uma causa viral tenha sido postulada; também um defeito dos compostos cianídricos tem sido aventado na gênese do quadro.

- A afecção predomina nitidamente no sexo masculino e é transmitida pela mãe, com mutação do DNAmit. Uma *11778 point mutation* é encontrada em aproximadamente 50% dos pacientes. A confirmação diagnóstica da doença é estabelecida pela análise do DNAmit. O diagnóstico diferencial deve ser considerado com as demais causas de atrofia óptica, com a esclerose múltipla, tumores selares e parasselares.

## SÍNDROME DE KEARNS-SAYRE

### Aspectos Essenciais

- Trata-se de uma mitocondriopatia multissistêmica, com início na adolescência ou na idade adulta, geralmente antes dos 20 anos. O quadro clínico inclui oftalmoplegia extrínseca progressiva, retinite pigmentar e bloqueio cardíaco, podendo ainda surgir associado a esta tríade um quadro cerebelar, retardo mental ou uma miopatia mitocondrial. Outros quadros associados: *diabetes mellitus*, hipoparatireoidismo e acidose tubular renal. O LCR pode evidenciar hiperproteinorraquia, com aumento da fração de gamaglobulina.

- A biópsia de músculo pode mostrar *ragged red fibers*. Elevação dos níveis do lactato e piruvato é usualmente encontrada no sangue. A RM do crânio evidencia leucoencefalopatia e pode haver calcificação dos gânglios da base. O exame *post mortem* pode evidenciar estado esponjoso no cérebro. Esta afecção está ligada a uma deleção do DNAmit.

## SÍNDROME DE LEIGH

### Aspectos Essenciais

- Trata-se de uma encefalomielopatia subaguda necrosante, sendo uma afecção do recém-nascido ou da criança e excepcionalmente atinge o adulto. O quadro clínico é polimorfo e, além do atraso do desenvolvimento neuropsicomotor e da atrofia óptica, podem ser observados sinais de disfunção do tronco cerebral traduzidos por respiração anormal, oftalmoplegia, nistagmo, vômitos recorrentes, ataxia, sinais extrapiramidais variados como distonia, rigidez, tremor e movimentos coreicos. O curso da doença é variável, podendo evoluir de forma progressiva até o coma terminal. Uma elevação do lactato no sangue e no LCR é comum. As lesões, evidenciadas pela RM de crânio, comprometem de modo bilateral e simétrico o putamen, o núcleo caudado, o tálamo e a porção dorsal do mesencéfalo. Menos frequentemente, as lesões interessam a porção inferior do tronco cerebral e os cordões posteriores da medula espinhal. A microscopia pode evidenciar estado esponjoso, desmielinização, gliose e proliferação capilar. Ocorre uma heterogeneidade genética, sendo a transmissão autossômica recessiva ou ligada ao DNAmit.

## TRATAMENTO

- O tratamento é puramente sintomático em todas as mitocondriopatias. O bloqueio cardíaco pode ser tratado com a implantação de um marca-passo. A diplopia pode melhorar com lentes prismáticas. Correção cirúrgica da ptose pode proporcionar benefícios funcionais e cosméticos. A administração de coenzima Q (50-200 mg três vezes/dia) e de L-carnitina (300-1.000 mg três vezes/dia) pode melhorar a função mitocondrial. Outros medicamentos têm sido utilizados: vitaminas A, C e E; complexo B e ácido fólico; betacaroteno.

- **Síndrome de Kearns-Sayre** – O bloqueio cardíaco pode ser tratado com marca-passo. Deve-se tratar o *diabetes mellitus* e o hipoparatireoidismo. Para a miopatia pode-se administrar carnitina.

- **Doença de Fukuhara (MERRF)** – Tem sido preconizado o uso de altas doses de carnitina, porém os resultados são ainda incertos. Também tem sido tentado o uso de L-5-hidroxitriptofano. As crises convulsivas podem ser tratadas com anticonvulsivantes convencionais (fenitoína, carbamazepina).

- **MELAS** – Preconiza-se também o uso de L-carnitina em doses elevadas (100-200 mg/kg/dia), coenzima Q10 (4 mg/kg/dia), tiamina, cianocobalamina, biotina e vitaminas C e E. O tratamento proposto visa melhorar a produção de ATP e retardar a progressão de encefalopatia. O tratamento com anticonvulsivantes deve ser agressivo, com o objetivo de evitar injúria neuronal. Deve-se evitar o ácido valproico, que pode provocar deficiência de carnitina. Quando a perda auditiva depende de uma disfunção coclear isolada está indicado um implante coclear. Alguns preconizam a administração de L-arginina para impedir a recorrência de AVC no MELAS.

- **Síndrome de Leigh** – Sempre de mau prognóstico, o uso de tiamina e derivados pode proporcionar bons resultados numa primeira fase, entretanto a melhora do quadro é transitória e o paciente acaba evoluindo com uma reexacerbação do processo, até chegar ao óbito.

- **Doença de Leber** – Embora seja questionável a eficácia de qualquer medida terapêutica, alguns preconizam a administração de doses maciças de cianocobalamina (vitamina $B_{12}$), a proibição de fumar e do uso de bebidas alcoólicas. As infecções urinárias pela *Escherichia coli* ou pelo bacilo piociânico devem ser prontamente debeladas em virtude da formação de compostos cianídricos pela pululação destes germes.

## COMENTÁRIOS FINAIS

- O primeiro caso de mitocondriopatia foi descrito por Luft e cols., em 1962 e, desde então, muitos outros casos foram descritos com as mais variadas expressões clínicas e denominações como miopatia mitocondrial, encefalopatia mitocondrial, citopatia mitocondrial, oftalmoplegia-*plus*, entre outras, de sorte que este é um capítulo bastante complexo da patologia e que tem avançado nas últimas 3 décadas.

- As principais características deste grupo de doenças são a grande variabilidade de expressão sintomatológica, o acometimento (geralmente) multissistêmico e o modelo de herança, que é absolutamente aleatório e imprevisível.

- Com certa frequência fazem parte do quadro baixa estatura e atraso do desenvolvimento neuropsicomotor.

- No tratamento, alguns estudos têm sido conduzidos com o emprego de menadione (vitamina $K_3$), ácido ascórbico (vitamina C), riboflavina (vitamina $B_2$), idebeone, monoidrato de creatina e dicloroacetato de sódio, porém os resultados são ainda inconclusivos.

### BIBLIOGRAFIA CONSULTADA

Ciafaloni E, Ricci E, Shanske S et al. MELAS: clinical features, biochemistry, and molecular genetics. Ann Neurol. 1992;31(4):391.

Fukuhara N, Tokiguchi S, Shirakawa K et al. Myoclonus epilepsy associated with ragged red fibers (mitochondrial abnormalities): disease or a syndrome? J Neurol Sci. 1980;47:117.

Hirano M. Mitochondrial diseases. In: Brust JCM. Current Neurology – Diagnosis & Treatment. 2nd ed. New York: McGraw-Hill Lange; 2012.

Kiyomoto BH. Miopatia mitocondrial: apresentação de doze pacientes. Tese de Mestrado – Escola Paulista de Medicina (São Paulo), 1989.

Lombès A & Jardel C. Maladies mitochondriales. In: Depienne CH, Goizet C, Brice A. Neurogénétique. Paris: Doin; 2011.

Luft R, Ikkos D, Palmieri G et al. A case of severe hypermetabolism of non-thyroid origin with a defect in the maintenance of mitochondrial respiratory control, a correlated clinical, biochemical and morphological study. J Clin Invest. 1962;41:1776.

Sanvito WL. Síndromes Neurológicas. 3ª ed. São Paulo: Atheneu; 2008.

Schaefer AM, McFarland R, Blakely EL et al. Prevalence of mitochondrial DNA disease in adults. Ann Neurol. 2008;63:35.

Tanahashi C, Nakayama A, Yoshida M et al. MELAS with the mitochondrial DNA 3243 point mutation: a neuropathological study. Acta Neuropathol (Berlin). 2000;99(1):31.

Vasconcellos LFR, ACC Leite, JLS Cavalcanti et al. Síndrome psicótica evoluindo com demência como manifestação clínica de deleção do DNA mitocondrial. Arq Neuro-Psiquiatr. 2007;65.

# Comas e Estados Assemelhados 13

*Wilson Luiz Sanvito*
*Agnaldo Rodrigues da Costa*

## ASPECTOS ESSENCIAIS

- Os distúrbios da consciência podem ser desdobrados em dois tipos: 1) por alteração do conteúdo da consciência, traduzida por certo grau de dissolução das funções mentais (confusão mental, estados delirantes, desatenção...); 2) por alteração da consciência vígil, cujo corolário é um estado de inconsciência (coma, síncope, crise convulsiva generalizada).

- O vocábulo consciência tem um sentido extremamente abrangente e, dependendo do enfoque, apresenta diferentes significados, de sorte que, para o filósofo, o psicólogo, o teólogo e o médico, a noção de consciência não é a mesma. Do ponto de vista médico, pode-se definir consciência como um conhecimento de si mesmo e do meio ambiente. Assim, para nossos propósitos, quando falamos em consciência (em oposição à inconsciência), nem sempre o termo é abrangente e pode significar apenas um comportamento vígil, acompanhado da capacidade de reagir de maneira adequada a alguns estímulos externos.

- A palavra "coma" define um estado que pode ser caracterizado por perda total ou parcial da consciência, da motricidade voluntária e da sensibilidade, geralmente determinado por lesões cerebrais, intoxicações, problemas metabólicos e endócrinos, e dependendo do grau de profundidade do coma, as funções vitais com maior ou menor grau também podem estar comprometidas. Coma implica falta de responsividade total ou quase total. É um estado de inconsciência semelhante ao sono fisiológico, do qual o paciente não pode ser despertado por estímulos internos ou externos, sendo, portanto, definido em função do grau de resposta aos estímulos. O termo "estupor" (torpor) refere-se a um estado de alerta intensamente comprometido; no entanto, com certa resposta a estímulos mais enérgicos (por exemplo: nociceptivos, sonoros...).

- Já o termo "confusão" refere-se a um estado de comprometimento da atenção e determina alerta inadequado para a integração e coerência do pensamento. O termo *delirium* é geralmente utilizado para definir estado de confusão com períodos de agitação e, algumas vezes, hipervigilância, irritabilidade e alucinações, que se alternam com períodos durante os quais o nível de alerta fica comprometido (rebaixado).

- O comportamento vígil depende da ação do sistema reticular ativador ascendente (SRAA), localizado na porção superior do tronco encefálico, e cuja função é ativar os hemisférios cerebrais. Por seu lado, os hemisférios cerebrais íntegros proporcionam ao indivíduo o conteúdo de sua consciência por meio da atividade nervosa superior (atenção, julgamento, memória, orientação, linguagem, abstração). Em suma, dano estrutural ou depressão funcional do SRAA pode determinar inconsciência pelo comprometimento dos mecanismos responsáveis pela consciência vígil. O comprometimento dos hemisférios cerebrais somente leva à inconsciência se for suficientemente extenso.

- O critério de tempo de duração do estado de inconsciência é fundamental para o diagnóstico diferencial entre coma e estados assemelhados. Nas situações patológicas com perda breve da consciência (crises convulsivas, síncopes) não fica configurado o estado de coma. Este exige a perda da consciência por um tempo mais ou menos prolongado, de sorte que coma é um estado de inconsciência, habitualmente prolongado (com duração de horas, dias, semanas, meses ou até anos), do qual o paciente pode ou não emergir. Por outro lado, certos estados de depressão e/ou dissolução da consciência (hipersonia, confusão mental, estados delirantes, quadros histéricos, estados catatônicos) exigem, às vezes, diagnóstico diferencial com os comas. Deve ser ressaltado que alguns desses estados podem preceder, em determinadas oportunidades, a instalação do coma.

- O coma é a expressão sindrômica de uma falência das funções encefálicas, podendo ser determinado por lesões estruturais do parênquima nervoso, por disfunções metabólicas e intoxicações exógenas com repercussão no SNC (Quadro 13.1). A instalação de um coma representa sempre uma emergência.

# BREVIÁRIO DE CONDUTAS TERAPÊUTICAS EM NEUROLOGIA

**Quadro 13.1 – Classificação Etiológica dos Comas**

**Afecções primitivas do SNC e seus envoltórios**
Acidentes vasculares cerebrais
Traumatismos cranioencefálicos
Infecções do SNC e seus envoltórios (encefalites, meningoencefalites)
Processos expansivos intracranianos (tumores, abscessos, granulomas inflamatórios, neuroparasitoses)
Estado de mal convulsivo
Encefalopatias priônicas
Encefalopatias carenciais
Encefalopatias desmielinizantes e outras
**Afecções metabólicas**
Diabetes *mellitus* e estados hiperosmolares
Outras endocrinopatias (mixedema, hipopituitarismo)
Hipoglicemia
Hepatopatias
Hipercalcemia e hipocalcemia
Hiponatremia
Outras anormalidades hidroeletrolíticas
**Intoxicações exógenas**
Tóxicas
Medicamentosas
**Distúrbios cardiovasculares**
Encefalopatia anóxico-isquêmica
**Encefalopatia pulmonar**
**Infecções sistêmicas**
**Hemopatias**
**Agentes físicos determinando desregulação térmica**
**Fase terminal de doenças graves**

- Várias desordens não estruturais podem provocar o coma. Muitas destas desordens são agudas e diversas, e particularmente as causadas por drogas e metabólitos tóxicos são potencialmente reversíveis. Sinais destas "encefalopatias não estruturais" podem ser obtidos por exame físico geral e rastreamento de substâncias no sangue e na urina. Quando estas desordens causam o coma, a resposta visual à luz está usualmente preservada, a despeito do comprometimento oculovestibular ou da função respiratória. Este achado é de grande valia na distinção entre causas metabólicas e estruturais do coma.

- Por ocasião da admissão de um paciente comatoso num serviço de emergência, alguns cuidados imediatos devem ser considerados. O médico (ou paramédico) deve se lembrar do ABC (vias aéreas, respiração, circulação) na avaliação do paciente em coma. O exame deve começar por detecção e

293

tratamento de alguma condição de risco iminente de vida: obstrução das vias aéreas, hemorragias, hipotensão arterial, arritmia cardíaca. É fundamental verificar a circulação e obter acesso venoso (central ou periférico), além de assegurar a oxigenação. Deve ser administrada glicose a 50% na veia, antes mesmo da determinação da taxa de glicose no sangue; tiamina e outras vitaminas devem ser administradas junto com a glicose, para evitar o desencadeamento da síndrome de Wernicke-Korsakoff. Neste primeiro momento, amostras de sangue e urina devem ser colhidas para exames laboratoriais e feito o ECG. A inspeção das pupilas é obrigatória. No caso de *overdose* por opioide, naloxona deve ser administrada. Na intoxicação por benzodiazepínico deve ser utilizado o flumazenil na dose de 0,2 a 0,5 mg na veia por minuto, até um total de 1 mg. Outros antídotos devem ser considerados.

- O tratamento de convulsões é obrigatório; no estado de mal epiléptico deve ser administrado na veia diazepam ou lorazepam (ver Crises Epilépticas). Nos politraumatizados, deve ser considerada injúria aos órgãos internos e da região cervical. A intubação deve ser aventada nas seguintes situações: quando o nível da consciência está reduzido (com um Glasgow abaixo de 9); em sinais de disfunção do tronco cerebral; ventilação insuficiente evidenciada pela gasometria; grande risco de aspiração. Outras medidas devem ser tomadas: proteção dos olhos, mudança de decúbito periódica, sondagem vesical, tratamento da hipertensão intracraniana e infecções, manutenção do equilíbrio ácido-básico e hidroeletrolítico, controle da agitação. Também a colocação de sonda nasogástrica deve ser considerada. A mobilização do paciente deve ser feita para evitar complicações, assim como o uso de meias elásticas. O controle do paciente em coma deve ser constante por parte da enfermagem e dos médicos, por se tratar de uma situação instável que pode evoluir de um instante para outro. Especial cuidado merece o acúmulo de secreções, através de aspiração frequente das vias aéreas.

- Os exames laboratoriais que devem ser considerados de imediato são: hemograma completo, glicemia capilar, dosagem de eletrólitos (Ca, Mg, sódio), TP/INR, osmolaridade sérica. Considerar também: dosagem da troponina, hemoculturas, exames toxicológicos no sangue e na urina, amônia, nível sérico de medicamentos, exame do LCR.

- Num segundo momento outros exames podem ser requisitados: radiografia de tórax, tomografia de crânio sem contraste, EEG.

- A avaliação do paciente em coma depende das informações prestadas por seus familiares ou acompanhantes eventuais, do exame clínico-neurológico e dos exames complementares. O exame do paciente comatoso deve ser realizado de modo ordenado, mormente no PS ou na UTI, onde os pacientes estão conectados a tubos, sondas, acessos venosos – condições que podem dificultar a avaliação do examinador.

- O exame físico do paciente deve ser detalhado, particularmente naqueles casos destituídos de dados de anamnese. Os objetivos do exame são: 1) determinação do grau de profundidade do coma; 2) confirmação ou descarte de patologia sistêmica na etiologia do coma; 3) desde que estabelecida uma causa neurológica, definir a natureza e a sede da lesão. Deve-se ressaltar que a presença de sinais neurológicos focais sugere fortemente uma afecção neurológica subjacente, embora certos comas, dependentes de afecções não neurológicas (hipoglicemia, hepatopatias), possam evoluir com sinais neurológicos focais (sinal de Babinski, rigidez de descerebração, crises convulsivas focais).

- Por outro lado, em certos comas primariamente neurológicos, inexistem sinais focais. O exame físico geral pode proporcionar subsídios para o diagnóstico da etiologia: pele (icterícia, cianose, petéquias, exantemas, circulação colateral...); orelhas (otorragias, otoliquorreias, secreção purulenta); boca (mordedura de língua, hálito...); olhos (hematomas bipalpebrais, exoftalmo pulsátil ou não...); pescoço (rigidez de nuca); abdome (visceromegalias, circulação colateral...); baixo ventre (bexigoma); sistema cardiorrespiratório (arritmias, pneumopatias)... É importante examinar os braços no intuito de surpreender sinais de picadas e flebite, característicos do uso de drogas injetáveis.

- O exame neurológico deve focar fundamentalmente o nível da consciência, as funções motoras, os reflexos oculares e as respostas do padrão respiratório.

- A avaliação do nível da consciência é feita pela exploração da perceptividade (que depende de mecanismos nervosos adquiridos, com integração cortical) e da reatividade (que depende de respostas menos elaboradas, com integração subcortical e no tronco encefálico).

- A perceptividade pode ser avaliada pelos seguintes testes: 1) resposta a uma ordem oral e/ou escrita (mostre a língua, feche os olhos); 2) orientação no tempo e no espaço (o paciente deve dizer onde se encontra e que dia é); 3) execução de um cálculo mental simples (2 + 2); 4) pede-se ao paciente que nomeie seis flores (em geral, nos casos de desagregação progressiva da consciência, os pacientes conseguem nomear apenas uma flor, comumente a rosa); 5) execução de uma ordem verbal simples (levante a mão direita); 6) reação de piscamento à ameaça.

- A reatividade inespecífica é avaliada pelo reflexo cocleopalpebral. Um ruído intenso determina um piscamento. Também a reação de orientação (quando o paciente permanece com os olhos abertos) pode ser explorada pela execução de um estímulo sonoro, podendo ocorrer o desvio dos olhos na direção da fonte sonora. Quando os olhos estão fechados, deve ser observado se o mesmo estímulo é capaz de provocar a abertura dos olhos. Estas provas exploram a atividade do tronco encefálico.

- A exploração da reatividade à dor é feita pela aplicação de estímulos dolorosos. Nesta pesquisa, três tipos de resposta devem ser considerados: 1) presença de mímica reacional de dor (fazer careta ou contrair as pálpebras) acompanhada ou não de vocalização; 2) presença de reação de despertar (abertura dos olhos); 3) presença de reatividade motora (pela retirada de um segmento do membro estimulado). Nos comas profundos (graus III e IV) esta reatividade está ausente.

- A exploração da reatividade autonômica é realizada por meio de estímulos dolorosos, que podem determinar variações do ritmo respiratório e da frequência cardíaca ou desencadear o aparecimento de modificações vasomotoras (sudorese, rubor) e/ou pupilares. Estas modificações dependem de comprometimento da porção baixa do tronco encefálico.

- A pesquisa dos reflexos oculomotores – oculocefálico, fotomotor, vestíbulo--ocular, corneano – constitui etapa fundamental na avaliação destes pacientes.

- Diversas escalas padronizadas têm sido utilizadas para avaliação rápida do paciente em coma. Serão abordadas neste texto as três escalas que seguem adiante (Quadros 13.2 e 13.3). A escala de coma de Glasgow é particularmente útil na avaliação de vítimas de trauma cranioencefálico, no entanto tem limitações no exame do doente comatoso não traumático. Podem ainda ser utilizadas a escala de Fischgold modificada (Quadro 13.2) e mais recentemente a escala FOUR (Quadro 13.3), que permite uma avaliação mais abrangente do paciente comatoso.

- A escala de coma de Glasgow é útil na avaliação dos pacientes com TCE. Quanto mais baixo o escore, maior a profundidade do coma. Esta escala tem limitações e não avalia as funções autonômicas, a função respiratória, e não pode ser aplicada em pacientes intubados (ver Traumatismos Cranioencefálicos).

- A escala modificada de Fischgold é bastante útil nos comas não traumáticos.

**Quadro 13.2 – Escala Modificada de Fischgold**

Coma grau I: coma reativo e perceptivo

Coma grau II: coma reativo e aperceptivo

Coma grau III: coma arreativo e aperceptivo

Coma grau IV: coma arreativo e aperceptivo com falência autonômica (apneia) e necessidade de drogas vasoativas. É o chamado coma *dépassé*

- A escala FOUR é mais completa e contempla resposta ocular, resposta motora, reflexos do tronco encefálico e respiração.

**Quadro 13.3 – Escala FOUR**

**Resposta Ocular**

4 = pálpebras abertas ou abertura ocular ao comando; os olhos seguem o movimento do dedo do examinador ou obedecem à ordem de piscamento

3 = pálpebras abrem mas os olhos não seguem o movimento dos dedos do examinador

2 = pálpebras fechadas, mas abrem ao comando verbal

1 = pálpebras fechadas, mas abrem ao estímulo doloroso

0 = pálpebras permanecem fechadas mesmo com estímulo doloroso

**Resposta Motora**

4 = faz o sinal positivo (polegar para cima) ou cerra a mão ou faz o sinal de paz (dedos indicador e médio esticados)

3 = localiza o estímulo doloroso

2 = resposta à dor em flexão

1 = resposta à dor em extensão

0 = nenhuma resposta à dor ou estado de mal mioclônico generalizado

**Reflexos do Tronco Encefálico**

4 = reflexos pupilar e corneano presentes

3 = uma pupila dilatada e fixa

2 = reflexo pupilar ou corneano ausente

1 = reflexos pupilar e corneano ausentes

0 = reflexos pupilar, corneano e da tosse ausentes

**Respiração**

4 = não intubado, padrão regular de respiração

3 = não intubado, respiração de Cheyne-Stokes

2 = não intubado, respiração irregular

1 = respira num ritmo superior ao do ventilador

0 = respira no ritmo do respirador ou em apneia

- Por ocasião da primeira avaliação do paciente, é fundamental estabelecer se a causa do coma é estrutural, metabólica, tóxica ou trata-se de pseudocoma de natureza psíquica (Quadro 13.4).

- Uma causa estrutural deve ser suspeitada no caso de: 1) presença de sinais de localização; 2) anisocoria; 3) pupilas não fotorreagentes; 4) desvio conjugado ou desconjugado dos olhos; 5) história pregressa de AVC; 6) evidência de TCE; 7) ausência de anormalidades nos exames de sangue e/ou urina.

- A causa metabólica ou tóxica deve ser suspeitada nos casos de: 1) ausência de sinais de localização; 2) pupilas isocóricas e reagentes à luz; 3) exames de laboratório evidenciando desordem metabólica ou desequilíbrio hidroeletrolítico; 4) sinais de hepatopatia ou nefropatia; 5) hipoglicemia ou hiperglicemia; 6) presença de asterixe; 7) presença de sinais de abuso de drogas ou de intoxicação exógena.

- Uma causa psíquica deve ser suspeitada no caso de: 1) exame neurológico normal; 2) ausência de anormalidades metabólicas; 3) oposição ativa à tentativa de abertura dos olhos; 4) resposta evidente aos estímulos dolorosos ou não; 5) pupilas normais; 6) EEG normal.

---

**Quadro 13.4 – A Avaliação do Doente em Coma Deve Incluir**

**O nível da consciência**

**O exame dos olhos**

  Motricidade ocular

  Fundoscopia

  Avaliação das pálpebras e do reflexo da córnea

**O exame motor esquelético e dos reflexos**

**As respostas dos padrões respiratórios**

---

- Quanto ao nível da consciência, devemos lembrar que o coma estrutural pode resultar de envolvimento hemisférico cerebral primário ou lesão direta do tronco cerebral. As lesões puramente unilaterais em geral não produzem coma. Quando lesões unilaterais provocam coma, isto acontece em função de efeito de massa que desvia a linha média, determinando pressão ou deslocamento do tronco cerebral. À medida que isto ocorre, pode haver comprometimento do tegmento do tronco cerebral e essas alterações secundárias levam ao coma permanente e aos sinais tegmentares do tronco cerebral, que se traduzem pelo envolvimento dos movimentos oculares e da motricidade pupilar. Perda da consciência persistente por doença hemisférica indica o envolvimento bilateral.

- Quanto à resposta ocular, são importantes as avaliações do desvio do olhar. O desvio ocular horizontal tônico e conjugado indica a direção da lesão no hemisfério cerebral. Na fase aguda geralmente é impossível a movimentação dos olhos para o lado oposto por diversas horas. No entanto, lesões do tronco encefálico (em particular do tegmento pontino) podem levar a um desvio ocular em outra direção que a da lesão (ou seja, para o lado da hemiparesia). O desvio ocular vertical tônico para cima é em geral evidenciado em pacientes com dano difuso hipóxico-isquêmico envolvendo os hemisférios cerebrais e o cerebelo. Este padrão de desvio "para cima" transitório pode ser encontrado em crises oculógiras, como efeito colateral de drogas (metoclopramida e outros neurolépticos). Já o padrão de desvio conjugado para baixo geralmente indica envolvimento da junção entre o mesencéfalo e o tálamo, como por exemplo na hidrocefalia aguda e, ocasionalmente, no coma hepático. O desalinhamento dos olhos, seja no eixo horizontal (paralisias do III nervo, VI nervo ou internuclear), bem como no eixo vertical (*skew deviation*) usualmente traduz lesões estruturais com envolvimento do tronco encefálico.

- A pesquisa do reflexo vestíbulo-ocular permite a distinção do envolvimento do tronco encefálico ou do cérebro como causa do desvio ocular. A estimulação calórica do labirinto é parte integrante da avaliação do paciente comatoso. A cabeça deve ser elevada a um ângulo de 30° para horizontalização do canal semicircular vertical, a seguir deve-se injetar 50 mL de água gelada (próxima a zero grau) no canal auditivo, até que se obtenha nistagmo ou desvio tônico dos olhos. Nos pacientes em coma graus I e II, a fase rápida do nistagmo costuma estar preservada. Nos pacientes em coma profundo (grau III) aparece desvio tônico dos olhos na direção do lado estimulado, com ausência da componente rápida do nistagmo. A falta de desvio dos olhos da linha média ("olhos congelados") indica interrupção estrutural grave ou depressão metabólica de vias do tronco encefálico ou intoxicação exógena (por barbitúrico, por exemplo).

- A presença de movimentos oculares lentos (*roving*) pode indicar coma metabólico ou lesões encefálicas, não apresentando valor localizatório, bem como a presença de estrabismo divergente que guarda relação geralmente com a profundidade do coma. Podem-se evidenciar outros movimentos oculares no paciente em coma, como por exemplo, a oscilação ocular (*bobbing*), que pode ser evidenciada em lesões intrapontinas associadas a paralisia bilateral do VI nervo craniano ou paralisia do olhar conjugado horizontal. Este movimento consiste em desvio dos olhos rápido para baixo a partir da posição média, seguido de lento retorno à posição inicial (à semelhança de um barco de papel na correnteza). Este fenômeno é bem evidente após a prova calórica.

- **Avaliação das funções motoras** – Num paciente em coma profundo, os sinais de localização são de difícil avaliação. O exame das funções motoras deve começar pela inspeção do doente, sem submetê-lo a qualquer estímulo; se ele estiver agitado, torna-se evidente a ausência de movimentação num lado do corpo, no caso de o coma se acompanhar de hemiplegia. A hemiplegia (na fase de instalação) costuma se acompanhar de hipotonia muscular, diminuição ou abolição dos reflexos profundos, abolição dos reflexos cutaneoabdominais do mesmo lado do *deficit* motor e sinal de Babinski unilateral. O sinal do desvio lateral do pé também é útil na avaliação da motricidade e significa *deficit* dos músculos rotadores internos da coxa. Outra maneira de avaliar as funções motoras se faz pela aplicação de estímulos dolorosos, representados por beliscamentos ou picadas com palito ou agulha num segmento corpóreo. Nestas manobras, algumas respostas (ou ausência de resposta) são possíveis: 1) retirada do membro estimulado de forma adequada; 2) aparecimento de respostas inadequadas (postura em descerebração ou decorticação); 3) ausência de qualquer reação; 4) reação de outro(s) segmento(s).

As principais funções autonômicas a serem analisadas são a regulação térmica, a respiração e a frequência cardíaca. Febre é praticamente constante nos comas determinados por agentes infecciosos (meningites, encefalites, septicemias, malária) ou na vigência de complicações pulmonares ou urinárias, comuns nos pacientes em coma.

- A hipertermia não traduz necessariamente um processo infeccioso subjacente, mas pode significar uma desregulação térmica neurogênica (hipotalâmica). Pode ocorrer nos TCEs graves, no estado de mal epiléptico, nas hemorragias cerebrais graves e nos estados de insolação e intermação. Esta hipertermia, além de elevada (39, 40, 41°C), não costuma responder aos antitérmicos comuns, sendo necessário o resfriamento da superfície corporal para abaixar a temperatura (aplicação de compressas frias, bolsas de gelo). A hipotermia pode ocorrer nos comas diabético, hepático, urêmico, tóxico (intoxicação barbitúrica) e nos comas *dépassés*.

- As desordens da respiração são frequentes no decurso dos comas, em razão dos complicados mecanismos metabólicos e neuro-hormonais que controlam a respiração. A bradipneia pode ocorrer no coma opiáceo, ao passo que a hiperpneia pode ser observada no sofrimento da porção alta do tronco encefálico. Na herniação transtentorial, particularmente de causa hemorrágica, pode ser observada uma respiração hiperpneica contínua (hiperventilação neurogênica central). A apneia pode sobrevir na vigência de hipertensão intracraniana (por sofrimento da porção caudal do tronco encefálico), podendo instalar-se de maneira gradual ou súbita. Nos comas urêmico e diabético, em virtude de acidose metabólica, pode ser observada hiperpneia ou respiração de Küssmaul. O ritmo respiratório está frequentemente alterado. O ritmo de Cheyne-Stokes caracteriza-se pela presença de períodos de apneia, separados por períodos de respiração cada vez mais amplos. Este tipo de ritmo respiratório costuma ocorrer nas lesões cerebrais hemisféricas bilaterais e profundas e nas lesões diencefálicas; pode representar um comprometimento inicial da consciência e é de origem central. Também nos indivíduos idosos, particularmente durante o sono, este ritmo pode ser observado. Ainda a amplitude da respiração pode estar comprometida, como ocorre no coma barbitúrico grave, em que é superficial. Nos serviços de emergência ou nas UTIs, os pacientes comatosos são avaliados a curtos intervalos (exame evolutivo do paciente em coma) e quando começa a ocorrer falência da função respiratória eles são intubados e conectados ao respirador. A escala de coma FOUR já contempla esta situação.

- Quanto ao pulso (e à frequência cardíaca), ele deve ser observado em seu ritmo, sua amplitude, tensão e frequência. Uma frequência baixa pode ser encontrada num quadro de hipertensão intracraniana aguda, assim como nos bloqueios cardíacos. Um pulso débil e filiforme é comum nos comas *dépassés*. A queda progressiva da pressão arterial sistêmica, acompanhada de aumento da frequência do pulso, indica grave comprometimento do sistema nervoso autônomo e pode ocorrer com o aprofundamento do coma.

## ESTADOS ASSEMELHADOS AO COMA
### *ASPECTOS ESSENCIAIS*

- **Síndrome do encarceramento (*locked-in syndrome*)** – Este quadro geralmente é determinado por um infarto na porção ventral da ponte, com interrupção das vias corticonucleares e corticoespinhais do trato piramidal, lesão que provoca uma paralisia dos quatro membros (tetraplegia), da língua (anartria) e dos movimentos da lateralidade ocular (este último aspecto nem sempre está presente). Em virtude de o SRAA estar preservado, a consciência perceptiva permanece intacta ou pouco alterada, de modo que é possível interagir com o paciente através de um código estabelecido pelo examinador (por exemplo, através do piscamento ou do olhar vertical o paciente pode responder a perguntas simples do examinador).

- **Estado vegetativo** – Esta condição clínica recebe na literatura médica diversas denominações: coma vígil, estado apático, mutismo acinético. Nestes pacientes, o coma não dura mais do que 2 a 4 semanas, ao final das quais há abertura ocular e aparecem ciclos de vigília-sono. A fase rápida do nistagmo, obtido pela estimulação calórica do labirinto, pode retornar se existir integridade do tronco encefálico. Neste caso, não há interação do paciente com o seu meio, no entanto seus olhos permanecem abertos na fase de vigília do ciclo vigília-sono. O estado vegetativo pode ser transitório, sendo apenas uma etapa entre o coma e a recuperação da consciência, mas ele pode também ser persistente e até mesmo permanente, dependendo da extensão das lesões (sejam traumáticas ou anóxico-isquêmicas). A probabilidade de recuperação da consciência é muito baixa (menos de 1%). Nos indivíduos jovens, cuja causa do coma é traumática, a possibilidade de recuperação aumenta. Deve-se distinguir o estado vegetativo do "estado de consciência mínimo", no qual é possível observar algumas respostas apropriadas. No estado de consciência mínimo é possível observar, através de estimulação eletrofisiológica e/ou da ressonância magnética funcional, a presença de atividade cerebral em determinadas áreas.

- **Outros estados podem simular o coma** – irresponsividade psicogênica; estados catatônicos. Nas UTIs, em determinadas patologias, a equipe médica pode optar pelo *coma induzido*. Este estado pode auxiliar na recuperação do paciente e consta de sedação (com tranquilizante e indutor do sono) e analgesia (para abolir a dor). Depois de certo período de tempo a equipe interrompe os sedativos e analgésicos para reverter o coma. Deve ser considerado também no diagnóstico diferencial o uso prévio de bloqueadores neuromusculares (anestesia, ventilação mecânica), que pode mimetizar um estado de coma, embora a consciência esteja preservada.

## COMENTÁRIOS FINAIS

Diagnóstico de morte encefálica – O Conselho Federal de Medicina, mediante a resolução nº 1.480, de 8 de agosto de 1997, estabeleceu documento oficial denominado Termo de Declaração de Morte Encefálica:

- ◆ coma arreativo e aperceptivo;
- ◆ apneia;
- ◆ ausência de reflexos do tronco cerebral: pupilas midriáticas e não reativas ou pupilas mediofixas; abolição dos reflexos oculocefálico e vestíbulo-

-ocular; abolição do reflexo corneano; abolição do reflexo do vômito (reflexo faríngeo); abolição do reflexo da tosse.

- Teste de apneia: manter o paciente no respirador com fluxo de $O_2$ a 100% por 10 minutos – desconectar o tubo do respirador – instalar cateter traqueal de oxigênio com fluxo de 6 litros por minuto – observar o surgimento de movimentos respiratórios por 10 minutos ou até atingir $pCO_2 = 55$ mmHg.

- É obrigatório definir a causa do coma. Devem ser descartados do protocolo comas ocorridos na vigência de hipotermia, provocados por drogas depressoras do SNC ou distúrbios eletrolíticos graves.

- A definição de morte encefálica (ME) clínica deve ser comprovada por um exame complementar: angiografia cerebral; Doppler transcraniano; tomografia por emissão de fóton único; PET-*scan*; cintilografia radioisotópica; monitoração da pressão intracraniana; EEG.

- O diagnóstico de ME deve ser formulado por dois médicos, sendo um obrigatoriamente neurologista, e ambos não devem ser integrantes da equipe de remoção de órgãos e transplante. Desde que preenchidos os critérios para a definição de ME, o intervalo entre o primeiro e o segundo exame deve ser de 6 horas.

- Estes critérios são adotados para indivíduos adultos. Na criança, o intervalo mínimo exigido para as avaliações clínicas pode variar de 12 horas (1 a 2 anos incompletos), 24 horas (2 meses a 1 ano incompleto), 48 horas (7 dias a 2 meses incompletos).

- Além de hipotermia, uso de substâncias depressoras do SNC e distúrbios eletrolíticos graves, outras situações podem dificultar o diagnóstico de ME: choque; encefalite de tronco; distúrbio metabólico grave; traumatismo facial múltiplo (ao dificultar o exame neurológico).

- No protocolo americano de ME, o teste de apneia exige certos pré-requisitos para ser efetuado: temperatura > 36,5°C; PAS > 90 mmHg; balanço hídrico positivo nas últimas 6 horas (para confirmar euvolemia); $pCO_2$ > 40 mmHg; $pO_2$ > 200 mmHg.

- Na prática médica do dia a dia, as principais causas de coma são: comas de origem traumática (hematoma subdural agudo, hematoma extradural, contusão cerebral); comas de origem metabólica ou carencial (hipoglicemia, distúrbios iônicos, cetoacidose diabética, coma hiperosmolar); comas de origem tóxica (etilismo agudo, intoxicações medicamentosas, *overdose* de opiáceo em toxicômano); acidentes vasculares cerebrais; meningoencefalites; coma epiléptico.

- Diante de um paciente em coma é preciso considerar a possibilidade de causas múltiplas associadas. Por exemplo, num indivíduo alcoolizado, considerar as possibilidades de um coma alcoólico ou de um coma traumático por hematoma sub ou extradural, coma hipoglicêmico, coma anóxico por vômitos e aspiração, coma hepático...

## *BIBLIOGRAFIA CONSULTADA*

Brust JCM. Current Neurology – Diagnosis & Treatment. 2nd ed. New York: Mc-Graw-Hill Lange; 2012.

Coleman MR, Davis MH, Rodd JM et al. Towards the routine use of brain imaging to aid the clinical diagnosis of disorders of consciousness. Brain. 2009;132:2541.

Costa AR. Protocolo para diagnóstico de morte encefálica. In: Golin V & Sprovieri SRS: Condutas em Urgências e Emergências para o Clínico. São Paulo: Atheneu; 2008.

Danziger N & Alamowitch S. Neurologie. Paris: Med-Line Editions; 2012.

Mollaret P & Goulon M. Le coma dépassé. Rev Neurol (Paris). 1959;101:3.

Plum F & Posner JB. The Diagnosis of Stupor and Coma. 3rd ed. Philadelphia: FA Davis; 1983.

Rengachary DA & Lin TL. Guia Prático Para Neurologia. The Washington Manual. Rio de Janeiro: Guanabara-Koogan; 2005.

Sanvito WL. Os Comas na Prática Médica. São Paulo: Manole; 1978.

Wijdicks EF, Bamlet WR, Maramatton BV et al. Validation of a new coma scale: the FOUR score. Ann Neurol. 2005;58(4):585.

Wijdicks EFM, Varelas PN, Gronseth GS et al. Evidence-based guideline update: Determining brain death in adults. Reports of the American Academy of Neurology. Neurology. 2010;74:1911.

# Doenças Degenerativas do Motoneurônio

**14**

*Wilson Luiz Sanvito*

Este capítulo engloba um grupo heterogêneo de afecções, que tem como elo um quadro degenerativo envolvendo o SNC e até mesmo nervos periféricos e músculos. A patologia mais representativa deste conjunto de doenças é a esclerose lateral amiotrófica (ELA) ou doença de Charcot.

## ESCLEROSE LATERAL AMIOTRÓFICA

### ASPECTOS ESSENCIAIS

- A ELA é uma doença caracterizada: 1) anatomicamente, por uma degeneração da via piramidal, dos cornos anteriores da medula espinhal e dos núcleos dos nervos motores bulbares; 2) clinicamente, pela associação de paralisia amiotrófica (com início costumeiro pelas extremidades distais dos membros superiores), com síndrome piramidal, que confere às amiotrofias o caráter singular de se acompanhar de exaltação dos reflexos profundos; 3) de alterações bulbares, que acabam determinando uma paralisia labioglossolaríngea.

- Esta afecção costuma atingir o indivíduo adulto, mormente entre os 40 e 60 anos de idade, havendo ligeira predominância no sexo masculino. A incidência anual da ELA é de dois a quatro por 100 mil habitantes.

- O quadro clínico costuma se traduzir por cãibras musculares, amiotrofias, *déficit* motores e fasciculações; digna de registro é a ausência de alteração das sensibilidades. A evolução da doença é arrastada (2 a 4 anos) e progressivamente compromete os quatro membros e o território dos nervos motores bulbares (disartria, disfagia, comprometimento respiratório). Habitualmente, a doença tem início pela forma espinhal e acaba progredindo para uma forma bulbar; às vezes, a doença tem início pela forma bulbar. O óbito geralmente ocorre por insuficiência respiratória ou broncopneumonia aspirativa.

- Além da forma clássica espinhal, outros quadros podem emoldurar as formas clínicas da ELA: 1) forma bulbar, caracterizada pela paralisia bulbar progressiva desde o início da doença (nesta forma podemos observar também sinais e sintomas pseudobulbares, como choro e riso espasmódicos, por exemplo); 2) forma pseudopolineurítica de Patrikios-Marie, caracterizada por marcha escarvante e abolição dos reflexos profundos nos membros inferiores; 4) forma de Aran-Duchenne, caracterizada por manifestações amiotróficas e arreflexia, sendo desacompanhada da síndrome piramidal; 5) esclerose lateral primária, caracterizada por manifestações puramente piramidais de liberação (espasticidade/hiper-reflexia). Estas duas últimas formas são compatíveis com sobrevida longa.

- Existe também uma forma do Oeste do Pacífico (ELA + demência + parkinsonismo) que é de longa duração (ELA-*plus*). Existe ainda uma variante denominada esclerose lateral amiotrófica monomélica (também denominada doença de Hirayama, atrofia monomélica ou atrofia focal benigna). Costuma ocorrer em homens jovens e manifesta-se com fraqueza subaguda seguida de atrofia e fasciculações em um membro (comumente o membro superior), não havendo envolvimento sensitivo e os reflexos osteotendinosos são normais (Tabela 14.1).

- A associação da ELA a uma demência frontotemporal pode ocorrer.

| Tabela 14.1 – Critérios para o Diagnóstico de ELA | |
| --- | --- |
| ELA definida | Sinais de comprometimento do NMI e NMS em pelo menos três áreas do corpo |
| ELA provável | Sinais de comprometimento em pelo menos duas áreas, com presença de sinal na região rostral |
| ELA clin. provável + dados labor. | Sinais de comprometimento do NMI, c/ou sem sinais do NMS e dados eletrofisiológicos em pelo menos duas regiões c/neuroimagem e LCR normais |
| ELA possível | Sinais de NMI e NMS em uma região ou sinais de NMS em pelo menos duas regiões |
| Suspeita de ELA | Somente sinais de NMI |

Abreviaturas: NMI = neurônio motor inferior; NMS = neurônio motor superior; clin. = clinicamente; labor. = laboratoriais; c/ = com.

# BREVIÁRIO DE CONDUTAS TERAPÊUTICAS EM NEUROLOGIA

- A forma genética da ELA depende de uma enzima catalisadora superóxido--dismutase (SOD), estando o gene localizado no braço curto do cromossomo 21. A modalidade de transmissão é do tipo autossômico dominante. Recentemente foram descritas novas formas familiais de ELA (18q21, 9q34, 16q12, 20p13, 20q13, 14q11, 1p36.22, 6q21), embora em algumas formas não se tenha identificado o produto do gene.

- O mecanismo da apoptose dos neurônios na ELA não está ainda elucidado. A teoria excitotóxica é a mais aceita, com acúmulo intracelular de cálcio, sob a influência do glutamato e de receptores do NMDA. Aumentam as evidências de um mecanismo autoimune na ELA.

- O exame padrão-ouro para a confirmação diagnóstica é a eletroneuromiografia. O LCR lombar pode estar indicado para excluir outras patologias; na ELA o exame é praticamente normal embora mostre, às vezes, ligeira hiperproteinorraquia. A RM do crânio pode evidenciar hipersinal do trato piramidal.

- O diagnóstico diferencial da ELA, principalmente no início do quadro, deve ser feito com várias entidades: mielopatia espondilótica cervical, afecção paraneoplásica, invaginação basilar, doença de Arnold-Chiari, síndrome pós--poliomielite, doença de Kugelberg-Wellander, doença de Kennedy, neuropatia motora multifocal, tumor do forame magno, siringomielia, paraparesia espástica hereditária e certas formas de amiotrofias espinhais progressivas.

## TRATAMENTO

- O tratamento é puramente sintomático e, se possível, uma equipe multiprofissional deve acompanhar o paciente até o óbito. Essa equipe deve incluir: neurologista, fisioterapeuta, fonoaudiólogo, nutricionista, assistente social e psicólogo. A finalidade desta equipe é auxiliar o paciente a enfrentar uma doença dramática e devastadora. Tem sido recomendado o tratamento farmacológico com o riluzole (um antagonista do glutamato), que visa diminuir a toxicidade sobre o neurônio motor inferior, prolongando a sobrevida, em média, de 3 a 6 meses. O medicamento, na forma de comprimidos de 50 mg, deve ser administrado 100 mg/dia por tempo indeterminado. Os principais efeitos colaterais são: náuseas, vômitos, astenia, vertigem, sonolência e parestesia perioral. O uso deste medicamento deve ser monitorado com hemograma/transaminases.

- Os familiares devem ser instruídos sobre a natureza, o prognóstico e a evolução da doença.

- O tratamento deve ser reorientado em cada etapa da afecção – quando surgir disfagia (se ela for discreta), preconizar dieta especial (pastosa-espessa); também a orientação de uma fonoaudióloga deve ser considerada. Nas formas avançadas, recomendar sonda gastroenteral ou gastrostomia. Na presença de dor e cãibras, iniciar analgesia e tratamento para cãibras (cloreto de potássio, vitaminas $B_1$ e $B_6$, magnésio, carbamazepina, fenitoína). A sialorreia deve ser combatida com medicamentos anticolinérgicos (amitriptilina: 10 a 75 mg à noite; triexifenidil: 6 a 10 mg três vezes/dia; infiltração de toxina botulínica nas parótidas: 5 a 10 unidades em cada glândula). Na espasticidade usar baclofeno oral 10-20 mg três vezes/dia; tizanidina 2-6 mg três vezes/dia. Na dispneia intermitente usar sedativos (lorazepam: 1 mg cada 8 horas; midazolam nas formas intensas de dispneia: 5 a 10 mg EV lentamente – risco de depressão respiratória).

- A fisioterapia deve ser indicada visando um ajuste funcional e, com isto, melhorar a qualidade de vida.

- Por ocasião do aparecimento da insuficiência respiratória, deve-se evitar o uso de respirador mecânico na maioria dos casos. Pode-se utilizar ventilação não invasiva com máscara, o que melhora a qualidade de vida e prolonga a duração da vida por alguns meses.

- Antibioticoterapia precoce diante de uma infecção brônquica.

## COMENTÁRIOS FINAIS

- A terapia com células-tronco está em fase experimental e não está liberada como tratamento da ELA.

- Os familiares (dos pacientes com ELA) devem procurar entidades de apoio a este tipo de doente. No estado de São Paulo existe a ABRELA (*site:* http://www.abrela.com.br).

# AMIOTROFIAS MUSCULARES ESPINHAIS

### ASPECTOS ESSENCIAIS

Existe um grupo de afecções, com início na infância, cujas características são atrofias musculares por comprometimento dos cornos anteriores da medula espinhal. São heredopatias classificadas em quatro grupos (AMS I, II, III e IV). A maior parte dos casos é de herança autossômica recessiva e o gene responsável foi identificado no cromossomo 5q11. Esta área contém o gene de sobrevivência do neurônio motor (SMN – *survival motor neuron*) e o gene da proteína inibitória da apoptose neuronal (NAIP – *neuronal apoptosis inhibitory protein*). Quanto mais precoce o início da doença, mais grave e rápida é a sua evolução.

- Grupo I (AMS doença de Werdnig-Hoffmann) – Neste grupo se enquadram as crianças cuja doença tem início na vida intrauterina ou nos 3 primeiros meses de vida. As crianças são hipotônicas e fracas, podendo apresentar choro débil e dificuldade para sugar. A postura da criança chama a atenção pela disposição dos membros inferiores abduzidos e fletidos no nível da cadeira e dos joelhos ("pernas de rã) e os membros superiores parcialmente abduzidos, com flexão ao nível dos cotovelos. O tônus muscular encontra-se diminuído ("bebê flácido"), sendo estas crianças incapazes de sustentar a cabeça ou permanecer sentadas. A respiração é abdominal. Os reflexos profundos estão abolidos e podem ser observadas fasciculações de língua. O quadro clínico é progressivo, e a criança acaba falecendo de pneumonia aspirativa, pneumonite viral ou bacteriana. O óbito costuma ocorrer dentro dos 3 primeiros anos de vida. O tratamento inclui medidas respiratórias, orientação fisioterápica, controle de infecções e implementação dos sistemas de *home care*.

- Grupo II (AMS – forma intermediária) – A este grupo pertencem as crianças cujas manifestações iniciais se situam entre os 3 e 12 meses de idade. São formas mais brandas. A debilidade muscular nas fases iniciais costuma acometer a porção proximal dos membros. Algumas crianças reúnem condições para permanecerem sentadas ou mesmo em pé, desde que colocadas nessas posições. As crianças deste grupo comumente falecem entre os 5 e 8 anos de idade, sendo excepcional a sobrevivência até a idade adulta.

- Grupo III (AMS – forma juvenil moderada ou doença de Kugelberg-Wellander) – As crianças deste grupo costumam adoecer após o primeiro ano de vida e, apesar do *deficit* motor, muitos doentes são capazes de permanecer em pé sem apoio ou mesmo deambular sem ajuda. Geralmente na adolescência ou no início da idade adulta, o doente fica confinado a uma cadeira de rodas. Esta doença parece ser uma variante benigna da doença de Werdnig-Hoffmann (DWH). Nestas doenças, os exames não fornecem subsídios importantes para o diagnóstico. O exame ENMG costuma evidenciar traçado que sugere comprometimento das células da ponta anterior da medula espinhal; a biópsia muscular revela importante atrofia do tipo neurogênico. As enzimas séricas costumam estar normais ou ligeiramente elevadas.

## TRATAMENTO

Não há tratamento específico para este grupo de doenças e somente orientação fisioterápica e medidas sintomáticas podem ser tomadas.

## COMENTÁRIOS FINAIS

- AMS tipo IV – Tem início no adulto jovem, sendo compatível com uma sobrevida normal.

- A doença de Fazio-Londe é um quadro de caráter familial e depende da rarefação celular nos núcleos dos nervos motores (hipoglosso, núcleo ambíguo, facial e núcleo motor do trigêmeo), em poucos casos os núcleos oculomotores podem estar envolvidos; o comprometimento das células da ponta anterior da ME em nível cervical e torácico também é possível. A afecção, que pode acometer ambos os sexos, costuma ter seu início por volta dos 3 anos de idade. O quadro evolui com paralisia bulbar progressiva (dificuldade crescente para falar, deglutir, tossir, respirar), sendo a broncopneumonia a causa mais comum do óbito. Alguns autores consideram este quadro uma variante clínica da doença de Werdnig-Hoffmann. Não há tratamento para esta afecção.

## AMIOTROFIAS ESPINHAIS PROGRESSIVAS DO ADULTO

### DOENÇA DE KENNEDY (AMIOTROFIA BULBOESPINHAL PROGRESSIVA LIGADA AO X)

### Aspectos Essenciais

- A doença de Kennedy foi descrita em 1968 como uma síndrome caracterizada por um tipo de herança recessiva ligada ao cromossomo X, com início na idade adulta, apresentando-se com uma fraqueza da musculatura bulboespinhal lentamente progressiva. Nesta doença ocorre o fenômeno da expansão do trinucleotídeo (CAG) no braço curto do cromossomo X. O gene foi mapeado no Xq11-12, o local do receptor androgênico.

- O início dos sintomas ocorre na adolescência ou começo da idade adulta, afetando somente homens. O quadro clínico geralmente inclui fraqueza muscular lentamente progressiva, atrofia e fasciculações em músculos dos territórios bulbar e espinhal (são comuns as fasciculações peribucais), além de hipo ou arreflexia. O quadro pode iniciar-se com dor e exaustão muscular precoce, disfagia e disartria. Outras manifestações podem estar associadas: ginecomastia, oligospermia, *diabetes mellitus*, tremor essencial e impotência sexual. A ENMG pode fornecer subsídios para o diagnóstico. Observa-se elevação dos níveis de CK no sangue.

- O diagnóstico diferencial deve ser considerado principalmente com a ELA (a evolução é mais longa, sendo o prognóstico melhor e há preservação do primeiro neurônio); também é importante considerar no diagnóstico diferencial a doença de Kugelberg-Wellander e a distrofia facioescapuloumeral. Os portadores saudáveis podem apresentar ligeiras alterações à ENMG, dado importante para rastreamento do gene patológico e para aconselhamento genético.

## Tratamento

- Com relação ao tratamento, pode-se afirmar que recentes avanços no estudo da patogênese da doença e o papel dos andrógenos têm orientado na administração de altas doses de testosterona. O tratamento sintomático visa medidas fisioterápicas, reeducação da deglutição, primidona para o tremor.

## AMIOTROFIA ESPINHAL PROGRESSIVA TIPO I (ESCAPULOPERONEIRA) OU SÍNDROME DE STARK-KAESER

### Aspectos Essenciais

- Trata-se de uma forma de amiotrofia espinhal progressiva hereditária tipo I, cuja modalidade de transmissão é autossômica dominante; casos esporádicos têm sido registrados. Uma ligação com o cromossomo 12 foi evidenciada. Costuma ter início entre os 20 e 30 anos de idade.

- A amiotrofia, que evolui lentamente no adulto, apresenta uma distribuição peculiar: proximal nos membros superiores e distal nos inferiores. O quadro costuma ter início nos membros inferiores, através de atrofia dos músculos das panturrilhas e dorsiflexores dos pés. Nas fases subsequentes, a musculatura das coxas e da cintura pélvica é atingida; nos membros superiores, apenas a musculatura dos ombros é comprometida. Entretanto, nas fases avançadas da afecção, pode haver envolvimento de músculos dos braços, pescoço, face, da deglutição e da musculatura ocular extrínseca. Não costuma haver distúrbio da sensibilidade.

- A ENMG evidencia fibrilações e a biópsia muscular mostra atrofia neurogênica. O diagnóstico diferencial deve ser considerado com a doença de Charcot-Marie.

- A forma tipo II, cuja transmissão é autossômica recessiva, costuma ocorrer antes dos 5 anos de idade e a evolução é grave.

## DOENÇA DE CHARCOT-MARIE-TOOTH

### Aspectos Essenciais

- A doença de Charcot-Marie-Tooth (CMT) encabeça a lista de um grupo de amiotrofias peroneiras progressivas. É uma polineuropatia geneticamente determinada, de evolução crônica e apresentação simétrica. A doença de CMT costuma ter início na infância ou adolescência, sendo mais comum no sexo masculino na razão de 3:1.

- Esta afecção geralmente é herdada como traço autossômico dominante, mas raramente têm sido reconhecidas formas autossômicas recessivas ou recessivas ligadas ao X; formas esporádicas também são possíveis. A penetrância e expressividade do gene nem sempre são completas e podem existir nos familiares formas com manifestações oligossintomáticas (pés cavos, dedos em martelo, escoliose...).

- As formas de CMT são desdobradas nos tipos desmielinizante (CMT1) e neuronal (CMT2). A doença de CMT ligada ao X tem o seu *locus* no Xq13.1 e o gene CX32 modula a proteína conexina. O *locus* da CMT tipo 1A é 17p11.2p12, que rege a proteína mielínica periférica-22 (gene PMP22). Embora estas neuropatias hereditárias constituam um grupo heterogêneo, elas têm o mesmo fenótipo clínico.

- As manifestações clínicas, que têm início de maneira lenta e insidiosa, costumam se instalar nas extremidades distais dos membros inferiores. O comprometimento afeta inicialmente os músculos dorsiflexores dos pés, determinando uma marcha escarvante em virtude da queda dos pés durante a deambulação. O *deficit* motor se acompanha de amiotrofia distal, que afeta particularmente a musculatura da loja anteroexterna da perna e o terço inferior da coxa bilateralmente. As amiotrofias emprestam aos membros inferiores um aspecto particular denominado "perna de cegonha" ou "atrofia em liga". O envolvimento dos membros superiores é mais tardio e caracteriza-se pela atrofia da musculatura interóssea, das eminências tenar e hipotenar de maneira bilateral e simétrica. A arreflexia dos aquileus é precoce e a dos patelares é tardia; a ocorrência de fasciculações é rara. O comprometimento sensitivo pode ocorrer e, quando presente, costuma ser moderado: cãibras, parestesias, discreta hipoestesia tátil e dolorosa distal.

- Os aspectos neuropatológicos caracterizam-se pela degeneração das raízes anteriores, posteriores e dos nervos periféricos, envolvendo axônio e mielina. As lesões interessam sobretudo as fibras mielinizadas. Às vezes, a biópsia de nervo periférico mostra o aspecto em "bulbo de cebola". Em alguns casos podem ser palpados nervos espessados.

- O diagnóstico deve se basear em dados clínicos e heredológicos, embora a ENMG, a medida da velocidade de condução nervosa e a pesquisa de potenciais evocados possam constituir meios auxiliares apreciáveis. Os exames eletrofisiológicos podem evidenciar alterações em familiares aparentemente indenes, fato que pode indicar os portadores do gene patológico e, desta maneira, auxiliar no aconselhamento genético.

## Tratamento

- Estes pacientes devem evitar ganho de peso, o que representa uma sobrecarga para os membros inferiores com *deficit* motor. Orientação fisioterápica é fundamental para evitar encurtamento de tendões, os pés devem ser protegidos por calçados especiais e, se necessário, o uso de órteses é recomendado. Excepcionalmente há indicação de cirurgias ortopédicas para correção de deformidades nos pés. Deve-se evitar o uso de medicamentos potencialmente tóxicos para os nervos periféricos (amiodarona, piridoxina, etambutol, cloroquina, colchicina...). O uso de corticosteroides, antagonistas da progesterona e vitamina C não tem se revelado eficiente no tratamento de CMT. O aconselhamento genético sempre deve ser considerado.

## Comentários Finais

- A classificação genética de CMT é bastante complexa e heterogênea, sendo o aconselhamento genético baseado na modalidade de transmissão hereditária.

- A terapia gênica, testada em modelos animais, é um alvo a ser perseguido no tratamento de CMT.

## BIBLIOGRAFIA CONSULTADA

Depienne CH, Goizet C, Brice A. Neurogénétique. Paris: Doin; 2011.

Figlewicz DA & Bird TD. Pure hereditary spastic paraplegias. Neurology. 1999;53:5.

Finsterer J. Perspectives of Kennedy´s disease. J Neurol Sci. 2010;298:1.

Gooch C & Fatimi T. Peripheral neuropathies. In: Brust JCM. Current Neurology – Diagnosis & Treatment. 2nd ed. New York: McGraw-Hill Lange; 2012.

Hirano M. Motor neuron disease. In: Brust JCM. Current Neurology – Diagnosis & Treatment. 2nd ed. New York:, McGraw-Hill Lange; 2012.

Miller RG, Jackson CE, Kasarskis EJ et al. Practice parameter update. The care of the patient with amyotrophic lateral sclerosis: Drug, nutritional, and respiratory therapies. Report of the Quality Standards Subcommittee of the American Academy of Neurology. Neurology. 2009;73(15):1218.

Mitchell JD, GD Borasio. Amyotrophic lateral sclerosis. Lancet. 2007;369:3031.

Sanvito WL. Síndromes Neurológicas 3ª ed. São Paulo: Atheneu; 2008.

# Neuroncologia

**15**

*Wilson Luiz Sanvito*
*José Carlos E. Veiga*

## ASPECTOS ESSENCIAIS

- Os tumores do SNC podem ser malignos (primários e metastáticos) e benignos.

- Embora as causas dos tumores do SNC não sejam conhecidas, existem doenças com base genética (neurofibromatose, doença de von Hippell Lindau, esclerose tuberosa, Turcot, Li-Fraumeni, Gardner...) com potencial para provocar neoplasias no SNC ou de natureza sistêmica (gliomas, meningiomas, schwannomas, neurofibromas, neurofibrossarcomas, meduloblastomas, polipose do cólon, sarcomas, carcinoma de mama, carcinoma renal, feocromocitoma, leucemia).

- Sabe-se também que mutações gênicas podem ativar oncogenes ou desligar genes supressores de tumores do SNC. Os fatores ambientais responsáveis por essas mutações ainda não estão bem definidos. Um fator de risco reconhecido como capaz de desenvolver tumores intracranianos primários (particularmente meningiomas e tumores gliais) é a exposição prévia à radiação ionizante. Não existem evidências de que os telefones celulares e os traumatismos cranianos sejam fatores de risco para o desenvolvimento de tumores cerebrais. Também a imunossupressão associa-se a um aumento do risco para o desenvolvimento de linfomas no SNC.

- No encéfalo, os tumores metastáticos são mais frequentes que os tumores primários. Os carcinomas de pulmão são a principal fonte de metástases para o encéfalo; outras fontes frequentes são o carcinoma de mama, os melanomas, o hipernefroma e o adenocarcinoma de cólon. Tumores infiltrativos (linfomas, leucemias, certos tipos de carcinoma) podem invadir as leptomeninges provocando uma meningite asséptica.

- A incidência dos tumores intracranianos primários aumentou nas últimas décadas, provavelmente em virtude do aumento da vida média da população.

- A instalação do quadro clínico, ao contrário do AVC, geralmente é progressiva.

- Do ponto de vista sintomatológico, os tumores intracranianos podem determinar um quadro de hipertensão intracraniana (geralmente crônica) e manifestações focais (quadros epilépticos, paresias ou paralisias nos membros, comprometimento de nervos cranianos, ataxia, distúrbios da sensibilidade).

- A síndrome de hipertensão intracraniana (SHIC) pode se instalar de modo gradual ou relativamente rápido (dependendo da localização e agressividade do tumor). Por exemplo, o glioblastoma multiforme (tumor maligno e altamente infiltrativo) pode se instalar de modo súbito (mimetizando um AVC) ou em poucas semanas com um quadro de hipertensão intracraniana associado ou não a manifestações focais. A SHIC pode depender da extensão da massa tumoral, o que provoca um edema cerebral importante com ruptura do equilíbrio entre os componentes do conteúdo da caixa craniana (massa nervosa, líquido cefalorraquidiano e volume sanguíneo arterial e venoso). Pode também depender do bloqueio do trânsito liquórico (nos tumores volumosos ou então localizados na linha média do encéfalo ou intraventriculares).

- A SHIC pode incluir cefaleia, vômitos e edema de papila bilateral. A cefaleia é seguramente a manifestação clínica mais frequente da hipertensão intracraniana (HIC), entretanto ela não é constante, não sendo excepcional a observação de importante HIC, com edema de papila acentuado, desacompanhada de cefaleia. A dor não costuma ser constante e apresenta flutuações ao longo das 24 horas. É relativamente comum o paciente se queixar de cefaleia matutina ou de ter acordado na segunda metade da noite com dor de cabeça. A presença de cefaleia de esforço deve ser valorizada no sentido de uma patologia estrutural. É a dor despertada ou exacerbada pela manobra Valsalva (tosse, espirro, esforço de evacuação...).

- Outra queixa que deve ser valorizada é a mudança de caráter, intensidade e ritmo da cefaleia, num sofredor habitual de dor de cabeça. A dor pode ter um caráter "em peso", pode ser pulsátil, e certos pacientes não conseguem definir o seu tipo de dor.

- A localização da dor raramente guarda relação com o sítio de implantação do tumor. Geralmente a dor é difusa, ora se instala na região fronto-orbitária, ora na região occipital com propagação para a nuca. Quando se instala num hemicrânio, tem valor localizatório importante. Alguns aspectos clínicos da cefaleia podem auxiliar na localização do tumor: 1) tumor localizado acima do tentório pode determinar dor referida no vértex ou na região frontal; 2) tumor abaixo do tentório costuma determinar dor occipital associada ou não a espasmo da musculatura cervical; 3) a presença de cefaleia nos tumores da fossa craniana posterior é praticamente constante; 4) se o tumor estiver localizado na linha média, a cefaleia pode ser exacerbada pelas manobras de esforço (tosse, espirro...) ou mediante movimentos cefálicos bruscos; 5) nos tumores quiasmáticos, de localização selar, a dor pode ser referida no vértex craniano; 6) nos tumores hemisféricos, a dor geralmente ocorre do mesmo lado da cabeça. A dor nem sempre é de grande intensidade e, pelo menos nas fases iniciais do quadro, pode ser aliviada por analgésicos comuns.

- Os vômitos são mais inconstantes que as cefaleias. Podem ser em jato e nem sempre são precedidos de esforço e náuseas. É sempre suspeito um vômito que aparece no clímax de uma crise de cefaleia. Os vômitos são frequentes nos tumores da fossa posterior, pela possibilidade de irritação do centro do vômito (área postrema) e/ou dos núcleos vestibulares.

- **Edema de papila** – Este é um sinal objetivo importante e, quando surpreendido ao exame do fundo de olho, constitui subsídio fundamental para se firmar o diagnóstico de HIC. As alterações provocadas pelo edema podem ter uma tradução clínica sob a forma de rebaixamento da visão ou perda passageira da visão. Após um período prolongado de HIC (semanas a meses) as papilas podem evoluir para uma atrofia acompanhada de ambliopia ou até de amaurose.

- A síndrome focal assume, às vezes, valor inestimável ao indicar a sede do tumor. Isto nem sempre ocorre porque nos hemisférios cerebrais existem áreas ditas "mudas", cujo comprometimento não determinará, durante ou em parte da evolução, sinais e sintomas focais. As zonas costumeiramente "mudas", do ponto de vista clínico, são constituídas pelas porções anteriores do lobo frontal direito ou esquerdo e pelo lobo temporal direito. Uma síndrome focal poderá conjugar sinais e sintomas e configurar um quadro regional altamente sugestivo de determinado tumor. É o caso de uma síndrome quiasmática (hemianopsia bitemporal) associada a amenorreia, que traduz, quase certamente, um adenoma não secretor da hipófise. Não é infrequente na HIC uma queixa de diplopia, em virtude do comprometimento do VI nervo craniano – esta queixa geralmente não tem valor localizatório.

- As principais manifestações focais são: crises epilépticas, paralisias dos membros ou de nervos cranianos, ataxia, distúrbios da sensibilidade. As crises convulsivas são frequentes em determinados tumores (oligodendrogliomas, astrocitomas de baixo grau, meningiomas). As crises podem ser generalizadas ou parciais (simples ou complexas).

- Transtornos mentais podem ocorrer sob a forma de alterações psíquicas e/ou cognitivas. Os transtornos psíquicos incluem alterações do humor (depressão, apatia, irritabilidade), do caráter e da personalidade (moria). As alterações cognitivas incluem bradipsiquismo, dificuldades mnésicas e, nas fases mais avançadas, confusão mental; a configuração de um estado demencial é mais rara. É comum, na vigência de HIC acentuada, um estado de torpor ou sonolência exagerada. Desde que o doente não tenha a sua atenção solicitada, ele tende a adormecer.

- A progressão da HIC provoca deslocamentos e engasgamentos (hérnias internas) do tecido cerebral, o que pode determinar coma e até o óbito do paciente. As principais hérnias internas são a do *uncus* ou transtentorial lateral, a do cíngulo ou subfalcina, a transtentorial central, a do verme cerebelar ou transtentorial ascendente e a das amígdalas cerebelares. A hérnia lateral ou do *uncus* se faz pelo engasgamento da 5ª circunvolução temporal, pela borda livre da tenda do cerebelo. A massa herniada comprime o III nervo homolateral e o sinal de alerta é o aparecimento de midríase paralítica unilateral. Esta é uma emergência neurológica e/ou neurocirúrgica. A evolução do quadro determina compressão do tronco encefálico, coma e óbito por parada cardíaca e/ou respiratória.

- A hérnia subfalcina ocorre quando o giro do cíngulo se insinua pela foice do cérebro e determina estados confusionais, agitação e até paraparesia crural por compressão e comprometimento das artérias cerebrais anteriores. A hérnia das amígdalas cerebelares ocorre quando estas tendem a se insinuar pelo forame magno, comprimindo o bulbo espinhal, sede de funções vitais. Ela pode ocorrer nos processos expansivos da fossa craniana posterior. A hérnia do verme cerebelar ou transtentorial ascendente se forma posteriormente ao mesencéfalo e comprime os tubérculos quadrigêmeos, obstruindo o aqueduto de Sylvius e comprometendo a circulação do LCR. A retirada do LCR na vigência de HIC está contraindicada, porque a sua subtração pode propiciar os cones de pressão das hérnias cerebrais internas.

- A HIC crônica e evolutiva costuma determinar disjunção das suturas cranianas em crianças abaixo de 5 anos de idade, que tem como consequência aumento do tamanho da cabeça ou macrocrania. Nestes casos, a percussão do crânio produz o característico som do "pote rachado". Em crianças de baixa idade (abaixo dos 18 meses) pode-se observar abaulamento da fontanela bregmática.

## SINTOMATOLOGIA FOCAL

Do ponto de vista topográfico, os tumores intracranianos podem ser desdobrados em dois grandes grupos: supratentoriais e infratentoriais. São denominados supratentoriais os tumores que se originam nas fossas cranianas anterior e média e, portanto, acima da tenda do cerebelo, enquanto os infratentoriais têm origem abaixo da tenda, na fossa craniana posterior. Os tumores intracranianos ainda podem ser desdobrados em extracerebrais, intracerebrais e intraventriculares.

- **Tumores frontais** – Estes tumores costumam evoluir com dois tipos de manifestação: distúrbios mentais e fenômenos motores, críticos ou deficitários. Os tumores anteriores (área pré-motora) costumam, desde o início, evoluir com transtornos cognitivo-comportamentais: embotamento afetivo, distúrbios da atenção e da memória para fatos recentes, apatia e desinteresse, bradipsiquismo. As lesões extensas, comprometendo a convexidade do lobo frontal, podem determinar falência das funções executivas; estes pacientes não exteriorizam vontades ou desejos. As crises epilépticas são frequentes e podem ser generalizadas ou adversivas. Quando as lesões envolvem o lóbulo orbitário, outros distúrbios do caráter e do humor podem ocorrer: euforia, comportamento sarcástico (moria). Nas lesões posteriores do lobo frontal (área rolândica), aparecem manifestações motoras, particularmente hemiplegia e manifestações epilépticas. Os tumores de localização basofrontal podem determinar anosmia e, até, a síndrome de Foster-Kennedy (atrofia óptica unilateral, edema de papila contralateral e anosmia). Ao exame do paciente pode-se constatar, nos tumores da área pré-motora, *grasping* e *groping*. Nos tumores frontais volumosos, o paciente pode evoluir para um quadro de instabilidade motora (ataxia frontal) com tendência à retropulsão. Até mesmo um quadro demencial pode se instalar nestes pacientes.
- **Tumores parietais** – Estes tumores são menos frequentes que os precedentes. O lobo parietal está situado na encruzilhada das representações somesté-

sicas (parietal), visuais (occipital), vestibulares e auditivas (temporal) e assume importante papel na integração de estímulos de diferentes naturezas. Exerce papel básico na organização de sínteses simultâneas complexas, sendo esta área cerebral indispensável para a avaliação das qualidades espaciais da sensação. Os distúrbios sensitivos podem ser do tipo paroxístico sob a forma de episódios parestésicos (formigamentos, queimação, picada) que costumam apresentar uma distribuição segmentar de acordo com o esquema somatotópico da área somestésica (às vezes sob a forma de crises bravais-jacksonianas do tipo sensitivo). A alteração das sensibilidades discriminativas pode determinar uma astereognosia. Outros fenômenos importantes da síndrome parietal são os distúrbios apráxicos e do esquema corporal. O fenômeno da extinção pode estar presente. A anosognosia da hemiplegia e a hemiassomatognosia caracterizam as lesões do lobo parietal não dominante. O comprometimento do lobo parietal do hemisfério dominante pode se expressar com autotopognosia e síndrome de Gerstmann (agnosia digital, acalculia, agrafia e confusão lado esquerdo-direito). Pode-se detectar também uma hemianopsia lateral homônima no quadrante inferior.

- **Tumores temporais** – Quando localizados no lobo temporal esquerdo, a expressão clínica costuma ser exuberante através dos distúrbios de linguagem (afasia de compreensão). Por outro lado, os tumores com sede no lado direito podem permanecer latentes por longos períodos e só virem a se revelar quando instalado um quadro de HIC. Entretanto, qualquer que seja o lado comprometido, o aparecimento de manifestações epilépticas é comum (crises generalizadas ou focais). As crises podem ser olfatórias do tipo uncinado, crises auditivas, parcial complexa, viscerais e estados oníricos. Também as crises do *déjà vu* ou *jamais vu* podem estar presentes. As lesões bilaterais das estruturas temporais mediais (profundas) podem determinar uma síndrome de Korsakoff. Finalmente, uma lesão situada no lobo temporal no nível das radiações ópticas, em torno do corno temporal do ventrículo lateral, costuma determinar uma quadrantanopsia superior no campo visual contralateral.

- **Tumores occipitais** – Os tumores desta topografia são raros. O sinal mais constante é a hemianopsia lateral homônima total e congruente. A alteração do campo visual nem sempre é percebida pelo paciente, seja pela presença de transtornos psíquicos associados, seja pela ocorrência de HIC precoce e grave. Distúrbios paroxísticos sob a forma de alucinações visuais elementares e geralmente coloridas podem ocorrer. Os fenômenos de agnosia visual são mais raros nas lesões neoplásicas e podem estar presentes nas lesões bilaterais. Também a cegueira cortical é rara. Uma lesão do lobo occipital dominante pode dar lugar à alexia. A confusão mental pode estar presente sob a forma de desorientação espacial, amnésia anterógrada e fabulação.

- **Tumores hemisféricos profundos** – Os tumores do centro oval podem ter início com manifestações epilépticas – também transtornos psíquicos são comuns. O comprometimento dos gânglios da base geralmente ocorre pela invasão de tumores da vizinhança (particularmente do tálamo). Nestes casos, é habitual a presença de *deficit* sensitivomotores contralaterais, pelo comprometimento tálamo-capsular. Podem estar associados movimentos anormais (tremores ou hipercinesias complexas) e HIC. É comum a presença de hemianopsia lateral homônima. Os tumores dos ventrículos laterais são raros e não costumam ter expressão neurológica focal. Quando atingem volume importante aparece HIC. Podem, nas fases avançadas, dar sinais focais: hemianopsia lateral homônima, *deficit* sensitivomotores...

- **Tumores selares e parasselares** – Compreendem os tumores da hipófise e do hipotálamo. Além das manifestações endócrinas (acromegalia, amenorreia, *diabetes insipidus*, síndrome de Cushing, rebaixamento da libido, galactorreia, mixedema...), são comuns as manifestações visuais (diminuição da acuidade visual, hemianopsia bitemporal, quadrantanopsias, escotomas, atrofia ou edema de papila). Os tumores com expansão laterosselar podem envolver os nervos oculomotores e trigêmeo (estrabismos, diplopia, ptose palpebral, hipoestesia da face). Estes tumores podem determinar HIC.

- **Tumores da glândula pineal** – Em virtude da particularidade anatômica da glândula pineal, situada abaixo do joelho do corpo caloso e acima dos tubérculos quadrigêmeos, qualquer tumor desta região determinará compressão do mesencéfalo. Um achado frequente é o sinal de Parinaud (paralisia conjugada do olhar vertical), especialmente do olhar para cima, com vários graus de paralisia da convergência ocular, explicado pelo envolvimento dos tubérculos quadrigêmeos superiores.

- **Tumores do III ventrículo** – Podem ser pedunculados ou não. Os tumores pedunculados poderão se deslocar dentro do ventrículo de acordo com as variações da posição da cabeça e, deste modo, podem determinar mecanismos de válvula, permitindo a drenagem ou o bloqueio do fluxo liquórico. Este evento acarreta o aparecimento de sinais paroxísticos de HIC, que aumentam ou diminuem rapidamente conforme a posição da cabeça. Também é possível que o crescimento do tumor acabe provocando hidrocefalia e HIC crônica. Sinais focais dependem de invasão ou compressão das paredes do III ventrículo: invasão da parede anterior e do assoalho pode levar a sinais infundíbulo-hipofisários e distúrbios mentais (particularmente mnésicos); comprometimento da parede posterior pode levar a quadro semelhante àquele dos tumores pineais.

- **Tumores de outras localizações supratentoriais (do corpo caloso, da pequena asa do esfenoide)** – Podem dar origem a quadros clínicos exuberantes em sinais e sintomas.

- **Tumores do tronco cerebral** – São tumores que se desenvolvem na intimidade do tronco e a HIC, quando presente, é de aparecimento tardio. Eles costumam ter origem na região pontina e daí se estendem no sentido caudal e/ou rostral, sendo sua sintomatologia de expressão predominantemente bulboprotuberancial. Costumam ocorrer em crianças e adultos jovens. O quadro tem início com paralisias oculomotoras, geralmente bilaterais, sendo frequente no decurso evolutivo o aparecimento de ataxia cerebelar; os sinais da série piramidal e sensitivos, quando presentes, são frustros, de sorte que o quadro de envolvimento de vias longas associado a paralisias múltiplas de nervos cranianos, e na ausência de HIC, é altamente sugestivo de glioma infiltrativo do tronco do encéfalo.

- **Outros tumores da fossa posterior** – Eles costumam associar HIC (de instalação geralmente precoce), sinais cerebelares, sinais de envolvimento de nervos cranianos e de vias longas. Os tumores cerebelares hemisféricos costumam evoluir com ataxia apendicular e muitas vezes axial, enquanto os tumores vermianos, com ataxia axial. Os tumores do ângulo pontocerebelar apresentam nas fases iniciais envolvimento do VIII e do V nervos cranianos. Com a progressão do quadro pode haver comprometimento do VII nervo e nos tumores mais volumosos pode haver um quadro cerebelar homolateral e até sinais de sofrimento do tronco cerebral.

### DIAGNÓSTICO DOS TUMORES CEREBRAIS

- O exame padrão-ouro para o diagnóstico destes tipos de tumor é a neuroimagem (TC e RM de crânio). A TC de crânio, com injeção intravenosa de contraste, permite diagnosticar a quase totalidade dos tumores intracranianos. Existe a possibilidade de falso-negativos. O exame mais sensível é a RM, que permite obter cortes em três planos (axial, transversal, sagital) e deste modo precisar melhor a localização e extensão do tumor. De modo geral, os tumores são hipointensos em T1 e hiperintensos em T2. Com a RM é possível verificar se há áreas de necrose, hemorragia, cistos... no interior do tumor. A injeção intravenosa de contraste magnético (*gadolínio*) permite, quando há quebra da barreira hematoencefálica, aumentar a sensibilidade do exame.

- Quando as imagens da RM convencional deixam dúvidas, sequências mais avançadas podem ser empregadas no sentido de identificar algumas características histopatológicas do tumor. Assim, a espectroscopia de prótons por ressonância magnética ou ERM (que identifica e quantifica a bioquímica tumoral), as imagens da perfusão sanguínea cerebral ou perfusão por RM (que avalia a microvasculatura cerebral) e a difusão por RM (que investiga a arquitetura e a celularidade do tumor).

- Outros exames, menos específicos e de menor sensibilidade, podem ser solicitados: EEG, transiluminação nas crianças de baixa idade, radiografia simples de crânio... O exame histopatológico é fundamental para definir a natureza do tumor e pode ser feito através de biópsia de congelação no intraoperatório ou do exame da peça ressecada no pós-operatório.

## NATUREZA HISTOLÓGICA E TRATAMENTO DOS TUMORES INTRACRANIANOS

Os tumores gliais são os mais frequentes dentre os tumores primários do cérebro, principalmente os de origem astrocitária. Sua incidência é avaliada em três a cinco por 100 mil habitantes. Os gliomas são, em última instância, uma doença molecular porque dependem de um desarranjo celular que compromete sobretudo o DNA. O seu aparecimento depende do aumento da proteína p53, produzida no braço curto do cromossomo 17. O organismo, diante de uma primeira alteração, tenta fazer o reparo, porém diante de uma segunda alteração no cromossoma 17, o gene passa a suprimir o supressor e a proteína p53 passa a agir como uma oncoproteína, o que facilita o desenvolvimento do tumor. Uma classificação simplificada dos gliomas, com base na recomendada pela OMS, inclui: 1) astrócitos: astrocitomas de baixo grau (I/II), astrocitomas de alto grau como o astrocitoma anaplásico (III/IV), glioblastoma multiforme (IV); 2) oligodendrócitos: olidendroglioma; 3) ependimócitos: ependimomas, papiloma do plexo coroide, carcinoma de plexo coroide, cisto coloide.

### *ASTROCITOMAS DE BAIXO GRAU*

#### Aspectos Essenciais

- Compreendem aproximadamente 25% de todos os gliomas cerebrais. Com grande frequência se apresentam com convulsões, porém sinais focais também podem estar presentes (na dependência da localização). Em cerca de metade dos casos, a abertura dos sintomas é de crise do tipo focal ou generalizada. Outras manifestações são cefaleia, HIC, sinais neurológicos focais. A média de vida, após os primeiros sintomas, é de 6 anos nos casos de astro cerebral e de 8 anos nos casos de astro cerebelar (evolução espontânea).

- Do ponto de vista histológico caracteriza-se pela raridade das atipias citonucleares, atividade mitótica fraca, ausência de necrose e proliferação capilar. São gliomas de crescimento lento, com prognóstico melhor que os glioblastomas; entretanto muitos pacientes com glioma de baixo grau evoluem para glioblastoma (o tumor apresenta-se como um misto de astro e glioblastoma). Alguns astrocitomas têm tendência a formar cavidades ou pseudocistos (ou mesmo cistos).

- A localização dos astrocitomas (I/II) costuma ser nos hemisférios cerebrais nos adultos, e no tronco cerebral em crianças; eles podem também localizar-se no cerebelo, no nervo óptico e no hipotálamo. A TC do crânio costuma mostrar massa de baixa densidade, sem realce; a RM é escura em T1 e brilhante em T2, sem realce. Na espectroscopia (ERM) há aumento da colina (Co), redução do n-acetil-aspartato (NAA), picos de lactato e mioinositol (Mi). Na perfusão por RM, o padrão mais comum é de baixo volume sanguíneo cerebral relativo.

## Tratamento

- O tratamento cirúrgico deve ser sempre indicado quando a localização do tumor for favorável. A ressecção deve ser a mais ampla possível. No astrocitoma pilocítico, a ressecção total pode ser curativa. O ideal, hoje, é operar com registro eletrocorticográfico para mapear o córtex cerebral, nas áreas eloquentes, durante o ato operatório. Também a neuronavegação pode ser um valioso subsídio no sentido de identificar o nicho tumoral e seus limites. A decisão terapêutica subsequente é a indicação ou não de radioterapia; parece que os pacientes irradiados têm uma sobrevida livre da doença por um período maior. O tratamento também abrange o uso de anticonvulsivantes. Os pacientes operados devem ser submetidos a um controle de neuroimagem (no mínimo a cada 12 meses). Também os pacientes não operados (por tumor quiescente) devem ser controlados periodicamente.

## GLIOBLASTOMA MULTIFORME (GBM)

### Aspectos Essenciais

- É o glioma mais comum, o mais agressivo e o que menos responde ao tratamento. Do ponto de vista histológico, o GBM caracteriza-se por células gliais imaturas, atipias nucleares, mitoses, neovascularização pronunciada, edema importante, áreas de necrose e hemorrágicas. Embora predomine nos hemisférios cerebrais, pode ocorrer também no tronco encefálico, cerebelo e na medula espinhal. Predomina no homem na proporção de 2:1 e atinge, com maior frequência, a faixa etária dos 50 aos 60 anos de idade. Células malignas, carreadas através do LCR, podem constituir focos à distância em outros sítios do SNC ou disseminar-se pelas meninges (gliomatose meníngea).

- Os GBMs ocorrem com maior frequência nos lobos temporal e frontal, podem ser bilaterais (os gliomas em borboleta ocorrem por propagação pelo corpo caloso). No tronco encefálico ocorrem na criança, no adolescente e no adulto jovem. O GBM pode depender da evolução de um astrocitoma de baixo grau e daí a duração pode se arrastar por anos ou ser primariamente de alto grau, denominado "de novo" (evolução de meses a 1 ano).

- O comportamento clínico inclui HIC, crises convulsivas, sinais neurológicos focais (podendo indicar a localização do tumor); existe até mesmo uma forma ictal de apresentação clínica, provavelmente por sangramento do tumor. O diagnóstico é feito pela neuroimagem (TC e RM de crânio). Estudos mais sofisticados (RM funcional, SPECT e PET-*scan*) permitem a detecção da transformação do glioma de baixo grau para alto grau. Na ERM há redução do NAA, aumento da Co, redução da razão mioinositol-creatina (Mi/Cr) e picos de lipídios e lactato devido à presença de necrose. Na perfusão há aumento do volume sanguíneo cerebral (rCBV). O astrocitoma anaplásico (de alto grau) distingue-se do GBM pela ausência de proliferação celular e necrose.

## Tratamento

- O tratamento clínico inclui o uso de anticonvulsivantes e o combate à HIC pelo uso de dexametasona. O tratamento cirúrgico faz-se através de uma ressecção redutora do tumor, seguida de radioterapia e quimioterapia. Em alguns casos, uma reoperação é necessária. Os resultados da quimioterapia são ainda pouco promissores e o quimioterápico mais utilizado é temozolamida. A expectativa, num futuro próximo, é a terapia gênica e a inibição da angiogênese.

## OLIGODENDROGLIOMA

### Aspectos Essenciais

- Este tipo de glioma é derivado dos oligodendrócitos, células responsáveis pela produção e manutenção da mielina, que revestem os axônios dentro do SNC. São gliomas de crescimento lento, com calcificações que podem ser observadas já à radiografia simples de crânio. São mais comuns nos lobos frontais (e depois temporais) onde há maior quantidade de substância branca. Representam cerca de 5% dos tumores cerebrais primários. A faixa etária mais comprometida vai dos 30 aos 50 anos. O comportamento clínico inclui uma longa história de convulsões focais ou generalizadas, hemiparesia progressiva e transtornos cognitivos.

- A histologia mostra células monomorfas redondas com um halo perinuclear, com um aspecto em "ovo frito". Os oligodendrogliomas, assim como os astrocitomas, podem ser de graus baixo e alto (anaplásicos). Às vezes, a distinção com um astrocitoma pode ser difícil e podem ter natureza mista (glioma misto, oligoastrocitoma). O diagnóstico geralmente é dado pela neuroimagem (RM). A calcificação e a hemorragia são demonstradas nas sequências T2 SWI (*susceptibility weighted imaging*). Costuma ocorrer realce pelo gadolínio. Na ERM costuma ocorrer redução do NAA e aumento da Co. Na perfusão podem ser observadas regiões de hiperperfusão. O tumor pode apresentar calcificações e pequenos cistos. Podem ocorrer hemorragia intratumoral e infiltração meníngea (oligodendrogliose meníngea). Muitos destes tumores têm um perfil genético com deleções nos cromossomos 1p e 19q e este é um fator favorável para quimio ou radioterapia.

## Tratamento

- O tratamento cirúrgico deve visar a citorredução, seguida de quimioterapia (que parece ser mais benéfica que a radioterapia). A introdução de anticonvulsivantes é rotineira, pela frequência extremamente alta de convulsões. A sobrevida média nestes tipos de tumor é aproximadamente de 10 anos.

### GLIOMAS DO TRONCO CEREBRAL

#### Aspectos Essenciais

- São mais comuns nas crianças, geralmente têm origem astrocitária. O prognóstico é péssimo, em decorrência da localização. No glioma pontino difuso, a expectativa de vida é de 1 ano, já nos gliomas focais (de baixo grau) a expectativa de vida pode chegar a 5 anos.

- O tratamento cirúrgico pode estar indicado nas formas focais, císticas ou exofíticas. Nas formas puramente intrínsecas, a indicação é radioterapia. Se na evolução ocorrer hidrocefalia obstrutiva, há indicação de derivação. A ação da quimioterapia aqui é altamente questionável.

## EPENDIMOMAS

### Aspectos Essenciais

- São tumores derivados de células ependimárias, particularmente das cavidades ventriculares. As células tumorais têm características em rosetas ou pseudorrosetas com um padrão perivascular. São tumores de crescimento lento e baixa malignidade. Existe uma variante mais maligna, de aspecto mais anaplásico. Outra variante é a forma mixopapilar, que tem sede no filamento terminal da medula espinhal. O tumor na extremidade cefálica costuma ocorrer na criança e no adolescente, principalmente na região infratentorial (mais comum no IV ventrículo), as formas supratentoriais são raras. Quando no III ou IV ventrículo, costuma apresentar um quadro com hidrocefalia, HIC, ataxia cerebelar e nistagmo. Às vezes há disseminação de células malignas para o neuroeixo.

- O diagnóstico é confirmado pela neuroimagem (RM): massa intraventricular com contornos demarcados, podendo ter calcificações: também podem estar presentes hemorragia e hidrocefalia. A varredura da neuroimagem deve ser feita quando há suspeita de disseminação.

### Tratamento

- A ressecção cirúrgica é o tratamento indicado, embora possa haver recidivas mesmo com ressecções amplas. O grau de ressecção completa não chega a 50% dos casos, sendo maior nos tumores supratentoriais do que nos infratentoriais. A derivação, nos ependimomas infratentoriais, pode ou não ser realizada antes da ressecção do tumor. Nos ependimomas mixopapilares do cone medular ou *fillum terminalis* é possível a extirpação completa, com cura do paciente. Nos ependimomas com ressecção parcial está recomendada a radioterapia. Os resultados da quimioterapia (vincristina, ciclofosfamida, cisplatina) são ainda incertos. A sobrevida nas crianças operadas (e irradiadas) pode chegar a 5 anos.

## GLIOMATOSE CEREBRAL

### Aspectos Essenciais

- É a disseminação de células astrocitárias malignas, muitas vezes envolvendo um hemisfério cerebral todo. São formas raras de tumor e o pico de incidência se situa entre os 40 e 50 anos de idade. A infiltração é difusa, comprometendo o hemisfério cerebral e áreas subcorticais (gânglios da base, tálamo). O comportamento clínico inclui manifestações cognitivo-comportamentais, cefaleia, convulsões e HIC. A neuroimagem (RM) pode dar pormenores da extensão e do grau de infiltração do tumor.

- O prognóstico geralmente é sombrio. Esses tumores geralmente não são ressecáveis, mas podem ser abordados através de método estereotáxico, para biópsia e diagnóstico histológico. Pode-se tentar a radioterapia e pode haver uma resposta ocasional à quimioterapia (BCNU, temozolamida).

## TUMORES DO PLEXO COROIDE (PC)

### Aspectos Essenciais

- Têm origem no epitélio do PC. Este tipo de tumor é mais frequente nas 2 primeiras décadas da vida. O papiloma do PC se assemelha histologicamente ao plexo coroide; parece se tratar de um crescimento harmartomatoso. Já o carcinoma do PC é um tumor maligno e agressivo. É próprio da criança e implanta-se nas vias do LCR, sendo mais comum nos ventrículos laterais e no III e IV ventrículos. O prognóstico do carcinoma do PC é péssimo. O comportamento clínico inclui obstrução do trânsito liquórico (hidrocefalia), cefaleia, vômitos e ataxia. O diagnóstico pode ser confirmado pela RM. O tratamento de escolha é a ressecção cirúrgica, seguida de radioterapia.

## COMENTÁRIOS FINAIS

- A área de neuroncologia (particularmente no que tange aos tumores gliais) é extremamente complexa e tem evoluído pouco, no sentido de resultados, do ponto de vista terapêutico.

- As expectativas são um melhor conhecimento dos aspectos genéticos desses tumores – com a introdução de marcadores biológicos – e a possibilidade da aplicação de terapia gênica e terapias-alvo.

## OUTROS TUMORES

### Aspectos Essenciais e Tratamento

- **Meduloblastoma** – É o tumor maligno mais frequente da fossa craniana posterior da criança (principalmente meninos por volta dos 10 anos de idade) e tem predileção pelo sexo masculino. Seu sítio de implantação é o verme cerebelar, com infiltração rápida do IV ventrículo, podendo se disseminar nos espaços subaracnóideos encefalomedulares. Nos adultos, o meduloblastoma (mais raro) pode ter início num dos hemisférios cerebelares. Corresponde à variedade desmoplásica, de comportamento menos agressivo. É um tipo raro de tumor neuroectodérmico primitivo. O comportamento clínico inclui: HIC (cefaleia, náuseas e vômitos), ataxia axial e instabilidade da marcha. A presença de hidrocefalia é frequente. A hipótese diagnóstica pode ser confirmada pela RM do crânio. Este tipo de tumor também pode provocar metástases fora do sistema nervoso, principalmente para os ossos. Deve-se solicitar cintilografia óssea. A ressecção cirúrgica está indicada e a citorredução deve ser a mais ampla possível, procurando preservar os nervos cranianos e o tronco encefálico. A radioterapia deve complementar o tratamento – alguns centros costumam utilizar também quimioterápicos. No caso de hidrocefalia, pode ser realizada a terceiroventriculostomia endoscópica, a fim de se evitar a disseminação da neoplasia por meio da derivação. A sobrevida varia de 5 a 10 anos.

- **Tumores da região selar** – O adenoma de hipófise é o tumor selar mais comum e pode se expandir lateralmente (expansão parasselar), superiormente (expansão suprasselar) e pode até invadir o seio cavernoso. Costuma ter origem nas células da adeno-hipófise. São tumores do adulto, sendo mais frequentes nas mulheres. Os microadenomas (menos de 10 mm de diâmetro) não costumam apresentar sinais neurológicos e podem ser assintomáticos (podendo ser detectados pelo exame de imagem), porém nos tumores secretantes pode haver uma sintomatologia puramente endócrina. O microadenoma mais frequente é o prolactinoma. As alterações endócrinas nestes tipos de adenoma se expressam por galactorreia, amenorreia e infertilidade na mulher jovem e por diminuição da libido e impotência no homem. Em geral respondem ao tratamento farmacológico com agonistas dopaminérgicos derivados do ergot, sendo os mais utilizados a bromocriptina e a cabergolina. O Parlodel® (bromocriptina) deve ser iniciado com 1 comprimido de 2,5 mg/dia até atingir 1 cp três vezes/dia (os efeitos colaterais mais frequentes são náusea, vômitos e hipotensão ortostática). O uso do medicamento deve ser contínuo e por tempo indeterminado. A cabergolina (Dostinex®), na forma de comprimidos de 0,5 mg, deve ser usada com aumento gradual da dose até atingir 1 mg uma a duas vezes/semana. O adenoma somatotrófico leva a uma acromegalia, quando misto apresenta hipersecreção de prolactina. O adenoma corticotrófico tem como expressão clínica a doença de Cushing – geralmente é um microadenoma. Os macroadenomas (diâmetro acima de 10 mm) evoluem como um processo expansivo associado a uma insuficiência hipofisária. O quadro neurológico frequentemente evolui com manifestações optoquiasmáticas traduzidas por alteração de acuidade e campos visuais; nervos oculomotores e trigêmeo também podem ser comprometidos. A RM, com cortes especiais para a região selar, é o exame de escolha para o diagnóstico e para traçar a estratégia de tratamento; a campimetria é importante para avaliar e monitorar os campos visuais. O estudo endocrinológico pode incluir: dosagem da prolactina, do GH, testes de função da tireoide, testosterona (homens), estrogênio (mulheres), cortisol, glicose, eletrólitos. O diagnóstico diferencial deve ser feito com craniofaringiomas, teratomas, meningiomas e carcinoma da hipófise. O tratamento cirúrgico pode ser feito, em grande parte dos casos, por via endoscópica transnasal e transesfenoidal. Pode ocorrer *diabetes insipidus* após a cirurgia, mas geralmente é transitório. Nos pacientes operados, a administração de corticosteroides pode se impor para evitar uma insuficiência suprarrenal.

- **Craniofaringioma** – Também é um tumor da região selar e desenvolve-se a partir de remanescentes embrionários do ducto faringo-hipofisário primitivo (bolsa de Rathke). O ponto de partida do tumor pode ser intrasselar ou suprasselar. O tumor pode ter um componente misto: sólido e cístico. É um tumor raro, que costuma se instalar na infância – mas apresenta uma distribuição bimodal (tendo um segundo pico a partir dos 50 anos). O crescimento é lento e o comportamento clínico inclui hipopituitarismo, alteração do campo visual (hemianopsia bitemporal), nos períodos avançados pode determinar HIC. A neuroimagem (TC, RM) pode mostrar uma massa cística calcificada na região suprasselar e/ou intrasselar. O diagnóstico diferencial deve ser feito com patologias da região: adenomas de hipófise, meningiomas, teratomas, aneurisma gigante, sarcoidose. Embora seja histologicamente benigno, seu prognóstico não é bom. A ressecção cirúrgica frequentemente é incompleta e após anos há recorrência do tumor. A radioterapia pode ser uma opção, particularmente quando a ressecção é parcial. Na vigência de hidrocefalia, uma derivação pode estar indicada.

- **Tumores da região pineal** – O pinealoma é um tumor derivado da epífise, entretanto não é o mais comum, sendo mais frequentes os gliomas, teratomas e principalmente os germinomas. São tumores próprios da criança e do adulto jovem e mais frequentes no sexo masculino. Do ponto de vista clínico, estes tumores levam a HIC pela compressão do aqueduto de Sylvius e transtornos oculomotores pelo envolvimento da região pré-tectal: abolição do reflexo fotomotor e paralisia da elevação dos olhos e da convergência ocular (síndrome de Parinaud). Alguns tumores da região pineal têm marcadores biológicos que podem ser identificados no sangue e no LCR. A neuroimagem (RM) é fundamental para o diagnóstico destes tumores. A biópsia (estereotáxica ou endoscópica) pode contribuir para identificação do tipo histológico do tumor. É importante tratar a hidrocefalia, que pode ser debelada através da redução da massa tumoral e pela derivação. Pode-se indicar a radioterapia (particularmente nos germinomas) sem necessidade de intervenção cirúrgica. A quimioterapia é outra opção nos tumores de células germinativas. Nos casos em que há indicação para tratamento cirúrgico, a ângio-RM venosa é importante para o planejamento operatório.

- **Neurinoma do VIII** – É o tumor mais frequente no ângulo pontocerebelar. Trata-se de um schwannoma (tumor benigno) que tem origem no nervo vestibular na orelha interna. O seu crescimento é muito lento e seus sintomas aparecem no adulto após os 30 anos. Quando o schwannoma é bilateral, pode se tratar de uma neurofibromatose do tipo II. Geralmente o tumor é unilateral e esporádico. O quadro clínico inclui hipoacusia progressiva, acompanhada ou não de vertigem e zumbidos. O diagnóstico deve ser precoce, se possível ainda na fase otológica. Nos casos mais avançados pode haver comprometimento do trigêmeo, do facial e até do cerebelo. Os exames relevantes para o diagnóstico precoce são audiometria, exame otoneurológico, avaliação do potencial auditivo e neuroimagem (TC, RM) com cortes especiais para a região. O diagnóstico diferencial deve ser feito com colesteatoma, cisto epidermoide e neurinoma do trigêmeo. O tratamento cirúrgico deve ser feito com as modernas técnicas e recomenda-se o monitoramento intraoperatório do nervo facial e da audição. Outra opção é a radiocirurgia. Em virtude do crescimento lento do tumor uma atitude expectante deve ser adotada, particularmente nos indivíduos idosos e nos tumores intracanaliculares.

- **Tumores malignos da base do crânio** – Podem ser primitivos (sarcomas, mielomas), metastáticos ou, até mesmo, pela propagação de tumores da vizinhança (rinofaringe). Do ponto de vista clínico, é comum o comprometimento unilateral de vários nervos cranianos, sem envolvimento de vias longas. Não há HIC, porque os tumores são extracranianos, e pode haver comprometimento dos 12 nervos cranianos de modo unilateral (síndrome de Garcin). É importante a biópsia para definir o diagnóstico. Dependendo do tipo histológico pode ser indicada radioterapia e/ou quimioterapia.

- **Cordomas** – São tumores raros e derivados de restos embrionários. Localizam-se na região do *clivus* ou na região sacrococcígea. São benignos, porém de mau prognóstico pela localização e tendência invasiva. A ressecção cirúrgica geralmente é parcial.

- **Linfoma cerebral primário** – Trata-se de um linfoma primário derivado, na imensa maioria dos casos, de células B. A incidência deste tipo de linfoma aumentou muito em decorrência da AIDS, mas aumentou também nos imunocompetentes e não há uma explicação para isso. As lesões costumam ser multifocais, hemisféricas e, com certa frequência, subcorticais. A neuroimagem mostra lesões periventriculares, sendo a biópsia estereotáxica importante para firmar o diagnóstico. O tumor pode disseminar-se e alcançar o olho. O linfoma costuma responder bem, durante algum tempo, ao tratamento com corticosteroides. A quimioterapia com metotrexato é superior à radioterapia. A sobrevida pode alcançar até 3 anos.

- **Metástases cerebrais** – Aproximadamente 50% dos tumores cerebrais em adultos são metastáticos. O câncer de pulmão é responsável por 50% das metástases no SNC, vindo a seguir o câncer de mama, o melanoma, o hipernefroma, os cânceres do aparelho digestório e genital e os linfomas. A maioria das metástases é supratentorial, vindo a seguir o cerebelo e o tronco encefálico. A apresentação da metástase pode ser única ou múltipla. Geralmente os cânceres de pulmão e os melanomas são responsáveis pelas metástases múltiplas para o SNC. A TC e a RM são os exames de escolha para revelar a presença de metástases: geralmente as lesões se situam na transição da substância branca e cinzenta, realçam com contraste e mostram edema peritumoral. No diagnóstico diferencial devem ser considerados os gliomas malignos, granulomas, abscessos e linfomas primários do sistema nervoso. O prognóstico geralmente é ruim. O tratamento clínico inclui a administração de corticosteroides e diuréticos osmóticos (manitol). Nas urgências (quando o efeito de massa é importante) está indicada a descompressão cirúrgica. Dependendo do tipo de lesão e de sua extensão e localização, pode-se optar pela radiocirurgia. Dependendo do tipo histológico de câncer, há indicação de radioterapia e/ou quimioterapia.

- **Meningiomas** – São os tumores intracranianos benignos mais comuns. Representam aproximadamente 15% de todos os tumores intracranianos. O meningioma tem sua implantação na dura-máter, mas deriva das granulações aracnóideas (*cap cells*). São mais comuns em pessoas de meia-idade e idosos e mais frequentes nas mulheres. Parece que há uma forte influência hormonal no meningioma, sendo sua incidência mais alta em pacientes com câncer de mama, e a gravidez pode acelerar a progressão do tumor. Nos meningiomas podem ocorrer deleções parciais ou completas do cromossomo 22. A NF2 pode estar associada a meningiomas múltiplos. A localização dos meningiomas costuma ser intracraniana e extra-axial. A maior parte dos meningiomas se desenvolve na região supratentorial; com menor frequência na fossa posterior, no forame magno e canal raquidiano (particularmente no nível torácico) (Quadro 15.1).

### Quadro 15.1 – Localização dos Meningiomas Intracranianos

**Supratentoriais**

Meningiomas da foice

Meningiomas da convexidade

Meningioma olfatório (implantado sobre lâmina crivosa do etmoide)

Meningioma do tubérculo da sela

Meningioma da pequena asa do esfenoide

Meningiomas ventriculares (geralmente ventrículos laterais)

**Infratentoriais**

Meningioma do *clivus*

Meningioma do ângulo pontocerebelar

Meningioma da tenda do cerebelo

Meningioma do forame magno

- As manifestações clínicas dos meningiomas incluem: cefaleia, crises convulsivas parciais ou generalizadas, crises parciais complexas e sinais focais. O tumor pode ser assintomático, sendo diagnosticado por um exame de neuroimagem (meningioma incidental). O diagnóstico pode ser confirmado pela TC ou RM; a angiorressonância pode ser indicada para se avaliar a relação do tumor com os seios venosos, particularmente o seio longitudinal superior. A angiografia convencional pode ser indicada para uma eventual embolização pré-operatória. O diagnóstico diferencial deve ser considerado com outros processos expansivos intracranianos.

- O tratamento não deve ser feito nos meningiomas incidentais de pequeno volume (e sem área de edema na imagem). Nestes casos, avaliação neurológica periódica e exame de neuroimagem devem ser feitos. A irradiação da região cefálica (nos tumores de cabeça e pescoço) pode ser um fator de risco para o desenvolvimento de um meningioma. Quando aparecem os sintomas, o tumor deve ser ressecado. A ressecção pode ser total ou subtotal, mas mesmo com ressecção total pode haver recidiva num prazo de 5 a 10 anos. A radioterapia pode ser uma opção (após a cirurgia) nas formas malignas do tumor, que são raras. A radiocirurgia pode ser indicada nos tumores de pequeno volume e com localização favorável.

## TUMORES RAQUIMEDULARES

### Aspectos Essenciais

- As principais manifestações neurológicas são: *deficit* motor e/ou sensitivo abaixo da lesão; nível do distúrbio sensitivo sugerindo a topografia da lesão; distúrbio dos esfíncteres; caráter progressivo do quadro neurológico; anormalidades nos exames de imagem (TC e RM), indicando o local de compressão do processo expansivo.

- Os tumores raquimedulares (TuRMs) podem ser divididos em intramedulares e extramedulares. Os extramedulares incluem os tumores intradurais e extradurais.

- Estes tipos de tumor costumam acometer jovens e adultos da meia-idade.

- A frequência dos TuRMs é de aproximadamente 15% dos tumores do SNC.

- Os TuRMs podem ser malignos (primários ou metastáticos) ou benignos. A maioria dos tumores intradurais é de natureza benigna, enquanto os extradurais são predominantemente de natureza metastática. De modo geral, os TuRM mais frequentes são os metastáticos.

- Os TuRMs intramedulares incluem ependimoma e astrocitoma de baixo grau. Os intradurais são representados principalmente pelo meningioma e schwannoma, enquanto os extradurais mais comuns são as metástases e o mieloma múltiplo.

- Os extradurais originam-se em tecidos não nervosos, situados na região extratecal; os intradurais/extramedulares têm origem nas leptomeninges ou raízes medulares. Os intradurais/intramedulares têm origem no tecido medular.

- A neuroimagem, particularmente a RM convencional, é o exame de escolha para confirmar a hipótese de TuRM. Outros exames também podem contribuir para o diagnóstico: radiografia simples da coluna vertebral, TC, cintilografia óssea, biópsia de crista ilíaca, pesquisa da proteína de Bence Jones na urina, imunoeletroforese, hemograma, pesquisa de células neoplásicas no LCR...

- O diagnóstico histológico do TuRM muitas vezes só é possível através da biópsia.

## Tratamento

- Alguns tipos de tumor intramedular podem ser tratados cirurgicamente. A complementação do tratamento com rádio e quimioterapia nos pós-operatórios ainda não está bem estabelecida. Principalmente os ependimomas do cone medular ou do *fillum terminalis* têm boa resolução cirúrgica (com cura do paciente); naqueles casos com ressecção incompleta, a radioterapia pode complementar o tratamento.

- Os tumores intradurais/extramedulares (em boa parte benignos) são de indicação cirúrgica.

- Os tumores extradurais de natureza metastática exigem um manejo diferenciado e o seu tratamento envolve medidas medicamentosas (dexametasona para aliviar a dor), radioterapia (como terapia adjuvante ou primária nos tumores radiossensíveis). A quimioterapia é de baixa eficácia ou ineficaz. O tratamento cirúrgico visa o alívio dos sintomas, particularmente da dor, porém não contribui para prolongar a sobrevida do paciente.

## Comentários Finais

- A radiografia simples da coluna vertebral pode ser útil no diagnóstico de lesões metastáticas (particularmente do mieloma múltiplo).

- A biópsia guiada por tomografia é um procedimento útil para definir a natureza histológica do tumor.

- Os tumores metastáticos mais comuns (geralmente localizados nos corpos vertebrais ou no espaço epidural) têm origem no pulmão, na mama, próstata, no cólon e na tireoide; os melanomas e linfomas são encontrados com menor frequência.

- A radioterapia está indicada principalmente no mieloma e linfoma (tumores radiossensíveis).

- A cintilografia óssea pode auxiliar na avaliação do estadiamento do tumor.

## SÍNDROMES PARANEOPLÁSICAS (SPNs)

- São quadros neurológicos que aparecem antes ou após a instalação de um câncer (diagnosticado) e que não dependem de metástases, infiltração do tumor ou de complicações de neoplasias malignas como coagulopatias, alterações vasculares, nutricionais, infecciosas ou tóxicas provocadas pelos medicamentos (quimioterápicos) ou por procedimentos como radioterapia. As SPNs parecem ser imunomediadas, havendo evidências de autoanticorpos circulantes (anticorpos onconeurais). A frequência desta síndrome, bem definida e sintomática, é extremamente baixa – acontece em menos de 1% dos pacientes cancerosos. Os quadros neurológicos paraneoplásicos são extremamente diversificados, mas existem alguns que são clássicos: degeneração cerebelar, opsoclônus-mioclônus, encefalite límbica, neuropatia sensitiva, síndrome de Lambert-Eaton. Cada neoplasia pode gerar um (ou mais) autoanticorpo que vai determinar o quadro neurológico (Tabela 15.1). A principal medida terapêutica é a extirpação do tumor, que pode propiciar uma regressão dos sintomas neurológicos. Na impossibilidade de erradicar o tumor, medidas de combate aos distúrbios imunológicos devem ser implementadas: plasmaférese, imunoglobulina intravenosa, uso de imunossupressores (corticosteroides, ciclofosfamida...). Essas medidas podem ser combinadas no sentido de aumentar sua eficácia.

Tabela 15.1 – Principais Síndromes Neurológicas Paraneoplásicas

| Síndrome | Câncer | Anticorpo |
|---|---|---|
| Neuropatia sensitiva | Mama/pulmão | Anti-Hu (ANNA-1) |
| Degeneração cerebelar | Ovário/mama | Anti-Yo |
| | Mama/pulmão | Anti-Ri (ANNA-2) |
| Opsoclônus-mioclônus: | | |
| Criança | Neuroblastoma | Anti-Hu |
| Adulto | Mama | Anti-Ri |
| | Pulmão | Anti-Hu |
| Degeneração cerebelar | Hodgkin | Anti-Tr |
| Neuropatia motora | Pulmão | Anti-Hu |
| Encefalite límbica | Pulmão | Anti-GABA B-*receptor* |
| Síndrome de Lambert-Eaton | Pulmão | VGCC |
| Síndrome da pessoa rígida | Mama | Amphiphysin |
| Neuropatia | Macroglobulinemia | Anti-MAG |

Abreviaturas: ANNA = *antineuronal nuclear antibody*; MAG = *myelin-associated glycoprotein*; VGCC = *voltage-gated calcium channel*.

- Várias desordens do SNC associadas a anticorpos específicos dos canais de íons, receptores e outras proteínas sinápticas têm sido descritas nos últimos 10 anos. Anticorpos como os VGKCs (*voltage-gated potassium channel complexes*), contra receptores do NMDA (NMDARs), dos receptores AMPA (AMPARs), dos receptores do GABA tipo B (GABA-BRs) e receptores da glicina (GlyRs) têm sido identificados em pacientes e associados a determinados quadros clínicos como encefalite límbica e encefalopatias difusas. Essas desordens podem estar associadas com tumores, porém nem sempre são de natureza paraneoplásica, sendo importante considerar o diagnóstico diferencial porque estes pacientes podem se beneficiar de medidas imunoterápicas (imunoglobulina endovenosa, ciclofosfamida, plasmaférese, rituximabe). O capítulo das encefalites imunomediadas não paraneoplásicas está em pleno desenvolvimento e constitui, hoje, uma área de intensa investigação na neurociência.

## DOENÇAS HEREDITÁRIAS E TUMORES MULTIFOCAIS DO SISTEMA NERVOSO

### *ASPECTOS ESSENCIAIS E TRATAMENTO*

Algumas doenças hereditárias – agrupadas sob o título de facomatoses – são autossômicas dominantes e dependem de mutações que atuam nos genes supressores de tumores. As facomatoses envolvidas com os tumores multifocais do sistema nervoso são: esclerose tuberosa (doença de Bourneville); doença de von Hippel Lindau; neurofibromatose tipo 1 (doença de von Recklinghausen) e neurofibromatose tipo 2.

### Esclerose Tuberosa (ET)

- É uma doença sistêmica de herança genética, com penetrância variável, caracterizada por displasias e hamartomas de múltiplos órgãos. Dois genes estão relacionados ao padrão de transmissão autossômico dominante: TSC1 (hamartina) e TSC2 (tuberina), localizados nos cromossomos 9 e 16. São genes supressores de tumores e as mutações são responsáveis pela doença.

- A tríade clínica clássica da doença é composta por angiofibroma facial, retardo mental e convulsões generalizadas ou sob a forma de espasmos infantis. Outras manifestações sistêmicas incluem hamartomas retinianos, angiomiolipomas renais, rabdomiomas cardíacos, fibromas ungueais (tumores de Koenen). O cérebro é o órgão mais afetado e as lesões mais comuns são os túberes corticais, bandas radiais de distúrbios da migração neuronal, nódulos hamartomatosos subependimários e a ocorrência de tumores, particularmente o astrocitoma subependimário de células gigantes.

- A RM do crânio é o método de escolha para a avaliação das lesões estruturais. Os pacientes com a forma completa da doença podem ter a vida encurtada, sendo o óbito geralmente provocado por estado de mal epiléptico ou por infecções intercorrentes. Outra condição que ensombrece o prognóstico é a presença de tumores viscerais ou no SNC. O tratamento é sintomático, através de anticonvulsivantes e tranquilizantes, cirúrgico, com a extirpação de tumores isolados e clínico, através de inibidores de proteínas cinases, como o everolimus. O tratamento com everolimus está indicado principalmente para os astrocitomas subependimários de células gigantes que são recorrentes, sintomáticos ou apresentam crescimento rápido. A dose deve ser ajustada de acordo com o nível sérico entre 5 e 10 ng/mL.

## Neurofibromatose (NF)

- De acordo com sua base genética, frequência e manifestações clínicas, pode ser desdobrada em duas formas: NF1 e NF2. A NF1 é uma desordem autossômica dominante comum, relacionada a um defeito genético no cromossomo 17, prejudicando a síntese da neurofibromina, que exerce efeito supressor para o desenvolvimento de tumores. A NF2 é uma desordem autossômica dominante rara localizada no cromossomo 22.

- A NF1 ou doença de von Recklinghausen é a facomatose mais comum e os critérios para o diagnóstico são: seis ou mais manchas "café com leite"; dois ou mais neurofibromas de qualquer tipo ou um ou mais plexiforme; sardas axilares ou inguinais; glioma de vias ópticas; dois ou mais nódulos de Lisch (hamartomas benignos da íris); lesões ósseas (displasia da asa do esfenoide ou afilamento cortical de ossos longos); parente de 1º grau com NF1.

- As manifestações neurológicas aparecem num período mais tardio e podem coexistir com o quadro cutâneo ou ser totalmente independentes. A NF1 do sistema nervoso periférico traduz-se pela presença de neuromas nos nervos raquidianos e/ou cranianos. Os nervos periféricos mais comprometidos são: ulnar, radial, mediano, nervos intercostais, ramos do plexo braquial e cauda equina. Dos nervos cranianos, o acústico é o mais envolvido (uni ou bilateral); também o trigêmeo e o vago podem ser comprometidos.

- Outros tumores podem ocorrer no sistema nervoso: glioma do quiasma óptico, glioblastoma multiforme, ependimomas e meningiomas únicos ou múltiplos. A biópsia cutânea ou do nervo, a imagem (TC, RM) e os dados heredológicos fornecem subsídios para o diagnóstico.

- Não há tratamento específico para a NF, porém a abordagem cirúrgica deve ser sempre considerada naqueles casos em que existe comprometimento funcional ou compressão de estruturas nervosas importantes, como a medula espinhal e o tronco do encéfalo. Quimioterapia ou radioterapia também podem contribuir para o tratamento de certos tipos histológicos de tumor. O aconselhamento genético deve sempre ser considerado.

- A NF2 também pode evoluir com a presença de múltiplos tumores: schwannoma vestibular uni ou bilateral, meningiomas múltiplos, glioma. Bloqueadores do canal de potássio, como a quinidina, têm sido testados como agentes terapêuticos nos schwannomas e mesoteliomas associados à NF2.

## Doença de von Hippel-Lindau (VHL)

- Costuma ocorrer associação de hemangioblastoma cerebelar (tumor de Lindau) com hemangioblastoma retiniano (tumor de von Hippel). O hemangioblastoma pode comprometer também a medula espinhal (nível cervical ou torácico). Não há predileção por sexo e em cerca de 20% dos casos o acometimento é familiar. Trata-se de uma doença caracterizada pela predisposição ao desenvolvimento de múltiplos angiomas (retina e SNC), carcinomas de células renais, feocromocitoma, tumores de ilhotas pancreáticas e cistos não neoplásicos no pâncreas, rins e epidídimos. O gene responsável pela doença é supressor de tumor, localizado no cromossomo 3. A herança é do tipo autossômico dominante. A doença de VHL é relativamente rara e costuma ter início no jovem.

- O comprometimento dos diversos órgãos pode ser demonstrado através de estudo por imagem, incluindo ultrassonografia abdominal, TC, RM e angiografia cerebral e medular. A doença pode evoluir com poliglobulia. O tumor do cerebelo pode ser ressecado cirurgicamente, desde que exequível. É possível detectar precocemente a presença de tumores com a perspectiva de radiocirurgia estereotáxica. Os angiomas retinianos podem ser tratados com fotocoagulação a *laser*.

- Os pacientes e seus parentes próximos devem ser monitorados com oftalmoscopia indireta anual desde os 5 anos de idade. Recomenda-se TC ou RM do abdome a cada 2 anos para surpreender tumores viscerais a partir dos 20 anos de idade.

## COMENTÁRIOS FINAIS

- No extenso e complexo capítulo da neuroncologia é preciso ficar atento aos marcadores biológicos dos tumores, ao extraordinário avanço da neuroimagem e aos avanços de técnicas que contribuem para melhorar os resultados das cirurgias (neuronavegação, *gamma-knife*, radiocirurgia, monitoramento das funções cerebrais pela eletrocorticografia e avaliação de potenciais evocados).

- Apesar dos avanços na área dos quimioterápicos e da radioterapia, a grande expectativa é com a terapia gênica e também as terapias-alvo.

## BIBLIOGRAFIA CONSULTADA

Aguiar PHP, Antunes ACM, JCE Veiga et al. Tratado de Técnica Operatória em Neurocirurgia. São Paulo: Atheneu; 2009.

Aragão MFVV, Soares MLL & Holanda GRB. Tumores supratentoriais. In: Rocha AJ, Vedolin L & Mendonça RA. Encéfalo. Rio de Janeiro: Elsevier; 2012.

Cambier J, Masson M, Dehen H, Masson C. Neurologie. 13 éd. Paris: Elsevier-Masson; 2012.

Crusius PS, Mallmann AB, Crusius MU. Tumores Raquimedulares. In: Chaves MLF et al. Rotinas em Neurologia e Neurocirurgia. Porto Alegre: Artmed; 2008.

Darnel RB, Posner JB. Paraneoplastic syndromes involving the nervous system. N Engl J Med. 2003;349:1543.

Drislane FW, Benatar M, Chang BS et al. Neurologia. 2ª ed. Rio de Janeiro: Revinter; 2008.

Isolan GR, Paglioli Neto E, Falcetta FS et al. Tratamento dos tumores cerebrais supratentoriais. In: Chaves MLF et al. Rotinas em Neurologia e Neurocirurgia. Porto Alegre: Artmed; 2008.

Jones Jr HD. Neurologia de Netter. Porto Alegre: Artmed; 2006.

Mandigo CE & Bruce JN. Central nervous system neoplasms. In: Brust JCM. Current Neurology. Diagnosis & Treatment. 2nd ed. New York: McGraw-Hill Lange; 2012.

Melo-Souza SE. Tratamento das Doenças Neurológicas. 2ª ed. Rio de Janeiro: Guanabara-Koogan; 2008.

Vincent A, Bien CG, Irani SR et al. Autoantibodies associated with diseases of the CNS: new developments and future challenges. Lancet Neurol. 2011;10:759.

# Distúrbios Hidroeletrolíticos 16

*Wilson Luiz Sanvito*

## ASPECTOS ESSENCIAIS

- Nos distúrbios hidroeletrolíticos importantes o paciente pode apresentar encefalopatia traduzida por depressão ou flutuação do nível de consciência, desacompanhada de sinais focais e alterações da pupila. O quadro pode incluir também distúrbios neuromusculares: cãibras, fasciculações e paralisias.
- Estes quadros, desde que corrigidos, são frequentemente reversíveis.

## HIPERNATREMIA

- A hipernatremia tem como causas: diminuição da ingesta de água (particularmente a desidratação em crianças); excesso de oferta de soluções salinas por via intravenosa (no pós-operatório ou no tratamento do choque); perda de água, em crianças, por vômitos e diarreia; coma hiperosmolar no diabético; *diabetes insipidus*.
- Ela é caracterizada a partir de uma concentração de sódio no sangue acima de 145 mEq/L.

- A hipernatremia provoca uma encefalopatia severa nas crianças de baixa idade, embora nos adultos possa levar também a uma alteração da consciência.

- No coma hiperosmolar do diabético, além da hiperosmolaridade determinada pela hipernatremia, ocorre uma hiperglicemia importante. A encefalopatia pode se expressar com confusão e agitação, com crises motoras focais (epilepsia parcial contínua) ou com movimentos anormais do tipo mioclonia, hemicoreia ou hemibalismo. Do ponto de vista laboratorial, a hiperosmolaridade é definida como osmolaridade sérica acima de 325 mOsm/L.

- O aumento progressivo do sódio pode se instalar com sonolência leve e apatia e evoluir para coma e óbito se o distúrbio não for corrigido.

- O tratamento visa uma correção gradual do distúrbio, através da hidratação. A correção rápida da hipovolemia pode determinar uma intoxicação hídrica, pelo deslocamento de líquido para o espaço intracelular e edema cerebral. A reposição do volume hídrico deve ser feita num período de 48 a 72 horas.

## HIPONATREMIA

- A hiponatremia tem como causas: doenças renais (síndrome nefrótica, nefropatias perdedoras de sódio); síndrome da secreção inapropriada do hormônio antidiurético; medicamentos (carbamazepina, uso prolongado de diuréticos); insuficiência cardíaca; cirrose hepática; hiperaldosteronismo; hipotireoidismo; intoxicação hídrica (transtornos psiquiátricos). A hiponatremia aguda deve ser considerada no pós-operatório de cirurgias gerais por sobrecarga hídrica ou após atividade física intensa, como corrida de longa distância por exemplo.

- A hiponatremia ocorre quando a concentração plasmática de sódio é inferior a 136 mEq/L, que acontece pelo excesso de água em relação ao sódio.

- A encefalopatia hiponatrêmica aguda pode se instalar com um leve estado confusional e evoluir com cãibras, fasciculações, crises convulsivas e coma. O quadro é mais grave nas mulheres antes da menopausa, com risco de sequelas neurológicas ou mesmo de morte.

- O tratamento da hiponatremia severa deve ser feito numa unidade de terapia intensiva ou semi-intensiva. A reposição do sódio deve ser feita com soluções salinas (NaCl 5%, NaCl 3%, SF 0,9%, Ringer) infundidas de modo gradual.

## SÍNDROME DE SECREÇÃO INAPROPRIADA DO HORMÔNIO ANTIDIURÉTICO (SIADH)

- Esta síndrome leva a uma hiponatremia cerebral, pela secreção inapropriada do hormônio antidiurético (síndrome de Schwartz-Bartter). Este fato determina hipo-osmolaridade plasmática com hiponatremia, pois persiste uma natriurese importante. Não há evidência clínica de desidratação, permanecendo normal o turgor da pele e a pressão arterial sistêmica. Em última análise, o quadro clínico depende de uma retenção excessiva de água.

- Clinicamente, o quadro pode se manifestar com cefaleia, confusão mental, irritabilidade, sonolência e crises convulsivas. *Deficit* motores ou sensitivos não costumam ocorrer.

- Do ponto de vista etiológico, esta síndrome foi inicialmente observada em pacientes portadores de carcinoma broncogênico de pequenas células. A SIADH pode complicar muitas doenças neurológicas: TCE, meningite bacteriana, encefalites, infarto cerebral, HSA, síndrome de Guillain-Barré, pós-operatório de procedimentos neurocirúrgicos. Patologias sistêmicas (tuberculose pulmonar, pneumonia estafilocócica) e certos fármacos (carbamazepina, ciclofosfamida, anestésicos gerais) podem também determinar a síndrome.

- O diagnóstico deve se basear no quadro clínico e nos exames complementares (hiponatremia moderada ou acentuada; hipo-osmolaridade; urina hipertônica com níveis elevados de sódio e cloro). O prognóstico depende do agente determinante do quadro (se benigno ou maligno).

- A restrição de água pode ser suficiente para a regressão da sintomatologia; a administração de água pode determinar piora da sintomatologia ou recidiva do quadro. O paciente sintomático, com sódio abaixo de 125 mEq/L, deve receber furosemida (1 mg/kg/EV) com reposição horária da perda urinária de sódio através de administração de NaCl a 3% EV. Se o sódio ficar abaixo de 120 mEq/L no paciente consciente e sem convulsões, o aporte de água deve ser restringido a 500 mL por 24 horas. À medida que o sódio vai subindo, a ingesta de água deve ser maior, mas não deve exceder 1.500 mL nas 24 horas até que sejam atingidos níveis normais de sódio. Cuidados devem ser observados no sentido de evitar a correção rápida da hiponatremia, pelo risco da instalação de mielinólise central da ponte. Na SIADH crônica, de causa não identificada, pode-se utilizar a dimeclociclina na dose de 1.200 mg/dia subseguida de uma dose de manutenção de 300 a 900 mg/dia.

## MIELINÓLISE CENTRAL DA PONTE (MODERNAMENTE DENOMINADA DE SÍNDROME DA DESMIELINIZAÇÃO HIPEROSMOLAR)

- Esta entidade foi primeiramente descrita em alcoólatras desnutridos, entretanto ela pode depender de outras causas – particularmente de distúrbios eletrolíticos (hiponatremia) rapidamente corrigidos.

- Do ponto de vista patológico, caracteriza-se pela presença de lesão desmielinizante na base da ponte, entretanto essas lesões podem extrapolar a região pontina e comprometer também o mesencéfalo, cerebelo, núcleos da base e a substância branca dos hemisférios cerebrais.

- O quadro clínico costuma incluir uma tetraplegia ou mesmo uma síndrome do encarceramento (*locked-in*); outras manifestações clínicas podem ocorrer, como paralisia bulbar, pseudobulbar, distúrbios comportamentais, oftalmoparesia e coma.

- A principal causa da mielinólise central da ponte é a correção rápida da hiponatremia, de sorte que medidas profiláticas (como as abordadas anteriormente) devem ser consideradas.

- Nenhum tratamento para a desmielinização é efetivo. Nos quadros moderados pode ocorrer melhora com o tempo e medidas fisioterápicas podem ser benéficas.

## HIPERCALEMIA

- O potássio é um íon do espaço intracelular.

- A hipercalemia é caracterizada quando os níveis do potássio sérico ultrapassam os 5 mEq/L. Quando os níveis superam 7 mEq/L, a hipercalemia é considerada grave, exigindo um tratamento imediato pelo risco de morte do paciente.

- Insuficiência renal, doença de Addison, deficiência ou resistência à insulina, acidose metabólica, hiperosmolaridade e utilização de diuréticos poupadores de potássio são as principais causas de hipercalemia. Na esfera neurológica, deve ser lembrada a paralisia periódica hipercalêmica (ver Doenças Musculares).

- Fraqueza muscular é a anormalidade neurológica presente na hipercalemia.

- As hipercalemias moderadas podem ser tratadas com o uso de diuréticos de alça (furosemida EV). Pode ser utilizada também resina de trocas catiônicas ou diálise.

## HIPOCALEMIA

- A hipocalemia fica caracterizada quando o nível do potássio sérico fica abaixo de 3,5 mEq/L. Níveis de potássio abaixo de 2,5 mEq/L podem determinar hipocalemia grave.

- As principais causas de hipocalemia são vômitos e/ou diarreia, perdas renais pelo uso de diuréticos, alcalose, aldosteronismo primário, síndrome de Cushing e paralisia periódica hipocalêmica.

- Do ponto de vista neurológico, a principal manifestação é a fraqueza muscular, que pode evoluir para paralisia (paralisia hipocalêmica) (ver Doenças Musculares).

- O tratamento consiste na reposição do potássio: via oral na dose de 20 a 60 mEq/dia; por via venosa na dose máxima de 20 mEq/h, não excedendo 100 mEq nas 24 horas. O tratamento venoso deve ser monitorado por ECG.

## HIPERCALCEMIA

- A hipercalcemia pode ser definida quando as taxas séricas superam 11 mg/dL.

- As causas de hipercalcemia são: hiperparatireoidismo primário (adenoma, carcinoma, hiperplasia); secreção de PTH de natureza paraneoplásica; induzida por drogas (vitaminas A e D, diuréticos tiazídicos), sarcoidose. Na presença de hipercalcemia, pensar sempre em neoplasia maligna.

- As hipercalcemias severas podem evoluir com encefalopatia do tipo pseudotumoral, podendo provocar letargia e coma. Nas hipercalcemias moderadas podem-se observar transtornos da personalidade e *deficit* de memória. Também podem determinar síndromes neuromusculares: fraqueza muscular, cãibras e amiotrofias proximais. A eletromiografia pode evidenciar distúrbios de padrão miopático.

- As medidas terapêuticas para corrigir as altas taxas de cálcio incluem: hidratação, furosemida 10 a 40 mg EV de 6/6 horas, bifosfonados. Na vigência de insuficiência renal está indicada diálise.

## HIPOCALCEMIA

- Depende de níveis menores que 8,5 mg/dL ou cálcio ionizado abaixo de 1 mmol/L.

- A hipocalcemia pode ocorrer no hipoparatireoidismo, na deficiência de vitamina D, na insuficiência renal grave, na pancreatite, na transfusão de sangue com citrato, na má absorção intestinal.

- As manifestações neurológicas podem incluir: irritabilidade neuromuscular com tetania (espasmo carpopedal, sinal de Trousseau e Chvostek, opistótono, estridor laríngeo); ansiedade ou depressão; *delirium* com agitação; convulsões; coreia, rigidez ou outros distúrbios extrapiramidais.

- As medidas terapêuticas devem visar a correção da causa da hipocalcemia e a reposição do cálcio (gluconato de cálcio).

## HIPERMAGNESEMIA

- Fica caracterizada quando os níveis séricos de magnésio estão acima de 2,4 mEq/L.

- As principais causas são: infusão de sulfato de magnésio endovenosa (particularmente no tratamento da pré-eclâmpsia ou eclâmpsia), uso abusivo de laxativos ou antiácidos que contenham magnésio em pacientes com insuficiência renal, cetoacidose diabética, hiperparatireoidismo, rabdomiólise.

- As manifestações clínicas incluem: náusea e vômitos, sonolência, paralisia muscular, hipotensão arterial e o quadro pode evoluir para coma (edema cerebral). O paciente pode evoluir para parada cardiorrespiratória.

- Nos casos graves, o tratamento deve ser feito com gluconato de cálcio endovenoso. Nos casos leves ou moderados, hidratação e medidas de suporte são suficientes.

## HIPOMAGNESEMIA

- Fica caracterizada quando os níveis de magnésio ficam abaixo de 1,5 mg/dL.

- As principais causas são: diarreia, má absorção, perdas renais por uso de diuréticos, síndrome de abstinência alcoólica, ingesta insuficiente, alimentação por sonda nasogástrica.

- As manifestações neurológicas têm alguma semelhança com os quadros de hipocalcemia: irritabilidade, confusão mental, tremores, hiper-reflexia, cãibras, tetania, convulsões. O paciente pode apresentar arritmias e evoluir para parada cardíaca.

- O tratamento deve visar a correção da causa e a reposição de sulfato de magnésio por via venosa.

## HIPOFOSFATEMIA

- Fica caracterizada quando a concentração de fósforo sérico é menor que 2,5 mg/dL.

- As principais causas são: aumento das perdas renais de fosfatos, cetoacidose, síndrome de má absorção, desnutrição, uso abusivo de diuréticos, hipocalemia, hipomagnesemia, alcalose respiratória.

- As manifestações no SNC incluem: irritabilidade, confusão mental, podendo o quadro evoluir para coma. No sistema nervoso periférico as parestesias distais e perioral e as paralisias ascendentes são as principais manifestações.

- O tratamento deve visar a correção da causa e, quando a concentração de fósforo sérico está abaixo de 1 mg/dL, deve-se administrar fosfato de sódio ou potássio na veia.

## HIPERFOSFATEMIA

- Fica caracterizada quando a concentração de fósforo sérico é maior que 5 mg/dL.

- As principais causas são: insuficiência renal, hipoparatireoidismo, intoxicação por vitamina D, acromegalia.

- As taxas elevadas de fósforo não determinam diretamente manifestações neurológicas, porém podem provocar sintomas de hipocalemia por captarem cálcio.

- O tratamento da hiperfosfatemia pode exigir diálise.

### COMENTÁRIOS FINAIS

- Na tetania, que pode ocorrer na vigência da hipocalcemia, podem ser observados dois sinais que auxiliam na comprovação do diagnóstico. O sinal de Trousseau, que é pesquisado pela compressão do braço com um garrote, obtendo-se, em caso de tetania, o aspecto da mão de parteiro, e o sinal de Chvostek, que é pesquisado percutindo-se a face num ponto situado entre o conduto auditivo externo e a comissura labial, obtendo-se como resposta a contração dos músculos da hemiface estimulada.

- A hipoglicemia pode determinar uma encefalopatia grave traduzida por ansiedade, tontura, tremores, sudorese, confusão mental e crises convulsivas. Se não corrigido, o quadro pode evoluir para coma e morte. A glicose é o único substrato metabólico capaz de assegurar as necessidades energéticas do cérebro. A reposição da glicose, geralmente por via venosa, reverte rapidamente o quadro.

- A cetoacidose diabética (CAD) e o estado hiperglicêmico hiperosmolar não cetótico (EHH) são duas complicações agudas do *diabetes mellitus,* que podem ocorrer respectivamente nos diabetes tipos I e II. Existem alguns fatores desencadeantes destes quadros: infecção sistêmica, AVC, infarto agudo do miocárdio, desidratação, abuso de álcool. Os critérios para o diagnóstico da CAD são: glicemia superior a 250 mg/dL, hipercetonemia e cetonúria evidentes. Para o EHH os critérios são: glicemia superior a 600 mg/dL, osmolaridade acima de 320 mOsm/L, cetonemia e cetonúria leves. O estado hiperglicêmico pode induzir diurese osmótica com importante depleção de vários eletrólitos (sódio, potássio, fosfato, magnésio e cálcio). Ambas as condições (CAD e EHH) podem determinar quadros de encefalopatia de graus variáveis. Geralmente há presença de manifestações convulsivas focais ou generalizadas (particularmente na EHH). Estes quadros devem ser tratados em unidades de terapia intensiva ou semi-intensiva através de hidratação com soro fisiológico, correção dos eletrólitos (particularmente do potássio), administração de insulina por bomba de infusão contínua após um *bolus* inicial e reposição do bicarbonato de sódio.

### BIBLIOGRAFIA CONSULTADA

Cambier J, Masson M, Dehen H, Masson C. Neurologie. 13 éd. Paris: Elsevier-Masson; 2012.

Gilroy J. Neurologia Básica. 3ª ed. Rio de Janeiro: Revinter; 2005.

Guimarães HP, Tallo FS, Truffa A et al. Manual de Bolso de UTI. 4ª ed. São Paulo: Atheneu; 2013.

Jay CA. Systemic & Metabolic Disorders. In: Brust JCM. Current Neurology: Diagnosis & Treatment. New York: Lange McGraw-Hill; 2012.

Yee AH & Rabinstein AA. Neurologic presentations of acid-base imbalance, electrolyte abnormalities and endocrine emergencies. Neurol Clin. 2010;28:1.

# Traumatismos Cranioencefálicos 17

*Nelson Saade*
*José Carlos Esteves Veiga*

## ASPECTOS ESSENCIAIS

- Os traumatismos cranioencefálicos (TCE) representam a causa mais frequente de atendimento neurocirúrgico de urgência e constituem problema social importante, pelos seus altos índices de morbidade e mortalidade, apesar dos recentes avanços na área de neurotraumatologia.

- O TCE grave é a principal causa de morte em pacientes jovens, com menos de 40 anos. Os acidentes de trânsito são a principal causa, com alta taxa de mortalidade, oscilando entre 11 a 16 em cada 100.000 habitantes/ano nas regiões íbero-americanas. Os homens são os mais atingidos, na proporção de 2:1 a 3:1, afetando a população jovem e economicamente ativa em sua grande maioria. A mortalidade chega a 30% nos grandes centros especializados em trauma. De modo geral, as primeiras 48 horas são muito importantes na observação do paciente com TCE. Cerca de 2/3 dos pacientes deterioram nesse período.

- No momento, constatamos aumento na frequência dos ferimentos causados por projéteis de arma de fogo (PAF), mormente nos grandes centros urbanos. O Brasil é o país com a maior taxa de homicídios por arma de fogo no mundo – 36 mil em 2004 – (SIM/MS, 2004).

- A hipertensão intracraniana (HIC) aguda constitui a principal causa de morte no TCE. A inadequada perfusão cerebral na fase inicial pós-insulto contribui para o aumento da morbidade. A manutenção da HIC acarreta pior prognóstico. Estudos não randomizados sugerem que a morbidade e mortalidade relacionadas aos TC podem ser reduzidas após manobras efetivas de reanimação e controle precoce da HIC. Atualmente, o foco das atenções não é somente o controle da HIC, mas a manutenção da pressão de perfusão cerebral, a qual é obtida pela diferença entre a pressão arterial média e a pressão intracraniana (PPC = PAM – PIC).

- No quadro clínico, é fundamental avaliar o nível de consciência pela escala de coma de Glasgow (Tabela 17.1).

**Tabela 17.1 – Escala de Gravidade do TCE**

**Abertura Ocular (AO)**

| | | |
|---|---|---|
| AO | 4 | Espontânea |
| AO | 3 | Comando verbal |
| AO | 2 | Estímulos nociceptivos |
| AO | 1 | Nenhuma resposta |

**Melhor Resposta Verbal (MRV)**

| | | |
|---|---|---|
| MRV | 5 | Orientado |
| MRV | 4 | Confuso |
| MRV | 3 | Palavras inapropriadas |
| MRV | 2 | Sons incompreensíveis |
| MRV | 1 | Nenhuma resposta |

**Melhor Resposta Motora (MRM)**

| | | |
|---|---|---|
| MRM | 6 | Obedece comando verbal |
| MRM | 5 | Localiza estímulos dolorosos |
| MRM | 4 | Reação inespecífica |
| MRM | 3 | Flexão anormal – decorticação |
| MRM | 2 | Reação em descerebração |
| MRM | 1 | Sem resposta |

Segundo a escala de coma de Glasgow (ECG), classificamos o TCE em: 14 ou 15 pontos: TCE leve; 9 a 13 pontos: TCE moderado; 3 a 8 pontos: TCE grave.

- Diâmetro das pupilas e reatividade à luz (reflexo fotomotor) (Tabela17.2).

**Tabela 17.2 – Interpretação das Alterações Pupilares**

| Tamanho da Pupila | Fotorreatividade | Interpretação |
| --- | --- | --- |
| Midríase unilateral | Ausente ou mínima | Compressão do III nervo por hérnia tentorial |
| Midríase bilateral | Ausente ou mínima | Perfusão cerebral inadequada |
| | | Compressão bilateral do III nervo |
| Midríase unilateral | Reação cruzada (Marcus-Gunn) | Lesão do nervo óptico |
| Miótica bilateral | Pode ser difícil determinar | Opiáceos |
| | | Lesão pontina |
| | | Encefalopatia metabólica |
| Miótica unilateral | Preservada | Lesão simpática (bainha carotídea) |

- Avaliação das funções motoras.

- Avaliação radiológica – Tomografia axial computadorizada cranioencefálica sem contraste e com janela óssea. É o exame complementar considerado padrão-ouro no TCE. As indicações de tomografia são as seguintes: 1) todo TCE com Glasgow menor ou igual a 14 pontos: 2) em paciente com Glasgow 15 se: presença de crise convulsiva; amnésia pós-traumática > 10 minutos; cefaleia e vômitos persistentes; mecanismo do trauma (principalmente se com vítimas fatais na cena do acidente); 3) repetir tomografia toda vez que, na evolução, o paciente apresente queda de 2 pontos na escala de Glasgow, sem causa aparente.

## TRATAMENTO

- **Traumatismos leves, sem complicação neurológica** – observação e medidas de suporte geral. Não se justifica o uso rotineiro de corticosteroide (dexametasona) no TCE.

- **Traumatismos moderados e graves** – 1) medidas iniciais "fundamentais", tais como posicionamento, correção de distúrbios metabólicos como hiponatremia, hiperglicemia; 2) estabelecer via aérea e ventilação adequada; 3) corrigir hipotensão arterial; 4) prevenir e tratar complicações clínicas.

- **Manejo inicial** – A avaliação e o tratamento devem começar através da abordagem pré-hospitalar e continuar na sala de emergência. Consistem em promover a permeabilidade das vias aéreas, a normoventilação, na ausência de sinais clínicos de herniação cerebral e a normotensão arterial (ABC do ATLS), promovendo prontamente medidas de reanimação em caso de instabilidade. Em seguida, avaliar o estado neurológico segundo a escala de Glasgow, a reatividade das pupilas à luz, a simetria das pupilas e a presença ou não de *deficit* motor dimidiado (D e E do ATLS). Hipóxia, hipotensão arterial (PAS < 90 mmHg), uso de sedativos e relaxantes musculares, hipoglicemia, transtornos hidroeletrolíticos, anemia aguda e hipotermia podem alterar drasticamente o estado neurológico, devendo ser prontamente corrigidos para que a avaliação da escala de Glasgow possa se manter fidedigna. A avaliação do coma de acordo com o Glasgow em pacientes com hipóxia, hipotensão, hipotermia e sedação não deve ser utilizada, no intuito de se tomar condutas ou julgar o prognóstico neurológico porque, não raro, os casos de pacientes em coma, Glasgow = 3 com midríase paralítica, frente a hipóxia e/ou hipotensão, transformam-se em Glasgow 6 com anisocoria, após a correção destes distúrbios. A hipóxia e a hipotensão têm um potencial devastador no prognóstico e na evolução do paciente, sendo suas correções imperativas.

- **Manejo das vias aéreas** – É essencial e prioritário manter-se a perviabilidade das vias aéreas. O paciente com TCE severo frequentemente apresenta obstrução das vias aéreas, seja por simples queda da língua, por aspiração ou hipoventilação. Deve-se evitar a mobilização do pescoço até que seja demonstrada a ausência radiológica de lesão da coluna cervical. Enquanto isso, procede-se a imobilização cervical com um colar de Philadelphia.

Cerca de 50% dos pacientes com TCE grave apresentam algum grau de hipoxemia durante o atendimento pré-hospitalar, motivo pelo qual se deve administrar o mais rapidamente possível uma suplementação de oxigênio a 100% sob máscara, a fim de evitar ou agravar uma lesão secundária.

Na sala de emergência, proceder-se-á rápida imobilização cervical com subsequente avaliação das vias aéreas, com extração de próteses dentárias e corpos estranhos. Em seguida, faz-se a aspiração das vias aéreas, a suplementação de $O_2$ sob máscara (pré-oxigenação), a intubação da via aérea com o suporte ventilatório, inicialmente manual e depois mecânico. Recomenda-se a intubação orotraqueal com sequência rápida, passo a passo (LOAD, do inglês: *Lidocaine, Opioids, Atropine, Defasiculating*):

1. Pré-oxigenar com $O_2$ sob máscara a 100% durante 2 a 4 minutos ou até uma saturação de $O_2$ de 99 a 100%.
2. Lidocaína 1,5 mg/kg EV (5 cc de xilocaína a 2%, paciente de 70 kg). Em paciente normotenso (PAS ≥ 120 mmHg).
3. Fentanil 3 a 5 µg/kg (4 a 7 mL, paciente de 70 kg).

4. Midazolam 0,07 a 0,3 mg/kg EV (1 a 4 mL, paciente de 70 kg).
Em paciente hipotenso:
5. Etomidato 0,2 a 0,6 mg/kg (7-21 mL, paciente de 70 kg).
A seguir:
6. Succinilcolina 1,5 a 2 mg/kg (10 a 14 mL, paciente de 70 kg – ampola 100 mg).
7. Intubar.
Intubação endotraqueal assegurada: Vecurônio 0,15 mg/kg.

Paciente normotenso: Infusão EV contínua em bomba de midazolam 2 a 4 mg/h e fentanil 2 a 5 mg/kg/h.

O suporte ventilatório pós-intubação deve ser regulado para uma ventilação mecânica controlada, uma frequência respiratória de 12 a 14 incursões resp./min em pacientes sem sinais clínicos de herniação cerebral ou entre 18 a 22 incursões resp./min na presença destes sinais, um volume corrente entre 6 a 8 mL/kg e uma PEEP (pressão expiratória final positiva) de 5 mmHg. Objetiva-se manter uma $PaCO_2$ entre 33 a 37 mmHg, na ausência de sinais clínicos de hipertensão intracraniana e uma $PaO_2 > 100$ mmHg.

## TRATAMENTO DA HIPOTENSÃO ARTERIAL

- O objetivo principal desta fase é manter uma PAM ≥ 90 mmHg (PAS ≥ 120 mmHg) e uma PPC ≥ 100 mmHg.

- O acesso venoso periférico com dois jelcos 14 ou 16 está indicado, seguido, na impossibilidade deste, por acesso venoso profundo, dissecção venosa e acesso venoso jugular periférico, preferencialmente nesta ordem. Atualmente não existe evidência científica conclusiva para o volume e a melhor composição do líquido a ser utilizado na reanimação volêmica. A avaliação do volume efetivo circulante (VEC) através da aferição da diurese horária (0,5 a 1 cc/kg/h) e do sódio urinário pode ajudar a guiar o volume de líquidos a ser infundido. As reduções do débito urinário e do sódio urinário abaixo de 15 mEq/L são indicadores confiáveis da redução do VEC e de hipoperfusão tissular em pacientes sem doença renal e que não estão em uso de diuréticos. Nestes casos, pode-se optar pela monitoração da PVC com níveis entre 8 a 12 mmHg.

- A reposição volêmica deve ser feita inicialmente com soluções cristaloides isotônicas, como soro fisiológico a 0,9%. As soluções hipotônicas glicosadas podem piorar o edema cerebral e aumentar a injúria secundária, por provocarem hiperglicemia e acidose lática, por isso devem ser evitadas a todo custo.

- Em casos de sinais clínicos de HIC como anisocoria, bradicardia, tríade de Cushing e posturas motoras anormais, a decisão entre a utilização de soluções hipertônicas, como o manitol a 20% (0,25 a 1 g/kg/dose/EV) ou solução salina hipertônica a 20% (0,5 a 1 mL/kg/dose/EV), se dará pela ausência ou presença de hipotensão arterial e acidose, respectivamente.

- Não está indicado o uso de albumina em pacientes com TCE grave e foi demonstrado que seu uso piora o prognóstico e aumenta a morbidade de maneira significativa nestes casos.

- Nos casos em que não se consegue estabilizar a PAM em níveis ótimos, indica-se o uso de aminas vasoativas, entretanto na vigência de hipovolemia e acidose elas terão a sua efetividade comprometida. Em animais de experimentação, o uso de norepinefrina na reanimação provoca elevação da PPC, melhorando a oxigenação cerebral sem agravar o edema e a PIC. A dose recomendada de norepinefrina é de 0,01 a 1 µg/kg/min.

## OUTROS CUIDADOS

- Cateterismos vesical e orogástrico, com o esvaziamento de todo conteúdo gástrico, devem ser realizados logo após intubação orotraqueal, sedação e curarização do paciente.

## SEQUÊNCIA DIAGNÓSTICA

- A TC do crânio é o estudo radiológico de eleição no paciente com TCE grave. A TC permite a detecção rápida de lesões da caixa craniana e do encéfalo e é uma ferramenta indispensável para orientar o tratamento neurocirúrgico.

- A perda da consciência por mais de 1 hora correlaciona-se com a presença de lesões intracranianas graves na TC. Estes pacientes têm alta probabilidade (77%) de piora com complicações neurológicas e morte. São cinco os passos indispensáveis na avaliação da TC em um paciente com TCE grave: o tipo de lesão primária intracraniana; as condições de permeabilidade das cisternas peritronculares e basais; o desvio das estruturas da linha mediana; o volume estimado da lesão intracraniana; e a classificação de Marshall da lesão. As cisternas da base podem ser classificadas em presentes, parcial ou totalmente apagadas. O desvio das estruturas da linha mediana deve ser medido em milímetros, a partir do desvio lateral do septo pelúcido. O volume das lesões intracranianas pode ser determinado utilizando-se a fórmula de cálculo simplificado do volume de uma elipse: A cm x B cm x C cm/2 = cm³ = mL; onde A é o maior diâmetro anteroposterior, B o maior diâmetro laterolateral e C a altura de cortes em que aparece o hematoma.

- Em geral, começa-se a indicar tratamento cirúrgico em lesões com volume intracraniano superior a 25 mL no compartimento supratentorial e acima de 15 mL nas lesões infratentoriais, com apagamento parcial das cisternas da base e um desvio das estruturas da linha mediana maior ou igual a 5 mm.

## DIRETRIZES PARA TRATAMENTO DE LESÕES INTRACRANIANAS TRAUMÁTICAS

### Tratamento Cirúrgico de Hematomas Epidurais Agudos

### Recomendações

*Padrões*
- Não existem dados suficientes para apoiar um padrão sobre este tema.

*Orientações*
- Não existem dados suficientes para apoiar uma diretriz sobre o tema.

### Opções
*Indicações Cirúrgicas*
- Hematoma > 30 cc deve ser cirurgicamente drenado, independentemente da pontuação na escala de Glasgow.

- Um hematoma epidural < 30 cc e com < 15 mm de espessura e com < 5 mm de desvio da linha mediana, em pacientes com escore na escala de Glasgow > 8 e sem *déficit* focal pode ser tratado de modo conservador, sendo monitorado com TC seriada e observação neurológica em UTI. Se possível, controle com angiotomografia.

- *Timing* – É altamente recomendável que os pacientes com hematoma epidural agudo em coma (Glasgow < 9) com anisocoria recebam tratamento cirúrgico o mais rapidamente possível.

*Métodos*
- Não existem dados suficientes para apoiar um método de tratamento cirúrgico. No entanto, a craniotomia fornece uma drenagem mais completa do hematoma, com possibilidade de ancoramento da dura-máter.

## Tratamento Cirúrgico de Hematomas Subdural Agudo

### Recomendações

#### Padrões

- Não existem dados suficientes para apoiar um padrão sobre este tema.

#### Orientações

- Não existem dados suficientes para apoiar uma diretriz sobre este tema.

### Opções

#### Indicações para Cirurgia

- Hematoma subdural agudo com uma espessura > 10 mm ou desvio da linha média > 5 mm na TC deve ser cirurgicamente drenado, independentemente da pontuação na escala de Glasgow.

- Todos os pacientes com hematoma subdural agudo em coma (Glasgow < 9) devem ser sujeitos a uma monitoração da pressão intracraniana.

- Paciente em coma (Glasgow < 9) com um hematoma subdural < 10 mm de espessura e desvio da linha média < 5 mm deve ser submetido ao tratamento cirúrgico, se ocorrer diminuição de 2 ou mais pontos na escala de Glasgow ou a presença de anisocoria e/ou PIC > 20 mmHg.

- *Timing* – Nos pacientes com hematoma subdural agudo (HSDA) com indicação de tratamento cirúrgico, a drenagem deve ser feita o mais rapidamente possível.

#### Métodos

- Se a drenagem cirúrgica de um HSDA em um paciente comatoso (Glasgow < 9) está indicada, deve ser feita uma craniotomia e duroplastia de expansão.

## Tratamento Cirúrgico de Lesões Traumáticas Parenquimatosas

### Recomendações

#### Padrões

- Não existem dados suficientes para sustentar um padrão de tratamento para este tópico.

*Orientações*

- Não existem dados suficientes para apoiar uma diretriz de tratamento para este tópico.

## Opções

*Indicações*

- Pacientes com lesões de massa do parênquima e sinais de deterioração neurológica progressiva resultante da(s) lesão(ões), clinicamente com sinais de HIC refratária, ou sinais de efeito de massa na TC devem ser tratados cirurgicamente.

- Pacientes com Glasgow 6-8 com contusões frontais ou temporais maiores que 20 cc de volume, com desvio da linha média ≥ 5 mm e/ou apagamento ou compressão cisternal na TC e pacientes com qualquer lesão superior a 50 cc em volume devem ser tratados cirurgicamente.

- Pacientes com lesões traumáticas no parênquima que não apresentam evidências de comprometimento neurológico, que tenham a PIC controlada, não havendo sinais de efeito de massa e herniações na TC podem ser tratados de modo conservador com monitoramento rigoroso e TC seriadas.

*Timing e Métodos*

- Craniotomia com evacuação de lesão com efeito de massa é recomendada para aqueles pacientes com lesões focais e as indicações cirúrgicas listadas acima.

- Craniotomia descompressiva bifrontal dentro de 48 horas de lesão é uma opção de tratamento para pacientes com lesões difusas, edema cerebral pós--traumático refratário e consequente HIC.

- Procedimentos descompressivos, incluindo descompressão subtemporal, lobectomia temporal e craniectomia descompressiva são opções de tratamento para pacientes com hipertensão intracraniana refratária e lesão parenquimatosa difusa, com evidência clínica e radiográfica de hérnia transtentorial iminente.

## Tratamento Cirúrgico de Lesões de Massa da Fossa Craniana Posterior

*Recomendações*

*Padrões*

- Não existem dados suficientes para sustentar um padrão de tratamento para este tópico.

*Orientações*
- Não existem dados suficientes para apoiar uma diretriz de tratamento para este tópico.

**Opções**
*Indicações*
- Pacientes com efeito de massa na TC ou com disfunção neurológica ou deterioração atribuível à lesão devem ser submetidos a intervenção cirúrgica. Efeito de massa na TC é definido como distorção, deslocamento ou obliteração do IV ventrículo, compressão ou perda de visualização das cisternas basais ou presença de hidrocefalia obstrutiva.
- Pacientes com lesões sem efeito de massa significativo na TC e sem sinais de problemas neurológicos podem ser conduzidos com observação clínica e tomografias seriadas.
- *Timing* – Em pacientes com indicação de cirurgia, a drenagem deve ser realizada tão logo quanto possível, uma vez que esses pacientes podem deteriorar rapidamente, agravando o seu prognóstico.

**Métodos**
- Craniectomia suboccipital é o método predominante relatado para a evacuação de lesões com efeito de massa na fossa posterior.

**Tratamento Cirúrgico de Fraturas de Crânio com Afundamento**
**Recomendações**
*Padrões*
- Não existem dados suficientes para sustentar um padrão de tratamento sobre o tema.

*Orientações*
- Não existem dados suficientes para apoiar uma diretriz de tratamento sobre o tema.

**Opções**
*Indicações*
- Os pacientes com fraturas abertas do crânio, com desnivelamento maior do que a espessura do crânio, devem ser submetidos a intervenção cirúrgica para evitar infecção.

BREVIÁRIO DE CONDUTAS TERAPÊUTICAS EM NEUROLOGIA

- Os pacientes com fraturas abertas do crânio com desnivelamento podem ser tratados de forma conservadora, se não houver nenhuma evidência clínica ou radiológica de penetração dural, de hematoma intracraniano significativo, depressão > 1 cm, envolvimento do seio frontal, deformidade estética importante, infecção da ferida ou contaminação grave ou pneumoencéfalo.

- A abordagem não cirúrgica das fraturas de crânio simples desniveladas é uma opção de tratamento.

- *Timing* – O tratamento de urgência é recomendado para reduzir a incidência de infecção.

### Métodos

- Elevação e desbridamento são recomendados como método cirúrgico de escolha.

- Substituição do fragmento primário do osso é uma opção cirúrgica na ausência de infecção da ferida no momento da cirurgia.

- Todas as estratégias de tratamento para as fraturas desniveladas compostas devem incluir antibióticos.

### COMENTÁRIOS FINAIS

- Atualmente os esforços terapêuticos relacionados ao TCE convergem progressivamente na direção do neurointensivismo.

- Por meio da padronização de condutas em diferentes centros de referência relacionados ao atendimento de urgências traumáticas, espera-se que as intervenções sejam realizadas de forma mais precoce, objetivando-se criar uma janela terapêutica com o propósito de evitar a ocorrência de injúrias secundárias que determinam maior morbidade e mortalidade. Neste sentido, observamos um aumento crescente da utilização da monitoração multimodal, citando-se, entre outras modalidades: monitoração da PIC, da pressão de perfusão cerebral, do fluxo cerebral, temperatura cerebral, pressão tissular de oxigênio cerebral, saturação venosa de oxigênio no bulbo jugular e microdiálise cerebral.

- Vale lembrar que, apesar de todos os avanços terapêuticos citados, deve-se ter em mente que o pilar mais importante continua sendo a prevenção dos acidentes e da violência, por meio de medidas educativas, de saúde pública e políticas de segurança pública.

## BIBLIOGRAFIA CONSULTADA

Andrade AF, Marino RJr, Ciquini O et al. Guidelines for neurosurgical trauma in Brazil. World J Surg 2001;25:1186-201.

Andrews PJ, Citerio G, Longhi L et al. Neuro-Intensive Care and Emergency Medicine (NICEM) Section of the European Society of Intensive Care Medicine. NICEM consensus on neurological monitoring in acute neurological disease. Intensive Care Med. 2008;34:1362.

Brain Trauma Foundation. Guidelines for the management of severe traumatic brain injury. 3rd ed. 2007. Disponível em: http://www.braintrauma.org/coma-guidelines. Acessado em: 2013.

Bullock MR, Randall CH, Ghajar J et al. Surgical management of TBI. Neurosurgery. 2006;58:S2-S2-15.

Cooper PR. Head Injury. 4th ed. Baltimore: Willians & Wilkins; 2000.

Marshall LF, Marshall SB, Klauber MR et al. A new classification of head injury based on computerized tomography. J Neurosurg. 1991;75:S14-S20.

NEUROTRAUMABRASIL. Disponível em: www.neurotraumabrasil.org.br Acessado em: 2013.

Stover JF. Actual evidence for neuromonitoring-guided intensive care following severe traumatic brain injury. Swiss Med Wkly. 2011;141:w1345.

Teasdale G & Jennett B. Assessment of coma and impaired consciouness. A practical scale. Lancet. 1974;2:84.

Zacko JC, Harris L, Bullock MR. Surgical management of traumatic brain injury. In: Winn HR: Youmans Neurological Surgery. Vol 4. Philadelphia: Elsevier/Saunders; 2011.

# Doenças Cerebrovasculares 18

*Ibsen Thadeo Damiani*
*Wilson Luiz Sanvito*

## ACIDENTE VASCULAR CEREBRAL

- O acidente vascular cerebral (AVC) pode ser resumidamente conceituado como uma manifestação clínica e/ou anatomopatológica decorrente de comprometimento geralmente focal da circulação cerebral, de instalação súbita.

- O AVC tem impacto social e individual importante. No Brasil, é a principal causa de óbito, com taxa de mortalidade variando, dependendo da região, de 44,7 a 128,9/100.000 habitantes.

- Após ocorrer o AVC, em um período de 1 ano, aproximadamente 17% dos doentes evoluem sem sequelas, 31% para óbito, 28% para *deficit* neurológico grave (incapacitante), 12% para invalidez moderada e 12% para leve.

## ATAQUE ISQUÊMICO TRANSITÓRIO

### ASPECTOS ESSENCIAIS

- O ataque isquêmico transitório (AIT) é caracterizado por um episódio súbito e reversível de sintomas neurológicos focais (encefálico, retiniano ou medular), de causa vascular, com recuperação completa e duração inferior a 1 hora (geralmente de poucos segundos a 20 minutos), não havendo evidência de isquemia na ressonância por difusão. Classicamente, a duração do *deficit* é definida como até 24 horas. Implícito a este conceito, assume-se que há ausência de qualquer dano tecidual. No entanto, pode haver dano residual de neurônios, células gliais ou microvasos.

O infarto lacunar pode se apresentar com um quadro clínico semelhante ao AIT, inclusive de caráter repetitivo em algumas horas.

O AIT é um importante fator de risco para um acidente vascular cerebral isquêmico (AVCI).

- O controle dos fatores de risco modificáveis para doenças cerebrovasculares faz parte do enfoque terapêutico no AIT: hipertensão arterial sistêmica, *diabetes mellitus*, doenças cardíacas, dislipidemias, hiperfibrinogenemia, homocisteinemia, policitemia, tabagismo, excesso de álcool, uso de drogas ilícitas, obesidade, sedentarismo, uso de anticonceptivo oral, síndrome da apneia obstrutiva do sono.

A principal causa de AIT é a embolia, seja de origem cardíaca ou arterioarterial (ver Quadros 18.1 e 18.2).

Os AITs de repetição ocorrem geralmente por oclusão, particularmente da artéria carótida interna. As principais recomendações para o diagnóstico são:

a) determinar a glicose sanguínea, através de testes com fitas reativas;

b) realizar em caráter de emergência os seguintes exames sanguíneos: hemograma completo e plaquetas, sódio, potássio, ureia, creatinina, glicose, hemossedimentação, gasometria arterial, coagulograma e, antes da alta hospitalar, dosagem de colesterol total e frações, triglicérides e fibrinogênio;

c) o paciente deve ser submetido, dentro de 24 horas após o início dos sintomas e em condições clínicas e neurológicas adequadas, ao exame de tomografia computadorizada ou, preferencialmente, de ressonância magnética de crânio (TC e RM, respectivamente), incluindo sequências de difusão;

d) eletrocardiograma e radiografia de tórax devem ser feitos tão logo quanto possível, e monitoração cardíaca prolongada é recomendável. Caso não se detecte a causa, o exame de Holter poderá ser útil na identificação de arritmias cardíacas transitórias ou no controle contínuo da pressão arterial sistêmica (PAS);

e) ecocardiograma (transtorácico e, se necessário, transesofágico) é recomendável, especialmente se a causa não tiver sido identificada, ou quando houver suspeita de embolia cardíaca, avaliando a presença de forame oval e placas ateroscleróticas na aorta ascendente. Também o Doppler transcraniano pode ser útil na detecção de êmbolos e microembolias (no caso de fontes emboligênicas de placas ateroscleróticas cervicais e de dissecção arterial). Imagens mais sofisticadas da função cardíaca podem ser obtidas através de ressonância ou tomografia computadorizada *multislice;*

f) imagens não invasivas de vasos cervicais e intracranianos são importantes (ultrassom com Doppler de vasos cervicais, Doppler transcraniano), angiografia por TC ou RM de vasos cerebrais e cervicais, angiografia digital cerebral;

g) solicitar exames específicos se a causa não for identificada: homocisteína, VDRL, reações sorológicas para a doença de Chagas. Nos casos de AVCI em jovem ou sem etiologia definida, recomenda-se *screening* completo para processos autoimunes e arterites (anticorpos antinucleares, anticorpo citoplasmático antineutrófilo), distúrbios da coagulação ou trombofilia (fibrinogênio sérico, d-dímero, anticardiolipina, dosagem de proteínas S e C, mutação do fator V de Leiden e de antitrombina III), perfil genético e outros estudos de hipercoagulabilidade sanguínea.

## TRATAMENTO

- Internar todo paciente na fase aguda (até 72 horas do início do evento), pois o objetivo principal é evitar a recorrência do quadro ou um AVCI.

A abordagem terapêutica depende dos fatores de risco e do mecanismo etiológico:

a) anamnese concisa e objetiva, com exame clínico e neurológico cuidadoso;

b) solicitar os exames complementares. No caso de exames de neuroimagem, ou outro exame em que o paciente tenha que sair da unidade de emergência, isto deverá ocorrer quando houver estabilidade clínica e neurológica, especialmente dos níveis pressóricos;

c) dieta leve nas primeiras 24 h, por via oral, com atenção aos fatores de risco encontrados (hipossódica, para diabético, para anticoagulado etc.) e às condições gerais do paciente (trânsito intestinal acelerado, obstipação etc.). Se não houver condições de alimentar por via oral, introduzir sonda nasoenteral ou nasogástrica;

d) hidratação (preferencialmente por via oral ou sonda). Caso for necessário por via endovenosa, evitar soro glicosado, exceto se houver hipoglicemia;

e) manter o paciente com acesso venoso;

f) controle da PA e da glicemia (ver Tratamento do Acidente Vascular Cerebral Isquêmico e Hemorrágico);

g) medicamento antiagregante plaquetário está indicado na prevenção secundária de todos os pacientes com AIT não relacionado com mecanismo cardioembólico, exceto se houver contraindicação específica:

- ácido acetilsalicílico (AAS): é droga de primeira escolha. A dose recomendada é de 100 a 300 mg por dia. Seu mecanismo de ação ocorre por inibição da ciclo-oxigenase plaquetária, impossibilitando o metabolismo do ácido araquidônico, o que leva à redução da síntese de tromboxano $A_2$ (prostaglandina vasoconstritora) e da prostaciclina ($PGI_2$, prostaglandina vasodilatadora; inibe a agregação plaquetária) por um tempo de 10 dias (meia-vida das plaquetas). Seus principais efeitos colaterais são: epigastralgia, náuseas, vômitos, gastrite, reativação de úlcera péptica, hemorragia (inclusive gastrointestinal), depressão respiratória e alterações neurológicas. Existem apresentações tamponadas, para evitar desconforto gástrico, e pode ser associado a um inibidor de bomba de prótons (omeprazol, lansoprazol, pantoprazol), ou medicamentos como ranitidina, famotidina e cimetidina. O risco-benefício deve ser considerado nas seguintes situações: anemia, gota, insuficiência hepática, deficiência de vitamina K ou hipoprotrombinemia, insuficiência renal, LES, tireotoxicose, asma;

- o **dipiridamol** não apresenta eficácia superior ao AAS, mas a associação entre ambos, respectivamente na dose de 400 mg/dia (divididos em três a quatro vezes) e 100 a 300 mg/dia, mostrou-se superior ao AAS isolado. O dipiridamol inibe a fosfodiesterase e a adenosina desaminase, aumentando os níveis intraplaquetários de adenosina, nucleotídeos de adenosina e AMP cíclico. A meia-vida é de 1 a 12 horas, sendo metabolizado no fígado. Os principais efeitos adversos são: cefaleia, dispepsia e náuseas;

- **clopidogrel e ticlopidina** inibem a agregação plaquetária, bloqueando a ligação do ADP ao receptor $P_2Y_{12}$ e a associação da proteína $G_1$ com a membrana plaquetária. Estas drogas previnem a ativação do receptor do fibrinogênio $GPII_b/III_a$, mas não inibem o fluxo de cálcio induzido pelo ADP. Ticlopidina e clopidogrel têm efeito antiplaquetário similar, mas diferem na potência e na farmacocinética. Ambas diminuem a adesão plaquetária sobre a placa ateromatosa e apresentam tempo de sangramento (TS) maior do que aquele com AAS. Quando uma das duas é associada ao AAS, o TS é maior; isto pode ser revertido com a administração de corticosteroides (dexametasona 20 mg), embora o efeito antiplaquetário não possa ser alterado:

- a ticlopidina é utilizada por via oral, na dose de 250 mg duas vezes ao dia, e o clopidogrel, 75 mg em dose única diária. A ticlopidina tem os seguintes efeitos colaterais (mais comuns em idosos): diarreia, neutropenia (reversível). Os efeitos colaterais com clopidogrel são: *rash* cutâneo e diarreia;

- o clopidogrel tem efeito rápido e potente, e é mais seguro do que a ticlopidina. Sua ação persiste por 7 a 10 dias após a sua suspensão. Nos pacientes que não toleram a aspirina, o clopidogrel tem a preferência. Em pacientes que já vinham em uso de AAS, sugere-se realizar uma dose de ataque de clopidogrel de 300 mg, seguida de dose de manutenção de 75 mg. Nem sempre é recomendável sua associação ao AAS;

- ◆ o cilostazol é utilizado na dose de 100 mg duas vezes ao dia, com efeito de vasodilatação, com menos complicações hemorrágicas;

h) o controle da hipertensão arterial é fundamental e está detalhado nos capítulos de tratamento de AVCI e AVCH;

i) a anticoagulação endovenosa com heparina não pode ser recomendada de forma sistemática (ver Tratamento de AVCI);

j) as estatinas são recomendadas como prevenção secundária, independentemente do nível de colesterol (ver Tratamento de AVCI).


## COMENTÁRIOS FINAIS

- TC e RM de crânio não detectam alterações relativas ao AIT, e não são muito sensíveis para detectar infartos agudos, especialmente lacunares. As sequências de difusão e perfusão da RM podem demonstrar anormalidades. Inicialmente, um destes exames deve ser feito para afastar outras possibilidades diagnósticas, assim que as condições clínicas permitirem, devendo selecionar de acordo com: relação custo-benefício, rapidez de execução e grau de cooperação do paciente.

- A endarterectomia carotídea está indicada nos casos comprovados de estenose sintomática entre 70 e 99%. É discutível em indivíduos sintomáticos com estenose entre 50 e 69% ou nos assintomáticos com 70 a 99%. O tratamento endovascular, com angioplastia e *stent* com protetor cerebral, por ser menos invasivo, está mais indicado naqueles com comorbidades, como doenças cardíacas, pulmonares e idade avançada.

## ACIDENTE VASCULAR CEREBRAL ISQUÊMICO

### *ASPECTOS ESSENCIAIS*

- O acidente vascular cerebral isquêmico (AVCI) caracteriza-se como episódio de disfunção neurológica, de instalação súbita (que pode ocorrer em minutos ou horas), decorrente de isquemia cerebral focal ou retiniana, com demonstração de infarto nestas áreas através de TC ou RM.

- Cerca de 80% das doenças cerebrovasculares são de origem isquêmica, e estas se distribuem da seguinte forma: doenças ateroscleróticas (20%), doenças em vasos penetrantes (lacunas, 25%), embolias cardíacas (20%), causa não determinada (30%), causas raras (5%). Outras vasculopatias não ateroscleróticas podem causar isquemia cerebral e serão apresentadas mais adiante.

- Os fatores de risco associados ao AVCI são os mesmos já citados no AIT. É necessário, também, conhecer as principais causas cardíacas de embolias cerebrais e os estados pró-trombóticos associados (Quadros 18.1 e 18.2).

---

**Quadro 18.1 – Causas Cardíacas de Embolias Cerebrais**

**Trombo ventricular esquerdo:** infarto do miocárdio, cardiomiopatia, aneurisma ventricular esquerdo

**Doença valvar cardíaca:** prolapso da valva mitral, prótese valvar, calcificação valvar, endocardite infecciosa, endocardite de Libmann-Sacks

**Arritmias cardíacas:** fibrilação atrial, doença do nó sinusal

**Tumores intracardíacos**

**Embolismo paradoxal:** forame oval patente, defeito de septo atrial, aneurisma do septo atrial

**Procedimentos cardíacos:** cateterização cardíaca, cirurgia de revascularização do miocárdio, angioplastia coronária transluminal percutânea, valvoplastia transluminal percutânea, balão intra-aórtico, marca-passos cardíacos, transplante cardíaco

---

A abordagem diagnóstica inicial é semelhante àquela apresentada para o AIT.

## Quadro 18.2 – Condições Hematológicas Associadas a Infarto Cerebral

**Estados de hipercoagulabilidade secundária**

Neoplasias malignas
Gravidez
Contraceptivos orais
Síndrome nefrótica
Policitemia vera
Trombocitopenia essencial
Hemoglobinúria paroxística noturna
*Diabetes mellitus*
Trombocitopenia induzida pela heparina
Homocistinúria
Anemia falciforme
Púrpura trombocitopênica trombótica

**Estados de hipercoagulabilidade secundária**

Neoplasias malignas
Gravidez
Contraceptivos orais
Síndrome nefrótica
Policitemia vera
Trombocitopenia essencial
Hemoglobinúria paroxística noturna
*Diabetes mellitus*
Trombocitopenia induzida pela heparina
Homocistinúria
Anemia falciforme
Púrpura trombocitopênica trombótica

## TRATAMENTO

- O acidente vascular cerebral (AVC) agudo é uma emergência médica. Os pacientes devem ser encaminhados para hospitais com condições de atendimento de emergência especializado, sendo o local ideal a unidade de AVC. A equipe de ambulância deve estar preparada para reconhecer e manejar as vítimas de AVC, dando a máxima agilidade no atendimento se o insulto cerebral tiver ocorrido há menos do que 4/6 horas. As **medidas** que devem ser adotadas **no serviço móvel** de resgate são:

a) determinar os sinais vitais;

b) cabeceira de 0° a 45°, dependendo das condições hemodinâmicas e respiratórias, além de sinais de hipertensão intracraniana aguda. Prevenir broncoaspiração mantendo o paciente em decúbito lateral ou com rotação da cabeça, se não houver indício de trauma cranioencefálico ou de coluna;

c) realizar hemoglicoteste;

d) obter acesso venoso periférico. Evitar soluções parenterais de glicose, exceto se houver hipoglicemia; soluções cristaloides (soro fisiológico a 0,9% com potássio ou Ringer) são sugeridas para a reposição volêmica parenteral;

e) administrar $O_2$ nasal se oximetria abaixo de 95%;

f) aplicar a escala de coma de Glasgow;

g) determinar a hora do evento, mesmo que esteja fora da janela terapêutica para trombólise (pode auxiliar na interpretação dos achados tomográficos);

h) levar a testemunha na ambulância para auxílio na anamnese;

i) notificar o hospital para que a equipe de AVC seja acionada;

j) outras medidas: não administrar grande volume de fluido, exceto em caso de coma hipovolêmico, e não reduzir os níveis pressóricos.

- No **atendimento hospitalar**, não deve haver uma atitude niilista. As condutas devem ser praticamente simultâneas e divididas pelos membros da equipe:

a) rever os dados de anamnese de forma rápida e concisa, registrando o horário do início do evento. Estando a função cardiopulmonar estável, proceder aos exames clínico e neurológico;

b) inicialmente, o paciente deve permanecer em jejum. Prevenir broncoaspiração com sonda nasogástrica aberta, se necessário. O suporte nutricional, na fase aguda, quando "liberado", deve ter preferência por via digestória;

c) obter acesso venoso periférico para proceder aos exames sanguíneos, avaliar a glicemia e aplicar medicamentos;

d) realizar medidas de suporte à vida ("ABC"), levando-se em conta algumas observações:

  ◆ avaliar os dados vitais do paciente e decidir se há necessidade de manter a oxigenação ($O_2$ com volume de 3 L/min);

  ◆ indica-se a intubação endotraqueal nos casos em que não existe reflexo de tosse, com deterioração acentuada do nível de consciência (Glasgow 8 ou menos). A ventilação mecânica é instalada quando o AVC é extenso, a radiografia de tórax mostra aspiração, ocorrem crises convulsivas, existe necessidade de uso repetido de medicamentos depressores do sistema nervoso central, ou comprova-se queda de saturação de oxigênio.

e) a posição da cabeça pode alterar o fluxo sanguíneo cerebral e deve ser individualizada. A perfusão cerebral pode ser diminuída se o paciente permanecer na posição ereta. É aconselhável para o paciente com quadro mais grave permanecer na cama em decúbito quase horizontal. Quando puder sentar e deambular, atenção especial deve ser dada para manter a PA normal.

f) aplicar a escala NIHSS (*National Institute of Health Stroke Scale*), que avalia quantitativamente a severidade e a magnitude do *deficit* neurológico após o AVC, detecta a piora ou a melhora neurológica e está associada ao prognóstico do paciente (ver Anexo, resumido). Esta escala se baseia em 11 itens do exame neurológico, que são comumente afetados pelo AVC. Sua pontuação varia de zero (sem evidência de *deficit* neurológico) a 42 (paciente em coma e não responsivo). O treinamento e a certificação podem ser obtidos *online* pelo *site* http://strokeassociation.org/nihss.

g) controle da pressão arterial (PA): nos primeiros dias após o evento isquêmico, é comum ocorrerem níveis elevados de hipertensão arterial (HAS), com tendência a declinar espontaneamente nos dias subsequentes, sendo melhor aguardar a estabilização do *deficit* neurológico e evitar drogas anti-hipertensivas.

Em casos de HAS grave (PA sistólica maior que 220 mmHg, ou PA diastólica maior que 120 mmHg, ou PA média maior que 130 mmHg), a redução deve ser cautelosa, para evitar a piora do quadro neurológico. A conduta deve ser mais agressiva, com a utilização precoce de drogas anti-hipertensivas parenterais, quando na presença de acidente vascular cerebral hemorrágico (AVCH), infarto agudo do miocárdio ou transformação hemorrágica do infarto cerebral, insuficiência cardíaca e/ou renal e na suspeita de dissecção da aorta, associada. Nestes casos, a pressão arterial sistólica deve ser tolerada até o máximo de 180 mmHg. A terapêutica por via oral também pode ser utilizada, dando-se preferência aos inibidores da enzima conversora da angiotensina e betabloqueadores. Drogas que possam causar queda brusca e imprevisível da pressão arterial, como os bloqueadores de canais de cálcio por via sublingual e os diuréticos de alça, devem ser evitadas.

- Os **medicamentos utilizados no controle da HA** são:

  ♦ **nitroprussiato de sódio** (Nipride®): é um potente hipotensor, com efeito vasodilatador arterial e venoso, e vida média curta, o que facilita o seu controle. Deve ser aplicado através de bomba de infusão ou excepcionalmente microgotejamento. Diluir uma ampola (50 mg) em 250 mL de solução glicosada 5%. Usar de 0,25-10 μg/kg/min. A duração do efeito é de 1 a 2 minutos. Pode ser empregado continuamente até 14 dias. Pode causar um potencial aumento da pressão intracraniana (PIC), apresenta resposta variável, e pode ocasionar intoxicação por cianida e tiocianato. Neste caso, o medicamento deve ser suspenso. Os sinais clínicos que indicam intoxicação são: fadiga, náuseas, perda de apetite, cefaleia, *rash* cutâneo, contrações musculares, dispneia, sonolência. Acidose metabólica também pode ocorrer. Pode induzir à vasodilatação cerebral, facilitando ou agravando a hipertensão endocraniana. Atua como vasodilatador periférico, podendo promover queda do débito cardíaco e do fluxo sanguíneo cerebral. O nitroprussiato de sódio, depois de diluído, tende a degenerar na presença de luz, devendo-se utilizar frascos conectores escuros para evitar a exposição à luz. Este fármaco pode ser utilizado juntamente com outros hipotensores por via oral, permitindo a melhor adequação medicamentosa e facilitando a retirada gradual;

- **metoprolol** (Seloken®: 1 ampola de 5 mL contém 5 mg): antagonista seletivo do receptor $\beta 1$ adrenérgico. Aplicar 5 mg por via endovenosa, com velocidade de 1 mL/min, podendo repetir a cada 10 minutos. Dose máxima de 20 mg. É contraindicado em insuficiência cardíaca grave, bloqueio atrioventricular, doença pulmonar obstrutiva crônica, asma, hipotensão e bradicardia;

- **enalapril** (1 ampola de 5 mL contém 5 mg): inibidor da enzima conversora de angiotensina. Aplicar 0,625 a 1,25 mg via endovenosa, em 5 minutos; se necessário, repetir a dose a cada 6 horas. É contraindicado em insuficiência renal aguda se houver estenose de artéria renal. Este medicamento injetável não está disponível no Brasil;

- **diltiazem:** antagonista de cálcio. A dose é 0,25 a 0,35 mg/kg em 10 minutos, através de infusão de 5 a 15 mg/h. É contraindicado em doença do nó sinusal ou nó atrioventricular, insuficiência cardíaca grave;

- **esmolol:** antagonista seletivo do receptor $\beta_1$ adrenérgico. A dose é 250 a 500 µg/kg/min em *bolus* a cada 10 min ou infusão de 25 a 300 µg/kg/min. As contraindicações são as mesmas do metoprolol.

A hipotensão arterial deve ser tratada com expansor de volume e/ou catecolaminas como a noradrenalina (0,05-0,2 µg/kg/min) e dobutamina (2-20 µg/kg/min).

Para o tratamento do AVCI agudo, com o ativador do plasminogênio tissular recombinante (r-TPA), a PA deve ser igual ou menor que 185 x 110 mmHg. Se a

PA sistólica for maior que 185 mmHg ou a PA diastólica maior que 105 mmHg, deve-se administrar o metoprolol. Se não ocorrer resposta satisfatória, pode-se utilizar nitroprussiato de sódio, titulando-se a dose para manter uma redução de 20% da PA diastólica. Se a PA diastólica estiver acima de 140 mmHg, nitroprussiato de sódio deve ser a droga de primeira escolha. A PA deve ser monitorada a cada 15 minutos durante o tratamento anti-hipertensivo, observando-se cuidadosamente a possibilidade do aparecimento de hipotensão.

h) Manejo da glicemia: a hiperglicemia (glicemia > 126 mg/dL) está associada a piora do prognóstico funcional, diminuição da reversibilidade de tecido viável (penumbra) e aumento da área de infarto. Ela também diminui os benefícios da recanalização por terapia trombolítica e aumenta as chances de transformação hemorrágica sintomática. O manejo dever ser realizado com a administração de insulina, similar ao de outras situações agudas. Corrigir a glicemia se maior que 180 mg/dL (com doses isoladas de insulina regular) ou se menor que 70 mg/dL (glicose hipertônica). Até o momento, o uso rotineiro de insulina por infusão contínua não pode ser recomendado; em ambientes com recursos que permitam monitoração intensiva, níveis mais baixos, como 150 mg%, podem ser utilizados.

i) Trombólise com ativador do plasminogênio tissular recombinante (r-TPA): o estudo ECASS III (*Thrombolysis with Alteplase 3 to 4,5 Hours after Acute Ischemic Stroke*) demonstrou segurança e efetividade do tratamento do AVCI dentro do intervalo de 4 horas e 30 minutos do icto, na dose de 0,9 mg/kg por via endovenosa. Porém, o melhor resultado está diretamente relacionado com a precocidade do tratamento, tendo em mente os critérios de inclusão e exclusão, como descritos a seguir.

Critérios de inclusão:

♦ AVCI de circulação anterior ou vertebrobasilar;

♦ início dos sintomas menor que 4 horas e 30 minutos se por via endovenosa, ou 6 horas se por via intra-arterial;

♦ NIHSS inicial entre 4 (exceto afasia) e 22;

♦ sintomas neurológicos persistentes;

♦ ausência de achados tomográficos sugestivos de infarto recente *major*, ou seja, TCc com hipodensidade igual ou maior que 1/3 do território da artéria cerebral média ou ASPECTS menor que 7 (ver Comentários Finais, item a);

♦ idade acima de 18 anos.

Critérios de exclusão:

- *deficit* neurológicos menores ou isolados;
- início dos sintomas maior que 6 horas (exceto território posterior, que pode ser considerado até 12 horas);
- acordar com os sintomas (se o tempo entre a última vez que o paciente foi visto sem *deficit* for superior a 6 horas);
- não saber o tempo de evolução dos sintomas;
- uso de anticoagulante oral ou INR acima de 1,7;
- uso de heparina nas últimas 48 horas e tempo de tromboplastina parcial ativado (TTPA) maior que o limite superior ou uso recente de anticoagulante oral e elevação do tempo de protrombina (TP), com INR > 1,5;
- plaquetas abaixo de 100.000/mm$^3$;
- AVC ou TCE grave nos últimos 3 meses;
- hemorragia intracraniana prévia (independentemente do tempo);
- neoplasia intracraniana maligna;
- cirurgia de grande porte nos últimos 14 dias;
- punção ou procedimento invasivo recente em sítio não compressível;
- suspeita de dissecção de aorta;
- punção de LCR em menos de 7 dias;
- PAS maior que 185 mmHg e PAD maior que 110 mmHg, não respondedoras ao uso de drogas hipotensoras;
- glicemia < 50 mg/dL ou > 400 mg/dL;
- sangramento gastrointestinal ou urinário nos últimos 21 dias;
- sangramento ativo (exceto menstruação);
- infarto agudo do miocárdio (IAM) nos últimos 3 meses (controverso);
- ressuscitação cardiorrespiratória traumática ou > 10 minutos;
- demência ou outras doenças sem alcance de cura;
- gravidez;
- úlcera péptica ativa;

- uso de cocaína;

- insuficiência renal;

- pericardite ou endocardite bacteriana.

Outros fatores preditivos de transformação hemorrágica (não são contraindicações): presença de edema ou efeito de massa na TC nas primeiras 3 horas, mesmo em território menor que 1/3 da artéria cerebral média, idade maior que 75 anos, glicemia elevada e NIHSS maior que 20.

Não são considerados critérios absolutos de exclusão (caso o neurologista responsável pelo tratamento trombolítico esteja convicto de que não estão relacionados com o *deficit* neurológico agudo):

- glicemia maior que 400 mg/dL;

- crise epiléptica no início do *deficit* neurológico;

- diagnóstico prévio de malformação arteriovenosa e/ou aneurisma (lesões com baixo risco de sangramento com aneurismas não rotos devem ser avaliadas caso a caso).

Administração do r-TPA (Actilyse®: uma ampola tem 50 mg): inicialmente, devem ser obtidos dois acessos venosos periféricos. O r-TPA deve ser administrado na dose total de 0,9 mg/kg, até um máximo de 90 mg. Injetar 10% da dose calculada EV em 1 minuto e o restante, em 60 minutos, com bomba de infusão. Durante a infusão, o paciente deve estar monitorado em unidade de AVC, sala de emergência ou UTI pelo período mínimo de 24 horas para a detecção de quaisquer mudanças no quadro neurológico, sinais vitais ou evidência de sangramento.

Recomendações após o uso de r-TPA:

- nas primeiras 24 horas: não passar sonda nasoenteral nem cateterização arterial ou punção venosa profunda; não passar sonda vesical (neste caso, até 30 minutos do término da infusão);

- deve ser feita TC ou RM ao final de 24 horas, antes de se iniciar medicamento antitrombótico (antiagregante plaquetário ou anticoagulante);

- solicitar hemoglobina, hematócrito, TP e TTPA entre 12-24 horas, para o controle evolutivo;

- manter os níveis menores que 180 x 105 mmHg e evitar níveis sistólicos menores que 140 mmHg. O controle da pressão arterial deve ser realizado nos seguintes intervalos de tempo:

- primeiras 2 horas após r-TPA – a cada 15 minutos;
- de 2 a 6 horas após r-TPA – a cada 30 minutos;
- 6 a 24 horas após r-TPA – a cada hora;

- o controle da temperatura axilar deve ser realizado a cada 2 horas e instituídas medidas para hipertermia;

- o controle da glicemia capilar deve ser realizado com intervalo mínimo de 4 em 4 horas e, nos casos de protocolo de insulina, de hora em hora;

- devem-se utilizar, como medidas para a profilaxia de trombose venosa profunda, a compressão pneumática (preferencialmente) e as meias elásticas;

- em caso de suspeita de sangramento no SNC, com piora neurológica (aumento de 4 pontos ou mais na escala do NIHSS): descontinuar a infusão do r-TPA, TC urgente, colher sangue para coagulograma. Se necessário, solicitar avaliação neurocirúrgica.

Tratamento das complicações hemorrágicas:

- crioprecipitado: 6 a 8 U EV (manter fibrinogênio sérico maior que 100 mg%);

- plasma fresco congelado: 2 a 6 U;

- se nível baixo de plaquetas ou uso de antiagregantes plaquetários: 6 a 8 U de plaquetas;

- concentrado de hemácias: manter hemoglobina maior que 10 mg%.

j) anticoagulação: a heparina EV não é recomendada de forma sistemática; algumas indicações podem ser citadas:

- AVCI cardioembólico com alto risco de nova embolização por prótese valvar, fibrilação atrial, infarto do miocárdio com trombo mural, trombo em átrio esquerdo;

- coagulopatias (deficiência de proteínas C e S);

- dissecção sintomática intra ou extracraniana;

- estenose sintomática intra ou extracraniana (sem melhora com o uso de antiagregantes);

- estenose da artéria carótida interna extracraniana sintomática anterior à cirurgia;

# BREVIÁRIO DE CONDUTAS TERAPÊUTICAS EM NEUROLOGIA

- AIT em crescendo ou AVCI em evolução, sem resposta a antiagregantes;
- trombose venosa cerebral. Posologia: heparina 5.000 UI/mL, dose de ataque: 1 a 2 mL endovenoso (EV);
- dose de manutenção: 1 mL EV de 4/4 h ou 1,2 mL diluído em 120 mL de soro fisiológico 0,9%, EV contínuo, através de bomba de infusão (20 mL/h ou 20 µgotas/min);
- fazer coagulograma basal antes de iniciar o tratamento, controlar TTPa diário (manter entre 1,5 a 2,3 vezes com relação ao valor basal);
- manter heparina EV e iniciar anticoagulante oral:
  - femprocumona 3 mg: um cp VO/dia; ou
  - varfarina 5 mg: três comprimidos VO/dia (primeiro dia), dois comprimidos VO/dia (segundo dia), mantendo um comprimido VO/dia.

Controlar TTPa, TAP e INR diário (manter INR entre 2,5 e 3,5). A partir do sétimo dia, manter anticoagulante oral por 3 a 18 meses (controlar tempo e atividade de protrombina (TAP) e INR.

A heparina de baixo peso molecular (nadroparina 0,6 mL/SC·12/12 h ou enoxaparina 60 mg/SC 12/12 h) é utilizada se houver contraindicação ao uso de heparina. Deve ser mantida por 3 semanas, seguida por anticoagulante oral.

k) Antiagregantes plaquetários: são indicados para os pacientes não elegíveis para a terapia anticoagulante e nem trombolítica (ver Tratamento de AIT). Em pacientes que já vinham em uso de AAS, sugere-se realizar uma dose de ataque de clopidogrel de 300 mg, seguida de dose de manutenção de 75 mg ao dia. Outra possibilidade, ainda controversa, é a dupla antiagregação plaquetária para os casos considerados de alto risco, por um período de até 3 meses.

l) Antiedematosos: o edema cerebral é a principal causa de complicações e óbito no AVC. O seu tratamento é controverso, havendo evidências de benefícios com o uso de drogas hiperosmolares, como o manitol a 20% (ver Tratamento de Hemorragia Intracraniana). O tratamento deve ser iniciado o mais precocemente possível, e mantido por um período aproximado de 10 dias, com um mínimo de 5 dias. Casos leves não necessitam desta terapêutica. Merece especial cuidado, e por vezes devem ser contraindicados em doentes com insuficiência cardíaca, insuficiência renal e diabetes. A dexametasona deve ser contraindicada como tratamento.

m) O início da reabilitação deve ser precoce, para evitar complicações da imobilidade e favorecer a estimulação neuronal. Devem-se prevenir a broncoaspiração, a trombose venosa profunda de membros inferiores, um consequente tromboembolismo pulmonar e as úlceras de pressão. Tratar os processos infecciosos como pneumonia e infecção do trato urinário.

n) Controle da hipertermia: pequenas elevações na temperatura corporal aumentam o volume do tecido cerebral infartado, sendo recomendável tratar a partir de 37,5°C agressivamente, com medicações antipiréticas e, em casos refratários, medidas físicas (resfriamento). Em pacientes com AVC agudo, a febre está associada ao aumento nos índices de morbidade e mortalidade.

## COMENTÁRIOS FINAIS

- Após a detecção da isquemia aguda, é necessário avaliar sua extensão. Quanto mais extenso for o acometimento parenquimatoso, pior será o prognóstico e maior o risco de sangramento. Existem alguns sistemas de pontuação para estimar a área de isquemia aguda, como o do *Alberta Stroke Programme Early CT Score* (ASPECTS). Neste método, o território da artéria cerebral média (ACM) é dividido em dez regiões, analisadas em duas imagens axiais de TC. A primeira é no nível do tálamo e dos núcleos da base e a outra, 2 cm cranialmente. Para cada território acometido é subtraído um ponto de um total de 10. Pacientes com pontuação menor que 7 (cerca de 1/3 do território da ACM) apresentam pior prognóstico e maior risco de sangramento com o tratamento trombolítico.

- A RMc apresenta vantagens na avaliação dos eventos de circulação posterior, precocidade no reconhecimento de lesões isquêmicas e avaliação subjetiva de penumbra através do *mismatch* difusão-perfusão. Este é a diferença entre a área de hipoperfusão e a lesão de restrição de difusão. É seguro e efetivo tratar pacientes com até 6 horas de início dos sintomas com r-TPA por via endovenosa, selecionados por RM (*mismatch* maior que 20%). Pacientes sem *mismatch* não se beneficiam de recanalização precoce. Em centros de AVC com disponibilidade de RM com *software* de difusão e perfusão, é possível tratar com trombolítico aqueles pacientes que acordam com os sintomas instalados, sem poder determinar o horário do início dos mesmos. Isto depende da presença de *mismatch* maior que 20% na difusão/perfusão, e uma imagem negativa no FLAIR, confirmando que a lesão tem poucas horas.

BREVIÁRIO DE CONDUTAS TERAPÊUTICAS EM NEUROLOGIA

- Existe uma nova geração de anticoagulantes orais (dabigatran, rivaroxaban, edoxaban), para a prevenção de eventos tromboembólicos e AVCs em portadores de fibrilação atrial não valvar, que não necessitam de monitoração laboratorial frequente e parecem ser eficazes e seguros em curto e longo prazos. Eles também apresentam baixo risco de interação medicamentosa ou alimentar. Estão disponíveis no mercado farmacêutico brasileiro o dabigatran (Pradaxa®) em cápsulas de 75 mg, 110 ou 150 mg – sendo a dose usual, no AVC, de duas vezes por dia, e o rivaroxaban (Xarelto®) de 10 ou 20 mg, uma vez por dia. Dabigatran é um inibidor direto da trombina; rivaroxaban é inibidor do fator Xa. A meia-vida é curta, ao contrário da varfarina. Até o momento não existem antídotos comprovadamente eficazes para a reversão do efeito dos novos anticoagulantes (não revertem com vitamina K ou plasma fresco congelado). Foi demonstrada a redução de sangramentos intracranianos em comparação com a varfarina. No momento não estão aprovados para uso em próteses metálicas. As doses devem ser ajustadas em pacientes com insuficiência renal.

- A agitação psicomotora raramente é decorrente do AVC, devendo-se procurar causas como febre, desidratação, dor, infecção, retenção urinária.

- A hipotermia moderada (33-34°C) tem sido empregada como abordagem terapêutica para diminuir o edema cerebral e o efeito de massa pelo infarto cerebral, contudo deve ser realizada somente em serviços com unidades de tratamento intensivo e pessoal altamente especializado.

- Existem controvérsias sobre o benefício da hiperventilação no tratamento da fase aguda do AVC, principalmente se a PIC for maior que 35 mmHg. Ela é efetiva e pode ser recomendada no controle inicial da hipertensão intracraniana aguda (Glasgow menor que 8), incluindo-se pacientes com síndrome de herniação. Como as reduções da hipertensão intracraniana e/ou do edema cerebral através deste processo não são sustentadas, este deve ser mantido enquanto se associam outras medidas terapêuticas. A diminuição gradual da hiperventilação é essencial para evitar a elevação rebote da PIC, não sendo recomendado o aumento da $PCO_2$ acima de 2 a 3 mmHg por hora. Os parâmetros utilizados são: $PCO_2$ entre 25 e 30 mmHg; pressão expiratória final positiva no máximo entre 10 e 12 cm $H_2O$, se possível, para evitar comprometimento do fluxo venoso cerebral. Deve-se evitar a hiperventilação prolongada quando houver instabilidade da pressão sanguínea, arritmia ou barotrauma pulmonar.

- O tratamento com hemodiluição no AVCI é controverso, não sendo recomendado quando houver desidratação, anemia, insuficiência renal, infarto agudo do miocárdio, angina instável, insuficiência cardíaca descompensada e edema cerebral. A hemodiluição hipervolêmica pode ser útil na isquemia secundária ao vasoespasmo após hemorragia subaracnóidea.

- Existem evidências experimentais de sucesso com medicamentos neuroprotetores, mas isto não se tem comprovado em ensaios clínicos.
- Trombólise:
  - a melhora completa dos sinais e sintomas é contraindicação para o tratamento trombolítico. É recomendável a realização de RMc com restrição de difusão. Caso não se demonstrar lesão, reinicia-se a contagem do tempo para a trombólise, pois pode haver recorrência precoce;
  - a estreptoquinase não é recomendada como trombolítico no AVCI;
  - a pró-uroquinase não está aprovada para o tratamento de AVCI, embora o tratamento intra-arterial na oclusão da artéria cerebral média em uma janela de até 6 horas tenha revelado melhora significativa do prognóstico;
  - a terapia trombolítica em pacientes acima dos 80 anos deve ser criteriosa e individualizada, mas deve ser encorajada, pois traz comprovados benefícios a esta faixa etária;
  - estudos sugerem um efeito neurotóxico associado ao r-TPA. Novos trombolíticos, como a microplasmina e o ativador do plasminogênio da saliva do morcego, que não levam a alteração da função da matriz metaloproteinase, poderão ser menos neurotóxicos.
  - as taxas de recanalizações para oclusões proximais (tronco de artéria cerebral média e artéria basilar) são superiores com trombólise intra-arterial (70% intra-arterial *versus* 34% com tratamento endovenoso). Assim, ela está indicada como opção de tratamento em pacientes com AVCI entre 3 e 6 horas, com oclusões de grandes artérias, mesmo com cirurgia recente (contraindicação para tratamento endovenoso) e no AVCI que ocorre como complicação pós-cateterismo cardíaco e arteriografia.
- As principais complicações da fase aguda do AVCI são: herniação, hidrocefalia, transformação hemorrágica, convulsões. Se a pressão intracraniana (PIC) estiver monitorada, o objetivo é manter a pressão de perfusão cerebral maior que 70 mmHg. O tratamento clínico da hipertensão intracraniana (HIC) consiste em:
  - terapia osmótica (manitol);
  - hipotermia (32-33°C), realizada com cuidados neurointensivos;

◆ hemicraniectomia descompressiva para infartos malignos da artéria cerebral média: a taxa de mortalidade é reduzida de 70 para 30%; deve ser indicada no prazo de 48 horas após o início do quadro. O tratamento cirúrgico pode ser uma opção quando se perde a janela terapêutica para a aplicação do trombolítico, e o paciente começa apresentar sinais de deterioração clínica, ou quando o infarto é extenso ou localizado no cerebelo. Pode-se predizer, quando os pacientes se apresentam com *déficit* intensos, como hemiplegia, afasia, desvio conjugado do olhar e da cabeça, associados a alterações tomográficas precoces (menor que 12 h), como hipoatenuação extensa maior que 50% do território da artéria cerebral média (ACM) e apagamento de sulcos, que a evolução será maligna. Postula-se que a espera por sinais de herniação pode piorar o prognóstico em razão da lesão mesencefálica irreversível. Aqueles que provavelmente mais se beneficiariam com o procedimento cirúrgico seriam os pacientes jovens, principalmente com menos de 50 anos, com menor atrofia cerebral, que podem não tolerar edemas cerebrais maciços. A principal controvérsia sobre essa medida seria a qualidade de vida que esses pacientes teriam por conta da afasia em caso de infartos em hemisfério dominante. Atualmente, sugere-se que o lado do infarto não deve ser um critério para a definição da conduta cirúrgica, mas é importante discutir com a família o prognóstico do paciente. Foi determinado que pacientes com PIC elevada tendem a ter pior prognóstico. Entretanto, o valor inicial da PIC não permite a informação precoce da evolução clínica. Em resumo, o quadro clínico e radiológico é suficiente para determinar o momento da hemicraniectomia;

◆ ventriculostomia externa com craniectomia suboccipital descompressiva para infarto cerebelar: pacientes com infarto cerebelar extenso podem evoluir rapidamente para coma profundo por compressão do tronco encefálico ou hidrocefalia. A derivação ventricular externa isolada deve ser evitada pelo risco de herniação cerebelar ascendente e por não evitar a compressão do tronco.

• Tratamento endovascular do AVC: os pacientes que não melhoram ou pioram dentro da primeira hora do término da infusão do r-TPA, com risco elevado de morte ou graves sequelas, podem ser levados à hemodinâmica para trombólise intra-arterial e uso de dispositivos para a retirada do trombo (sem a necessidade de trombolítico), podendo, dessa forma, estender a janela terapêutica. A injeção de drogas fibrinolíticas por via intra-arterial é utilizada para a recanalização pela dissolução do trombo/êmbolo, através de sua ação local com menor dose. A janela terapêutica para o início do tratamento com drogas fibrinolíticas por via intra-arterial é de até 6 horas, a partir do início dos sintomas neurológicos, em território carotídeo, estendendo-se até 12 horas em território vertebrobasilar.

O dispositivo MERCI (*Mechanical Embolus Removal Cerebral Ischemia*) pode aumentar as taxas de recanalização de grandes vasos. Os pacientes selecionados foram tratados com até 8 h do início dos sintomas. Os eventos adversos foram perfuração do vaso, dissecção vascular e embolização do trombo para outro segmento do vaso. A taxa de recanalização é maior se for associado ao r-TPA. Outro dispositivo em fase de teste é o "penumbra", que remove o trombo por sucção.

Na vigência de reoclusão arterial em pacientes com menos de 6 horas de evento isquêmico em território da artéria cerebral média, evidenciada por Doppler transcraniano ou angiografia por tomografia ou por ressonância, pode-se tentar a trombólise intra-arterial de resgate.

A dose habitual de r-TPA intra-arterial é de 0,3 mg/kg diluídos em soro fisiológico a 0,9%, através de injeção lenta após a recanalização mecânica do trombo. Este volume é distribuído pré, pós e intratrombo. Heparina em baixas doses pode ser utilizada pelo introdutor arterial. A associação de fibrinolítico e antiagregante plaquetário é questionada e necessita de melhor avaliação.

Outras técnicas intra-arteriais são: lise mecânica com cateter, angioplastia com balão, *stents* e uso de dispositivos como "laço".

- A endarterectomia carotídea é indicada nos pacientes com estenose de alto grau, sintomática. Ela pode ser indicada de forma precoce, nos pacientes com infartos pequenos (menores que 2 cm) e naqueles com AVCI de leve gravidade, caracterizado por uma monoparesia ou leve hemiparesia, seguida por melhora.

## ACIDENTE VASCULAR CEREBRAL HEMORRÁGICO

### *ASPECTOS ESSENCIAIS*

- A hemorragia intracerebral (HeIC) ou parenquimatosa é causada pela ruptura espontânea (não traumática) de um vaso, com extravasamento de sangue para dentro do tecido encefálico (hemorragia intraparenquimatosa), para o sistema ventricular (hemorragia intraventricular), e/ou espaço subaracnóideo (hemorragia subaracnóidea).

- A HeIC é responsável por 10 a 20% dos casos de AVC.

Os fatores de risco não modificáveis mais conhecidos são: idade avançada, raça negra, raça amarela e sexo masculino.

A hipertensão arterial é o principal fator de risco modificável, estando presente em 70 a 80% dos pacientes com este tipo de AVC. Outros fatores de risco modificáveis são angiopatia amiloide cerebral, tabagismo, alcoolismo, coagulopatias, simpaticomiméticos e outros.

- As causas de HeIC podem ser divididas em primárias e secundárias. Denomina-se HeIC primária quando resulta de ruptura de pequenos vasos cronicamente danificados pela hipertensão arterial, ou está associada à angiopatia amiloide. As causas secundárias mais importantes são: aneurismas (saculares, infecciosos, traumáticos, neoplásicos), malformações vasculares (malformação arteriovenosa, telangiectasia, angioma cavernoso, angioma venoso), tumores primários ou metastáticos, coagulopatias, trombose venosa cerebral, fístula arteriovenosa cerebral, vasculopatias (vasculites, dissecção arterial, *moyamoya*), radioterapia, anticoagulantes (15% dos casos de HeIC), trombolíticos, antiplaquetários, simpaticomiméticos, eclâmpsia, alcoolismo, cocaína, *ecstasy*, anfetamina, pós-neurocirurgia, pós-cirurgia carotídea.

Em geral, as hemorragias lobares sugerem maior possibilidade de causa secundária, indicando a necessidade de investigação mais aprofundada do que nas HeIC profundas.

- O exame de neuroimagem é fundamental para o diagnóstico. A TC geralmente confirma o diagnóstico e pode sugerir a causa do sangramento. Por exemplo, quando este está localizado nos núcleos da base, provavelmente é devido a hematoma hipertensivo; na angiopatia amiloide ocorre um ou mais hematomas lobares associados à leucoaraiose; na ruptura de aneurisma há presença de sangue no espaço subaracnóideo.

A RM é importante para identificar pequenos pontos de sangramento, especialmente na angiopatia amiloide cerebral. Este exame tem sensibilidade e especificidade comparáveis à TC para o diagnóstico de HeIC na fase aguda.

Estudo angiográfico por ressonância ou tomografia deve ser realizado na maioria dos casos. Nas hemorragias profundas, putaminal, talâmica e pontina, a angiografia é quase sempre normal. Deve-se recorrer ao cateterismo seletivo quando houver HeIC de localização atípica, ou em pacientes com idade abaixo de 45 anos (independentemente de haver hipertensão arterial) ou se houver dúvida quanto à causa.

- A HeIC apresenta três fases na sua evolução: sangramento e formação do hematoma, crescimento do hematoma e edema perilesional. O tratamento deve focar as duas últimas fases.

## TRATAMENTO

- Todo paciente com HeIC deve ser internado. Não existe um tratamento específico para HeIC. As medidas são tomadas de acordo com a gravidade de cada caso. As abordagens pré-hospitalar e na sala de emergência não diferem daquelas dispensadas ao paciente com AVCI.

O estado neurológico do paciente deve ser seguido e reavaliado em intervalos curtos utilizando as escalas de coma de Glasgow e de AVC do NIH (NIHSS). Aqueles com comprometimento do nível de consciência requerem atenção maior e imediata, através de uma adequada manutenção dos parâmetros respiratórios e hemodinâmicos. Intubação e assistência respiratória podem ser necessárias, tomando como padrão a escala de Glasgow com valor abaixo de 8, dificuldade respiratória ou sinais de alterações do tronco cerebral.

- Os exames laboratoriais devem ser feitos emergencialmente, bem como eletrocardiograma e radiografia de tórax. Quando em condições, o paciente deve ser encaminhado à tomografia de crânio, quando será possível calcular o volume do hematoma. Idealmente, após a realização do exame de neuroimagem, os pacientes devem ser encaminhados para leitos monitorados em uma unidade de AVC ou em leitos de terapia intensiva.

- O paciente deve ser mantido em repouso, com monitoração multiparamétrica e exame neurológico frequente. Como o quadro é evolutivo, não existe um intervalo de tempo específico para reexaminar ou executar nova TC de crânio. Em média, esta deve ser repetida em 12 a 24 horas, principalmente nos casos em que a lesão inicial apresenta grande volume, com compressão de ventrículos ou desvio de linha média, ou está associada à piora do quadro neurológico.

- Quanto à prescrição, os seguintes itens devem ser considerados:

a) Dieta: se o estado geral do paciente for bom, mantendo adequado nível de consciência, não tendo sinais de disfagia, com hematoma de volume pequeno, poderá receber dieta leve, por via oral, considerando seus antecedentes mórbidos (diabetes e hipertensão arterial, principalmente). Se existir risco de complicações, com rebaixamento do nível de consciência ou com probabilidade de ser submetido a procedimento cirúrgico, deve ser mantido em jejum. Uma vez descartada a necessidade de procedimento invasivo, e não tendo condições de se alimentar por via oral, deve ser alimentado através de sonda nasogástrica ou nasoenteral.

b) Controlar o balanço hídrico de acordo com as condições gerais do paciente. Evitar solução glicosada, exceto se houver hipoglicemia. A hidratação deve ser, preferencialmente, através do aparelho digestório (oral ou por sonda).

c) A HAS é comum na fase aguda de HeIC. A monitoração da PA pode ser feita de forma não invasiva e intermitente, com um dispositivo de insuflação automática. Entretanto, a monitoração invasiva intra-arterial é sugerida quando a infusão contínua de medicamentos anti-hipertensivos for necessária. O tratamento da HAS deve ser mais agressivo do que no AVCI e deve ser instituído tão logo que possível, com o objetivo de evitar a expansão do sangramento. Entretanto, a redução excessiva da PA pode acarretar diminuição da pressão de perfusão cerebral (PPC).

Nos pacientes com hemorragia intracerebral, deve-se reduzir a PA sistólica quando acima de 180 mmHg, a PA diastólica acima de 105 mmHg e a PA média (PAM) acima de 130 mmHg. Tal terapêutica deve levar a PA sistólica a níveis entre 140 e 160 mmHg, a diastólica ao redor de 90 mmHg ou a PA média inferior a 110 mmHg. Nos pacientes torporosos ou em coma, a monitoração da pressão intracraniana pode ser necessária para manter a PPC acima de 70 mmHg (PPC = PAM – PIC).

Recomenda-se, nas situações em que tais parâmetros pressóricos são ultrapassados, a utilização intravenosa de metoprolol ou nitroprussiato de sódio nos casos mais graves. Os medicamentos anti-hipertensivos por via oral (ou sonda) devem ser instituídos e titulados assim que possível (ver AVCI – Tratamento).

d) Utilizar analgésicos e antieméticos, se necessário.

e) Sugere-se o uso de drogas antiepilépticas de rotina apenas em pacientes com HeIC que apresentem evidências clínicas e eletroencefalográficas de crises epilépticas ou de estado de mal epiléptico. Recomenda-se o tratamento profilático com anticonvulsivantes em pacientes torporosos e comatosos, em pacientes com hemorragias lobares e naqueles em que existem sinais de hipertensão intracraniana. As drogas mais recomendadas são a fenitoína e o fenobarbital, que devem ser mantidas em níveis séricos terapêuticos durante 1 mês e, posteriormente, retiradas de forma gradual.

A hipertensão intracraniana e o edema cerebral perilesional devem ser tratados com drogas osmóticas, como manitol (ver Tratamento de Acidente Vascular

Cerebral Isquêmico). O manitol é metabolicamente inerte no homem. Age como diurético, elevando a osmolaridade do filtrado glomerular, impedindo a reabsorção de água; aumenta a excreção de sódio e cloreto, e pode provocar retenção de ureia e creatinina, além de aumentar a volemia. Praticamente não sofre biotransformação; uma pequena parte é transformada em glicogênio no fígado. O início de ação ocorre entre 30 a 60 minutos, com duração de 4 a 8 horas. É eliminado por via urinária. A dose inicial recomendada é um *bolus* de 0,5 a 1 g/kg, com doses de manutenção de 0,25 a 0,5 g/kg a cada 3 a 6 horas. Limite de dose para adultos: 6 g por kg de peso num período de 24 horas. A osmolaridade plasmática deve ficar entre 300 e 320 mOsm/L. Pode aumentar os riscos de toxicidade digitálica. Descontinuar o uso do produto se ocorrerem sinais insuficiência cardíaca, insuficiência renal ou de congestão pulmonar. Apresentação: solução a 20% (200 mg/mL).

Pacientes comatosos com aumento da PIC podem se beneficiar de medidas como elevação da cabeceira a 30 graus, analgesia, sedação e hiperventilação. Entretanto, não há evidências sobre os benefícios destas terapias. A monitoração da pressão intracraniana (PIC) está indicada nos casos de comprometimento da consciência com cateter intraventricular, mantendo-a menor que 20 mmHg.

f) Controlar hipertermia e hiperglicemia (manter menos que 140 mg/dL na fase aguda) com rigor.

g) Profilaxia de trombose venosa profunda e tromboembolismo pulmonar: podem ser utilizados dispositivos de compressão pneumática de membros inferiores desde a admissão. O uso de heparina não fracionada subcutânea profilática (5.000 unidades, três vezes por dia) parece seguro após 48 horas do evento. A enoxaparina na dose de 40 mg/dia parece uma alternativa comparável.

h) Mobilização e reabilitação precoces são recomendadas.

## COMENTÁRIOS FINAIS

- O prognóstico da HeIC é sombrio, com elevadas taxas de incapacidade, sendo as de mortalidade entre 35 e 52% dos pacientes no final do primeiro mês.

- O fator VII ativado recombinante é um potente ativador da cascata da coagulação, que tem indicação para tratamento de hemorragia em hemofilia, e mostrou resultados satisfatórios na prevenção de expansão do hematoma intracerebral. Este medicamento é administrado nas primeiras 4 horas do início do sangramento, na dose de 80 µg/kg (estudo FAST).

- No caso de hemorragia intracraniana por varfarina, recomenda-se:
  - suspensão do anticoagulante;
  - determinação do tempo e da atividade de protrombina aferidos por meio da razão normatizada internacional ou INR;
  - vitamina K, na dose de 1 a 10 mg em 100 mL de soro fisiológico 0,9%, endovenoso, em 30 minutos;
  - plasma fresco congelado: duas a três unidades, por via endovenosa (10 mL/kg) ou concentrado de complexo protrombínico (10 a 30 µg/kg), um componente de difícil obtenção, não encontrado na rotina;
  - o fator VII recombinante ativado pode ser usado para reverter a anticoagulação em pacientes com HeIC, antes de procedimento cirúrgico, já que uma única dose deste medicamento parece ser capaz de normalizar rapidamente o INR. Não há recomendação para o uso deste medicamento em HeIC espontânea;
  - depois de obtida a normalização do INR (abaixo de 1,4), o esquema de anticoagulação precisa ser reiniciado.
- Em pacientes com HeIC associada ao uso de heparina, utiliza-se sulfato de protamina injetável.
- No caso de complicações hemorrágicas pelo uso de trombolítico, que frequentemente ocorrem nas primeiras 24 horas de terapia, os sinais de deterioração do quadro neurológico são importantes. Recomenda-se:
  - cessar a infusão;
  - manter duas veias periféricas para infusão de cristaloides;
  - submeter o paciente à TCc para a confirmação do sangramento;
  - fazer os seguintes exames: hematócrito, tempo de protrombina (TP), TTPA e fibrinogênio;
  - infundir seis a oito unidades de crioprecipitado ou duas a três unidades de plasma fresco. Manter crioprecipitado se o fibrinogênio estiver baixo, ou administrar o plasma fresco se existir alteração do TP ou TTPA. Infundir seis a oito unidades de plaquetas, se estiverem em nível baixo;
  - infundir concentrado de glóbulos suficiente para manter o hematócrito adequado;
  - infundir fluidos para tratar a hipotensão;

- considerar consultas neurocirúrgica e hematológica.

- O tratamento cirúrgico não demonstrou superioridade sobre o tratamento clínico. A craniotomia convencional para a drenagem de hematoma supratentorial nas primeiras 96 horas não deve ser indicada de rotina. No entanto, algumas recomendações são admitidas:

  - a cirurgia muito precoce (antes de 12/24 horas) deve ser evitada e postergada, exceto se houver deterioração do quadro neurológico;

  - a cirurgia pode ser realizada em pacientes jovens, com Glasgow entre 9 e 12, com hemorragia lobar volumosa, com efeito de massa importante e agravamento clínico;

  - a cirurgia pode ser realizada, embora sem evidência clara de benefício, nas hemorragias profundas com mais de 30 mL ou com crescimento do hematoma ou deterioração clínica;

  - hematomas cerebelares maiores que 3 cm de diâmetro ou 40 mL, que apresentem deterioração neurológica, sinais de herniação, compressão do tronco encefálico ou hidrocefalia, têm indicação de craniectomia descompressiva de fossa posterior e drenagem do mesmo o mais brevemente possível;

  - toda hidrocefalia associada ao aumento da PIC deve ser tratada com derivação ventricular externa;

  - a inundação ventricular, seja primária ou secundária, se for responsável pela deterioração clínica, deve ser abordada através de uma drenagem ventricular externa. Como o sangue ventricular coagula parcial ou totalmente, há necessidade de usar trombolítico (r-TPA, 2 a 3 mg cada 24 horas, se necessário) para dissolver o coágulo.

## HEMORRAGIA SUBARACNÓIDEA

### ASPECTOS ESSENCIAIS

- A hemorragia subaracnóidea (HSA) é causada por sangramento arterial, que ocorre no espaço subaracnóideo, podendo se estender para o parênquima cerebral e/ou para dentro dos ventrículos. As principais causas de HSA espontânea são:

  - ruptura de aneurisma intracraniano (congênito ou micótico): causa mais comum;

- hemorragia intracerebral hipertensiva;
- ruptura de malformações vasculares (malformação arteriovenosa, fístula arteriovenosa, cavernoma);
- desordens hemorrágicas (hemofilias, leucemias, policitemia *vera*, anemia falciforme, púrpura trombótica trombocitopênica, anemia aplásica);
- dissecção de artérias intracranianas;
- doenças autoimunes (periarterite nodosa, lúpus eritematoso sistêmico);
- doenças infecciosas (meningites, endocardites);
- embolia cerebral;
- neoplasias intracranianas (glioblastoma multiforme, carcinomas metastáticos, sarcoma e melanoma maligno);
- drogas: anfetaminas, cocaína, efedrina, contraceptivos orais, inibidores da monoamino-oxidase, álcool, anticoagulantes;
- outras causas: *moyamoya*, nefrite hemorrágica;
- causas indeterminadas.

- Cerca de 10 a 15% dos pacientes morrem antes de serem atendidos por um serviço médico; outros 25%, nas primeiras 24 horas, independentemente do atendimento médico; 50%, dentro do primeiro mês; e apenas 1/3 dos sobreviventes tem bom prognóstico. O ressangramento é a principal causa de morbidade e mortalidade naqueles que sobreviveram ao primeiro evento.

- A HSA acomete mais mulheres do que homens, sendo mais frequente entre 45 e 65 anos. Cerca de 50% dos pacientes apresentam cefaleia de alerta ou sentinela, usualmente 6 a 20 dias antes do quadro principal.

- Os principais fatores para estimar a ocorrência de HSA secundária à ruptura aneurismática são o tamanho (entre 3 e 10 mm, 71 a 86%) e a morfologia (multilobulados e irregulares) do mesmo.

- Algumas condições clínicas, como doença do rim policístico, displasia fibromuscular, malformação arteriovenosa, doenças do tecido conjuntivo (Ehlers-Danlos tipo IV, síndrome de Marfan), síndrome de Osler-Weber-Rendu e arteriosclerose, estão associadas à maior incidência de aneurismas cerebrais.

- Os principais fatores prognósticos relacionados à HSA por ruptura aneurismática são: estado neurológico precário após 24 horas do icto, idade avançada, tamanho, localização e forma do aneurisma, hemorragia intraventricular, hemorragia intracerebral, edema cerebral difuso, grande quantidade de sangue no espaço subaracnóideo, aneurismas da circulação posterior, ressangramento e vasoespasmo precoce.

- Uma consideração especial deve ser feita com relação aos aneurismas micóticos, geralmente encontrados nos ramos distais das artérias cerebrais, sendo usualmente causados por endocardite infecciosa ou aspergilose. O agente microbiano mais comum é o *Staphylococcus aureus*.

- A principal manifestação clínica da HSA é a cefaleia abrupta e intensa (97% dos casos), associada ou não a perda da consciência, convulsões, náuseas e vômitos, rigidez de nuca (surge geralmente em 6 a 24 horas), hipertensão arterial, *déficit* neurológico focal, hemorragia ocular e coma.

- Diante da suspeita de HSA é necessária a realização de uma TCc, cuja sensibilidade diagnóstica é de 80 a 92% nas primeiras 24 horas e 20% no terceiro dia. Após 8 dias, a TCc é normal na maioria dos casos.

- A RM tem pouca sensibilidade nas primeiras 24 a 48 horas, em razão da baixa concentração de meta-hemoglobina. É um exame ideal para a avaliação de HSA subaguda e crônica (com mais de 10 dias), além de ser útil para determinar qual aneurisma sangrou, em casos de aneurismas múltiplos. A angiografia por RM (ângio-RM) e a angiotomografia (ângio-TC) têm aumentado a sensibilidade diagnóstica consideravelmente. A sequência FLAIR permite a identificação do sangue extravasado.

- Em alguns casos, a punção lombar deverá ser realizada como confirmação diagnóstica, principalmente quando a TCc aparenta ser normal, o quadro clínico é sugestivo e não há disponibilidade do exame de RM. O líquor é sanguinolento ou xantocrômico (após a centrifugação), incoagulável, com contagem de hemácias acima de $100.000/mm^3$, proteína elevada e glicose normal ou diminuída.

- O exame padrão-ouro no diagnóstico das lesões vasculares malformativas continua sendo a angiografia dos quatro vasos cerebrais. Este exame deverá ser repetido em 2 a 3 semanas nos caso de HSA sem alterações vasculares evidentes.

- O Doppler transcraniano é importante para a detecção precoce de vasoespasmos, bem como é útil no acompanhamento da evolução.

- As escalas de Fisher, de Hunt-Hess e da *World Federation of Neurologic Surgeons* (Quadro 18.3) são importantes para avaliação prognóstica e conduta.

## Quadro 18.3 – Escalas para Avaliação de HSA

**Escala de Fisher (baseada no aspecto tomográfico inicial e na quantificação do sangue no espaço subaracnóideo)**

**Graus**

1. Não há sangue à tomografia computadorizada
2. Extensão difusa do sangue subaracnóideo, sem coágulos e menor que 1 mm de espessura
3. Grande quantidade de sangue no espaço subaracnóideo (maior que 1 mm de espessura) e hematomas pequenos
4. Presença de sangue intracerebral e intraventricular, com significante sangramento subaracnóideo

**Escala de Hunt e Hess**

**Graus**

I. Assintomático ou com moderada cefaleia
II. Cefaleia moderada a intensa, rigidez de nuca, com ou sem *deficit* de nervos cranianos
III. Confusão, letargia ou sintomas focais moderados
IV. Estupor e/ou hemiparesia
V. Coma e/ou postura em extensão

**World Federation of Neurologic Surgeons**

| Graus | Escala de coma de Glasgow | *Deficit* motores |
|---|---|---|
| I | 15 | Ausentes |
| II | 14-13 | Ausentes |
| III | 14-13 | Presentes |
| IV | 12-7 | Presentes ou ausentes |
| V | 6-3 | Presentes ou ausentes |

- Os exames laboratoriais indicados são: hemograma, glicemia, coagulograma, ureia e creatinina, eletrólitos e gasometria arterial.

- A radiografia de tórax e o ECG devem ser solicitados.

- Principais complicações associadas à HSA:

  - **cardiológicas:** hipocinesia do miocárdio (miocárdio nocauteado), *flutter*, fibrilação atrial, taquicardia supraventricular, contrações atriais e ventriculares prematuras (até 50% dos casos).

  - **hiponatremia:** valor de sódio abaixo de 135 mmol/L, associado à síndrome da secreção inapropriada do hormônio antidiurético (SIADH) e à síndrome perdedora de sal (SPS).

  - **edema pulmonar neurogênico** (14% dos casos de HSA): sua incidência é diretamente proporcional à gravidade da hemorragia. É associado à estimulação simpática intensa, que leva ao aumento da permeabilidade capilar pulmonar, traduzida por hipóxia refratária à oxigenoterapia.

♦ **ressangramento:** ocorre principalmente nas primeiras 24 horas, não havendo relação com a pressão arterial. O risco permanece em 20% nos primeiros 14 dias e 50% dentro de 6 meses, com uma taxa de 3% ao ano.

♦ **hidrocefalia:** sua incidência na TC de admissão varia de 15 a 20% das HSA; desses percentuais, 30 a 60% dos pacientes não apresentam alteração de consciência. O quadro clínico consiste de rebaixamento de nível de consciência após um intervalo lúcido de poucas horas.

♦ **vasoespasmo cerebral:** quando não tratado adequadamente, pode provocar isquemia cerebral. Pode ser classificado como angiográfico ou clínico. O primeiro ocorre em 70% dos casos, com início no terceiro ou quarto dia após a HSA, com incidência máxima entre o sexto e o oitavo dia. O período de resolução está em torno do 12º ao 22º dia. O vasoespasmo clínico ocorre em 28 a 36% dos casos, com os sinais clínicos aparecendo de forma súbita: cefaleia, rigidez de nuca e febre; ocorre entre o quarto e 12º dia após a HSA, com pico de ocorrência entre o sétimo e o oitavo dia.

## TRATAMENTO

- É de fundamental importância a monitoração contínua, mesmo durante o período diagnóstico, dos dados vitais e parâmetros neurológicos (com controle da PIC naqueles com escala de Hunt e Hess entre IV-V).

Em casos de pacientes com dificuldade respiratória e queda progressiva da saturação de oxigênio sanguíneo, está indicada a intubação orotraqueal, que deverá ser feita com sedação e curarização adequadas, minimizando o risco de ressangramento e/ou isquemia cerebral. Se necessário, utilizar manobras de reanimação cardiopulmonar.

A cabeceira do paciente deve ser elevada a 30° e a estimulação sensorial deve ser mínima.

O controle da pressão arterial é fundamental para manter a perfusão cerebral adequada, e os valores não devem exceder 150 mmHg de pressão sistólica para os pacientes ainda não tratados do aneurisma. Medicamentos como clonidina, betabloqueadores e inibidores da enzima conversora da angiotensina são indicados (ver Tratamento de AVCI). Evitar antagonistas de cálcio e a hidralazina, por possuírem ação rápida e causarem aumento da PIC. Valores de pressão sistólica abaixo de 120 mmHg podem comprometer a perfusão cerebral, devendo ser corrigidos com infusão de cristaloides, coloides e uso de drogas vasoativas.

- A proteção gástrica pode ser feita com omeprazol, pantoprazol ou outros medicamentos semelhantes, lembrando que eles podem causar hiponatremia. Outra opção seria a ranitidina, famotidina ou cimetidina. Os antieméticos utilizados, quando necessários, são: domperidona, bromoprida, alizaprida ou ondansetrona.

- A profilaxia e o tratamento com anticonvulsivantes estão indicados na admissão, usualmente com fenitoína. Em casos de reação alérgica, podem-se utilizar carbamazepina, oxcarbazepina e fenobarbital.

- O uso de corticoide é controverso, mas parece ser eficaz no tratamento anti-inflamatório da HSA. A dexametasona é o mais usado, na dose de 4 mg a cada 6 horas, com redução gradual de acordo com a evolução clínica, controlando seus eventuais efeitos colaterais.

- É necessário o uso de medidas profiláticas para trombose venosa profunda de membros, com o uso de meias elásticas e/ou compressores pneumáticos, fisioterapia motora e respiratória.

- Medidas necessárias para o tratamento da hiponatremia:

  ◆ instalação de sistema para controle da pressão venosa central, para evitar complicações, como edemas cerebral e pulmonar, insuficiência cardíaca e hiponatremia dilucional. A SIADH é acompanhada de hipervolemia e a SPS, de hipovolemia;

  ◆ determinar o sódio urinário e a osmolaridade;

  ◆ verificar o peso corporal e o balanço hídrico;

  ◆ em casos de SIADH, limitar a infusão e a ingestão de fluidos a 1.000 mL/dia e, se necessário, administrar dimeclociclina e/ou furosemida;

  ◆ tratar a hipovolemia com infusão de cristaloides, coloides (solução de Ringer) e, se necessário, concentrado de hemácias;

  ◆ tratar a hiponatremia devido à SPS com ingestão suplementar de sal, soluções salinas hipertônicas ou acetato de fludrocortisona. É importante controlar a velocidade da reposição venosa do sódio, para evitar a mielinólise pontina, não excedendo 25 mEq/L/dia (1,3 mEq/L/h).

- Pacientes com hidrocefalia aguda que apresentam rebaixamento de nível de consciência e/ou grau de Hunt e Hess IV-V devem ser submetidos à derivação ventricular externa, havendo melhora clínica em 80% dos casos. Por causa do risco de ressangramento pela ventriculostomia, deve-se monitorar a PIC evitando sua redução brusca (manter entre 10 e 20 mmHg). Cerca de 50% dos pacientes com hidrocefalia aguda necessitarão de derivação ventriculoperitoneal permanente. Em pacientes com grande quantidade de sangue intraventricular, fibrinólise intraventricular com baixa dose de r-TPA (2 mg cada 12 horas por 3 dias) pode melhorar o prognóstico.

- É muito importante evitar o ressangramento. Não há uma medida efetiva para isto mas, de qualquer modo, devem-se evitar a estimulação e a agitação do paciente. Náuseas e vômitos devem ser tratados vigorosamente, inclusive com a passagem de sonda nasoenteral ou nasogástrica. O uso de emolientes fecais e enemas é importante para evitar o esforço da evacuação e eventual risco de ressangramento ou cefaleia por aumento da PIC. O controle da dor deve ser feito com dipirona, paracetamol, anti-inflamatórios não esteroidais e, se necessário, codeína, tramadol ou clorpromazina. A sedação em pacientes com nível de consciência adequado é feita com benzodiazepínicos na menor dose possível, para que não altere o estado de consciência. Em casos de agitação psicomotora importante, está indicado o uso de neurolépticos atípicos, além de barbitúricos. A sondagem vesical de demora ou de alívio deverá ser instituída para o controle do balanço urinário, quando ocorre dificuldade de esvaziamento vesical. Quadros de agitação e hipertensão podem estar associados à retenção de urina. Se houver tosse persistente, prescrever antitussígenos, lidocaína aerossol.

- O tratamento do vasoespasmo cerebral consiste na utilização de manobras para promover hipertensão, hipervolemia e hemodiluição, ou terapia "3H".

A hipertensão é induzida por drogas vasoativas, como fenilefrina, dopamina (10-30 mg/kg/min), dobutamina e noradrenalina (0,2-1,2 mg/h). Visa melhorar o fluxo sanguíneo cerebral em regiões isquêmicas afetadas pelo vasoespasmo. Manter a PAM entre 10 e 12 mmHg.

A hemodiluição deve ser realizada mantendo sempre o hematócrito entre 33 e 35%, com o intuito de reduzir a viscosidade sanguínea, melhorando também a capacidade reológica do sangue.

O uso de antagonistas de canal de cálcio é baseado no princípio de que eles podem reduzir a frequência de vasoespasmo, por inibirem o influxo de cálcio nas células dos músculos lisos dos vasos. Outros mecanismos seriam a preservação do metabolismo oxidativo, a estabilização da membrana celular e os efeitos reológicos, inibindo a agregação plaquetária. A nimodipina é a droga de escolha, sendo recomendada para todos os pacientes com HSA. Ela pode ser administrada por via endovenosa: 1 mg/h por 1 a 2 horas, seguida por infusão contínua de 1 a 6 mg/h, 30 a 60 mg via oral ou por sonda, a cada 4 a 6 horas. Mais tarde, nimodipina por via oral ou sonda, 60 mg, quatro a seis vezes por dia, pode ser dada por 2 a 3 semanas após a HSA. Efeitos colaterais incluem: *shunt* pulmonar direito-esquerdo e hipotensão, que pode afetar o fluxo sanguíneo coronariano e os músculos do aparelho digestório.

- O tratamento dos aneurismas micóticos consiste em aplicação de antibióticos por via sistêmica. A cirurgia somente deve ser feita se for observado um aumento do aneurisma, a despeito do tratamento, ou no caso de hemorragia recorrente.

## COMENTÁRIOS FINAIS

O momento ideal para a cirurgia do aneurisma ainda é motivo de controvérsia. Há uma tendência de realizar a cirurgia tão logo quanto possível, pelo menos em pacientes em boas condições clínicas. Com o aperfeiçoamento da técnica cirúrgica e dos aparelhos utilizados, a segurança é maior, significando uma opção terapêutica com relação ao tratamento endovascular.

- A melhor forma de prevenção do ressangramento é o tratamento cirúrgico precoce, quando possível. Evitar a agitação e a estimulação do paciente pode ser útil. Tratamentos com antifibrinolíticos não foram benéficos.

- O uso de substâncias como nicardipina (bloqueador de canal de cálcio), agentes antioxidantes e removedores de radicais livres, como tirilazad, nicaraveno e ebseleno, inibidores das enzimas quinases, agentes imunomoduladores e trombólise cisternal, estão sendo pesquisados para evitar o vasoespasmo cerebral. Outra opção terapêutica interessante é o uso de agentes antiplaquetários, como a aspirina, que ativam as plaquetas dentro dos primeiros 3 dias de HSA, e diminuem o risco de isquemia. Tratamento invasivo para o vasoespasmo inclui técnicas endovasculares, como o balão de angioplastia e a administração intra-arterial de papaverina. Esses agentes são eficazes para a vasodilatação, porém o efeito é pouco duradouro.

- Outro tratamento, para a exclusão do aneurisma, pode ser feito por via endovascular (através da embolização de molas). O procedimento é minimamente invasivo e, em casos bem selecionados (particularmente nos aneurismas incidentais), os resultados podem se revelar superiores ao tratamento cirúrgico.

- Existe um quadro denominado "síndrome de vasoconstrição cerebral reversível", que pode ocorrer no pós-parto e também pelo uso de derivados do ergot, da *Cannabis sativa*, de antidepressivos inibidores da recaptação da serotonina. O quadro clínico costuma se instalar com cefaleia em trovoada. O diagnóstico pode ser confirmado pelo Doppler transcraniano (RM, ângio--RM). Esta situação de vasoespasmo pode complicar-se com a instalação de HSA, AVCI e AVCH. O tratamento deve ser orientado com nimodipina.

## TROMBOSE VENOSA CEREBRAL

### ASPECTOS ESSENCIAIS

- A trombose venosa cerebral (TVC) possui elevado potencial de recuperação, principalmente se as medidas terapêuticas forem tomadas precocemente. Todas as idades e ambos os sexos são afetados, com predomínio nas mulheres entre 20 e 40 anos de idade. Ocorre dilatação de veias e capilares, com edema intersticial progressivo, rotura das veias, hemorragias e infartos bilaterais. As principais causas são:
  - ◆ infecciosas (mais comuns em crianças):
    - localizadas: trauma séptico direto, infecção intracraniana (abscesso, empiema e meningite) ou infecções regionais (otites, tonsilites, sinusites, estomatites);
    - sistêmicas: bacterianas, virais e fúngicas;
  - ◆ não infecciosas:
    - localizadas: trauma craniano, neurocirurgias, infartos e hemorragias cerebrais, tumores, cistos aracnóideos, hipotensão intracraniana liquórica, malformação arteriovenosa dural e infusões em veias jugulares;
    - sistêmicas: cirurgia, gravidez e puerpério, uso de contraceptivos, doenças congênitas cardíacas, insuficiência cardíaca, uso de marca-passo cardíaco, neoplasia maligna, doenças hematológicas (desordens mieloproliferativas, estados de hipercoagulabilidade, mutação do fator V de Leiden) e do tecido conjuntivo, desidratação severa, cirroses, doenças tromboembólicas venosas, doença de Behçet, sarcoidose, síndrome nefrótica e terapia androgênica;
  - ◆ idiopáticas: 20% dos casos.
- Existem três padrões principais de apresentação clínica que ocorrem isoladamente ou em combinação: hipertensão intracraniana, crises convulsivas e sinais de localização, encefalopatia difusa (alteração de consciência). Cefaleia

é o sintoma mais frequente (80%) e o mais precoce, sem característica específica, às vezes imitando uma migrânea. O modo de início é altamente variável: subagudo (maior que 48 horas e menor que 30 dias) em 50 a 80% dos casos, agudo em 20 a 30% e crônico (mais que 30 dias) em 10%, particularmente naqueles com hipertensão intracraniana isolada.

- A TC sem contraste é usualmente o primeiro estudo radiológico solicitado, podendo demonstrar hiperdensidade (fase aguda) no interior de uma estrutura vascular. No entanto, isto ocorre em 25% dos casos. Outros processos causam hiperdensidade do seio venoso, como desidratação e nível de hematócrito elevado. A TCc pode mostrar sinais indiretos: delta vazio na trombose do seio sagital superior, sinal da corda na trombose de veias corticais, sinal do triângulo denso. Outros sinais indiretos são: hipodensidades (edema ou infarto) ou hiperdensidades (infartos hemorrágicos ou reforços girais), ventrículos cerebrais pequenos, aumento no contraste da foice ou do tentório. Em 30% dos casos, o resultado é normal. No caso de suspeita, uma angiotomografia venosa de crânio deve ser solicitada.

- O melhor modo de investigar é a ressonância magnética (RM), se possível associada à angiografia por este método. A angiografia cerebral está indicada quando existe dúvida pela RM.

- Os exames gerais para o esclarecimento da causa são: hemograma, coagulograma, antitrombina III, proteínas C e S, cofator II da heparina, fibrinogênio, anticoagulante lúpico, anticorpo anticardiolipina, homocisteína, eletroforese de hemoglobina, urina I com determinação de proteína e hemossiderina, teste de Coombs, fator reumatoide, autoanticorpo citoplasmático antineutrófilo, anticorpo antinuclear, pesquisa de drogas, tomografia computadorizada de tórax e/ou abdome. Outros exames que poderão ser necessários: HIV, colonoscopia, biópsia de pele, hemocultura e exame da medula óssea. O exame do líquido cefalorraquidiano raramente apresenta resultado normal (10%), seja em sua composição ou quanto à pressão. Podem ser encontrados: aumento de proteína, presença de hemácias e pleocitose.

É necessária uma extensa investigação, e quando não encontrada a causa, devem ser feitas investigações repetidas.

## TRATAMENTO

- Dois aspectos devem ser abordados: a trombose, que pode apresentar diferentes manifestações clínicas, e a sua causa. Com relação às manifestações clínicas, as orientações terapêuticas são:

- **crise convulsiva:** raramente se indica anticonvulsivante profilático, já que a incidência em adultos é de 10 a 15%. A duração do tratamento permanece uma questão em aberto, geralmente por 1 ano, se o eletroencefalograma estiver normal, sem crise recorrente;

- **cefaleia:** medicamentos sintomáticos que, preferencialmente, não tenham interferência no efeito de anticoagulantes; a alternativa de tratamento é melhorar a hipertensão intracraniana;

- **hipertensão intracraniana:** manitol (útil em elevações abruptas da pressão intracraniana, particularmente no início da terapia com trombolítico ou agente antitrombótico), esteroides, acetazolamida (útil nos pacientes com sintomas leves), trometamina, propofol, punções lombares, drenagem do líquido cefalorraquidiano, cirurgias descompressivas, hiperventilação transitória. Indução de coma barbitúrico (pentobarbital, 30 mg/kg com manutenção de 3,3 mg/kg/h) pode reduzir efetivamente a pressão intracraniana, sendo mantido por até 1 semana. Corticosteroides não são benéficos e podem aumentar o risco de infecção sistêmica, sendo indicados quando a causa é doença vascular do colágeno, doença de Behçet, doença de Crohn ou sarcoidose.

- O tratamento antitrombótico na fase aguda é feito com heparina (ver Tratamento de AVCI), independentemente de haver hemorragia. Usualmente, é administrada em bomba de infusão endovenosa por 5 dias, mantendo o tempo de tromboplastina parcial ativado (TTPA) em torno de 1,5 a duas vezes o valor basal do paciente. A partir do segundo ou terceiro dia de anticoagulação endovenosa, introduz-se o dicumarínico (anticoagulante oral), mantendo-se o INR entre 2 e 3. Não se conhece o tempo correto de tratamento, sendo recomendado:

  - três a 6 meses, se a TVC for secundária a um fator de risco transitório, usando, como parâmetro, os achados RMc ou da angiorressonância venosa, para verificar se o fluxo sanguíneo foi restabelecido;

  - seis a 12 meses em pacientes com TVC idiopática. Será por tempo indefinido nos que tiveram dois ou mais episódios de TVC ou uma TVC e trombose de outras partes do corpo, ou quando houver quadro de trombofilia;

  - dependendo das causas ou dos fatores de risco associados, este prazo deverá ser maior.

- Em mulheres grávidas com TVC, recomenda-se heparina de baixo peso molecular (nadroparina 0,6 mL/SC 12/12 h ou enoxaparina 60 mg/SC 12/12 h).

Naquelas que desenvolveram TVC pós-parto, recomenda-se o uso preventivo de heparina de baixo peso molecular imediatamente após, durante 1 mês.

- Ocorrendo hematoma intracerebral, pode ser necessária a cirurgia. Craniotomia descompressiva pode ser feita em caso de extenso infarto hemorrágico.

## *COMENTÁRIOS FINAIS*

- O ultrassom Doppler transcraniano é um método limitado para o diagnóstico de TVC.

- Em alguns pacientes com infarto venoso hemorrágico, a anticoagulação pode representar risco de sangramento intracerebral. Mesmo assim, imediata anticoagulação com heparina não fracionada endovenosa é indicada. A nadroparina não demonstrou a mesma eficácia.

- Cerca de 2/3 dos pacientes recuperam-se sem sequelas, principalmente na forma de hipertensão intracraniana isolada.

- Se o estado do paciente deteriora, a despeito de adequada anticoagulação, a trombólise pode ser uma opção terapêutica em casos selecionados, possivelmente naqueles sem hemorragia intracraniana. Os dados são insuficientes. A melhor substância (uroquinase ou rTPA), a dose, a rota (sistêmica ou local) ou o método de administração (*bolus* repetido ou *bolus* mais infusão) são desconhecidos.

- Existem relatos de trombectomia mecânica com cateteres de angioplastia transluminal percutânea com microbalão, em casos de TVC de seios sagital e transverso-sigmoide.

# VASCULOPATIAS CEREBRAIS NÃO ATEROSCLERÓTICAS

## *ASPECTOS ESSENCIAIS*

- As vasculopatias cerebrais não ateroscleróticas são causas raras de AVC, ocorrendo com mais frequência em crianças e adultos jovens (14 a 25% dos casos em indivíduos entre 14 e 47 anos de idade). As principais são:

    - **hipoplasia e agenesia da artéria carótida interna:** usualmente assintomática. Existe associação com aneurismas intracranianos em 25 a 35% dos pacientes;

    - **fenestrações arteriais:** são extremamente raras; também existe maior associação com presença de aneurismas;

- **tortuosidades das artérias carótidas cervicais:** a importância clínica é controversa. Existem dois tipos:

  - **coil:** corresponde ao alongamento e à redundância da artéria carótida interna (ACI), resultante de uma exagerada curvatura *S-shaped*, ou à configuração circular;

  - **kink:** é a angulação de um ou mais segmentos da ACI associada à estenose do segmento afetado;

- **displasia fibromuscular:** é uma angiopatia segmentar não aterosclerótica e não inflamatória de causa desconhecida. Usualmente, afeta artérias de tamanho médio ou pequeno, predominantemente as renais e o segmento extracraniano das ACI. É mais comum em mulheres jovens, especialmente com história de migrânea. Muitos casos são assintomáticos. Os sintomas são: cefaleia, tontura, *tinnitus* pulsátil, vertigem, AIT. Outras alterações: síndrome de Horner, paralisia de nervos cranianos, carotidínia, escotomas cintilantes, neuropatia óptica isquêmica anterior e posterior, infarto cerebral. Aneurismas intracranianos associados são comuns.

Três padrões angiográficos são característicos: pequenas estenoses multifocais com múltiplas dilatações murais, produzindo típica aparência de contas de rosário (tipo I); estenose concêntrica ou tubular unifocal ou multifocal com aneurismas cerebrais (tipo II); atípica (tipo III).

## TRATAMENTO

O tratamento ideal não está definido: antiagregantes ou anticoagulantes em pacientes sintomáticos.

## COMENTÁRIOS FINAIS

- As intervenções cirúrgicas raramente são necessárias nos pacientes com sintomas recorrentes, apesar do tratamento conservador. Elas podem ser: intervenção percutânea para estenose sintomática com angioplastia com balão e colocação de *stent*; dilatação intraluminal gradual combinada com endarterectomia carotídea; excisão do tecido fibromuscular com anastomose primária ou porção de enxerto; *bypass* extracraniano-intracraniano.

# DISSECÇÃO DAS ARTÉRIAS CERVICOCEFÁLICAS

## ASPECTOS ESSENCIAIS

- As dissecções cervicocefálicas caracterizam-se pela infiltração de sangue na parede do vaso, podendo afetar as camadas subíntima e média, provocando estenose ou oclusão da artéria, ou a camada subadventícia, resultando na formação de aneurismas. A hemorragia pode irromper pela túnica íntima e atingir o lúmen do vaso, gerando um falso lúmen.

- Representam aproximadamente 2% de todas as causas de AVCI, e nos jovens (entre 30 e 50 anos de idade) esta incidência atinge 20 a 30% dos casos.

- A dissecção é dita espontânea quando não há relato de traumatismo local. É provável que a maioria dos casos tenha origem traumática e, em 40% dos casos, esses traumas são pouco significantes ou sem relevância. Traumas desse tipo, como virar a cabeça rapidamente, má postura do pescoço e da cabeça e acessos prolongados de tosse, vômito e espirros, são esquecidos ou não são considerados relevantes, sendo necessário meticuloso questionamento para que o paciente se lembre deles. Outras situações são exercícios, movimento brusco do pescoço, semelhante ao da ponta de um chicote, esportes e manipulação quiroprática.

- Pode ser facilitada por doenças preexistentes: doenças do tecido conjuntivo, síndromes de Marfan e de Ehlers-Danlos, *osteogenesis imperfecta*, displasia fibromuscular, síndrome de Loeys-Dietz (mutação do receptor do fator de crescimento), deficiência de alfa$_1$-antitripsina, doença de Behçet, hipertensão arterial e migrânea.

- Em geral, as dissecções afetam as partes móveis das artérias: o segmento cervical superior da ACI extracraniana e o segmento supraclinoide de sua porção intracraniana.

- Os sintomas podem resultar de compressão direta por aneurisma dissecante, estenose ou oclusão do vaso afetado.

- A principal característica clínica é a dor local, que geralmente se irradia pelo trajeto distal da artéria, podendo durar de alguns dias até 1 ou 2 semanas. Cefaleia ipsolateral ocorre em 83% dos casos. Pode estar presente a síndrome de Horner. Paralisias de múltiplos nervos cranianos são comuns. A complicação mais comum é o AVCI, mas podem ocorrer HSA (25% dos pacientes), *amaurosis fugax* e AIT. Os achados neurológicos surgem geralmente em algumas horas ou dias.

- Muitas vezes, a dissecção da artéria carótida interna pode ser detectada por ultrassonografia e confirmada por RM e angiografia por TC. O diagnóstico definitivo é feito através da angiografia convencional.

- Recentemente, a dissecção da artéria vertebral vem sendo valorizada como causa da síndrome de Wallenberg (síndrome da artéria cerebelar posteroinferior, ou síndrome bulbar lateral), determinada por amolecimento isquêmico na região lateral do bulbo espinhal. O quadro, de instalação geralmente súbita, costuma ocorrer após os 40 anos de idade. No quadro clínico observam-se: vertigens e nistagmo (desordens vestibulares), vômitos, soluços, síndrome hemicerebelar (ataxia), paresia do palato mole e da corda vocal, disfagia, disartria, dor ou hipoestesia superficial da hemiface e no tronco e nos membros do lado oposto, diplopia, síndrome de Horner. A RMc é o método de escolha para a demonstração do dano tecidual.

## TRATAMENTO

- Trombólise intravenosa com rTPA pode ser considerada no caso de se constatar AVCI com início dos sintomas em 4,5 horas. O r-TPA é contraindicado em pacientes com história conhecida de trauma sistêmico recente, mas dissecção espontânea não é facilmente diagnosticada durante a crítica janela terapêutica. Há um risco teórico de causar um aumento do sangramento dentro da parede do vaso.

- Dado o maior risco de recorrência de sintomas e de isquemia cerebral nas primeiras semanas após a dissecção, além do risco de formação de trombo e embolização ou oclusão, recomenda-se anticoagulação com heparina intravenosa ou com heparina de baixo peso molecular, seguida por uso de varfarina por 3 a 6 meses (ver Tratamento de AVCI). A anticoagulação pode ser interrompida antes desse prazo, nos casos em que ocorra recanalização completa, ou pode ser mantida, em caso de estenose persistente da artéria. É muito provável que pacientes com oclusão crônica da artéria não se beneficiem com o tratamento anticoagulante por mais de 6 meses.

- A anticoagulação é contraindicada nos pacientes com HSA, devendo a conduta terapêutica ser semelhante àquela do paciente com HSA por aneurisma.

  Outra opção terapêutica consiste no uso de antiagregantes plaquetários.

  Os corticosteroides podem aliviar dores cranianas e retro-orbitárias.

  O seguimento evolutivo pode ser feito através da angiografia por RM ou TC, ou por ultrassonografia.

## COMENTÁRIOS FINAIS

- Nos casos benignos, a conduta pode ser expectante, principalmente para a maioria das dissecções extracranianas. Quando as artérias extracranianas ocluem, com certa frequência não se recanalizam. Nas artérias intracranianas, a incidência de recanalização espontânea não é conhecida.

- Para a prevenção secundária, após confirmação diagnóstica, não se demonstrou diferença entre o tratamento com anticoagulante e com ácido acetilsalicílico.

- O tratamento endovascular pode ocasionar ruptura do vaso, sendo reservado para os poucos pacientes com eventos recorrentes, ou quando o uso de anticoagulante é contraindicado.

- Para os sintomas isquêmicos causados por uma estenose arterial residual resultante de uma dissecção, cirurgias de *bypass* entre as artérias carótidas interna e externa podem ser uma alternativa.

- A recanalização da artéria acontece em 50% dos casos e a possibilidade de formação de aneurisma é de 5 a 40% dos pacientes.

- Do ponto de vista angiográfico, cerca de 80% das artérias estenosadas e 30% das ocluídas retornam ao normal.

## DOENÇA *MOYAMOYA*

### ASPECTOS ESSENCIAIS

A expressão *moyamoya* (em japonês "nuvem de fumaça") designa uma fina rede anastomótica desenvolvida abaixo do polígono de Willis, na região profunda do cérebro.

- Esta doença é encontrada predominantemente nos japoneses e asiáticos, embora ocorra em caucasianos também. É mais frequente no sexo feminino, na razão de 2:1. A idade de início apresenta uma distribuição bimodal, com pico ao redor de 5 anos de idade e outro ao redor de 30 a 40. O diagnóstico é feito por angiografia cerebral e deve apresentar:

  - estenose ou oclusão na porção terminal da artéria carótida interna e/ou nas porções proximais das artérias cerebral anterior ou média;

  - ramos vasculares anormais próximos das lesões oclusivas ou estenóticas na fase arterial;

  - estes achados estão presentes bilateralmente.

- Quando a RM ou a angiorressonância demonstram estes achados, a angiografia convencional não necessita ser realizada.

- Condições cerebrovasculares associadas às seguintes doenças devem ser excluídas: aterosclerose, doenças autoimunes, meningites, tumor cerebral, síndrome de Down, doença de von Recklinghausen, trauma craniano, irradiação, outros.

- Achados patológicos incluem o seguinte:

  - estreitamento intimal resultante de estenoses ou oclusões do lúmen na porção terminal da artéria carótida de ambos os lados. Em crianças, os achados são limitados a um lado;

  - estenose ou oclusão associada com estreitamento fibrocelular da íntima;

  - numerosos pequenos canais vasculares (ramos anastomóticos e perfurantes) são observados ao redor do polígono de Willis. Conglomerados reticulares de pequenos vasos são frequentemente vistos na pia-máter;

  - aneurismas comumente se desenvolvem nas porções periféricas das artérias cerebrais.

- Em crianças, a isquemia cerebral se manifesta como convulsões ou ataque isquêmico transitório (algumas vezes de ambos os lados, alternadamente). Mais de 50% dos casos, em adultos, manifestam-se como hemorragia intracraniana.

## TRATAMENTO

- Agentes antiplaquetários, vasodilatadores e anticonvulsivantes são usualmente prescritos, mas a eficácia não está estabelecida.

## COMENTÁRIOS FINAIS

- As técnicas cirúrgicas visam aumentar a perfusão cerebral e melhorar o prognóstico:

  - *bypass* entre artéria temporal superficial e artéria cerebral média combinado com a colocação de músculo temporal sobre a superfície cerebral (encefalomiossinangiose) ou colocação de segmento dissecado da artéria temporal superficial sobre a superfície cerebral (encefaloduroarteriossinangiose);

  - transplante do omento: cirurgia complexa, raramente realizada.

# VASCULOPATIA INDUZIDA POR RADIAÇÃO (ARTERITES ACTÍNICAS)

## ASPECTOS ESSENCIAIS

- Complicação da radioterapia cerebral, podendo ocorrer muitos anos depois. Podem ocorrer encefalopatia, crises epilépticas ou *deficit* neurológicos focais. A RM e a angiografia são os exames complementares indicados.

# VASCULITES DO SISTEMA NERVOSO CENTRAL

## ASPECTOS ESSENCIAIS

- As vasculites do sistema nervoso central (SNC) são causas incomuns de isquemia e hemorragia cerebral e decorrem de uma doença sistêmica ou de uma angeíte primária do SNC (Tabela 18.1). Podem cursar com mielopatia, miopatia e neuropatia periférica. Existe envolvimento de artérias cerebrais corticais ou leptomeníngeas de pequeno ou médio calibre. Caracterizam-se por cefaleia e *deficit* cognitivo, crises epilépticas, meningite crônica, *deficit* neurológicos multifocais e quadros recorrentes semelhantes ao AVC. O diagnóstico definitivo é histológico.

| Tabela 18.1 - Vasculites Associadas a Infarto Cerebral | |
|---|---|
| Infecções | Espiroquetas, micobactérias, fungos, ricketsias, bactérias, vírus |
| Vasculites necrosantes | Poliarterite nodosa, granulomatose de Wegener, Churg-Strauss, angeítes alérgicas e granulomatosas, granulomatose linfomatoide |
| Doenças sistêmicas | Colite ulcerativa, sarcoidose, policondrite recidivante, papulose atrófica maligna, doença de Kolmeier-Dego |
| Doenças do colágeno | Lúpus eritematoso sistêmico, artrite reumatoide, esclerodermia, síndrome de Sjögren, doença de Behçet |
| Angeítes primárias do SNC | Arterite de células gigantes (arterite de Takayasu, arterite temporal) |
| | Púrpura de Hennoch-Schöenlein, vasculites induzidas por drogas, crioglobulinemia mista essencial |
| Outras causas | Vasculites associadas a neoplasias, radiação, dermatomiosite-polimiosite, síndrome de Cogan, síndrome linfoproliferativa ligada ao X, tromboangeíte obliterante, síndrome de Kawasaki, síndrome do anticorpo antifosfolípide |

- O LCR pode mostrar elevação leve a moderada das proteínas totais nas angeítes, assim como aumento do número de células mononucleares.

- Os exames de TC e RM de crânio podem mostrar alterações inespecíficas. Outros exames que podem auxiliar são: angiografia cerebral, biópsia cerebral (normal em 30% dos casos), laboratoriais (VHS, proteína C reativa, pesquisa de anticorpo antifosfolípide, FAN, ANCA etc.).

### TRATAMENTO

- O tratamento está associado à doença de base.

- Corticosteroides (pulsoterapia com metilprednisolona) e agentes citotóxicos (formas mais graves: ciclofosfamida, clorambucil, metotrexato, micofenolato de mofetil) podem ser eficazes.

No caso das angeítes primárias do SNC, o tratamento poderá ser feito com ciclofosfamida intravenosa associada a prednisona oral. No acometimento agudo, principalmente com comprometimento de nervos periféricos, o uso de imunoglobulina hiperimune, via endovenosa, tem resultado promissor.

### COMENTÁRIOS FINAIS

- Terapia com imunoglobulina e plasmaférese tem demonstrado modesto benefício em vasculite recorrente refratária à terapia imunossupressora.

# SÍNDROME DO ANTICORPO ANTIFOSFOLÍPIDE

### ASPECTOS ESSENCIAIS

A síndrome do anticorpo antifosfolípide (SAF) é definida por dois componentes principais:

- presença no soro de pelo menos um tipo de autoanticorpo, conhecido como anticorpo antifosfolípide (aFL), o qual é dirigido contra fosfolipídios aniônicos e pode ser detectado como anticoagulante lúpico ou como vários tipos de anticorpos: anticardiolipina, $\beta_2$-glicoproteína I, protrombina, anexina V, fosfatidilserina, fosfatidilinositol e outros;

- presença de pelo menos uma manifestação clínica característica da doença, sendo as mais comuns as tromboses venosas ou arteriais, perda fetal recorrente ou trombocitopenia.

A SAF ocorre tanto como condição primária quanto secundária, particularmente no lúpus eritematoso sistêmico (LES).

## TRATAMENTO

Os medicamentos utilizados na terapia são:

- heparina não fracionada: é administrada simultaneamente com varfarina por um mínimo de 4 a 5 dias, até que o INR fique entre 2,0 e 3,0 para trombose venosa inicial e maior que 3,0 para trombose arterial ou venosa recorrente (apesar de anticoagulação prévia), durante 2 dias consecutivos. Pode ser revertida rapidamente com protamina. A heparina também desempenha um papel fundamental no tratamento da paciente grávida com SAF, porque a varfarina é contraindicada na gravidez adiantada;

- heparina de baixo peso molecular: não é totalmente reversível com protamina;

- varfarina: deve ser iniciada após a estabilização da paciente. No entanto, o aFL pode dificultar o monitoramento do INR;

- agentes antiplaquetários: aspirina e clopidogrel:

  ◆ aspirina – dose de 81 mg/dia: não se recomenda em pacientes assintomáticos e positivos para aFL, pois apresentam baixa incidência anual de trombose aguda. Mas é benéfica se eles apresentarem alto risco de AVC, tais como aqueles com LES, hipertensão, diabetes e/ou hiperlipidemia. Não é benéfica em pacientes com SAF que sofreram eventos anteriores. Seu uso pode ser justificado se for necessário descontinuar a varfarina;

  ◆ clopidogrel – pode ser utilizado em indivíduos alérgicos à aspirina. No entanto, não há razão para a associação de clopidogrel e aspirina;

- hidroxicloroquina: é útil em SAF por reduzir o tamanho e a persistência de trombos venosos, e inverter a ativação plaquetária induzida por IgG contra aFL. Pode auxiliar na proteção contra lesões cardíacas e deve ser utilizada rotineiramente em pacientes com LES, particularmente portadores de aFL.

## COMENTÁRIOS FINAIS

- Devido à recorrência de eventos clínicos em pacientes com a SAF e à natureza potencialmente devastadora destes, a prevenção secundária através de anticoagulação ao longo da vida é recomendada, embora a duração ideal seja incerta.

- Para os pacientes sem manifestações de SAF, mas com aFL positivo e LES, ou outra doença do tecido conjuntivo subjacente, ou história de um aborto, a combinação de baixa dose de aspirina (100 mg/dia) e hidroxicloroquina ($\leq$ 6,5 mg/kg por dia) pode ser considerada.

- Se houver eventos trombóticos recorrentes durante a terapia com varfarina, apesar dos níveis de INR adequados, as alternativas de tratamento incluem o aumento do INR-alvo (3,1-4,0) ou a adição de baixas doses de aspirina, ou a mudança para heparina.

- Mulheres com aFL devem evitar contraceptivos orais, particularmente aqueles com um teor de estrogênio elevado.

- Um pequeno subconjunto de pacientes com SAF tem doença trombótica disseminada com lesão visceral (SAF catastrófica). A conduta recomendada nestes casos consiste em:

  - tratamento de qualquer doença identificável que pode ter precipitado a SAF catastrófica (p. ex., infecção);

  - anticoagulação com heparina no quadro agudo, seguida de longo prazo com varfarina;

  - altas doses de glicocorticoides (p. ex., metilprednisolona 1 g por via intravenosa diariamente por 3 dias), seguidas por terapia oral ou parenteral, com o equivalente de 1 a 2 mg/kg de prednisona por dia.

- Se houver trombocitopenia ou anemia hemolítica microangiopática, plasmaférese com ou sem imunoglobulina humana endovenosa (400 mg/kg por dia, durante 5 dias) é adicionada ao esquema acima.

- O prognóstico para pacientes com SAF é dependente das manifestações clínicas que levam ao diagnóstico.

# FÍSTULAS ARTERIOVENOSAS

## *ASPECTOS ESSENCIAIS*

- As fístulas arteriovenosas (FAVs) são lesões vasculares de alto fluxo sanguíneo, localizadas entre os sistemas arterial e venoso. Os sintomas estão associados ao alto fluxo sanguíneo, com o roubo de irrigação ao tecido cerebral, com a fragilidade de vasos associados às FAV, e da localização.

- As FAVs podem ser intraparenquimatosas (as mais comuns, também conhecidas como malformações arteriovenosas cerebrais ou MAVs), durais, subaracnóideas e intracavernosas (Tabela 18.2).
- Geralmente são congênitas e podem passar despercebidas por vários anos.

**Tabela 18.2 – Classificação e Sintomas das Fístulas Arteriovenosas**

| Apresentação Clínica | Localização |
| --- | --- |
| *Malformação arteriovenosa* | *Parênquima* |
| Hemorragia intracerebral ou intramedular | |
| Hemorragia subaracnóidea | |
| Hemorragia intraventricular | |
| Epilepsia, cefaleia e/ou *déficit* neurológico progressivo | |
| *Fístulas durais* | *Dura-máter* |
| Hemorragia subaracnóidea | |
| Cefaleia | |
| *Fístulas carotidocavernosas* | *Seio cavernoso* |
| Congestão ocular | |
| Cefaleia | |
| Hipertensão venosa cerebral | |

- As MAVs consistem em um aglomerado de artérias e veias, com parede vascular com camada muscular e elástica, com hipertrofia de artérias e veias, com fluxo de baixa resistência, sem tecido cerebral entremeado. Os principais sintomas, que se manifestam, geralmente entre a segunda e a quarta década, são: hemorragia cerebral (sintoma mais comum), crise convulsiva, cefaleia crônica ou *déficit* neurológico progressivo. As MAVs estão usualmente em continuidade com o ventrículo ou a superfície cerebral. Assim, elas causam hemorragia subaracnóidea, hemorragia intraventricular ou ambas. Como as lesões são arteriovenosas, a hemorragia é menos violenta que aquela de um aneurisma e evolui por um período mais longo do que aqueles poucos segundos característicos da ruptura de aneurisma. O diagnóstico pode ser feito através da TCc sem e com contraste. A RM auxilia na localização precisa da lesão com relação às áreas eloquentes do cérebro. A angiografia cerebral é indicada para confirmar o diagnóstico, verificar a presença de aneurisma e definir a melhor forma de tratamento.

## TRATAMENTO

- O tratamento de uma MAV cerebral depende de fatores como tamanho, sintomas, localização e características da arquitetura vascular, idade do paciente e, em muitos casos, da experiência da equipe médica. O tratamento consiste na obstrução total (através de embolização ou radiocirurgia) ou remoção cirúrgica.

- O tratamento endovascular da MAV pode ser aplicado nas seguintes situações: fase aguda da hemorragia; tratamento curativo; tratamento sintomático (parcial) e tratamento pré-cirurgia ou pré-radiocirurgia.

- A cirurgia é indicada quando a MAV está em local com mínimo risco de causar *deficit* neurológico definitivo. A embolização raramente causa obstrução completa da MAV, podendo aumentar o risco de sangramento, embora facilite o tratamento cirúrgico ou radiocirúrgico.

- A radiocirurgia é indicada para lesões situadas em áreas inoperáveis, sendo limitada pelo tamanho da MAV. O tempo de espera para seu efeito é de 3 anos, havendo risco de nova hemorragia no período.

- As malformações durais são geralmente removidas cirurgicamente ou completamente embolizadas.

- As fístulas carotidocavernosas, na maioria de origem traumática, podem ser tratadas por oclusão da fístula com um balão introduzido pela artéria femoral.

### COMENTÁRIOS FINAIS

- Na MAV, o risco de hemorragia é de 2 a 3% ao ano. O risco de ressangramento é maior imediatamente após o sangramento, estabilizando-se em uma incidência de 4% ao ano. As sequelas neurológicas graves são frequentes.

# ANGIOMA CEREBRAL

### ASPECTOS ESSENCIAIS

- Os angiomas cavernosos constituem cerca de 8 a 15% das malformações vasculares cerebrais (MVC). Para melhor compreensão, a Tabela 18.3 mostra a classificação das MVC e suas características.

- A incidência de cavernoma na população em geral é de 0,3 a 0,5%. São usualmente detectados entre a segunda e a quinta década de vida, tanto a forma esporádica quanto a familiar.

- Pacientes com a forma hereditária tipicamente apresentam múltiplas lesões, enquanto a forma esporádica geralmente se apresenta com uma lesão.

- A história natural dos cavernomas é relativamente benigna e cerca de 21% dos pacientes são assintomáticos. As manifestações clínicas mais frequentes são crises convulsivas, *deficit* neurológicos focais e hemorragia. Os angiomas cavernosos não são congênitos, pois novas lesões podem surgir durante a vida do paciente. Podem crescer de tamanho em razão dos sangramentos repetidos. Geralmente causam sintomas por efeito de massa.

**Tabela 18.3 – Características Patológicas das MVC**

| Arteriovenosas | Aglomerado de artérias e veias |
|---|---|
| | Parede vascular com camada muscular e elástica |
| | Hipertrofia de artérias e veias |
| | Muito pouco tecido incorporado na lesão |
| Cavernomas | Cavernas sinusoidais |
| | Ausência de camada muscular e elástica |
| | Cavernas cheias de sangue trombosado |
| | Sem tecido cerebral dentro da lesão |
| Venosas | Várias veias dirigindo-se a uma veia maior |
| | Parede vascular venosa típica |
| | Cérebro normal participando da lesão |
| Capilares (telangiectasias) | Capilares dilatados e enovelados |
| | Cérebro normal participando da lesão |
| Mistas | Combinação dos aspectos anteriores |

- A incidência de hemorragia é incerta, mas estima-se ser inferior a 1% ao ano e por lesão, mas muitas vezes as lesões são múltiplas e o risco acumulado é mais elevado. O diagnóstico é baseado nas manifestações clínicas e nos achados da ressonância magnética.

- A RM é o exame complementar de escolha. A TCc mostra o angioma cavernoso como uma área de retenção de contraste, calcificação e sangue coagulado, em caso de sangramento recente. A angiografia é, na maioria das vezes, negativa.

## TRATAMENTO

- O tratamento do angioma cavernoso é eminentemente cirúrgico. A ressecção da lesão, bem como do depósito de hemossiderina, pode levar à cura das crises convulsivas. Quando as lesões não podem ser abordadas cirurgicamente, a radiocirurgia é uma opção, embora os resultados sejam controversos.

## COMENTÁRIOS FINAIS

- A indicação cirúrgica está ligada ao aparecimento de sintomas. Angiomas cavernosos encontrados por acaso não devem ser operados, mas observados e abordados quando levarem a sintomas. Pacientes com crises convulsivas controladas com medicamentos devem ser observados. Os angiomas venosos não devem ser tratados com radiocirurgia e raramente necessitam de alguma forma de tratamento.

# ENCEFALOPATIA HIPERTENSIVA

## ASPECTOS ESSENCIAIS

- A encefalopatia hipertensiva (EH) é uma síndrome neurológica aguda caracterizada por elevação da pressão arterial (PA), cefaleia, náuseas, vômitos, distúrbios visuais, alterações da consciência, frequentemente convulsões e, eventualmente, sinais de localização. A EH pode ocorrer na vigência de hipertensão arterial maligna, em hipertensos de difícil controle, em eclâmpsia, síndrome nefrótica e situações de iatrogenia (uso de antidepressivos IMAO, ingestão de tiramina). Na maioria das vezes, ocorre quando a PA sistólica está acima de 250 mmHg e a diastólica, acima de 150 mmHg. A velocidade da elevação da PA e a sua intensidade relativa à PAM do doente são os dois mais importantes fatores no aparecimento da EH. Nos indivíduos previamente normotensos, pode incidir com menor elevação da PA.

- No processo, ocorre quebra da barreira hematoencefálica, por vasodilatação paralítica, com extravasamento de proteínas, eletrólitos e água do espaço intravascular para o intersticial. Isto pode causar redução do fluxo sanguíneo cerebral, edema intersticial e hipertensão intracraniana.

- A cefaleia é o sintoma mais frequente, sendo de forte intensidade, pulsátil, holocraniana ou com predomínio no vértex e irradiação para região occipital. Evolui com fases de melhora ou piora, com náuseas, vômitos e ambliopia ou amaurose. Podem ocorrer alteração de consciência, agitação, confusão, desorientação, delírio e convulsões. Ao exame fundoscópico do olho, papiledemas podem ser visualizados. Sinais de localização, distúrbios auditivos e tontura não são comuns.

- Para o diagnóstico, além do quadro clínico, são importantes a TC ou a RM de crânio. Se houver suspeita de hemorragia subaracnóidea, o exame do LCR também pode ser considerado.

## TRATAMENTO

- A EH é uma urgência médica. O doente deve ser internado em unidades especializadas, sob cuidados intensivos. O tratamento visa reduzir a PA, o edema cerebral, manter a integridade da vasculatura e combater as complicações. O ideal é conseguir uma redução progressiva da PA até se atingirem níveis 25% abaixo do quadro inicial da EH, ou até 100 mmHg de PA diastólica, num espaço de tempo de 12 a 24 horas. A queda da PA não pode ser brusca, nem com oscilações. Os medicamentos utilizados são:

  - ◆ **nitroprussiato de sódio:** ver tratamento de AVCI;

  - ◆ **bloqueadores de canal de cálcio:** não apresentam ação rápida como o nitroprussiato de sódio. A nifedipina é o mais utilizado, atuando como vasodilatador periférico, com pouca redução do débito cardíaco e do fluxo sanguíneo cerebral. Ela pode ser empregada por via oral (ação em aproximadamente 30 minutos), na dose de 20 mg duas vezes ao dia, ou na apresentação de 30 mg de liberação mais lenta, uma vez ao dia. Quando administrada por via sublingual, na dose de 10 mg, apresenta resposta imediata, que permanece estável por 90 minutos;

  - ◆ **inibidores da enzima conversora da angiotensina:** o início da ação terapêutica não costuma ser imediato. Raramente são os medicamentos de primeira escolha frente a uma EH;

  - ◆ **betabloqueadores**: devem ser observadas as contraindicações, especialmente para o propranolol, como insuficiência cardíaca, bradicardia, bronquite e prostatismo;

  - ◆ a **clonidina**, a **alfametildopa e a reserpina** devem ser evitadas, pois podem deprimir funções do sistema nervoso central;

- **diuréticos:** quando prescritos, geralmente estão associados a outros hipotensores. Os principais são a furosemida e a hidroclorotiazida.

O edema cerebral pode ser tratado com diuréticos osmóticos por via endovenosa. Não se deve prescrever dexametasona, pois pode agravar a hipertensão arterial, a isquemia e, provavelmente, não é efetiva nesta situação.

- As crises convulsivas são frequentes e estão indicados medicamentos que, preferencialmente, não causem sonolência. A EH na gravidez, com convulsão, pode ser tratada com sulfato de magnésio. O tratamento da cefaleia deve ser feito com analgésicos que não causem sedação. Se ocorrer agitação psicomotora ou forte ansiedade, será necessária a sedação com diazepínicos.

## COMENTÁRIOS FINAIS

Se concomitantemente com a EH houver AVC, os níveis pressóricos deverão ser reduzidos cuidadosamente.

# EMBOLIA GORDUROSA CEREBRAL

## ASPECTOS ESSENCIAIS

- A embolia gordurosa é decorrente da presença de gordura na circulação, por causa de um processo eminentemente embólico, muitas vezes subclínico ou oligossintomático. A síndrome de embolia gordurosa (SEG) é quando, na presença de gordura na circulação, associam-se manifestações clínicas características, notavelmente de pulmões, cérebro e pele. As principais causas são traumatismos ósseos (maioria dos casos, especialmente de ossos longos ou pélvicos, mais frequente em fraturas fechadas), pancreatite aguda, lipoaspirações, insuficiência hepática, transplante de medula óssea, nutrição parenteral total, queimaduras, infusão de propofol, circulação extracorpórea.

- Os sinais e sintomas podem surgir após um período de latência de até 12 a 72 horas após o fator desencadeante. O acometimento neurológico ocorre em 70 a 89% dos pacientes com SEG. Um paciente, vítima de traumatismo, mas sem evidência de trauma craniano, que está inicialmente lúcido e, subsequentemente, desenvolve estado de deterioração mental, deve ser avaliado para embolia gordurosa cerebral. O diagnóstico de SEG é baseado nos seguintes critérios:

- critérios maiores: *rash* petequial, distúrbios respiratórios (hipoxemia pode ocorrer com $PAO_2$ menor que 60 mmHg), manifestações neurológicas (*delirium*, confusão, descerebração, coma; sinais focais ocorrem em 1/3 dos casos);

- critérios menores: taquicardia (maior que 120 bpm), hipertermia (maior que 39,4°C), icterícia, anemia, alterações retinianas;

- alterações laboratoriais: plaquetopenia e anemia inexplicáveis, aumento da velocidade de hemossedimentação. Os exames laboratoriais não apresentam especificidade significativa. A presença de gordura no sangue ou na urina (lipúria) não significa que se trate de SEG. A gasometria é um procedimento diagnóstico que deve ser feito logo depois da admissão e repetida frequentemente durante as 48 horas subsequentes em pacientes com traumatismo ósseo importante. A contagem de plaquetas deve ser diária, durante 7 dias após o evento inicial. Pode ocorrer elevação da lipase sérica, com pouco valor clínico. A radiografia de tórax tem padrões variáveis, podendo ser normal ou demonstrar infiltrados difusos bilaterais, com padrão de SARA (síndrome da angústia respiratória aguda), ou áreas de consolidação nos lobos médios e superiores (aparência de "tempestade de neve").

A TC pode ser normal, ou demonstrar edema cerebral. A RM é mais sensível, evidenciando áreas de maior densidade, não confluentes, nas substâncias branca e cinzenta, sugerindo presença de gordura.

## TRATAMENTO

- O tratamento não é específico e consiste em medidas de suporte: transporte cuidadoso de paciente com fraturas; prevenção e tratamento de hipovolemia (administrar cristaloides e evitar soluções coloidais, prevenindo a passagem de proteínas para o espaço intersticial), aporte imediato de oxigênio (por máscara ou cateter nasal para todos os pacientes com fratura grave; ventilação mecânica poderá ser necessária) e minimização do estresse metabólico. Fisioterapia motora e respiratória deve ser iniciada assim que possível.

## COMENTÁRIOS FINAIS

- Os possíveis efeitos benéficos do uso de corticosteroides seriam a estabilização da membrana capilar pulmonar, reduzindo o edema intersticial, a diminuição da resposta inflamatória e a estabilidade da ativação do sistema complemento, retardando a agregação plaquetária. A metilprednisolona demonstrou benefício entre 9 a 90 mg/kg (em doses divididas), quando administrada logo após o traumatismo ósseo. Novos estudos são necessários para estabelecer o momento ideal para instituir o tratamento.

- O uso de heparina, pelo fato de clarear o soro, estimulando a ativação de lipase, tornou-se paradoxal por aumentar o nível sanguíneo de ácidos graxos livres, que têm papel importante na fisiopatologia da síndrome, além de ocasionar maior risco de sangramento, mesmo em baixa dose.

- O álcool diminui os níveis de atividade da lipase sérica, de forma que, nas vítimas de acidentes, a incidência de SEG foi menor naquelas que estavam alcoolizadas. Aspirina tem sido recomendada como agente profilático para prevenir anormalidades em trocas gasosas, além de bloquear a produção de tromboxano. Dextran não foi eficaz, por causar problemas de coagulação e da função renal. Porém, este medicamento, a heparina e a aspirina reduzem a adesividade plaquetária e, consequentemente, a formação de microagregados.

- Algumas estratégias cirúrgicas têm demonstrado prevenir a SEG: fixação externa ou com placa, produzindo menos injúria pulmonar e menos pressão intramedular, com menor mobilização de gorduras; cuidados para reduzir os êmbolos durante uma artroplastia femoral; evitar a demora para o procedimento operatório.

## ANEXO

### *ESCALA DE AVC DO* NATIONAL INSTITUTE OF HEALTH

**1a. Nível de Consciência**

0. Alerta: prontamente respondedor.

1. Não alerta: responde a pequenos estímulos para obedecer ou responder.

2. Não alerta: requer repetidas estimulações ou estímulos dolorosos.

3. Responde somente com reflexo motor ou é totalmente não respondedor, flácido e arreflexo.

**1b. Resposta a questões (mês atual e idade do paciente)**

0. Respostas corretas para ambas questões.

1. Uma resposta correta.

2. Nenhuma resposta correta.

# BREVIÁRIO DE CONDUTAS TERAPÊUTICAS EM NEUROLOGIA

**1c. Resposta aos comandos (abrir e fechar os olhos, abrir e fechar a mão não parética)**

0. Realiza as duas tarefas corretamente.

1. Realiza uma tarefa corretamente.

2. Não realiza as tarefas corretamente.

## 2. Motricidade ocular (horizontal)

0. Normal.

1. Paresia do olhar conjugado.

2. Desvio forçado do olhar conjugado.

## 3. Campo visual

0. Não há perda visual.

1. Hemianopsia parcial.

2. Hemianopsia completa.

3. Hemianopsia bilateral.

## 4. Paralisia facial

0. Normal.

1. Paresia mínima.

2. Paresia parcial (segmento inferior da face).

3. Paresia completa (segmentos inferior e superior da face).

## 5. Movimento do braço (5a e 5b)

0. Não há queda ou desvio em 10 segundos.

1. Desvio (mas não toca no leito ou outro suporte).

2. Algum esforço contra gravidade.

3. Nenhum esforço contra gravidade.

4. Nenhum movimento.

X. Amputação ou rigidez articular (explicar).

## 6. Movimento das pernas (6a e 6b)

0. Não há queda ou desvio em 10 segundos.

1. Desvio (mas não toca no leito ou outro suporte).

2. Algum esforço contra a gravidade.

3. Nenhum esforço contra a gravidade.

4. Nenhum movimento.

X. Amputação ou rigidez articular (explicar).

**7. Ataxia apendicular**

0. Ausente.

1. Presente em um membro.

2. Presente em dois membros.

X. Amputação ou rigidez articular (explicar).

**8. Sensibilidade**

0. Normal.

1. Leve a moderada perda sensitiva.

2. Severa ou total perda (coma ou *deficit* bilateral).

**9. Linguagem (descrever figura, nomear objetos, ler frases)**

0. Normal.

1. Leve a moderada afasia.

2. Afasia grave.

3. Mudo, afasia global.

**10. Disartria (ler ou repetir palavras)**

0. Normal.

1. Leve a moderada disartria.

2. Disartria grave.

X. Intubado ou outra barreira física.

**11. Extinção e desatenção**

0. Sem anormalidades.

1. Negligência ou extinção em uma modalidade sensorial.

2. Negligência em mais de uma modalidade sensorial.

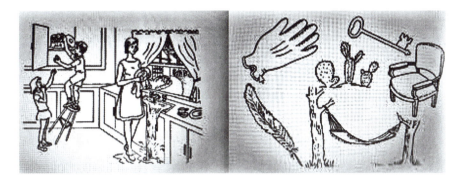

**PALAVRAS E FRASES**

Você sabe como.

Com os pés no chão.

Eu cheguei em casa do trabalho.

Perto da mesa da sala de jantar.

Eles ouviram falar no rádio na noite passada.

Mamãe.

Tip-Top Foto-foto.

Tanque Rico.

Berro Triste.

Problema.

**BIBLIOGRAFIA CONSULTADA**

American Heart Association. Guidelines for early management of adults with ischemic stroke. Circulation. 2007;115:478.

Bernstein RA. Cerebrovascular disease: hemorrhagic stroke. In: Brust JCM. Current Neurology – Diagnosis & Treatment. 2nd ed. New York: McGraw-Hill Lange; 2012.

Caplan LR. Caplan's stroke: a clinical approach. 4th ed. Philadelphia: Saunders; 2009.

Fitzsimmons BFM & Lazzaro M. Cerebrovascular disesase: ischemic stroke. In: Brust JCM: Current Neurology – Diagnosis & Treatment. 2nd ed. New York: Mc-Graw-Hill Lange; 2012.

Mohr JP. Stroke: pathophysiology, diagnosis and management. 5th ed. Philadelphia: Saunders; 2011.

Sacco RL, Kasner SE, Broderick JP et al. An updated definition of stroke for the 21st century: a statement for healthcare professionals from the american heart association/american stroke association. Stroke. 2013;44(7):2064.

Sociedade Brasileira de Doenças Cerebrovasculares. Primeiro consenso brasileiro do tratamento da fase aguda do acidente vascular cerebral. Arq Neuropsiquiatr. 2001;59:972.

Sociedade Brasileira de Doenças Cerebrovasculares. Primeiro consenso brasileiro para trombólise no acidente vascular cerebral isquêmico agudo. Arq Neuropsiquiatr. 2002;60(3A):675.

Wechsler LR. Intravenous thrombolytic therapy for acute ischemic stroke. N Engl J Med. 2011;364(22):2138.

# Neuroinfecção (I): Doenças Bacterianas, Parasitárias e Priônicas

# 19

## MENINGITE BACTERIANA

### *ASPECTOS ESSENCIAIS*

- É uma emergência infecciosa que inicialmente pode apresentar apenas sinais e sintomas inespecíficos, ou evolução fulminante caso não seja reconhecida e tratada precocemente. A bactéria responsável invade o sistema nervoso central (SNC) através de duas vias principais: hematogênica, mais comumente através de bactérias que colonizam a nasofaringe ou por contiguidade, secundária a infecções dos seios paranasais, mastoide e ouvido médio. O patógeno, então no SNC, determina um processo inflamatório meníngeo e no espaço subaracnóideo. Em alguns casos este processo pode estender-se ao parênquima cerebral, levando a graus variados de encefalite acompanhando o quadro, ou seja, uma meningoencefalite bacteriana.

- A anamnese e o exame físico devem ser dirigidos para três síndromes clínicas principais: toxêmica (queda do estado geral, febre), hipertensão intracraniana (cefaleia, vômitos, rebaixamento nível consciência) e irritação meningorradicular (rigidez nucal, cefaleia e dor lombar). A maioria dos pacientes com meningite bacteriana terá pelo menos duas das seguintes manifestações: febre, cefaleia, rigidez de nuca e alteração do nível consciência. Raramente o estado geral está preservado e febre é o sinal mais comum (presente em cerca de 90% dos casos). A tríade de cefaleia, rigidez nucal e febre infelizmente ocorre somente em 20% dos casos. Alterações do nível de consciência, crise convulsiva, taquicardia e extremidades frias também fazem parte do quadro. Pacientes idosos, com múltiplas comorbidades ou imunossuprimidos são os que apresentam quadros clínicos mais atípicos e inespecíficos, o que dificulta o diagnóstico.

Mesmo em casos graves, a rigidez de nuca pode estar ausente ou ser discreta. Indivíduos com espondilopatia cervical ou osteoartrite podem ter rigidez cervical semelhante à rigidez nucal, entretanto, os movimentos rotatórios do pescoço estão preservados. Quando existe irritação meníngea, o sinal de Kernig é descrito como o mais precoce, porém, é pouco sensível (positivo em 10% casos), assim como o sinal de Brudzinski.

Em caso de suspeita diagnóstica, o exame prioritário é a punção lombar, devendo ser realizada idealmente em até 30 minutos da admissão do paciente no serviço de emergência, em conjunto com a primeira dose de antibiótico e corticosteroide (conduta empírica). Caso haja contraindicação para o procedimento (plaquetas < 100.000, INR > 1,5 ou infecção/lesão de pele no sítio de punção) ou necessidade prévia de neuroimagem para realizá-la (ver adiante), o tratamento empírico deve ser introduzido imediatamente, independentemente da punção.

- O líquor geralmente é turvo, com pressão de abertura alta. A celularidade elevada (mais de 500 céls./mm$^3$), com predomínio neutrorráquico, é o achado com maior valor preditivo positivo. Proteinorraquia moderadamente elevada e hipoglicorraquia (correlacionar com a glicemia sérica) são os parâmetros mais típicos. O lactato alto no líquor também sugere o diagnóstico, com vantagem de não necessitar de correlação com seu nível sérico, sendo uma ferramenta útil na distinção de seu principal diagnóstico diferencial, a meningite viral aguda. A interpretação dos parâmetros laboratoriais do líquor deve levar em conta o contexto clínico do paciente, já que muitas vezes apenas um dos parâmetros pode estar alterado em casos atípicos ou muito agudos.

## TRATAMENTO

- O diagnóstico e o tratamento precoce com antimicrobiano (conduta empírica – ver Tabelas 19.1 e 19.2) são a principal medida para um desfecho positivo. Diante de um quadro clínico sugestivo, a sequência correta de abordagem inicial é:

  ♦ isolamento, monitoração clínica e suporte hemodinâmico;

  ♦ coleta de LCR, hemoculturas e exames laboratoriais;

  ♦ dose de 10 mg dexametasona EV, 15 mim antes de iniciar o antibiótico. Este medicamento deve ser mantido por 2 a 4 dias na dose de 10 mg, de 6 em 6 horas;

  ♦ introdução do esquema empírico de antibiótico.

Estas etapas devem ocorrer simultaneamente sempre que possível. Caso algum procedimento não possa ser realizado ou retarde substancialmente o início da terapia empírica, ele deve ser suspenso ou postergado. O exemplo mais comum são os casos em que a neuroimagem (TC de crânio) antes da punção é necessária para determinar se existe uma situação de hipertensão intracraniana compartimentalizada, cujo risco é a herniação cerebral secundária ao

### Tabela 19.1 – Tratamento Empírico

| | | |
|---|---|---|
| **5 a 50 anos** | Ceftriaxona | 2 g EV 12/12 h |
| **Mais de 50 anos e gestantes** | Ceftriaxona + | 2 g EV 12/12 h + |
| | Ampicilina | 2 g EV 4/4 h |
| **Pós-TCE ou neurocirurgia** | Vancomicina + | 1 g EV 12/12 h |
| | Ceftazidima | 2 g EV 8/8 h |
| **Nosocomial** | Vancomicina + | 1 g EV 12/12 h |
| | Cefepime | 2 g EV 8/8 h |
| **Imunossuprimidos** | Meropenem + | 2 g EV 8/8 h |
| | Ampicilina | 2 g EV 4/4 h |

Alérgicos a penicilina: cloranfenicol 1 g 6/6 h +* SMZ-TMP 5 mg/kg, 6/6 h + vancomicina 1 g 12/12 h.

A vancomicina deve ser adicionada ao esquema inicial se a prevalência do S. pneumoniae resistente a cefalosporina for alta (> 2%). Níveis terapêuticos devem ser mantidos entre 15 e 20 µg/mL.

* Sulfametoxazol-trimetoprim.

## Tabela 19.2 – Agentes e Tratamento das Meningites

| Agente | LCR | Tratamento Específico[2] | |
|---|---|---|---|
| | | 1ª Opção | 2ª Opção |
| Pneumococo (diplococo Gram-positivo) | Látex[3] S = 65% | Ceftriaxona 2 g EV 12/12 h ± vancomicina 1 g EV 12/12 h[1] | Meropenem 2 g EV 8/8 h ou cloranfenicol 1 g EV 6/6 h |
| Meningococo (diplococo Gram-negativo) | Látex S = 70% | Penicilina G cristalina 4 milhões UI EV 4/4 h | Ampicilina 2 g EV 4/4 h ou cloranfenicol 1 g EV 6/6 h |
| Hemófilo variável (cocobacilo pleomórfico) | Látex S = 95% | Ceftriaxona 2 g EV 12/12 h | Cloranfenicol 1 g EV 6/6 h |
| Listéria (bacilo Gram-positivo) | ND | Ampicilina 2 g EV 4/4 h + gentamicina 1-2 mg/kg 8/8 h | Sulfametoxazol-trimetoprim 10-20 mg/kg/dia 8/8 h |
| Estafilococo (cocos Gram-positivos) | ND | [1]Oxacilina 2 g EV 4/4 h ou vancomicina 1 g EV 12/12 h | Linezolida 600 mg EV 12/12 h |
| Pseudomonas e Acinetobacter | ND | Cefepima 2 g EV 8/8 h + gentamicina 1-2 mg 8/8 h | Meropenem 2 g EV 8/8 h |

[1] A vancomicina deve ser adicionada ao esquema inicial se a prevalência do *S. pneumoniae* resistente > 2%. Trocar vancomicina por rifampicina em pacientes alérgicos.

[2] A duração do tratamento deve ser mantida no mínimo 14 dias caso não haja complicações. Meningites por listéria, estafilococos e enterococos, 21 dias. Casos selecionados com evolução muito favorável, por meningococo e hemófilo, podem ser tratados por 7-10 dias. Para formas indeterminadas, sempre tratamento mínimo de 14 dias.

[3] A especificidade do látex é perto de 100% para os três agentes.

ND = Não disponível.

procedimento. As indicações usuais da TC de crânio são: *deficit* neurológico focal, edema de papila, alteração do nível de consciência, crise convulsiva (até 1 semana antes), suspeitos ou portadores de neoplasias, HIV ou outra imunossupressão. A dexametasona, por reduzir o processo inflamatório meníngeo, mostrou benefício em diminuir o número de sequelas neurológicas, não alterando a mortalidade.

A resposta ao tratamento deve ocorrer e ser satisfatória em no máximo 48 horas após o início da antibioticoterapia; caso contrário, o diagnóstico deve ser revisto, e o paciente repuncionado. Outra causa de não resposta ao tratamento é a ocorrência de alguma complicação neurológica secundária ou quadro inicial muito grave. Mesmo que ocorra resposta satisfatória, é fundamental estar atento sobre estas possíveis complicações que podem ocorrer durante o tratamento.

- Choque séptico é mais comum quando o diagnóstico é tardio. Nos casos em que ocorre choque refratário, a possibilidade de necrose adrenal secundária a meningococcemia ou outro foco infeccioso oculto (pneumonia, endocardite) deve ser pesquisada. Hiponatremia por SIADH e coagulopatia intravascular disseminada também são complicações clínicas possíveis e geralmente ocorrem precocemente (até 48 horas do início do quadro).

- As principais complicações neurológicas são: 1) hidrocefalia obstrutiva: o exsudato inflamatório produzido obstrui o fluxo ou a reabsorção do líquor, causando hipertensão intracraniana. Proteinorraquia alta inicial é um fator de risco. Pode ser precoce ou ocorrer tardiamente, com quadro de piora clínica súbita, crise convulsiva ou rebaixamento do nível de consciência. A conduta deve ser TC de crânio de urgência para confirmar o diagnóstico e então avaliação neurocirúrgica; 2) empiema subdural: é secundário à progressão de uma ventriculite, que pode ocorrer em alguns indivíduos. O reaparecimento de febre, novos *deficit* focais e hipertensão intracraniana inexplicada são as manifestações mais comuns. Pode ser visualizado na TC, porém a RM é mais sensível, quando confirmado é uma emergência neurocirúrgica, necessitando de drenagem; 3) trombose/tromboflebite séptica: ocorre estase venosa secundária a inflamação meníngea adjacente. Pode acometer somente vasos corticais de forma assintomática, ou evoluir de forma catastrófica para os seios venosos cerebrais. Cefaleia refratária, toxemia intensa e coma, mesmo após início da antibioticoterapia e *deficit* de nervos cranianos com trajeto no seio cavernoso (III, IV, V e VI) são manifestações usuais. A RM de crânio é o exame de escolha para confirmar o diagnóstico, o que não deve retardar o início da anticoagulação plena com heparina não fracionada.

## COMENTÁRIOS FINAIS

- É fundamental questionar o paciente quanto ao uso recente de antibióticos, o que torna o quadro clínico e exame físico não confiáveis para exclusão de meningite, diante de uma possível meningite bacteriana parcialmente tratada. Doenças como sinusites, otites e outras patologias dos seios paranasais podem ser porta de entrada do agente infecioso no SNC por contiguidade. Quando ocorre mastoidite, esta deve ser avaliada quanto a possível abordagem cirúrgica, sendo uma causa de óbito em recaída clínica abrupta após retirada de antibioticoterapia ou alta hospitalar.

- No adulto, os agentes mais frequentes são: 1) *Streptococcus pneumoniae* (pneumococo); 2) *Neisseria meningitidis* (meningococo); e 3) *Haemophyllus influenzae* (hemófilo). Idosos, alcoólatras e imunossuprimidos têm mais probabilidade de infecção por *Listeria monocytogenes* e outros germes Gram--negativos. O exame de coloração pelo Gram é rápido, e muitas vezes sugere o agente etiológico com segurança. O teste de aglutinação pelo látex e as culturas devem ser solicitados para isolar o agente etiológico. Usuários de drogas endovenosas têm maior probabilidade de meningite por agente resistente, estafilococos e presença de pneumonia e endocardite bacteriana em conjunto (síndrome de Austrian).

- Outras complicações menos comuns são infarto cerebral isquêmico, como resultado de uma vasculite das artérias em contato com as meninges inflamadas e abscesso cerebral, muitas vezes devido à infecção por contiguidade ou fonte emboligênica.

- A realização de punção lombar ao fim do tratamento não é consenso e não deve ser realizada rotineiramente para guiar o tempo de tratamento. Entretanto, ao final da antibioticoterapia preconizada, principalmente nas meningites pneumocócicas ou indeterminadas (pela maior frequência de complicações), pode ser usada como critério de cura. Os parâmetros mais aceitos são < 20 céls./mm$^3$ e glicorraquia normal; proteína levemente elevada, mas com valor inferior ao da admissão é aceitável.

- A quimioprofilaxia só está indicada nos casos de meningite por meningococo ou hemófilo. Deve ser feita em moradores da mesma residência, contatos em orfanatos ou creches, alunos da mesma sala de aula e seus professores e somente nos profissionais de saúde que tiveram contato direto com as secreções das vias aéreas do paciente. Os esquemas utilizados são: rifampicina – adultos, 600 mg, 12/12 h; crianças 20 mg/kg 12/12 h. Dois dias para meningococo e 4 dias para hemófilo. Alternativos: ceftriaxona 250 mg IM adulto (crianças 125 mg) dose única; ciprofloxacino 500 mg VO dose única (somente para adultos). Pacientes com meningite meningocócica que não foram tratados com ceftriaxona também devem receber quimioprofilaxia no momento da alta.

## ABSCESSO BACTERIANO

### ASPECTOS ESSENCIAIS

- O termo refere-se genericamente aos abscessos intraparenquimatosos, mas inclui também os de localização subdural ou extradural. A lesão expansiva intraparenquimatosa ocorre através da invasão de bactérias que atingem o sistema nervoso central (SNC) por disseminação hematogênica (30%), contiguidade através de estruturas adjacentes ao parênquima e trauma (60%) ou procedimento neurocirúrgico (10%) (Tabela 19.3). O abscesso intraparenquimatoso é mais comum em determinados grupos de indivíduos, portadores de algum fator de risco ou comorbidade clínica. Embora não seja comum, ele é uma condição grave, com mortalidade estimada de 15% em adultos, sendo mais prevalente em homens.

- A formação do abscesso pode ser didaticamente dividida em quatro estágios evolutivos: cerebrite precoce, cerebrite tardia, formação de cápsula precoce e formação de cápsula tardia, esta última confere o aspecto encapsulado característico do abscesso. Este processo tem duração média de 2 semanas, mas pode permanecer durante meses, dependendo da resposta imune do hospedeiro e da virulência do germe.

- As manifestações neurológicas principais são decorrentes da hipertensão intracraniana (HIC) secundária a expansão do abscesso. Cefaleia é o sintoma mais comum (90% dos casos), acompanhada de febre em 50% dos casos, crises convulsivas e *deficit* neurológicos focais. Quando a localização do abscesso é supratentorial, predominam afasias, alterações de personalidade, hemianopsias e hemiparesias. Nas lesões com localização infratentorial predominam: ataxia, nistagmo, disfunção de nervos cranianos, náuseas e vômitos. Abscessos de origem hematogênica tendem a ter localização mais profunda, com predomínio no trajeto da artéria cerebral média, além de serem múltiplos.

**Tabela 19.3 – Situações Predisponentes ao Desenvolvimento de Abscessos Cerebrais**

| Disseminação Hematogênica | Contiguidade |
|---|---|
| Endocardite infecciosa | Sinusite (seio frontal > esfenoidal > etmoidal > maxilar) |
| Cardiopatia congênita cianótica | Ouvido e mastoide |
| Pneumonias | Arcada dentária |
| Usuário de drogas endovenosas | Dispositivos neurocirúrgicos intracranianos |
| Úlceras de decúbito ou furúnculos | TCE |
| Infecções intra-abdominais ou pélvicas | |
| Cateter venoso central | |
| **Imunodepressão** | **Criptogênico** |

- A neuroimagem (TC ou RM) é fundamental para estabelecer o diagnóstico e nortear o tratamento. A característica radiológica dependerá da fase evolutiva do processo. A TC de crânio, pela disponibilidade, geralmente é o exame inicial. Pode ser notada somente lesão hipoatenuante com edema perilesional ou apagamento de sulcos e cisternas adjacentes (cerebrite). Posteriormente, forma-se a cápsula, visualizada como uma fina membrana que capta contraste e circunda a lesão, de centro em geral necrótico. A RM é mais sensível que a TC, já que é capaz de visualizar o processo na fase de cerebrite precoce (somente ingurgitamento de vasos, com diminutos focos de necrose). Ela ainda permite melhor diagnóstico diferencial entre as massas intraparenquimatosas. As principais características do abscesso com cápsula são o intenso e homogêneo realce periférico capsular após o gadolínio, edema vasogênico intenso (hipersinal em T2 e FLAIR), com efeito de massa e a presença de hipersinal no centro da lesão na difusão (restrição à difusão).

A involução da borda com hipersinal em T1 e hipossinal em T2 é o melhor indicador de sucesso terapêutico, além da redução do halo de realce perilesional. A espectroscopia pode contribuir para distinção entre abscesso e tumor necrótico, ambos com restrição à difusão. Pacientes imunossuprimidos podem apresentar imagens atípicas entre os estágios de cerebrite e abscesso formado, dificultando o diagnóstico radiológico.

- Exames laboratoriais podem ser normais ou, quando alterados, geralmente são reflexo da doença de base predisponente. As alterações mais comuns são VHS elevada e leucocitose discreta. Apesar da baixa sensibilidade, a solicitação de hemoculturas é obrigatória, pois se positiva indica o agente etiológico responsável. Sorologia para HIV também deve ser solicitada rotineiramente, pela maior frequência neste grupo. A punção lombar para análise do LCR geralmente não traz informações relevantes e deve ser evitada pelo risco de herniação cerebral.

- O abscesso intracraniano extradural é uma infecção incomum, ocorrendo entre a dura-máter e a tábua do crânio. Geralmente é complicação de uma craniotomia ou fratura craniana. Outro mecanismo é a propagação através das veias emissárias de um processo infeccioso nos seios paranasais, mastoide ou órbita. O quadro é semelhante ao da meningite bacteriana, com febre, cefaleia, rigidez de nuca e *déficit* focais. Deve ser considerado sempre que ocorrer febre e cefaleia no contexto de TCE, sinusite frontal, otite média aguda ou mastoidite. A RM de crânio é o exame de escolha, demonstrando uma coleção de aspecto lentiforme, mais bem visualizada em T2.

## TRATAMENTO

- O tratamento clínico e cirúrgico deve ser realizado de forma conjunta. O esquema com antibiótico deve ser introduzido do modo mais precoce possível empiricamente, de acordo com o mecanismo predisponente mais provável (Tabela 19.4).

- A abordagem cirúrgica inclui drenagem do abscesso por estereotaxia ou sua exérese completa, sendo realizada somente quando o mesmo se encontra encapsulado. A escolha da técnica dependerá do local do abscesso e do risco cirúrgico. No caso de *Nocardia,* a exérese deve ser feita sempre que possível. Tratamento clínico isolado é exceção, mas pode ser realizado em caso de abscesso único menor que 2,5 cm, múltiplos abscessos, doença terminal ou localização inacessível. O abscesso extradural intracraniano sempre deve ser drenado cirurgicamente.

### Tabela 19.4 – Tratamento dos Abscessos Cerebrais

| Local/Agente | Antibióticos[1] | |
| | 1ª Opção | Alternativa |
| --- | --- | --- |
| Seios paranasais, mastoide, ouvido e boca | Ceftriaxona 2 g EV 12/12 h + metronidazol 7,5 mg/kg 6/6 h | Meropenem 2 g EV 8/8 h |
| Pós-cirúrgico, úlceras pele, furúnculos ou TCE | Ceftazidima 2 g EV 8/8 h + oxacilina 2 g EV 4/4 h ou (MRSA) vancomicina 1 g EV 12/12 h | Meropenem 2 g EV 8/8 h + vancomicina 1 g EV 12/12 h |
| *Nocardia* (hematogênica) | Sulfametoxazol-trimetoprim 75/15 mg/kg/dia em 3 tomadas + ceftriaxona 2 g EV 12/12 h | Meropenem 2 g EV 8/8 h + amicacina 7,5 mg/kg 12/12 h |

[1]A terapia deve ser trocada de acordo com a cultura do material aspirado.

A duração é prolongada (mínimo 6 semanas), de acordo com a evolução clínica e o controle radiológico da lesão.

- O uso de corticoides é controverso e deve ser evitado nas fases de cerebrite, com risco de prejuízo no processo de encapsulação, além de aumentar a necrose e diminuir a penetração do antimicrobiano. Seu uso é indicado em casos de hipertensão intracraniana grave com letargia, desvio de linha média (maior que 5 mm) ou risco de herniação iminente.

## COMENTÁRIOS FINAIS

- O rebaixamento do nível de consciência secundário à hipertensão intracraniana é comum, porém declínio rápido do nível de consciência em paciente previamente estável deve ser alerta para as seguintes condições: hidrocefalia aguda, ruptura do abscesso com ventriculite ou meningite secundária, hiponatremia grave (SIADH) e estado de mal não convulsivo. Meningite complica com abscesso, mas o contrário é raro. Se ocorrer, pensar em infecção por continuidade ou êmbolo séptico. Quando o foco inicial é ouvido ou mastoide, o abscesso se localiza mais comumente no lobo temporal ou cerebelo. Nos seios paranasais, o parênquima é atingido por propagação de áreas de osteíte ou tromboflebite retrógrada. Imunodeprimidos têm abscessos fúngicos e parasitários com maior frequência.

- O abscesso espinhal extradural é incomum e potencialmente grave, mas acredita-se que este seja subdiagnosticado. O agente infeccioso atinge por via hematogênica ou contiguidade o espaço epidural, onde determina processo inflamatório, estendendo-se longitudinalmente por diversos corpos vertebrais e estruturas adjacentes. Ele ocorre com mais frequência em homens de meia-idade. O quadro clínico característico é subagudo, de febre e prostração, com dor lombar inicialmente localizada e severa, podendo evoluir com irradiação dependendo da raiz nervosa acometida e *deficit* neurológicos secundários a compressão/lesão medular. O acometimento da medula espinhal é a complicação mais temida, e pode ocorrer por: compressão direta, tromboflebite do plexo venoso adjacente, infartos por interrupção do suprimento arterial ou ação direta de toxinas bacterianas. Pacientes diabéticos, alcoólatras, usuários de drogas endovenosas, com trauma ou cirurgia local são os mais acometidos. Implante de cateter epidural é o fator mais predisponente. Deve ser pesquisada presença de foco com bacteremia à distância e solicitar sempre hemoculturas, VHS elevada é um achado frequente. A RM de coluna é o exame prioritário e deve ser solicitada sempre que houver quadro clínico compatível; além de confirmar o diagnóstico, é útil no diagnóstico diferencial. Nunca realizar punção lombar antes de determinar o local do abscesso. O principal diagnóstico diferencial é osteomielite vertebral, discite, tumores metastáticos e doença degenerativa discal. O tratamento deve ser antibioticoterapia precoce, com cobertura para *S. aureus*, o principal agente etiológico. Recomenda-se como rotina proceder com a drenagem e aspiração precoce da secreção, preferencialmente nas primeiras 24 horas. Casos selecionados podem ser tratados apenas clinicamente: abscesso pequeno, sem sinais de compressão medular e paciente clinicamente estável. Deve haver disponibilidade para RM imediata caso deterioração ou *deficit* neurológico novo, sendo então realizado o procedimento cirúrgico. O esquema antimicrobiano de escolha é vancomicina 1 g EV 12/12 h + metronidazol 500 mg EV 8/8 h + ceftriaxona 2 g EV 12/12 h. Pacientes institucionalizados ou imunodeprimidos, usar ceftazidima 2 g EV 8/8 h no lugar de ceftriaxona para cobertura de *P. aeruginosa*.

# NEUROSSÍFILIS

### ASPECTOS ESSENCIAIS

- A sífilis é uma doença sistêmica causada pelo *Treponema pallidum*, uma espiroqueta adquirida principalmente por contato sexual. O termo neurossífilis é usado para descrever a infecção do sistema nervoso central. O *T. pallidum* é neurotrófico e pode acometer o SNC durante qualquer estágio de evolução clínica natural da sífilis. Logo após a primoinfecção, ele invade o SNC em aproximadamente metade dos indivíduos, mas somente uma minoria destes desenvolverá alguma forma clínica de neurossífilis. Estas formas clínicas neurológicas podem ser divididas em dois grupos: recentes ou tardias. As recentes ocorrem nos estágios primário e secundário da infecção sistêmica, ou seja, sífilis primária ou secundária, com maior acometimento de meninges, LCR e vasos sanguíneos. As formas tardias se manifestam no estágio terciário de doença sistêmica ou sífilis terciária, com maior acometimento parenquimatoso.

- As formas recentes neurológicas são: assintomática, meníngea ou meningovascular. Na forma assintomática, o paciente não tem nenhum sintoma ou alteração no exame neurológico. O diagnóstico é estabelecido através de reação sorológica positiva no sangue e no LCR. A forma meníngea possui um espectro clínico variado, desde quadros autolimitados semelhantes a meningites virais, ou graves, indistintos das meningites bacterianas agudas. O acometimento neuro-oftalmológico também é mais comum nesta forma clínica. A forma meningovascular é uma etiologia negligenciada de AVC isquêmico em jovens, embora qualquer faixa etária possa ser acometida. Ela é o resultado de uma vasculite causada pelo treponema na parede dos vasos, que sofre uma oclusão secundária. Um pródromo subagudo de cefaleia, febre e prostração é relatado muitas vezes, alguns dias antes do evento isquêmico agudo.

- As formas tardias são a paralisia geral e *tabes dorsalis*. A paralisia geral é caracterizada por uma síndrome demencial, muitas vezes precedida ou acompanhada por alterações da personalidade (quadros maníacos ou psicóticos são mais comuns que os depressivos). Ela ocorre geralmente 10 a 25 anos após a primoinfecção. O VDRL positivo no LCR é comum, além de pleocitose e proteinorraquia discreta. A *tabes dorsalis* é uma mielopatia caracterizada por uma ataxia sensitiva, secundária ao acometimento do cordão posterior medular. Podem ocorrer ataques de dor lancinante nos membros inferiores e abdome. Apesar de descritas na *tabes dorsalis*, as pupilas de Argyll-Robertson (perda do reflexo fotomotor, com reflexo de acomodação preservado) são mais comuns na paralisia geral.

- O diagnóstico de neurossífilis é baseado na demonstração do *Treponema pallidum* no SNC, através de testes treponêmicos ou não treponêmicos realizados no LCR obtido por punção lombar (Quadro 19.1).

| Quadro 19.1 – Indicações de Punção Lombar na Sífilis |
| --- |
| VDRL sérico reagente qualquer título e qualquer sintoma neurológico ou oftalmológico |
| VDRL sérico maior ou igual a 1:16, mesmo com nenhum sintoma neurológico |
| VDRL sérico reator em paciente HIV-positivo (independentemente de sintomas ou títulos) |
| Falha terapêutica para sífilis com manifestações sistêmicas |

- Os testes não treponêmicos mais utilizados em nosso meio são o VDRL e RPR, e os treponêmicos são o FTA-ABS e TPPA (o RPR não é realizado no LCR). Sempre que o VDRL no LCR for reagente, o mesmo também deve ser reagente no sangue. A única exceção é o raro fenômeno de prozona (resultado falso-negativo no sangue por excesso de anticorpos circulantes). O VDRL reagente no LCR confirma a neurossífilis, e quanto maior a celularidade encontrada, maior a positividade do método, lembrando-se que acidente de punção é uma das principais causas de VDRL falso-positivo no LCR. O FTA-ABS positivo no sangue confirma sífilis, porém no LCR pode significar apenas transferência de anticorpos ou acidente de punção, ou seja, ao contrário do sangue, o VDRL no LCR é um teste mais específico que o FTA-ABS, não sendo racional solicitar VDRL no LCR caso o mesmo seja negativo no sangue.

## TRATAMENTO

- A penicilina benzatina, apesar de eficaz para sífilis sistêmica, tem pouca penetração no parênquima cerebral, devido ao seu baixo nível sérico. O tratamento, portanto, deve ser realizado sempre por via endovenosa, sendo a penicilina G cristalina, 4 milhões de unidades EV, de 4/4 h por 14 a 21 dias, a droga de escolha. Pacientes com manifestações neuro-oftalmológicas, mesmo que não confirmadas pelo LCR, devem receber o mesmo esquema para neurossífilis.

- Após o término do tratamento, uma nova punção lombar é solicitada em 6 meses em todos os casos em que o LCR inicial apresentou alguma celularidade e/ou o VDRL foi reagente. Caso ainda existir pleocitose, ele deve ser retratado e interrogado quanto à possibilidade de reinfecção, que pode ser evitada com a convocação e o tratamento dos parceiros e uso de métodos de prevenção contra DST. Recomenda-se que o VDRL sérico seja realizado em todos os casos, em 2, 4, 6, 12 e 24 meses após o tratamento. Caso não ocorra queda nos títulos ou ocorra seu aumento, o paciente deve ser repuncionado e retratado de acordo com o resultado.

## COMENTÁRIOS FINAIS

- Uma das características da sífilis é a variedade de manifestações neuro-oftalmológicas. Qualquer estrutura do olho pode ser envolvida. Uveíte posterior é a mais comum. Neurite óptica, neurorretinite e atrofia do nervo óptico bilateral também podem ocorrer. Perda auditiva com ou sem zumbido também deve ser considerada como manifestação neurológica e nem sempre é acompanhada de meningite.

- A RM de crânio tem mais valor para estabelecer as complicações isquêmicas da forma meningovascular. As alterações angiográficas mais associadas com a sífilis meningovascular são constrições segmentares da artéria carótida supraclinoide, segmentos proximais das artérias cerebrais média e anterior, e qualquer segmento da artéria basilar. Achados como realce leptomeníngeo e dos nervos cranianos, apesar de inespecíficos, também sugerem o diagnóstico. Nas formas neuro-oftalmológicas, captação de gadolínio no nervo óptico pode ocorrer na fase aguda, nos casos de neurite. Nos quadros demenciais, hipersinal em T2 envolvendo regiões frontotemporal, periventricular e hipocampo pode aparecer em alguns casos, apresentando regressão mesmo que parcial após o tratamento. As lesões gomosas são extremamente raras.

- Conforme descrito anteriormente, o diagnóstico é baseado na identificação de anormalidades do LCR, em geral uma pleocitose linfocítica que é tipicamente inferior a 100 células/dL, proteinorraquia elevada, porém abaixo de

100 mg/dL e VDRL reagente, ou uma combinação destas anormalidades. Contudo, antes de analisar as anormalidades dos parâmetros do líquor nos pacientes suspeitos, é conveniente dividi-los em portadores e não portadores do vírus HIV. Em pacientes com suspeita de neurossífilis assintomática que não têm a infecção pelo HIV, uma contagem de linfócitos > 5 células/dL ou uma concentração de proteína > 45 mg/dL é consistente com o diagnóstico de neurossífilis. Estabelecer o diagnóstico de neurossífilis assintomática em pacientes que têm infecção pelo HIV com pleocitose no LCR e VDRL não reagente é difícil, pois pleocitose leve e proteína elevada podem ser resultado da própria infecção pelo HIV. Neste cenário, pacientes com celularidade > 10-20 células/dL devem ser considerados para tratamento. Aumento isolado de proteínas não tem valor diagnóstico em pacientes com infecção pelo HIV.

- Quando o paciente não puder ser tratado com penicilina (p. ex., alergia), e não puder ser realizada a dessensibilização, a alternativa é a ceftriaxona 2 g/dia, por via venosa. Este esquema é mais fácil de ser administrado, mas é menos eficaz que a penicilina e deve ser utilizado excepcionalmente.

## DOENÇA DE LYME

### ASPECTOS ESSENCIAIS

- No Brasil não existe a clássica doença de Lyme (DL), causada por espiroquetas do grupo *Borrelia burgdorferi*, mas sim uma enfermidade transmitida por carrapatos do gênero *Ambliyomma*, causada por outras espiroquetas semelhantes ainda não cultiváveis. Por apresentar manifestações clínicas e laboratoriais semelhantes à DL, recebeu o nome de síndrome infectorreacional Lyme-símile (SIRLS).

- Classicamente, apresenta três estágios clínicos evolutivos: infecção localizada inicial, disseminada inicial e persistente tardia. O marco da fase localizada inicial é o eritema migratório, uma lesão de pele eritematosa, com formato em alvo, que ocorre cerca de 1 semana após a picada do carrapato, seguida geralmente de sintomas gripais inespecíficos. Os primeiros sintomas neurológicos ocorrem então na fase disseminada inicial, 2 a 4 semanas após a inoculação inicial pelo carrapato. Os principais quadros neurológicos descritos são meningite a líquor claro e mononeurite do nervo facial, que geralmente são acompanhadas de mialgias e fadiga importante. Outros sistemas podem ser envolvidos nesta fase, com cardite, artralgias, conjuntivite e neurorretinite. O último estágio é a infecção persistente tardia, que geralmente ocorre 3 meses após o evento inicial. Os sintomas neurológicos são extremamente diversos. Radiculite, polineuropatia axonal e mielopatia são os mais comuns. Encefalites, *déficit* de cognição e quadros isquêmicos secundários à vasculite do SNC também são descritos nesta fase.

- O diagnóstico é baseado em uma epidemiologia compatível; picada de carrapato ou exposição à área de risco entre 2 semanas a 3 meses antes dos sintomas neurológicos. Eritema migratório (raras vezes é clinicamente documentado) ou manifestação sistêmica compatível. A confirmação imunológica é o grande desafio da DL. Culturas são quase na totalidade negativas. ELISA ou IFI (imunofluorescência indireta) no sangue e LCR positivos devem ser confirmados por WB (*western blot*) e são detectados 4-8 semanas após a infecção. O LCR pode demonstrar somente pleocitose monocitária. Não ocorre hipoglicorraquia ou ela é extremamente rara. O estudo com PCR tem 40% de sensibilidade, e deve ser realizado com *primer* específico para a forma símile brasileira. A ressonância magnética de crânio não é útil no diagnóstico etiológico, mas é recomendado seu uso rotineiro, pois pode sugerir acometimento intraparenquimatoso ou outro diagnóstico. São mais comuns lesões na substância branca de aspecto inflamatório inespecífico ou semelhantes à esclerose múltipla.

## TRATAMENTO

- A droga de escolha é a doxiciclina 100 mg VO 12/12 h por 3 semanas para casos sem evidência de acometimento intraparenquimatoso. Aos pacientes com lesões inflamatórias na substância branca, pleocitose linfocítica importante ou falha terapêutica com doxiciclina, recomenda-se ceftriaxona 2 g 12/12 h EV por 14 dias. Amoxicilina ou cefuroxima também são alternativas aceitáveis para uso em substituição à doxiciclina. Ela não deve ser usada na gravidez ou em crianças menores de 8 anos.

- A resposta clínica pode demorar semanas após o tratamento, com alguns pacientes desenvolvendo um quadro crônico de fadiga, depressão e *déficit* cognitivo denominado síndrome pós-Lyme. Esta síndrome ou uma eventual polineuropatia axonal sabidamente não respondem ao tratamento com antibiótico, recomendando-se apenas tratamento sintomático.

## COMENTÁRIOS FINAIS

- A tríade clássica composta por meningite linfocitária, neurite craniana e radiculite dolorosa ocorre em uma minoria de casos. Meningite linfocítica isolada, clinicamente muito semelhante à meningite viral, é o padrão provavelmente mais comum.

- Diversos padrões de acometimento do sistema nervoso periférico podem ocorrer. O mais comum é uma mononeuropatia do nervo facial (15% dos casos) que em alguns casos é bilateral. Quando associada à radiculopatia, pode ser confundida com a síndrome de Guillain-Barré. Outras mononeuropatias múltiplas, radiculopatia dolorosa e graus variados de polineuropatia axonal simétrica também são encontrados (ver Neuropatias Periféricas).

# NEUROCISTICERCOSE

### *ASPECTOS ESSENCIAIS*

- É a infecção parasitária do sistema nervoso central (SNC) de maior importância clínica em nosso meio, sendo causada pelo *Cysticercus cellulosae* (forma larvar da *Taenia solium*: agente etiológico da teníase). O SNC é o local acometido com maior frequência, entretanto o cisticerco pode ser encontrado em tecido muscular ou ocular, entre outros. A doença é adquirida por contaminação fecal-oral, quando o homem ingere acidentalmente a forma larvar, que contamina o ambiente através de fezes humanas em locais inadequados. O mecanismo não é o mesmo da teníase, doença intestinal que ocorre pela ingestão carne de porco ou bovinos contendo os cestódeos da *Taenia solium* pelo homem, que é o hospedeiro definitivo do parasita.

- Existe um amplo espectro de manifestações neurológicas, que dependem da localização anatômica, do número e da interação antigênica do cisticerco com o hospedeiro. A doença pode ser assintomática ou já se apresentar inicialmente com quadro clínico grave. Crise convulsiva é a manifestação mais comum, seguida de cefaleia. A neurocisticercose é a causa mais comum de epilepsia secundária no Brasil. Existem diferentes formas clínicas de acordo com a localização dos cisticercos no sistema nervoso.

- A forma intraparenquimatosa é a mais frequente, nela o cisticerco apresenta quatro fases evolutivas: 1) vesicular: nesta fase é observada vesícula (4 a 20 mm) com escólex no interior (nem sempre visualizado no exame de neuroimagem). Além de material fluido no interior, existe pouco ou nenhum edema, refletindo a baixa resposta imune do hospedeiro nesta fase inicial; 2) coloidal: o escólex morre (seja por tratamento ou resposta imune) e o material gelatinoso em seu interior entra em contato com o parênquima; ocorre então uma intensa resposta inflamatória, visualizada como edema perilesional e captação de contraste. Não existe escólex ou é raramente notado; 3) nodular: com a degeneração do cisto coloidal, ainda se pode visualizar reação inflamatória menos exuberante, sendo a lesão de aspecto semissólido; 4) calcificada: após resolução do processo inflamatório, o nódulo tende a calcificar--se, sendo a via final do processo, que determina a inviabilidade do cisticerco. Ele é mais bem visualizado como uma imagem hiperatenuante puntiforme na TC de crânio. Quando existe mais de uma lesão, é comum encontrá-las em diferentes estágios evolutivos, o que é útil no diagnóstico diferencial com outras neuroinfecções.

- A forma ventricular ocorre quando cisticerco se aloja no sistema ventricular e em suas cisternas através dos plexos coroides e ali permanece. Estes cistos cisternais têm aspecto racemoso, sendo esta forma muitas vezes chamada de racemosa. Ela é clinicamente relevante, pois a cisticercose geralmente é mais grave nestes locais.

- Devido à heterogeneidade de sintomas e formas clínicas, foram propostos critérios diagnósticos para neurocisticercose, expostos na Tabela 19.5.

| Tabela 19.5 – Critérios Diagnósticos para Neurocisticercose | | | |
|---|---|---|---|
| **Absolutos** | **Maiores** | **Menores** | **Epidemiológicos** |
| Biópsia confirmatória | Lesões altamente sugestivas na neuroimagem | Lesões compatíveis em exame de neuroimagem | Contato de familiar com infestação por *Taenia solium* |
| Neuroimagem com cisto contendo escólex | Imunoblot* positivo no soro | Manifestações clínicas sugestivas | Procedência ou residente de área endêmica |
| Exame de fundo de olho com visualização direta dos cistos | Resolução dos cistos após tratamento | ELISA positivo no LCR | Viagem frequente a áreas endêmicas |
| | Resolução espontânea de lesão única | Cisticercos fora do SNC | |

Diagnóstico: Neurocisticercose definida: 1 absoluto ou 2 maiores + 1 menor + 1 epidemiológico. Neurocisticercose provável: 1 maior + 2 menores ou 1 maior + 1 menor + 1 epidemiológico ou 3 menores + 1 epidemiológico.

*Não é amplamente disponível para uso clínico no Brasil.

## TRATAMENTO

- O tratamento da neurocisticercose deve ser avaliado de forma individual e criteriosa, já que não é isento de riscos e nem sempre atua de forma resolutiva sobre os sintomas do paciente. O tratamento clínico é baseado em: agentes cisticidas, corticosteroides e antiepilépticos. Em geral, devem ser tratados clinicamente com cisticidas os pacientes nas seguintes situações: todos os sintomáticos com formas intraparenquimatosas viáveis demonstradas em exame de neuroimagem, os assintomáticos com grande número de lesões viáveis (cinco lesões é o número mais aceito como parâmetro). Os pacientes assintomáticos com poucas lesões viáveis devem ser monitorados com exame de neuroimagem, preferencialmente RM, semestral ou anualmente, e tratados somente se apresentarem sintomas ou aumento importante do número de lesões. Embora existam controvérsias, atualmente a tendência é tratar as formas em degeneração, inclusive se a lesão for única. Indivíduos somente com lesões calcificadas, ou seja, forma não viável, não devem receber cisticidas. É fundamental um curso de corticoterapia antecedendo o tratamento, sendo mantida por período variável após seu término, devido à liberação maciça de antígenos no SNC, que pode determinar um processo inflamatório muito grave e até fatal. Pelo mesmo motivo, o tratamento sempre que possível deve ser realizado com internação em ambiente hospitalar.

- Pode-se usar o seguinte esquema de tratamento: Antes de introduzir o cisticida, prednisona 60 mg/dia por 5 dias, mantida durante o tratamento cisticida, com retirada gradual de acordo com a evolução clínica e radiológica posterior. O albendazol (comprimidos 200 e 400 mg) é considerado a droga de primeira escolha, na dose de 15 mg/kg/dia em duas tomadas diárias por 7 a 10 dias, para as formas em degeneração. Alguns autores postulam que as formas racemosas devem ser tratadas por peridos maiores (p. ex., 30 dias). A segunda opção é o praziquantel (comprimido 500 mg), que pode ser usado na dose de 50 mg/kg/dia, em três tomadas diárias por 21 dias. O praziquantel não é ativo contra as formas oculares.

- No tratamento da epilepsia pode ser usado qualquer antiepiléptico de primeira linha, a carbamazepina é eficaz na maioria dos casos. Não é recomendado o uso profilático de antiepilépticos, sendo usados apenas em pacientes que apresentaram no mínimo um episódio de crise convulsiva. A retirada do antiepiléptico deve ser avaliada individualmente, em geral ele é mantido de 12 a 24 meses após a última crise convulsiva nos pacientes em que não são visualizados cistos viáveis no exame de neuroimagem, sendo então retirado gradualmente. Para os que apresentam recorrência de crises com a retirada da medicação é preconizado manter o mesmo por 5 anos ou por tempo indeterminado.

- O tratamento cirúrgico é mais utilizado nas complicações das formas racemosas, e suas principais indicações são: 1) hidrocefalia aguda, decorrente da obstrução do fluxo liquórico pela presença do cisto no interior dos forames interventriculares, ou sua ruptura nestes locais com ventriculite aguda. O quarto ventrículo é o local mais comum de obstrução, seguido pelo terceiro ventrículo e aqueduto cerebral. Ocorre deterioração clínica rápida, com evolução catastrófica se não abordado precocemente com derivação cirúrgica; 2) cistos intraventriculares, nas seguintes situações: efeito de massa, obstrução liquórica e localização no quarto ventrículo, mesmo que já exista uma derivação. Caso ocorra hidrocefalia aguda, derivação ventriculoperitoneal deve ser prontamente realizada, sobretudo em pacientes com alteração do nível de consciência. Deve-se lembrar que a remoção cirúrgica destes cistos é extremamente perigosa, pelo risco de ruptura, resultando em processo inflamatório difuso no sistema ventricular, portanto deve ser indicada de forma criteriosa. Um curso de corticoides (dexametasona, 16 mg/dia) deve ser realizado antes do procedimento, alguns associam anti-histamínicos (dexclorfeniramina, 12 mg/dia); eles devem ser removidos preferencialmente por via endoscópica. Outras indicações cirúrgicas em casos selecionados são: cistos com compressão de nervos cranianos, forma pseudotumoral intraparenquimatosa, forma espinhal com compressão medular sintomática, todas se refratárias ao tratamento clínico, e cisto intraocular.

## COMENTÁRIOS FINAIS

- Existem outras formas menos comuns de neurocisticercose que devem ser conhecidas. São estas: 1) meníngea: ocorre quadro clínico semelhante ao da meningite viral ou mais raramente bacteriana. O LCR é inespecífico, sendo a eosinorraquia, apesar de inespecífica, uma pista para o diagnóstico. Pode ocorrer vasculite de artérias intracranianas levando a isquemia secundária com *deficit* neurológicos focais; 2) edematosa: o predomínio de hipertensão intracraniana e suas manifestações é a característica desta subforma parenquimatosa, o que reflete o grande número de lesões em atividade. É mais comum em pacientes provenientes de áreas endêmicas, onde é mais frequente a infestação maciça; 3) espinhal: na maioria das vezes tem localização extramedular na leptomeninge, os cistos são oriundos do espaço subaracnoide cerebral. A localização intramedular é rara, sendo o segmento torácico o mais acometido, devido à origem hematogênica mais provável nestes casos. O quadro clínico é variável de acordo com a localização. Nesta forma, o exame do LCR tem mais valor diagnóstico que os demais e pode ajudar na confirmação; 4) psiquiátrica:

é rara e seu espectro clínico pode variar desde demência pura, alucinações até depressão. A origem é multifatorial e não completamente esclarecida.

- O início do tratamento cisticida deve ser cuidadoso, devido à resposta inflamatória do hospedeiro secundária à liberação de antígenos dos cisticercos mortos. Assim, também é irracional o tratamento cisticida introduzido em "caráter emergencial" sem o uso prévio de corticoides, principalmente nas formas intraventriculares.

## NEUROESQUISTOSSOMOSE

### ASPECTOS ESSENCIAIS

- É uma parasitose causada por helmintos do gênero *Schistossoma*, sendo o *S. mansoni* o único relacionado à doença neurológica no Brasil. O parasita é adquirido pelo homem, seu hospedeiro definitivo, através da penetração ativa na pele na forma de cercárias que estão presentes em lagos e açudes onde vivem caramujos infectados (hospedeiro intermediário). Esta penetração é descrita como uma dermatite pruriginosa discreta e muitas vezes não notada. Ele acomete primariamente a parede dos vasos sanguíneos, onde determina um processo inflamatório granulomatoso agudo que evolui cronicamente. Os vasos acometidos predominam no sistema portal gastrointestinal, levando na maioria dos casos a doença exclusivamente intestinal, onde o *S. mansoni* inicia a deposição de ovos que se exteriorizam na luz intestinal e são eliminados nas fezes. Alguns desses ovos, entretanto, disseminam-se por via hematogênica para o encéfalo e principalmente para medula espinhal, onde causam então a doença neurológica. Apesar de bem menos comum que a doença intestinal, a neuroesquistossomose não é rara e provavelmente subdiagnosticada. No Brasil, predomina em áreas endêmicas do Nordeste e Minas Gerais, mas está presente em todos os estados.

- A doença é dividida comumente em fase aguda, que geralmente é assintomática, ou apresenta quadro sistêmico inespecífico de febre, mialgias, fadiga e linfonodomegalia. Depois então ocorre a fase crônica, onde a manifestação mais comum é diarreia crônica e dor abdominal. Quando os ovos atingem o fígado, determinam hipertensão portal e esplenomegalia.

- Sintomas neurológicos podem ocorrer em qualquer fase e acredita-se que sejam decorrentes da resposta imune secundária à presença dos ovos no sistema nervoso. Manifestação neurológica pelo *S. mansoni*, no entanto, é rara na fase aguda. Quando ocorre é relatada meningoencefalite aguda secundária à circulação de imunocomplexos ou quadros autolimitados de cefaleia, convulsão e febre. Uma meningoencefalite grave, que cursa com coma profundo, é caracteristicamente atribuída ao *S. japonicum* (síndrome de Katayama) e não é encontrada no Brasil.

- A doença espinhal ocorre na fase crônica, sendo a forma clínica mais comum de neuroesquistossomose no Brasil. O quadro é de uma mielorradiculopatia subaguda com evolução de algumas semanas para paraparesia grave, com predomínio na região do cone e epicone medular. Ela inicia-se geralmente com dor lombar irradiada para os membros inferiores, depois evolui com paraparesia simétrica e progressiva. Hiporreflexia acompanhada de anestesia em sela, retenção ou incontinência vesical e fecal e impotência sexual acompanham a paraparesia, que raramente pode ser crônica, com até 3 anos de lenta piora progressiva. Mielite transversa aguda, indistinta clinicamente das mielites virais, pode também raramente ocorrer.

- O diagnóstico é baseado em três etapas: evidência clínica de mielopatia (torácica baixa ou lombar alta), sua correlação clínica e laboratorial com o *S. mansoni* e exclusão de outras causas de doença medular com neuroimagem. O primeiro exame a ser solicitado diante de uma mielopatia rapidamente progressiva é a ressonância magnética. A pesquisa de ovos do esquistossoma nas fezes (método Kato-Katz ou Hoffman) é pouco sensível, mas deve ser o primeiro exame laboratorial solicitado; caso negativo, realiza-se a biópsia retal com pesquisa de ovos do esquistossoma. A sensibilidade da biópsia é de 95%, mesmo que não exista nenhuma manifestação gastrointestinal pelo *S. mansoni*.

A RM de coluna toracolombar é capaz de detectar totalmente o acometimento medular e sua principal utilidade é excluir outras causas de mielopatia. Existem quatro apresentações radiológicas nas mielopatias esquistossomóticas: massas granulomatosas confluentes intramedulares, vistas como tumefação medular; acometimento mielorradicular envolvendo o cone medular e a cauda equina, com captação de gadolínio; granulomatosa difusa com necrose e atrofia; e mielite transversa, indistinta de outras etiologias.

- O líquor não é fundamental para o diagnóstico das mielopatias. Quando existe processo inflamatório exuberante das lesões medulares na RM, apresenta maior valor de probabilidade de alteração. Sua principal indicação são os casos de meningoencefalite ou as raras formas encefálicas pseudotumorais. Pleocitose com eosinorraquia e hiperproteinorraquia são outras características mais observadas. Sempre solicitar duas provas imunológicas distintas, ELISA e imunofluorescência, quando disponíveis.

## TRATAMENTO

- Quanto mais precocemente for introduzido o tratamento específico, maior a taxa de sucesso e menor o número de sequelas neurológicas. A neuroesquistossomose é uma causa de paraplegia reversível quando tratada nas fases iniciais; a resposta terapêutica é quase nula quando introduzida tardiamente após a instalação da paraparesia.

- O tratamento de escolha é o praziquantel 50 mg/kg/dia em duas tomadas por 3 dias. Deve ser administrado em conjunto com 1 mg/kg/dia de prednisona, mantida de 3 a 6 meses, de acordo com a resposta clínica e o grau de inflamação das lesões na ressonância magnética. Usualmente, recomenda-se um novo curso de praziquantel, 6 a 12 semanas após o tratamento inicial, com o objetivo de erradicar formas clínicas imaturas não cobertas no tratamento inicial. O albendazol é um tratamento alternativo, porém com maior falha terapêutica.

## COMENTÁRIOS FINAIS

- O diagnóstico deve ser lembrado em todo quadro de mielomeningorradiculite em paciente proveniente de área endêmica. É frequente o relato de banho em lagos ou açudes, 6 a 12 meses antes do início do quadro neurológico.

- A forma espinhal pode ocorrer em indivíduos de qualquer idade, sendo mais comum em homens jovens. Os ovos atingem a medula através do plexo venoso vertebral, que se comunica com o plexo venoso abdominal de Batson. Muitas vezes a prensa abdominal relacionada a exercícios físicos ou esforço evacuatório precede o quadro. Mielite transversa aguda com resposta dramática à corticoterapia deve ter a neuroesquistossomose como diagnóstico diferencial.

# NEUROTUBERCULOSE

## ASPECTOS ESSENCIAIS

- A tuberculose tem alta prevalência em nosso meio. As formas que acometem o SNC são responsáveis por 2% dos casos e 8% de todas as formas extrapulmonares. Apesar de potencialmente tratável, a neurotuberculose é considerada uma forma grave da tuberculose, e apresentou aumento de sua incidência após a epidemia pelo vírus HIV. A dificuldade de confirmação da infecção pelo *Micobacterium tuberculosis* e o tratamento prolongado são os obstáculos mais importantes para o manejo da neurotuberculose. O nível de consciência e a presença de *deficit* focais são usados para estadiamento clínico e prognóstico. Existem três principais síndromes neurológicas relacionadas: meningoencefálica, a mais comum; pseudotumoral (tuberculomas no parênquima encefálico) e espinhal (10% dos casos).

- A forma meningoencefálica geralmente é resultado da reativação do bacilo latente no SNC desde uma bacilemia inicial durante a primoinfecção, que em nosso meio ocorre geralmente na infância. Esta reativação, em geral, é resultado de um fator imunossupressor muitas vezes não identificado (alcoolismo, desnutrição, HIV). O quadro clínico é subagudo (1 a 3 semanas) com a tríade de cefaleia, febre e paresia de nervos cranianos, geralmente não todos presentes no momento do diagnóstico. Pode ocorrer de forma aguda, semelhante à meningite bacteriana, ou ter caráter crônico com sintomas inespecíficos, algumas vezes com meses de evolução, somente com alterações neuropsiquiátricas. É descrita uma evolução trifásica nem sempre determinada nas formas meningoencefálicas: pródromo, fase meníngea e paralítica. O pródromo dura entre 2 a 3 semanas, com astenia, anorexia, febre baixa e cefaleia. A fase meníngea é caracterizada por piora da cefaleia, letargia, meningismo, vômitos, confusão mental e *deficit* de nervos cranianos. Ocorre então a fase paralítica com coma, crises convulsivas, *deficit* neurológicos focais, deterioração clínica e óbito. Em geral, as três fases duram de 6 a 8 semanas; este período, no entanto, é extremamente variável. O envolvimento meníngeo característico predomina na região da base do crânio, sendo acompanhado de alterações do parênquima e vasos desta região.

- A forma pseudotumoral é caracterizada pela presença de tuberculomas. Eles são conglomerados de granulomas caseosos intraparenquimatosos, adquiridos por via hematogênica durante uma bacilemia recente ou tardia. Podem ser únicos ou múltiplos (mais comuns), ocorrendo de forma assintomática ou com *deficit* neurológicos focais e hipertensão intracraniana. A localização mais comum é nos hemisférios cerebrais, núcleos da base e cerebelo; raramente ocorre no sistema ventricular e nas meninges. São visualizados na ressonância magnética como lesões hiperintensas em T2 e FLAIR e isointensas ou hipointensas em T1, com realce anelar e captação variável pós-gadolínio, geralmente de 1 a 1,5 cm de diâmetro.

- A forma espinhal mais comum é uma espondilite, também conhecida como mal de Pott. O bacilo acomete inicialmente o disco intervertebral, depois atinge a vértebra adjacente onde provoca um processo destrutivo com abscesso "frio" paravertebral. O paciente apresenta com frequência um pródromo de emagrecimento, astenia e febre noturna, que evolui com dor local e sinais de compressão medular (20% dos casos). Paraparesia pode ser insidiosa ou abrupta, quando ocorre desabamento de vértebras. A radiografia simples de coluna pode demonstrar o processo, com sinais de corrosão e colapso do espaço intervertebral. A RM de coluna é mais sensível, em geral mostra massa com captação de gadolínio e abaulamento de partes moles. O diagnóstico é estabelecido com biópsia por agulha (somente em fases iniciais) ou durante procedimento cirúrgico local.

- O diagnóstico de neurotuberculose apoia-se em um "tripé": quadro clínico, análise do líquor e neuroimagem (Tabelas 19.6 e 19.7). A interpretação em geral não é simples, tanto pelo quadro clínico pleomórfico, como pela dificuldade em confirmar a presença do agente etiológico. Todo paciente com quadro sugestivo de neurotuberculose deve ser submetido a exame de neuroimagem e punção para análise do LCR, caso não haja contraindicação. O exame de escolha é a ressonância magnética. Realce meníngeo na região da base do crânio, hidrocefalia e infartos são os achados mais característicos. A hidrocefalia, quando presente, pode ser comunicante, devido ao processo inflamatório das granulações aracnóideas, ou não comunicante por bloqueio liquórico no terceiro ventrículo ou aqueduto cerebral. Na forma miliar são visualizadas múltiplas lesões granulomatosas distribuídas no parênquima.

| Tabela 19.6 – Classificação Clínica e Prognóstica | | |
|---|---|---|
| Estágio | Critério | Mortalidade |
| I | Alerta, orientado, sem *deficit* focal | 18% |
| II | Glasgow 11 a 14 com *deficit* focal | 34% |
| III | Glasgow inferior a 10 com ou sem *deficit* | 72% |

## TRATAMENTO

- O tratamento é realizado de forma empírica na maioria dos casos, o que é justificado principalmente quando existe risco de vida iminente. Mesmo quando ocorre melhora clínica inicial, deve-se buscar o diagnóstico definitivo, através de culturas, pesquisa do bacilo em outros sistemas potencialmente acometidos ou biópsia em casos selecionados, pois o tratamento é prolongado e as drogas disponíveis, potencialmente tóxicas. O tempo padrão de tratamento, apesar de longo, pode ser ampliado nos casos de lesões intraparenquimatosas, de acordo com a resposta clínica e melhora radiológica (Tabela 19.8). No início, uma piora clínica breve paradoxal é comum. Em pacientes com diagnóstico inicial de meningite bacteriana indeterminada que deteriorem clinicamente apesar da antibioticoterapia, considerar neurotuberculose. Apesar do tratamento correto, a mortalidade pode chegar a 25% dos casos.

**Tabela 19.7 – Análise do LCR na Neurotuberculose**

| | | Comentários |
|---|---|---|
| **Pressão inicial** | Geralmente elevada | Evitar punções repetidas para "alívio" da pressão pelo risco de herniação |
| **Celularidade** | 100-500 céls./mm³ | Ocorre predomínio de linfomononucleares; no início o predomínio neutrorráquico é comum |
| **Glicose** | Baixa ou normal | Lembrar sempre do referencial sérico (2/3) |
| **Proteína** | 200-400 | Pode estar extremamente elevada, causando "bloqueio" do fluxo de LCR |
| **Bacterioscopia** | Sensibilidade de 20% | Método Ziehl-Neelsen |
| **ADA** | Nível maior correlaciona-se com sofrimento encefálico | Pouco específico, sem ponto de corte definido |
| **Cloretos** | Elevados | Inespecífico |
| **Cultura** | Sensibilidade de 70% | Coletar 10 a 20 mL de LCR, fazer até três punções (aumenta o rendimento). Extremamente demorado |
| **PCR** | Sensibilidade de 60-95% | Promissora, mas se negativa não exclui. Sensibilidade é variável de acordo o *primer* utilizado |

**Tabela 19.8 – Esquema de Tuberculostáticos para Terapia da Meningotuberculose**

| Fase de Tratamento | Fármaco | Dose (> 50 kg) | Duração |
|---|---|---|---|
| Intensiva | RHZE[1] 150/75/400/275 mg | 4 comprimidos/dia | 2 meses |
| Manutenção | RH[2] 300/200 mg | 2 comprimidos/dia | 7 meses |

[1]R: rifampicina; H: isoniazida; Z: pirazinamida; E: etambutol.
Comprimido combinado [1]Coxipe 4© e [2]RH.
A duração mínima é de 9 meses, porém o tratamento pode ser estendido.

- O uso de corticoides é obrigatório no início do tratamento. Prednisona (1-2 mg/kg/dia), por 4 semanas, com redução gradual da dose nas 4 semanas subsequentes ou dexametasona intravenosa nos casos graves (0,3-0,4 mg/kg/dia) por 4-8 semanas. O mesmo pode ser mantido por tempo mais prolongado caso ocorra piora clínica com sua retirada.

- Deve ser monitorada a função hepática periodicamente, já que todas as drogas do esquema são hepatotóxicas. Sempre que a TGP > cinco vezes o limite superior (com ou sem icterícia), icterícia (com ou sem aumento de TGP) ou sintomas hepáticos: suspender o esquema e investigar abuso de álcool, doença biliar ou uso de outras drogas hepatotóxicas. Reintroduzir então os fármacos quando TGP < duas vezes o limite superior: reiniciar RHZ um a um. Primeiro R (com ou sem E); 3-7 dias depois solicitar exames; se não houver aumento, reintroduzir H; 1 semana após H, se não houver aumento de TGP, reiniciar Z. Sempre empregar suplemento de piridoxina (50 mg/dia) quando utilizar isoniazida no esquema.

- Tratamento cirúrgico deve ser realizado em todos os casos de tuberculose vertebral com sinais de compressão medular. Hidrocefalia aguda é uma complicação comum em crianças, mas também ocorre com frequência em adultos e deve abordada com derivação cirúrgica de urgência.

### COMENTÁRIOS FINAIS

- Edema de papila é a alteração visual mais comum da neurotuberculose. Uma ampla variedade de manifestações neuro-oftalmológicas, no entanto, pode ocorrer. Neurite óptica, coriorretinite e neurorretinite são as mais encontradas e em geral são acompanhadas de uma aracnoidite na região quiasmática.

- Infecção pelo HIV e AIDS aumentam o risco de desenvolver neurotuberculose cerca de dez vezes em relação à população geral. Outras situações comuns de risco são *diabetes mellitus*, desnutrição, usuários de drogas endovenosas, moradores de rua e uso crônico de corticoides. Estas populações também estão mais associadas a formas multirresistentes e evolução clínica desfavorável.

- Outras formas espinhais podem ocorrer isoladamente ou em conjunto com a meningoencefalite. O processo mais comum é uma aracnoidite, que geralmente se manifesta com dor e graus variados de paraparesia, em geral ascendente. O quadro pode ser confundido com mielite transversa ou até mesmo síndrome de Guillain-Barré. Raramente tuberculomas ocorrem na medula espinhal.

## HANSENÍASE

### ASPECTOS ESSENCIAIS

- A hanseníase ainda é uma doença endêmica no Brasil, mesmo com tratamento específico eficaz, distribuído gratuitamente pelo sistema público de saúde. O quadro clínico é predominantemente dermatológico, sendo o espectro de manifestações neurológicas por vezes negligenciado, apesar de a maioria das deformidades e incapacidades, que caracteristicamente estigmatizam o portador de hanseníase, ser secundária a lesões no sistema nervoso periférico. O agente etiológico é o *Mycobacterium leprae*, chamado de bacilo de Hansen em homenagem ao cientista norueguês que primeiro o descreveu, em 1873. Trata-se de um germe intracelular obrigatório, não cultivável, com predileção por células da pele e células de Schwann, que revestem os nervos periféricos mielinizados. O período de incubação é longo (média de 3 a 5 anos), sendo a principal fonte de disseminação o homem bacilífero não tratado. Ele elimina os bacilos através das vias aéreas superiores, contaminando principalmente indivíduos de convivência familiar ou prolongada, também pela via respiratória. Qualquer lesão da pele erosada de um paciente bacilífero também é contaminante, mas o trato respiratório é sem dúvida a principal via de transmissão da doença. Apesar de altamente infectante, o bacilo é pouco patogênico e virulento. Outro aspecto essencial é a interação entre o bacilo e o sistema imune do hospedeiro. A maioria dos indivíduos na população tem resistência natural à infecção, o restante terá apenas infecção subclínica com cura espontânea e uma minoria terá hanseníase verdadeira. Diversas formas clínicas e classificações já foram propostas para a doença, e todas elas dependerão da resposta imune individual do paciente.

- É útil visualizar dois polos imunes opostos, um positivo (resposta imune ativa contra o bacilo) e outro negativo (baixa resposta imune ao bacilo). O positivo é chamado de tuberculoide (HT) e o negativo, virchowiano (HV). Entre os dois polos ainda podemos alocar duas outras formas instáveis: indeterminada (HI) e dimorfa (HD). Visando facilitar a poliquimioterapia, a OMS ainda propôs uma segunda classificação, levando em consideração o quadro clínico. Os indivíduos com menos de cinco lesões cutâneas e um tronco neural acometido são classificados como paucibacilíferos. Os indivíduos com mais de cinco lesões de pele e/ou dois ou mais troncos nervosos acometidos são chamados de multibacilíferos. Pode-se deduzir que geralmente os indivíduos com HT, já que são imunologicamente ativos contra o bacilo, em geral são paucibacilíferos e os com HV, multibacilíferos.

- Como regra geral, as formas instáveis (HI e HD) não causam manifestações neurológicas. A HT pode apresentar um quadro com lesões de pele características e injúria neural ou apenas quadro neural puro sem lesão de pele. O quadro neurológico nesta forma caracteriza-se por espessamento de determinados nervos periféricos, que pode evoluir para injúria neural grave e precoce, levando a incapacidade física permanente. Muitas vezes, a única manifestação pode ser uma mononeurite isolada ou múltipla. No outro polo, além das lesões cutâneas, a HV caracteriza-se por acometimento lento e difuso dos nervos periféricos. As principais queixas são hipoestesia das regiões extensoras de pernas, pés e mãos ou fraqueza distal, principalmente das mãos; raramente ocorre espessamento neural.

- Depois de conhecidas as formas clínicas, é preciso reconhecer as chamadas reações hansênicas. Elas são episódios inflamatórios agudos que se intercalam no curso crônico da doença. Esses estados reacionais podem ocorrer durante o tratamento, após a cura ou como manifestação clínica inicial. Elas são a principal causa de lesão nervosa periférica na hanseníase, que leva à incapacidade física. Elas são divididas em reações tipo I e tipo II. A reação tipo I ocorre entre o segundo e o sexto mês de tratamento de um paciente com a forma HT. Caracteriza-se por piora das lesões preexistentes. Geralmente ocorre edema de mãos e pés com aparecimento súbito de mão em garra ou pé caído. A reação tipo II ocorre em geral após o sexto mês de tratamento, na cura ou como manifestação inicial de um paciente com HV. É um quadro sistêmico de resposta humoral, neurologicamente cursa com neurites agudas que em geral são revertidas com tratamento. Os principais fatores potencialmente desencadeantes dos episódios reacionais são a gestação, infecções concomitantes, estresse físico ou psicológico.

- A propedêutica neurológica na hanseníase consiste em pesquisa da sensibilidade, que está diminuída em áreas de pele acometidas. *Palpação dos troncos nervosos periféricos*: os nervos mais acometidos são o radial, ulnar e mediano nos membros superiores e os nervos fibular comum e tibial posterior nos membros inferiores. Um nervo negligenciado é o auricular, que deve ser palpado na região lateral do pescoço, atravessando o músculo esternocleidomastóideo; na face pode haver alteração do nervo facial ou trigêmeo, este último, geralmente por acometimento do ramo oftálmico, pode resultar em lesão irreversível da córnea. Durante o exame deve ser verificado se existe dor espontânea, choque, assimetria em relação ao nervo contralateral, endurecimento, espessamento ou nódulos, além da função motora e sensitiva correspondente ao nervo. Durante a inspeção, os achados mais caraterísticos são mão em garra (envolvimento nervo ulnar), pé caído (equino), úlceras plantares e fenda palpebral (lagoftalmia).

- O diagnóstico na maioria das vezes pode ser realizado por baciloscopia obtida de material linfático subcutâneo, geralmente na região auricular. Quando não possível ou inconclusivo, realiza-se biópsia da pele acometida. Formas neurológicas puras às vezes necessitam de biópsia de nervo periférico. O exame não deve ser realizado rotineiramente, e a análise do material deve ser feita por profissional experiente, rotineiramente o nervo sural é o mais acessado. A PCR é um teste sorológico promissor, mas ainda não é padronizado. A reação intradérmica de Mitsuda é um exame em desuso.

## TRATAMENTO

- O tratamento é feito de acordo com a classificação do doente em pauci ou multibacilar. Em qualquer forma clínica, o doente não transmite mais a doença após a primeira dose de rifampicina. No doente paucibacilar é utilizada uma combinação de rifampicina e dapsona por 6 meses, no seguinte esquema:

  ♦ rifampicina: uma dose mensal de 600 mg (duas cápsulas de 300 mg) com administração supervisionada;

  ♦ dapsona: uma dose mensal de 100 mg supervisionada e uma dose diária autoadministrada.

- O esquema do doente multibacilar é uma combinação de rifampicina, dapsona e clofazimina, utilizada por 12 meses no seguinte esquema:

  ♦ rifampicina: uma dose mensal de 600 mg (duas cápsulas de 300 mg) com administração supervisionada;

  ♦ clofazimina: uma dose mensal de 300 mg (três cápsulas de 100 mg) com administração supervisionada e uma dose diária de 50 mg autoadministrada;

  ♦ dapsona: uma dose mensal de 100 mg supervisionada e uma dose diária autoadministrada.

- O tratamento das reações hansênicas deve ser instituído brevemente, para prevenir lesões neurológicas irreversíveis. Caso ocorra reação tipo I (reação reversa), a melhor conduta é prednisona 1 a 2 mg/kg/dia até regressão clínica, com posterior redução quinzenal da dose conforme a resposta clínica. Se o doente estiver em tratamento quimioterápico, o mesmo deve ser mantido. Caso ocorra reação tipo II, deve-se prescrever talidomida (100 a 400 mg/dia), conforme a intensidade do quadro, e prednisona no mesmo esquema que a reação tipo I, sempre que houver lesão neural. Manter a dose inicial até a regressão clínica do quadro reacional. Outra medida não farmacológica é a imobilização do membro afetado. Em caso de persistência de dor neural crônica, reagudização ou agravamento do quadro neurológico, deve-se avaliar a necessidade de cirurgia descompressiva.

## COMENTÁRIOS FINAIS

- Uma das dificuldades frequentes consiste em distinguir reação hansênica de recidiva da doença. A recidiva ocorre normalmente muito depois do término da quimioterapia (1 ano em geral), é lenta, e raramente ocorrem sintomas sistêmicos ou ulcerações das lesões na pele.

- As lesões neurológicas da hanseníase são confundidas principalmente com síndrome do túnel do carpo, meralgia parestésica, neuropatia alcoólica e diabética e lesões por esforços repetitivos (LER).

# DOENÇAS PRIÔNICAS

## ASPECTOS ESSENCIAIS

- Os príons são fragmentos proteicos infecciosos, desprovidos de ácido nucleico, capazes de determinar uma variedade restrita de doenças neurológicas, denominadas encefalopatias espongiformes transmissíveis (EET). As EET podem ser doenças infecciosas ou genéticas, uma característica singular, resultado de sua patogenia complexa, não totalmente esclarecida. Simplificadamente, existe no genoma de todos os humanos uma proteína codificada por um gene (PRNP) localizado no braço curto do cromossoma 20, cuja função é desconhecida, denominada proteína priônica celular (PrPc). Em determinado momento, a PrPc pode mudar sua conformação para uma isoforma anômala chamada de proteína priônica do *scrapie* (PrPsc). A PrPsc é o substrato anatomopatológico das doenças priônicas humanas conhecidas. Ela deposita-se no tecido cerebral formando placas proteicas insolúveis e vacúolos na substância cinzenta, resultando na degeneração espongiforme cerebral característica. São conhecidas quatro doenças priônicas em humanos: doença de Creutzfeldt-Jakob (DCJ), *kuru*, insônia familiar fatal e síndrome de Gerstmann-Sträussler-Schenker.

# DOENÇA DE CREUTZFELDT-JAKOB

- A doença de Creutzfeldt-Jakob, apesar de rara, é a mais frequente das doenças priônicas. Ela possui quatro formas clínicas distintas: esporádica (DCJs), familiar (DCJf), iatrogênica (DCJi) e nova variante (DCJv ou doença da "vaca louca"). A forma esporádica é a mais comum (85% dos casos), ocorre sobretudo em idosos (mais de 60 anos), e um quadro de demência rapidamente progressiva, mioclonias e eletroencefalograma (EEG) com um padrão periódico regular característico é usualmente descrito. Acredita-se que não é uma doença primariamente transmissível, mas ocorra devido a mutações espontâneas do gene PRNP. A tríade descrita ocorre em menos de 50% dos casos, e é rara simultaneamente no curso da doença. A demência rapidamente progressiva é a principal característica clínica, evoluindo para óbito em 1 ano na maioria dos casos. Antes da síndrome demencial, um pródromo de astenia, perda de peso e alteração do padrão do sono é descrito em 30% dos pacientes. Outros sinais encontrados no curso clínico da doença são apraxias, afasias, sinais extrapiramidais ou de liberação piramidal, além de movimentos coreoatetóticos, tremores e mutismo (Quadro 19.2).

- Dois fenótipos da DCJ esporádica devem ser lembrados por determinadas peculiaridades clínicas. O primeiro é conhecido como forma Heidenhain, e tem como característica principal sintomas visuais, geralmente hemianopsias que evoluem para cegueira cortical e precedem a síndrome demencial; estes distúrbios visuais persistem durante todo o curso da doença, sem remissão. O segundo fenótipo é dominado por ataxia cerebelar, que também precede a síndrome demencial, sendo chamada de forma de Browell-Openheim.

---

**Quadro 19.2 – Critérios Clínicos Diagnósticos da DCJ Esporádica**

**DCJs Possível**

    1- Demência rapidamente progressiva

    2- Pelo menos dois dos sintomas abaixo:

        A. Mioclonias

        B. Alterações visuais ou cerebelares

        C. Sinais piramidais ou extrapiramidais

        D. Mutismo acinético

**DCJs Provável – além dos critérios acima**

    1- Padrão periódico característico no EEG

    2- Proteína 14-3-3 presente no líquor

    3- Ressonância magnética de crânio característica

**DCJs Definida**

    1. Biópsia de tecido cerebral compatível

---

- A doença de Creutzfeldt-Jakob iatrogênica é principalmente adquirida por instrumentos neurocirúrgicos contaminados (inadequadamente esterilizados) ou transplante de enxertos neurocirúrgicos ou transplante de córnea. Outra via importante foi a reposição de hormônio do crescimento extraído de cadáveres, técnica não utilizada mais na atualidade. Não existe relato de transmissão através de transfusões sanguíneas, entretanto, pelo risco teórico, a possibilidade deve ser pesquisada caso o paciente apresente quadro clínico compatível. O período de incubação é longo e variável, em média 12 a 30 anos. O quadro quase sempre é dominado por ataxia cerebelar, que precede a síndrome demencial e invariavelmente evolui para o óbito. Mioclonias ocorrem em menor proporção e o padrão periódico característico do EEG raramente é visto, entretanto alentecimento difuso é comum.

- A forma familiar da DCJ corresponde a aproximadamente 10% dos casos. A transmissão é autossômica dominante de penetrância variável. O quadro clínico em geral é mais precoce do que na forma esporádica (25 a 45 anos em média). Seu curso é mais indolente, e os sintomas, menos graves. A evolução inexorável para o óbito em alguns anos também ocorre. Não é observado padrão característico no EEG e a proteína 14-3-3 no líquor raramente é positiva.

- Denominou-se como nova variante da DCJ (DCJv) uma forma ocorrida no Reino Unido, relacionada à epidemia de encefalite espongiforme bovina (EEB), transmitida pelo consumo de carne de gado contaminado e conhecida como "doença da vaca louca" que, ao contrário da forma clássica, afeta predominantemente pessoas jovens, abaixo dos 30 anos de idade, com quadro atípico de sintomas iniciais psiquiátricos proeminentes e com anormalidades neurológicas tardias (cerca de 6 meses a 2 anos após os sintomas psiquiátricos), incluindo ataxia, demência e mioclonias tardias, com duração da doença de 6 meses a 1 ano e meio até o óbito (Quadro 19.3). Ao contrário das outras variantes, esta é claramente transmissível por sangue contaminado. Não existe nenhum caso comprovado até o momento no Brasil.

---

**Quadro 19.3 – Critérios Utilizados para Diagnóstico da DCJ Nova Variante**

1- A. Doença psiquiátrica progressiva
   B. Duração maior que 6 meses
   C. Investigação de rotina não sugestiva de outra causa
   D. Ausência de exposição iatrogênica
   E. Ausência de história familiar de doença priônica
2- A. Sintomas psiquiátricos precoces
   B. Distúrbios sensitivos dolorosos
   C. Ataxia
   D. Mioclonia, coreia ou distonia
   E. Demência
3- A. EEG sem padrão periódico característico
   B. RM com sinal talâmico no pulvinar bilateral
4- A. Biópsia de tonsila palatina positiva

O diagnóstico definitivo requer o critério 4.

## SÍNDROME DE GERSTMANN-STRÄUSSLER-SCHEINKER (GSS)

- A GSS é uma rara doença genética, de transmissão autossômica dominante, consequente a mutações específicas em outros locais do gene PRNP. O quadro clínico tem início entre 30 e 60 anos de idade e progressão lenta (média 3 a 9 anos). Os sintomas neurológicos mais comuns são ataxia, demência, disartria e alterações de motricidade ocular extrínseca. Os sintomas neurológicos costumam ser estereotipados em uma mesma família acometida. Outras alterações menos frequentes são sonolência ou insônia e termorregulação prejudicada. Raramente ocorre mioclonia, sinais de liberação piramidal ou extrapiramidal. O exame anatomopatológico revela a presença de placas amiloides predominantemente cerebelares, que são os depósitos de proteína priônica insolúvel.

## INSÔNIA FAMILIAR FATAL (IFF)

- Originalmente, a IFF foi descrita como demência talâmica. É uma doença genética de transmissão autossômica dominante, causada pela mutação já identificada no gene PRNP. Somente 100 casos em 40 famílias foram descritos até o momento, nenhum no Brasil. Caracteriza-se por insônia grave que se instala após os 40 anos, associada a sonhos vívidos com agitação onírica, distúrbios da atenção, demência e alterações neurovegetativas (dificuldade de micção, constipação intestinal, aumento da temperatura corporal, salivação e lacrimejamento excessivos). Posteriormente podem ocorrer tremores, mioclonias de extremidades e disartria. A polissonografia é um exame útil no diagnóstico. A duração é de 1 ano em média, mas pode ser mais prolongada até o óbito. Do ponto de vista neuropatológico, degeneração e astrogliose de predomínio nos núcleos talâmicos anteriores e dorsomediais são o padrão característico.

## DIAGNÓSTICO

- A ressonância magnética de crânio é fundamental para excluir outras causas de demência rapidamente progressiva, dar suporte à hipótese diagnóstica, pois tem padrões característicos e pode auxiliar na distinção entre as formas clínicas da DCJ. Na forma esporádica classicamente ocorre hiperintensidade, que contorna as convexidades corticais, isoladamente ou em associação com núcleo lentiforme, cerebelo e mais raramente o tronco encefálico. A forma DCJ nova variante classicamente exibe hipersinal talâmico bilateral na região do pulvinar "sinal do taco de hóquei", considerado o marcador não invasivo mais específico desta patologia. Muitas vezes nenhuma alteração é notada em todas as ponderações do exame, com exceção da difusão (restrição). Com a evolução do quadro não é rara atrofia encefálica simétrica e difusa. O SPECT ou a PET também demonstram hipoperfusão em áreas corticais variadas e cerebelo.

- O EEG estará sempre alterado em algum momento da DCJ. Classicamente ele exibe um padrão periódico curto, de ondas agudas bifásicas ou trifásicas sobrepostas a um ritmo lento basal. Este padrão é visto em 80% dos casos de DCJs, e raramente ocorre nas demais formas clínicas de DCJ. Inicialmente a DCJs exibe apenas um alentecimento difuso, e nos estágios terminais apenas um ritmo basal lento.

- O líquor exibe celularidade e bioquímica normais, e em 20% dos casos a proteína total está levemente elevada. A pesquisa da proteína 14-3-3 deve ser realizada sempre em casos suspeitos. Ela possui sensibilidade de 90% para forma DCJs e 50% para DCJv, porém não é patognomônica. Outros marcadores menos específicos, mas que corroboram o diagnóstico, são enolase cerebral específica e proteína TAU elevadas.

## COMENTÁRIOS FINAIS

- Não existe tratamento específico para nenhuma das doenças priônicas até o momento. As medidas de prevenção e vigilância epidemiológica para as formas transmissíveis são a principal forma de controle da DCJ. O agente é extremamente resistente, não perde a infectividade quando são aplicados os procedimentos que inativam ácidos nucleicos, como radiação ionizante e ultravioleta, suporta extremos de temperaturas como congelamento, secagem, aquecimento, cozimento, pasteurização e esterilização. Outro conceito importante é que a infecção pode ser transmitida a outros animais, natural ou experimentalmente, ou entre seres humanos, de forma acidental, sobretudo quando o material infectante é de origem encefálica. Existe uma barreira interespécies, de modo que a transmissão entre animais de espécies diferentes é frequentemente malsucedida e, quando ocorre, manifesta período de incubação mais longo do que entre indivíduos da mesma espécie.

- *Kuru* foi uma EET endêmica na Papua Nova Guiné, devido a hábitos de canibalismo de determinadas tribos locais. Ocorria um quadro de ataxia que progredia para demência e óbito, invariavelmente entre 9 e 24 meses. *Kuru* no idioma papua significa tremor.

# BREVIÁRIO DE CONDUTAS TERAPÊUTICAS EM NEUROLOGIA

- A biópsia, quando utilizada para o diagnóstico de DCJs, deve ser feita a partir da remoção de pequenas partes do córtex frontal não dominante, com anestesia (5% podem não fornecer o diagnóstico). Por se tratar de um exame invasivo de uma patologia sem tratamento específico, não é recomendada como procedimento para confirmação de DCJ, *in vivo*. A biópsia *in vivo* de tonsilas pode ser um teste diagnóstico útil em pacientes com suspeita de DCJv, porém não é recomendada rotineiramente. O principal diagnóstico diferencial da DCJv são vasculites, encefalites por autoanticorpos e subtipos raros de DCJs que ocorrem em idade mais precoce e apresentam curso mais prolongado, sendo o teste genético útil nestes casos.

- Numerosas moléculas foram testadas em animais ou em cultura de células cronicamente infectadas: antibióticos, antivirais, antifúngicos, hormônios, imunomoduladores, antimitóticos, antiparasitários, colchicina... – sem qualquer benefício. Algumas moléculas parecem retardar a deterioração cognitiva (flupirtina) ou aumentar a sobrevida (pentosan-polissulfato). Mais recentemente têm sido realizados ensaios com as tetraciclinas e a doxiciclina, que parecem prolongar a vida desses pacientes. A tetraciclina pode se ligar à proteína príon, rompendo as agregações fibrilares da PrP e restituindo à PrP patológica sua sensibilidade às proteases. Em modelos experimentais, essas moléculas inibem a morte neuronal (apoptose) e a ativação glial induzida pela exposição a peptídeos liberados da PrP. Os protocolos com essas drogas seguem nas várias formas de doença priônica.

## NEUROSSARCOIDOSE

### *ASPECTOS ESSENCIAIS*

- A sarcoidose é uma doença inflamatória sistêmica de etiologia ainda desconhecida. Acredita-se que um sistema imune geneticamente suscetível a um agente infeccioso ou outro fator ambiental não identificado inicie o processo patogênico responsável pela maioria das manifestações. O resultado é a formação de granulomas não caseosos nos mais diversos tecidos do organismo, que podem desaparecer naturalmente e sem dano tecidual, persistir indefinidamente ou remitir com fibrose residual. Não existem estudos epidemiológicos fidedignos e confiáveis sobre a prevalência da sarcoidose que, apesar de rara, provavelmente ainda é subestimada. Ela ocorre com maior frequência em negros, na faixa etária entre 10 e 40 anos. Seu curso pode ser catastrófico ou assintomático, suspeitado em radiografia de tórax solicitada por outro motivo. Embora qualquer tecido possa ser acometido, o trato respiratório é o local mais comum, seguido de órgãos linfáticos, pele, articulações, olhos e sistema nervoso. Tanto o sistema nervoso central (SNC) como o periférico (SNP), quando são acometidos, recebem a denominação genérica de neurossarcoidose (NS).

- Estima-se que 5 a 10% dos indivíduos com sarcoidose terão alguma manifestação neurológica durante a doença sistêmica. A NS apresenta três padrões clínicos usuais: o mais comum é NS com posterior desenvolvimento de doença sistêmica (ou doença sistêmica subclínica concomitante), doença sistêmica ou NS posterior durante o curso da doença e NS isolada, que é a situação mais rara. As manifestações neurológicas são decorrentes principalmente da presença dos granulomas nas estruturas do sistema nervoso ou da produção de citocinas inflamatórias resultante da interação entre o granuloma e o tecido. Os locais mais acometidos pela NS são nervos cranianos, meninges, hipotálamo e neuro-hipófise, seguidos de parênquima cerebral, tronco encefálico e, mais raramente, medula espinhal.

- O sistema nervoso periférico está envolvido e/ou comprometido em quase 20% dos casos de NS, com todos os tipos de fibras nervosas vulneráveis afetadas de forma aguda ou crônica. Além das síndromes neurológicas resultantes de paresias de nervos cranianos, fraqueza e alterações de sensibilidade são os sintomas mais encontrados no SNP. A paralisia facial periférica é a manifestação neurológica mais comum da sarcoidose. A recorrência do *deficit* ou acometimento bilateral também é mais frequente que na população geral, embora episódio único de paralisia facial periférica durante o curso da doença seja o mais descrito.

- O segundo nervo craniano mais acometido é o nervo óptico, em 30% dos casos. Um conjunto de manifestações neuro-oftalmológicas ou oftalmológicas pode ocorrer. Neurorretinite, ceratoconjutivite e uveíte são os quadros mais encontrados. Neurite óptica com edema de papila, papilite ou neurite retrobulbar com posterior atrofia de papila, idêntica à esclerose múltipla, é descrita. Quando existe uveíte, usualmente ela é bilateral. O nervo vestibulococlear, se envolvido, manifesta-se principalmente com hipoacusia e vertigem. Outras alterações de nervos cranianos baixos, com disartria e disfagia, são mais frequentes que alterações ocasionadas por nervos da motricidade ocular extrínseca. As polineuropatias periféricas podem ser encontradas (muitas vezes existe mais de um fator causal), sendo a forma axonal crônica a mais comum. Uma polirradiculoneuropatia aguda, como síndrome de Guillain-Barré, deve ser suspeitada quando ocorre no contexto de outras manifestações de sarcoidose sistêmica, assim como mononeuropatia multiplex. É provável que certas citocinas inflamatórias tenham um papel relevante nestes quadros difusos do SNP, já que os granulomas não estão presentes em todos os nervos acometidos. As manifestações insidiosas da miopatia são frequentemente negligenciadas, sendo descritos três padrões principais miopáticos na NS. A miopatia crônica é a mais comum dentre elas, ocorrendo uma fraqueza lentamente progressiva com nível de CPK normal ou levemente aumentado. Outro padrão descrito é o miopático nodular, que se caracteriza por granulomas palpáveis sobre o músculo esquelético ao exame físico, geralmente indolores. Estes nódulos também podem ser vistos no exame de RM ou na cintilografia com gálio, e sempre devem ser biopsiados. A miosite aguda é o padrão mais raro e seu quadro é indistinguível de miosites agudas de outras etiologias.

- Cefaleia e crises convulsivas são os sintomas mais comuns atribuídos ao sistema nervoso central (SNC). A causa é multifatorial: hipertensão intracraniana por efeito de massa dos granulomas, meningite e trombose venosa são as principais. Cerca de 15% desses pacientes com lesões no parênquima cerebral terão crises convulsivas em algum momento. As hemiparesias ou outros *deficit* focais ocorrem de acordo com a localização intraparenquimatosa do granuloma. Eles podem ser agudos, simulando um quadro de AVC, subagudos ou remitente-recorrentes como a esclerose múltipla. Um quadro de encefalopatia de grau variável pode apresentar algumas alterações cognitivas, comportamentais e diversos quadros neuropsiquiátricos, que geralmente fazem parte de outras manifestações neurológicas.

- O envolvimento meníngeo tem um padrão linfomonocitário inespecífico, com pleocitose entre 10-100 céls., glicorraquia normal ou discretamente baixa e pressão de abertura e proteinorraquia moderadamente elevadas. Essa alteração, em conjunto com um processo inflamatório que predomina na região da base do crânio é, muitas vezes, confundida com neurotuberculose. A solicitação de PCR para tuberculose e pesquisa de células neoplásicas deve ser rotineira. Os granulomas no sistema ventricular determinam hidrocefalia aguda e justificam a maior frequência de disfunção de nervos cranianos baixos.

- O diagnóstico definitivo de neurossarcoidose pode ser complexo. Ele apoia-se em quadro clínico e exame de neuroimagem compatível, sendo corroborado por evidência de sarcoidose sistêmica e confirmação dos granulomas através de biópsia, se possível em algum órgão que não o SNC, pelos riscos do procedimento. Quando o quadro neurológico é a manifestação inicial, a possibilidade de doença sistêmica subclínica é o primeiro passo a ser pesquisado. Rotineiramente, pulmões, pele e olhos devem ser avaliados de início com raios X ou TC de tórax; exames oftalmológico e dermatológico devem ser realizados por especialista. Também fazem parte desta avaliação inicial alguns exames laboratoriais: hemograma, VHS, PCR, cálcio, Na, K, funções renal e hepática. Quando não é claro o acometimento sistêmico, recomenda-se, quando disponível, o *screening* com gálio do corpo inteiro ou PET-*scan* com 18-FDG. Mesmo em quadros típicos de NS, neoplasias ou infecções devem ser excluídas, não somente pelas manifestações clínicas semelhantes, mas pela possibilidade de ocorrência concomitante não rara. O diagnóstico de neurossarcoidose é classificado em três categorias: possível, provável e definido.

**Possível:** a síndrome clínica e o exame neurorradiológico são sugestivos de NS. Infecção e malignidade não foram rigorosamente excluídas ou não há nenhuma confirmação patológica de sarcoidose sistêmica.

**Provável:** a síndrome clínica e o exame neurorradiológico são sugestivos do diagnóstico de NS; no diagnóstico diferencial, especialmente malignidade e infecção foram excluídas. Existe evidência patológica de sarcoidose sistêmica.

**Definido:** diagnóstico provável + evidência patológica de NS ou resposta à terapia de NS por período longo de observação de 1 a 2 anos.

- A ressonância magnética é o principal exame usado para descartar outras causas de patologias do SNC semelhantes à NS. A apresentação mais comum é uma leptomeningite cisternal crônica com envolvimento do hipotálamo, haste hipofisária, nervo óptico e quiasma, com realce difuso pelo gadolínio. Outro padrão é a presença de nódulos sarcoides no parênquima, mais comuns na junção cinzenta e branca, com alto sinal em T2/FLAIR, que podem ou não realçar o contraste. As lesões na substância branca mimetizam esclerose múltipla, linfoma, LEMP ou sífilis. O sarcoide também pode ser extra-axial, simulando um meningioma. Sempre que encontrado espessamento de meninges e má resposta a corticoterapia, a possibilidade de paquimeningite hipertrófica deve ser considerada. A melhora clínica não se correlaciona com a radiológica.

## TRATAMENTO

- A NS normalmente responde de forma excelente à corticoterapia, embora se estime que 10% desses pacientes possam ser refratários. Outra peculiaridade é que mesmo os com boa resposta inicial aos corticoides necessitam de uso por tempo prolongado, ou altas doses, para estabilidade da doença. Uma correta abordagem do quadro neurológico deve ser iniciada com a estratificação em leve, moderado ou grave.

- A meningite linfomonocitária não complicada e a paralisia facial periférica isolada, quando monofásicas, são consideradas manifestações leves, em geral de bom prognóstico. A conduta mais aceita é realizar um curso breve de prednisona, 40-60 mg/dia, por cerca de 2 semanas, e observar a resposta clínica inicial, depois se inicia a retirada rápida da prednisona. Doença no parênquima cerebral, medula espinhal, hidrocefalia, epilepsia, síndromes de paralisias múltiplas de nervos cranianos, sobretudo quando o nervo óptico é envolvido, devem ser abordadas com dose inicial alta de corticoides e mantidas por tempo prolongado. Meningite recorrente ou realce meníngeo intenso na RM também são abordados da mesma forma. É iniciada prednisona 1 mg/kg/dia, sendo mantida até a remissão dos sintomas, então se retiram 10 mg/semana da dose inicial progressivamente. Caso o paciente apresente recorrência durante redução da dose, necessite de uso prolongado ou apresente intolerância importante, adiciona-se metotrexato, 5 a 15 mg/semana e então é retomado o desmame do corticoide. Nos casos com risco de vida iminente ou amaurose rapidamente progressiva deve ser realizada pulsoterapia com metilprednisolona 1 g, por 3-5 dias.

- Outros agentes imunossupressores podem ser usados em caso de resposta insatisfatória aos corticoides ou efeitos colaterais intoleráveis. O metotrexato é o mais usado, na dose de 5 a 15 mg/semana. O micofenolato de mofetil é mais indicado se existe doença de pele agressiva ou acometimento renal em conjunto com a NS. A ciclofosfamida é reservada para casos refratários, com sintomas neurológicos graves. A dose é de 0,5 mg/m$^2$ (máximo de 1.000 mg/mês), com esquema de pulsos mensais por 6 a 12 meses. O infliximabe tem as mesmas indicações da ciclofosfamida, porém as evidências de sua efetividade ainda são conflitantes.

## COMENTÁRIOS FINAIS

- O acometimento pulmonar geralmente é assintomático ou ocorre com tosse e dispneia subagudas, radiografia de tórax com adenopatia hilar ou opacidade pulmonar é mais comum. Infelizmente, pela inespecificidade dos sintomas, esses pacientes geralmente só têm investigação específica após 1 ano de evolução. O exame do lavado brônquico é útil para demonstrar uma alveolite característica, com inversão do padrão CD4/CD8 (presente em 50%). Sempre que possível, um linfonodo mediastinal deve ser acessado por via transbrônquica, guiado por USG.

- A pele é acometida em 25% dos casos de sarcoidose, e deve ser examinada em todas as consultas. Três padrões são característicos: 1) lúpus *pernio*: uma forma crônica de sarcoidose, com lesões de aspecto violáceo que predominam nas regiões nasal e malar; 2) eritema nodoso: placas ou nódulos subcutâneos, geralmente agudos e dolorosos, predominam nos membros inferiores; 3) lesões maculopapulares: mais comuns em face, pescoço e tronco, podendo ser hipercrômicas ou hipocrômicas, com diversos padrões de distribuição. Um quadro agudo de eritema nodoso, uveíte, adenopatia, artralgias migratórias e febre é uma apresentação da sarcoidose chamada síndrome de Löefgreen.

- A manifestação neuroendócrina mais comum é o *diabetes insipidus* central, consequente ao acometimento da hipófise posterior, e mais raramente *diabetes insipidus* nefrogênico (pela hipercalcemia comum nas doenças granulomatosas). Pode apresentar alterações do sono, apetite, temperatura, gônadas e amenorreia.

- O teste de Kveim-Stilback é uma reação intradérmica altamente específica, e não está disponível comercialmente, por uma série de dificuldades inerentes ao teste. A dosagem sérica da enzima conversora de angiotensina (ECA) é um marcador inespecífico e não deve ser solicitado rotineiramente para diagnóstico ou controle clínico, embora, se elevado, suporte o diagnóstico.

### BIBLIOGRAFIA CONSULTADA

Agrawal A, Pandit L, Dalal M et al. Neurological manifestations of Hansen's disease and their management. Clin Neurol Neurosurg. 2005;107:445.

Brandel JPh & Haik S. Maladies à príons. In: Depienne CH, Goizet C, Brice A. Neurogénétique. Paris: Doin; 2011.

Brutto OH. Neurocysticercosis: a review. Scientific World Journal. Jan 2012;15:982.

Ferrari TCA, Moreira PRR. Neuroschistosomiasis: clinical symptoms and pathogenesis. Lancet Neurol. 2011;10:853.

Fitch MT, van de Beek D. Emergency diagnosis and treatment of adult meningitis. Lancet Infect Dis. 2007;7:191.

Marra CM, Tantalo LC, Maxwell CL et al. Alternative cerebrospinal fluid tests to diagnose neurosyphilis in HIV-infected individuals. Neurology. 2004;63:85.

Menon S, Bharadwaj R, Chowdhary A et al. Current epidemiology of intracranial abscesses: a prospective 5 year study. J Med Microbiol. 2008;57:1259.

Razek AA, Watcharakorn A, Castillo M. Parasitic diseases of the central nervous system. Neuroimaging Clin N Am. 2011;21:815.

Rock RB, Olin M, Baker CA et al. Central nervous system tuberculosis: pathogenesis and clinical aspects. Clin Microbiol Rev. 2008;21:243.

Tavares W. Rotinas de Diagnóstico e Tratamento das Doenças Parasitárias 2ª ed. São Paulo: Atheneu; 2007.

van de Beek D, de Gans J, Tunkel AR et al. Community-acquired bacterial meningitis in adults. N Engl J Med. 2006;354:44.

SANVITO

# Neuroinfecção (II): Doenças Virais 20

*Augusto Cesar Penalva de Oliveira*
*Michel Elyas Jung Haziot*
*Jorge Casseb*
*José Ernesto Vidal Bermúdez*

## MENINGITES VIRAIS

### ASPECTOS ESSENCIAIS

- Meningite viral é definida como uma doença febril aguda, associada a sinais e sintomas de irritação meníngea e cefaleia, com a não evidência de agentes piogênicos no líquor. O vírus, antes de penetrar no SNC, coloniza mucosas respiratórias e gastrointestinais, após dissemina-se para linfonodos adjacentes, onde se multiplica e então finalmente ocorre a viremia. Quando atingem o espaço subaracnoideo, os vírus determinam um processo inflamatório leptomeníngeo, sobretudo devido à resposta imune local aos antígenos da superfície viral.

- Os enterovírus são os agentes etiológicos mais prevalentes e responsáveis por 2/3 de todos os casos de meningite viral aguda em nosso meio. O vírus da caxumba é o segundo em prevalência, mas em decorrência da vacinação em massa sua incidência está decaindo. Outros vírus são responsáveis pelo restante dos casos. Os vírus do grupo herpes são: herpes simples 1 e 2 (HSV-1 e HSV-2), vírus varicela-zóster (VVZ), vírus Epstein-Barr (EBV) e citomegalovírus (CMV). Além deles, os arbovírus, adenovírus, influenza e parvovírus também são agentes de prevalência variável.

- Os sintomas cardinais da meningite viral são: febre, cefaleia, fotofobia, mialgias, náusea, vômitos e sinais clínicos de irritação meníngea, sem alteração ou com alteração mínima do nível de consciência. A população mais acometida são crianças, com maior frequência no inverno.

- O quadro costuma ser autolimitado e benigno, necessitando apenas de tratamento sintomático com analgésicos e repouso.

- O diagnóstico é feito a partir de suspeita clínica, dados epidemiológicos, análise básica do LCR e testes específicos para isolamento do vírus, como pesquisa de anticorpos, cultura de células e *polimerase chain reaction* (PCR). O LCR mostra pleocitose leve a moderada (10 a 500 células/mm$^3$) com predomínio de linfócitos, proteinorraquia moderada, glicorraquia normal ou levemente consumida. O exame inicial do LCR pode (em até 40% dos casos) exibir uma pleocitose com predomínio de polimorfonucleares, que após 12 a 24 h assume caráter linfocítico com predomínio de mononucleares.

## TRATAMENTO

- A meningite por enterovírus geralmente não requer terapêutica específica ou hospitalização, exceto em neonatos e pacientes imunossuprimidos. A maioria se recupera após alguns dias, sendo necessária apenas terapia de suporte, como repouso, hidratação agentes antitérmicos e analgésicos. A hospitalização muitas vezes é controversa. Uma conduta adequada, principalmente no início do quadro, é manter o paciente em observação por 12 a 24 h e só hospitalizar em caso de deterioração clínica. Caso exista dúvida entre meningite viral e bacteriana, deve-se introduzir antibioticoterapia empírica até esclarecimento definitivo da etiologia. A principal causa de confusão diagnóstica são as meningites bacterianas parcialmente tratadas.

## COMENTÁRIOS FINAIS

- Estudos que combinaram achados de LCR e urina, LCR e fezes, ou *swabs* faríngeos e LCR aumentaram a detecção de enterovírus. Isoladamente, o LCR apresenta o melhor rendimento diagnóstico.

- Mesmo com evolução clínica favorável, uma pequena parcela apresentará sequelas sob a forma de fatigabilidade muscular, modificação do humor e até mesmo queda do rendimento escolar na infância. Esses sinais podem surgir a qualquer tempo após a cura, e a reação celular no LCR pode persistir por algumas semanas.

## HERPESVÍRUS

### ASPECTOS ESSENCIAIS

- Os vírus da família herpes são: HSV-1, HSV-2, VVZ, CMV, herpesvírus 6 (HHV-6) e herpesvírus 7 (HHV-7), EBV e herpesvírus 8 (HHV-8). Todos são capazes de provocar meningite viral, clinicamente indistinguível de outras causas de meningite a líquor claro. Destes, somente o HSV-1 e o HSV-2 têm importância epidemiológica, pela incidência mais elevada, sendo responsáveis por 1 a 3% dos casos de meningite viral. A meningite pelo vírus varicela-zóster é considerada uma manifestação incomum da recrudescência do VVZ em imunocompetentes.

- O VVZ é um herpesvírus exclusivamente humano que, após a cura do quadro de varicela, pode permanecer no organismo em estado latente nos nervos cranianos e gânglios radiculares dorsais quando, após décadas de latência, cerca de 15% dos indivíduos desenvolvem o quadro cutâneo de herpes zóster.

- A meningite viral aguda pelo VVZ é uma complicação tardia da infecção cutânea, em pacientes com falha da resposta imune celular.

- O tratamento deve ser conduzido com aciclovir.

- O HSV-1 frequentemente se associa ao herpes labial, o HSV-2 dá origem a infecções genitais. A originalidade desses vírus repousa em sua capacidade de se incorporar ao genoma das células dos gânglios raquidianos infectados de material latente após o primeiro contágio.

- Em razão dos sintomas leves e transitórios, o envolvimento neurológico não é percebido na maioria das primoinfecções pelos herpes simples. No entanto, estima-se algum grau de envolvimento meníngeo em 25% das infecções herpéticas primárias. O curso clínico é indistinguível das meningites virais de outras etiologias.

- A meningite viral pelo HSV-1 ou HSV-2 não tem a gravidade da meningoencefalite causada por esses agentes. Todavia, quadro de meningite herpética evidenciado por altas taxas de anticorpos ou antígenos detectados por reação de imunofluorescência no LCR, bem como meningite herpética confirmada, associada a qualquer componente encefalítico (mesmo que leve), deve ser tratada (o mais precocemente possível) com aciclovir. Imunossuprimidos sempre devem receber aciclovir endovenoso nos casos de meningite por herpes.

## COMENTÁRIOS FINAIS

- A coleta do LCR deve ser cuidadosa, pois a punção traumática dificulta a interpretação dos resultados. De qualquer modo, considera-se que para determinar o verdadeiro número de leucócitos em uma amostra de LCR deve-se subtrair um leucócito/mm$^3$ do total para cada 500 hemácias/mm$^3$, e para corrigir a proteinorraquia, 1 mg/dL de proteína para cada 1.000 hemácias/mm$^3$. Na presença de hemácias, a PCR para herpes simples pode apresentar resultado falso-negativo, e a PCR para Epstein-Barr pode ser falso-positiva.

- Embora não seja consensual, meningite aguda a líquor claro com evolução insidiosa e proteinorraquia maior que 100 mg/dL deve suscitar a possibilidade de infecção herpética, recomendando-se o início precoce de tratamento com aciclovir. A síndrome de Mollaret, uma entidade clínica benigna e rara, caracterizada por episódios recorrentes de meningite asséptica com intervalos livres de sintomas, teve laços estreitados com o HSV-2 após estudos que utilizaram técnicas de PCR.

# ENCEFALITES VIRAIS AGUDAS

### ASPECTOS ESSENCIAIS

- As encefalites virais são consideradas raras se comparadas à alta frequência de quadros virais diversos na população geral. O termo encefalite implica em processo inflamatório do parênquima cerebral. Os vírus são a principal causa de encefalites e não raramente existe um quadro de meningite viral associado, sendo então utilizado o termo meningoencefalite.

- Inicialmente, dois aspectos são importantes para a abordagem clínica: 1) definir se a encefalite é aguda ou crônica; 2) se o paciente é provavelmente imunocompetente ou imunodeprimido/imunossuprimido.

- Os sinais e sintomas cardinais das encefalites virais agudas são: alteração do nível de consciência, distúrbios comportamentais, desorientação e crises convulsivas. Cefaleia e febre são frequentes, sendo pouco comuns *deficit* neurológicos focais. O quadro, em geral agudo, pode evoluir rapidamente para o coma. A progressão e os sintomas estão relacionados ao agente etiológico e ao grau de tropismo do vírus por áreas específicas do cérebro.

## *ENCEFALITE HERPÉTICA*

### Aspectos Essenciais

- A encefalite herpética é a causa mais frequente de encefalite esporádica aguda no Brasil. Os aspectos epidemiológicos regionais, entretanto, devem ser valorizados para o diagnóstico (p. ex., o vírus da dengue torna-se o agente mais frequente em regiões endêmicas).

- O HSV-1 é o responsável por cerca de 90% dos casos, tanto em crianças quanto em adultos. Um terço dos pacientes tem menos de 20 anos de idade e metade deles, mais de 50 anos.

- O HSV-1 geralmente é adquirido na infância e permanece latente em ramos do nervo trigêmeo ou bulbo olfatório, em alguns indivíduos sofre reativação e causa episódios autolimitados de dermatite orofacial característicos. Sua disseminação para o SNC ocorre retrogradamente através do sistema trigeminal até os lobos temporais e córtex orbitofrontal. A encefalite pode ocorrer durante um episódio de dermatite ou a qualquer momento no intervalo entre este episódio, e mesmo em indivíduos sem nenhum relato de dermatite herpética orofacial prévia. O mecanismo fisiopatológico da reativação ainda permanece desconhecido, mas acredita-se que seja multifatorial.

- As principais manifestações clínicas são alteração do nível de consciência, transtornos comportamentais, febre (em geral alta e refratária aos antitérmicos), cefaleia e crises convulsivas. Distúrbios da linguagem e disfunção autonômica também podem ocorrer. O quadro costuma ser agudo e pode evoluir para o coma; quadros subagudos com dias ou semanas de evolução podem ocorrer. Cerca de 20% dos casos manifestam-se de forma atípica em localizações encefálicas não usuais: tronco encefálico, diencéfalo e lobo occipital. O envolvimento do cerebelo é extremamente raro, ao contrário de encefalite por outros vírus, como o EBV. Estas apresentações atípicas são descritas com maior frequência em imunossuprimidos ou quando o agente é o HSV-2.

- O diagnóstico pode ser estabelecido através de quadro clínico compatível e: 1) por exame de neuroimagem; 2) pela evidência da presença viral no LCR, através do teste molecular positivo (PCR ou ELISA); ou 3) excepcionalmente, através da biópsia cerebral.

- A RM de crânio é o exame de escolha. A imagem é capaz de evidenciar alterações precoces no parênquima cerebral, como hipersinal nas sequências FLAIR e restrição à difusão. As lesões são mais comuns nos lobos temporais, podendo comprometer também os lobos frontais. A TC tem valor mais limitado e pode mostrar (numa minoria de casos) hemorragias puntiformes nos lobos temporais.

- A determinação do DNA viral no LCR é essencial para o diagnóstico definitivo. A técnica de PCR (sensibilidade de 91% e especificidade de 96 a 100%) é o exame de escolha. Podem ocorrer falso-negativos: quando a amostra testada é coletada precocemente; coleta muito tardia; vigência de tratamento antiviral. A quantificação do número de cópias por PCR *real time* tem valor prognóstico: menos de 100 cópias associam-se a melhor prognóstico. O LCR pode ser claro e, numa minoria de casos, xantocrômico (por se tratar de uma encefalite necrosante hemorrágica), a pleocitose (predomínio linfomonocitário) é leve, a hiperproteinorraquia é moderada e a glicorraquia é normal ou levemente consumida. Em 5% dos pacientes o LCR é normal durante toda a evolução da doença. O teste de ELISA (IgM) costuma ser positivo apenas 1 a 2 semanas do início dos sintomas.

## Tratamento

- O tratamento com antiviral deve ser iniciado precocemente na suspeita de qualquer encefalite aguda. O aciclovir é a única medida capaz de diminuir a morbidade e letalidade da doença. Qualquer paciente com quadro agudo de febre, cefaleia, alteração comportamental e crise convulsiva ou coma inexplicável deve receber empiricamente o aciclovir endovenoso antes de qualquer procedimento diagnóstico.

- A dose de aciclovir preconizada é de 10 mg/kg EV a cada 8 horas, por 14 a 21 dias. A droga deve ser infundida em 1 hora, com dose ajustada em caso de insuficiência renal. O uso de corticoide não é recomendado rotineiramente, podendo ser usado quando existe edema cerebral importante.

- A realização de nova punção lombar de controle no final do tratamento não é consensual. Embora não seja obrigatório, é uma conduta adequada uma nova punção em pacientes com comorbidades clínicas, imunossuprimidos ou que tiveram evolução inexplicavelmente desfavorável durante o tratamento. Caso exista carga viral detectável no LCR, o tratamento deve ser mantido adicionalmente por 1 semana e o exame repetido ao término do mesmo. Falha terapêutica decorrente de cepas de HSV resistentes ao aciclovir é rara. O foscarnet é a droga de escolha nesta eventualidade, sendo a dose preconizada de 90 mg/kg EV de 12/12 horas.

- Apesar do tratamento adequado, a mortalidade permanece alta, com óbito em cerca de 50% dos casos.

## Comentários Finais

- O HSV-2 é responsável por cerca de 10% dos casos, sendo mais comum em neonatos. A passagem fetal pelo canal do parto os torna mais vulneráveis ao HSV-2 que geralmente coloniza as regiões genitais.

- Quando a PCR para o HSV não é solicitada no início do quadro, o diagnóstico laboratorial pode ser realizado colhendo-se, após 2 semanas, um novo LCR e solicitando a pesquisa de anticorpos contra o HSV-1 pelo método ELISA.

- O EEG é anormal na maioria dos casos e altera-se precocemente, mas em geral os achados são inespecíficos. Os traçados mais comuns são complexos periódicos de ondas agudas lateralizadas. Ondas delta/zeta temporais bilaterais são muito mais específicas para encefalite herpética, mas ocorrem numa minoria de casos.

## *VÍRUS VARICELA-ZÓSTER*

- A encefalite pelo VVZ causa basicamente uma vasculite não granulomatosa, que afeta tanto grandes quanto pequenos vasos intracranianos, com áreas de infarto isquêmico difusas, sem padrão característico.

- Em adultos imunocompetentes a encefalite por VVZ é rara e suspeitada quando do existe manifestação cutânea concomitante (herpes zóster ou varicela).

- Além dos vasos sanguíneos, o vírus tem tropismo pelos seguintes nervos cranianos: V, VII e VIII. A paralisia de nervos cranianos ou outras mononeuropatias periféricas são a apresentação neurológica mais frequente em imunocompetentes (excluindo-se a neuralgia pós-herpética).

- O diagnóstico da encefalite por VVZ também pode ser suspeitado em pacientes com encefalite aguda e quadro *stroke-like*, devido à vasculopatia já mencionada. Em imunossuprimidos o VVZ pode causar uma série de manifestações além da encefalite, como mielites e mielorradiculites agudas.

- Para o diagnóstico, a RM de crânio pode ser normal ou demonstrar alterações de sinal na região subcortical, semelhantes a placas desmielinizantes ou hemorragias. Áreas de isquemia de topografia variável ocorrem se existir vasculite significativa. A ventriculite é rara e ocorre em pacientes imunossuprimidos, onde o VVZ acomete o epêndima, simulando infecção pelo CMV. Encefalite no tronco encefálico com espessamento do V e VII nervos cranianos e impregnação pelo gadolínio também são apresentações descritas. Outro padrão descrito é uma encefalite necrosante, com lesões confluentes em aspecto de "alvo".

- O LCR pode ser normal ou exibir pleocitose linfocítica leve, com glicose consumida e proteinorraquia alta. A PCR no LCR é o exame de escolha, em conjunto deve-se realizar a dosagem de IgG específica no LCR para comparação com os níveis séricos se possível, para aumentar a sensibilidade diagnóstica.

- Pacientes com quadros de ventriculite, bem como de encefalite, mielite ou manifestações vasculares, sobretudo no contexto de imunossupressão, devem receber preferencialmente o aciclovir (nas mesmas doses usadas na encefalite herpética). O ganciclovir 5 mg/kg de 12/12 h ou vanciclovir também podem ser usados com segurança. O uso de corticoides, apesar de não validado em grandes ensaios, é justificado pela vasculite, mesmo que não clinicamente evidente. Imunocompetentes com zóster no território oftálmico do nervo trigêmeo devem receber aciclovir venoso, mesmo sem meningite associada. A dose deve ser a mesma da encefalite por herpes, 10 mg/kg, de 8/8 h.

### *VÍRUS EPSTEIN-BARR (EBV)*

- O EBV é linfotrópico e provoca a mononucleose infecciosa, que numa minoria de indivíduos (3 a 5%) se complica com meningite viral ou outras síndromes neurológicas como encefalite ou cerebelite. Quando não associada à mononucleose infecciosa, a meningoencefalite pelo EBV é quase exclusiva de indivíduos imunossuprimidos.

- A encefalite aguda pode ser indistinguível da encefalite herpética. A ataxia cerebelar e paresia de nervos cranianos associados são sinais de alerta para o diagnóstico.

- O LCR pode ser normal, mas geralmente apresenta pleocitose inespecífica. A PCR específica para EBV no LCR deve ser interpretada com cautela. Sua sensibilidade é maior em imunossuprimidos, e ocorre uma taxa elevada de falso-negativos em imunocompetentes. Outra característica é a associação de EBV positivo no LCR com outros agentes virais ou não virais, gerando confusão diagnóstica.

- Na RM de crânio, lesões de predomínio nos núcleos da base, relativamente simétricas e com tênue captação de gadolínio, são as mais características da encefalite pelo EBV, embora raras.

- O tratamento deve ser realizado com aciclovir na dose de 10 mg/kg EV de 8/8 h, entretanto a eficácia é baixa. Nos casos confirmados, recomenda-se o cidofovir 5 mg/kg de 8/8 h, mas o seu uso é controverso. Quando é observado edema, sobretudo na fossa craniana posterior, deve ser introduzido corticoide EV (dexametasona).

## CITOMEGALOVÍRUS

- O CMV é adquirido na infância, em geral de maneira assintomática ou causando uma síndrome *mono-like* autolimitada. Em todas as faixas etárias, o acometimento neurológico é raro, exceto nos imunossuprimidos, especialmente na AIDS com CD4 < 50 céls./mm$^3$, onde um espectro amplo de quadros neurológicos, como encefalite, ventriculite, mielorradiculite ou neuropatia periférica, pode ocorrer.

- Diante da suspeita de encefalite por CMV, quatro formas principais de acometimento neurológico podem ocorrer: 1) encefalite assintomática ou subclínica; 2) encefalite com ventriculite associada – este grupo em geral apresenta quadro agudo de alteração comportamental e letargia, rapidamente progressivas; 3) acometimento de nervos cranianos isolados – o III e o VII são os mais acometidos; 4) encefalite com predomínio de micronódulos ou necrose parenquimatosa – pode ser precedida de síndrome demencial semelhante à demência pelo HIV, entretanto letargia ou *déficit* focais são mais frequentes.

- Mielite transversa é clinicamente idêntica à que ocorre por outras etiologias. As mielorradiculites pelo CMV são mais comuns. Ocorrem com mais frequência em indivíduos com HIV de longa data e evidências de infecção atual ou anterior por CMV em outros locais (principalmente retinite). O quadro traduz--se por diminuição de força nos membros inferiores de forma subaguda, sem nível sensitivo e reflexos osteotendinosos hipoativos ou ausentes. Realiza-se uma RM de coluna lombar para excluir processos expansivos. Uma punção lombar com pleocitose e predomínio de polimorfonucleares na ausência demonstrável de bactérias é altamente sugestiva. Caso a PCR no LCR seja positiva, confirma-se o diagnóstico.

- Os exames de neuroimagem podem ser normais em alguns casos, mas devem ser realizados para excluir outras causas de encefalite e neuroinfecções em imunossuprimidos. Quando ocorre mielorradiculite pode haver impregnação das fibras da cauda equina.

- Mesmo com o diagnóstico não confirmado, o tratamento empírico deve ser adotado. Os dois fármacos de escolha são o ganciclovir e o foscarnet. O ganciclovir EV é iniciado na dose de 5 mg/kg de 12/12 h por 2 semanas e seguido de 4 semanas adicionais com dose de manutenção de 5 mg/kg/dia. A droga deve ser infundida durante 1 hora e ajustada de acordo com a função renal. Os efeitos colaterais mais comuns são pancitopenia e diarreia.

- O foscarnet deve ser usado inicialmente na dose de 90 mg/kg de 12/12 h por 2 semanas e seguido de 90 mg/kg/dia por mais 4 semanas. A droga deve ser infundida em 2 horas. Efeitos colaterais: hipocalcemia e hipocalemia, além de flebite no local da infusão. O uso combinado de ganciclovir e foscarnet tem sido preconizado em casos refratários.

### HERPESVÍRUS HUMANO TIPOS 6 E 7

- HHV-6 é o agente etiológico do exantema súbito. Manifestações neurológicas associadas ao exantema são raras, destacando-se crises convulsivas. São ainda descritos casos de meningite (com discreta pleocitose no LCR) nos imunossuprimidos, hemiplegia e retardo mental.

- A PCR no LCR tem sensibilidade de 95% – é comum sua positividade no indivíduo hígido assintomático. A RM de crânio pode demonstrar hipersinal em T2 nas substâncias frontal e parietal, além de edema nos lobos temporais.

- O tratamento deve ser realizado em imunossuprimidos com ganciclovir ou foscarnet.

- A infecção primária pelo HHV-7 ocorre principalmente durante a infância, entre os 2 e 5 anos de idade. Ele tem sido implicado em diversos quadros de encefalite, meningite e mielite, entretanto sua importância como vírus neurotrópico é controversa.

## DENGUE

- O vírus da dengue é o principal arbovírus causador de encefalite no Brasil.

- A transmissão ocorre pela picada do mosquito *Aedes aegypti* e a infecção se apresenta classicamente como febre da dengue (DC), uma doença autolimitada, mas severa, semelhante à influenza, ou como febre hemorrágica da dengue ou dengue hemorrágica (FHD).

- As manifestações agudas da dengue no SNC ocorrem por dois mecanismos: 1) alteração sistêmica da doença; 2) neurotropismo – ação direta do vírus. Pelo mecanismo sistêmico: encefalopatia pela hepatopatia; hipoperfusão secundária ao choque circulatório; edema cerebral; fenômenos hemorrágicos por alteração da coagulação.

- A encefalite primária é muito semelhante à encefalite pelo HSV-1: febre, cefaleia, alteração da consciência e convulsão.

- A RM do crânio pode apresentar qualquer padrão de encefalite por outros vírus. Laboratorialmente, o diagnóstico é mais complexo, pela menor sensibilidade da PCR e dificuldade de métodos de cultura viral. O diagnóstico definitivo só pode ser histopatológico, e presumido quando os seguintes elementos estão presentes: 1) encefalite febril aguda; 2) paciente proveniente de área epidêmica de dengue; 3) exclusão de complicações neurológicas secundárias da dengue; 4) neuroimagem compatível com encefalite aguda; 5) detecção de anticorpos pelo método ELISA; 6) presença de antígenos virais no sangue e/ou LCR.

- Não existe tratamento específico e deve ser orientado com medidas de neurointensivismo em UTI. Pela similaridade com a encefalite por herpes, é recomendado o uso de aciclovir como tratamento inicial em todos os casos.

## SARAMPO

- O sarampo é uma doença exantemática aguda, considerada erradicada no Brasil.

- Três quadros neurológicos são associados ao vírus do sarampo: 1) encefalite aguda que ocorre no período do exantema, durante a primoinfecção viral; 2) ADEM; 3) uma encefalite progressiva que ocorre em geral 7 a 10 anos após o quadro de sarampo, conhecida como pan-encefalite esclerosante subaguda (PEES). Somente a PEES será considerada, pois se trata da única manifestação neurológica do sarampo ainda vista atualmente no Brasil.

- A PEES é uma doença degenerativa progressiva do SNC e geralmente fatal. Embora sua patogênese seja obscura, acredita-se que ocorra infecção persistente de cepas do vírus do sarampo no tecido encefálico, que são geneticamente anômalas, sofrendo reativação tardiamente depois da infecção inicial.

- O quadro evolui em várias etapas, tendo início com distúrbio comportamental ou de personalidade, às vezes acompanhado de letargia e baixo rendimento escolar. Numa fase subsequente aparecem mioclonias e piora da cognição com síndrome demencial franca. O exame neurológico pode evidenciar sinais da esfera piramidal e da sensibilidade. A deterioração neurológica é progressiva e o paciente assume uma postura em decorticação acompanhada de disfunção autonômica. As mioclonias tendem a desaparecer. Numa última fase, o paciente permanece num estado vegetativo persistente até o óbito.

- O EEG pode mostrar (na fase das mioclonias) um padrão periódico longo, sugestivo da PEES, denominado complexos de Radermecker. O LCR costuma estar alterado, com proteinorraquia elevada e altos títulos de anticorpos contra sarampo. A RM do crânio é útil para descartar outras patologias e as alterações na PEES não são específicas.

- Não existe cura para a PEES, entretanto alguns tratamentos são benéficos em cerca de 30% dos pacientes, retardando a progressão ou estabilizando a doença em 5% dos pacientes. O tratamento é uma combinação de interferon-alfa intratecal associado a isoprinosida via oral. O interferon-alfa intratecal também pode ser associado à ribavirina. A doença é fatal em 95% dos casos, evoluindo para o óbito em 1 a 3 anos após o início dos sintomas.

## RAIVA

- A raiva é causada por diferentes vírus RNA da família *Rhabdoviridae*, caracteristicamente neurotróficos, sendo rapidamente fatal. O vírus infecta o homem em geral através da pele não íntegra, quando lesada por mordedura de um animal previamente infectado pelo vírus. A situação mais comum em nosso meio é a mordedura de cão ou gato, mas pode ocorrer também pela mordedura de outros roedores e morcegos.

- O período de incubação (entre a mordedura e a primeira manifestação clínica) é longo, entre 30 e 90 dias.

- O quadro clínico é dividido em três fases: 1) prodrômica; 2) excitatória; 3) paralítica. O quadro inicial inclui febre, cefaleia, mal-estar geral, náuseas e dor de garganta. A seguir irritabilidade, inquietude e sensação de angústia podem aparecer. Com a progressão da disseminação viral surgem alteração comportamental, delírios e hiperexcitabilidade progressivos. Ocorrem espasmos musculares generalizados, acompanhados ou não de crises convulsivas. Estes espasmos são graves e evoluem para paralisia muscular ascendente, levando a alterações cardiorrespiratórias fatais, retenção urinária e obstipação intestinal. Espasmos dos músculos da laringe, faringe e língua, acompanhados de sialorreia intensa, são característicos da raiva. Estes são desencadeados sobretudo quando o paciente tenta ingerir líquidos ou pela visão dos mesmos. O paciente se mantém consciente durante quase toda a evolução do quadro, com períodos breves de alucinações. Na fase paralítica se instala o coma e o paciente evolui para o óbito. O período entre o pródromo e o coma é geralmente de 1 semana.

- O diagnóstico é essencialmente clínico. O LCR pode mostrar pleocitose e proteína discretamente elevada. O vírus pode ser isolado do LCR, da saliva e da biópsia da pele onde ocorreu a mordedura.

- A raiva deve ser prevenida através da vacinação ou profilaxia pós-exposição em casos selecionados. Considerada uma doença com letalidade de 100%, entretanto um protocolo recente, chamado Milwaukee, parece ter sido capaz de recuperar com sucesso três pacientes. O protocolo consiste basicamente em suporte intensivo, sedação e coma induzido com quetamina e barbitúricos com infusão contínua de amantadina.

## *MANIFESTAÇÕES NEUROLÓGICAS DO HTLV*

### Aspectos Essenciais

- O vírus linfotrópico de células T humanas tipo 1 (HTLV-1) foi o primeiro retrovírus isolado em humanos. A virulência do HTLV é baixa, portanto a maioria dos infectados não desenvolverá nenhuma forma de doença (é estimado que apenas 1% dos infectados terão alguma manifestação clínica).

- As manifestações do HTLV dividem-se em neurológicas e não neurológicas. Dentre as neurológicas, existem cinco síndromes principais: 1) mielopatia; 2) doença do neurônio motor; 3) neuropatia periférica; 4) miopatia; 5) disautonomia. A principal síndrome não neurológica é a leucemia ou o linfoma de células T do adulto.

- O quadro clínico característico é uma paraparesia espástica que tem início nos membros inferiores, evoluindo com graus variáveis de distúrbios sensitivos (parestesias e dores lombares), distúrbios urinários, obstipação intestinal e disfunção erétil. O início dos sintomas costuma ocorrer na quarta década da vida, com predomínio no sexo feminino.

- Possivelmente a fisiopatologia depende de uma reação inflamatória induzida ou não por antígenos do HTLV-1 no tecido nervoso medular, ainda não totalmente elucidada.

- Em casos suspeitos de paraparesia espástica progressiva determinada por HTLV, o exame de RM de toda a medula espinhal, a análise do LCR com testagem para a presença de anticorpos anti-HTLV, celularidade, bioquímica e eletroforese de proteínas são preconizados rotineiramente. Outros exames como ENMG, dosagem de CPK e estudo urodinâmico podem ser necessários em casos selecionados.

## Tratamento

- No momento não existe indicação de nenhum tipo de intervenção farmacológica para portadores saudáveis do HTLV-1 ou medidas que evitem um possível desenvolvimento das síndromes relacionadas.

- Nos indivíduos sintomáticos, pulsoterapia com corticoides, sobretudo na fase inicial dos sintomas, é preconizada, embora não seja uma conduta consensual. Utiliza-se metilprednisolona (1 g/dia EV/3 dias), trimestralmente. Realiza-se então acompanhamento bimestral ou trimestral, e são aplicadas escalas neurológicas funcionais. Após 1 ano de tratamento, os valores entre as escalas são comparados, sendo então definido se ocorreu resposta satisfatória ao corticoide. Os pacientes com benefício comprovado serão mantidos com pulsoterapia trimestral por tempo indeterminado, desde que apresentem benefício e tolerância à medicação.

- O ácido valproico na dose de 20 mg/kg/dia também tem sido utilizado com o objetivo da redução da carga pró-viral do HTLV. Esta ação precisa ser comprovada por estudos adicionais.

- A fisioterapia motora é outra medida que deve ser adotada.

# DOENÇAS OPORTUNISTAS DO SISTEMA NERVOSO NA AIDS

## ASPECTOS ESSENCIAIS

- As doenças neurológicas oportunistas continuam causando importante morbidade e mortalidade em pacientes com infecção pelo HIV, apesar da redução ocorrida após o desenvolvimento das drogas antirretrovirais. O diagnóstico oportuno e a introdução precoce do tratamento podem modificar o prognóstico desses pacientes. A interpretação adequada das informações epidemiológicas, clínicas, laboratoriais e radiológicas é fundamental no sucesso da abordagem diagnóstica e terapêutica.

- O espectro de complicações neurológicas associadas à infecção pelo HIV é extremamente heterogêneo. Inclui doenças primárias, causadas pelo próprio HIV, ou secundárias causadas por infecções ou neoplasias oportunistas (Tabela 20.1).

**Tabela 20.1 – Complicações Neurológicas em Pacientes com Infecção pelo HIV**

| Complicações Primárias | Complicações Secundárias |
|---|---|
| Demência associada ao HIV | Toxoplasmose cerebral |
| Mielopatia vacuolar | Neurocriptococose, incluindo reconstituição imune |
| Doença cerebrovascular | Tuberculose do SNC (meningite, tuberculoma, abscesso, reconstituição imune) |
| Polineuropatia desmielinizante inflamatória | |
| Meningite asséptica | Encefalite pelo vírus BK; LEMP |
| Esclerose múltipla-like | Encefalite pelo vírus herpes tipos 1,2,6, citomegalovírus, varicela-zóster ou vírus Epstein-Barr |
| Polineuropatia distal simétrica | |
| Mononeurite múltipla | Neurossífilis |
| Miopatia | Chagas do SNC |
| Meningoencefalite aguda em pacientes com infecção crônica pelo HIV | Meningite e abscesso cerebral bacteriano |
| | Doença cerebrovascular (tuberculose, toxoplasmose, criptococose, sífilis) |

- Na abordagem diagnóstica, as manifestações neurológicas oportunistas podem ser classificadas de acordo com o predomínio da síndrome neurológica envolvida: síndrome meníngea ou síndrome de lesão neurológica focal. As lesões focais cerebrais, em seguida, podem ser divididas de acordo com a presença ou ausência de efeito expansivo. Também devem ser consideradas algumas características gerais (não obrigatórias) das infecções oportunistas no SNC. A maioria ocorre com níveis de linfócitos menores que 200 céls./mm³; em cerca de 15% dos pacientes existe mais de uma neuroinfecção concomitante.

## NEUROCRIPTOCOCOSE (VER NEUROINFECÇÃO III: DOENÇAS FÚNGICAS)

## NEUROTOXOPLASMOSE

### Aspectos Essenciais

- É causada pelo *Toxoplasma gondii*, um parasita intracelular obrigatório, amplamente distribuído no ambiente, que permanece latente no parênquima encefálico e sofre reativação quando existe imunodepressão instalada. É a principal causa de lesão neurológica focal em pacientes com AIDS.

- Geralmente o diagnóstico é feito de maneira presuntiva em um paciente com AIDS, com linfócitos CD4 < 200 céls./mm³ e *deficit* neurológico focal, associados a uma neuroimagem com lesão encefálica focal com captação anelar do contraste, que regride após a terapêutica antiparasitária específica.

- O quadro clínico geralmente é subagudo (2-3 semanas), mas 10% apresentam quadros encefalíticos difusos ou *deficit* focais agudos, semelhantes a eventos vasculares. As manifestações neurológicas dependem da topografia e do número de lesões, sendo as principais: cefaleia, febre, hemiparesia, convulsões, confusão mental, ataxia, letargia, paresia de nervos cranianos e alterações visuais. Outras manifestações podem ser observadas: distúrbios da fala e linguagem, síndrome demencial, transtornos comportamentais e distúrbios do movimento.

- O exame de neuroimagem é obrigatório em todos os casos suspeitos. Tipicamente se observam uma ou mais lesões que captam contraste com edema perilesional. As manifestações radiológicas na TC de crânio são variadas, nas seguintes categorias: 1) lesões hipodensas com realce anelar e edema perilesional; 2) lesões hipodensas com realce nodular e edema perilesional; 3) lesões hipodensas com efeito expansivo sem realce após a injeção de contraste; 4) TC sem lesões aparentes e RM mostrando lesões focais; 5) edema cerebral difuso, sem lesões focais visíveis.

- Aproximadamente 90-95% dos pacientes com toxoplasmose cerebral apresentam anticorpos IgG antitoxoplasma positivos no sangue, entretanto a ausência deste marcador não exclui a possibilidade de toxoplasmose cerebral, mas tem alto valor preditivo negativo.

O diagnóstico requer: 1) demonstração de taquizoítos do *T. gondii* em amostras de tecido cerebral; ou 2) achados clínicos e radiológicos compatíveis, associados à resposta terapêutica com o tratamento antiparasitário. Usualmente, uma imagem de controle deve ser avaliada 10-14 dias depois de iniciado o tratamento antiparasitário. Resultado positivo de PCR em amostra de líquor ou sangue sugere o diagnóstico, mas deve ser interpretado com as outras informações clínicas, radiológicas e terapêuticas.

## Tratamento

- Os seguintes esquemas antiparasitários podem ser utilizados:

**1ª opção** pirimetamina* 50 mg/dia + sulfadiazina 1,5 g 6/6 h + ácido folínico 15 mg/dia.

**2ª opção** sulfametoxazol/trimetoprim** (SMZ-TMP) 25 mg/5 mg/kg/dia 12/12 h EV.

**3ª opção** pirimetamina* 50 mg/dia + clindamicina 600 mg 6/6 h + ácido folínico 15 mg/dia.

**4ª opção** pirimetamina* 50 mg/dia + atovaquona*** 750 mg 6/6 h + ácido folínico 15 mg/dia.

**5ª opção** pirimetamina 50 mg/dia + dapsona 100 mg/dia + ácido folínico 15 mg/dia.

*Fazer dose de ataque de pirimetamina 200 mg primeiro dia – sempre usar ácido folínico no esquema.

** O tratamento com SMZ-TMP apresenta resultados comparáveis ao esquema padrão, sendo uma boa opção em pacientes críticos pela absorção intestinal inadequada ou que estejam tratando pneumocistose pulmonar em conjunto.

***Alguns autores sugerem o uso da atovaquona isolada.

- A duração do tratamento deve ser de no mínimo 6 semanas.

- Os corticosteroides devem ser utilizados com cautela. As indicações usuais são: lesões com efeito de massa, lesões em fossa posterior com compressão de estruturas adjacentes ou risco iminente de herniação cerebral. Edema cerebral difuso e deterioração clínica após 48 horas da introdução do esquema antimicrobiano também são indicação para o uso de corticoides. Usualmente a dexametasona é utilizada com dose de ataque de 10 mg EV, seguida de 4 mg EV 6/6 h. Não devem ser usados anticonvulsivantes de modo profilático.

- Os esquemas para profilaxia secundária são: pirimetamina 25-50 mg/dia + sulfadiazina 500 mg de 6/6 h + ácido folínico 15 mg/dia ou esquemas alternativos com pirimetamina + clindamicina ou pirimetamina + dapsona. Também é possível o uso de SMZ-TMP na metade da dose utilizada no ataque, particularmente em pacientes com problemas de adesão ou tolerabilidade. A descontinuidade da profilaxia secundária é feita quando a contagem de CD4 for maior do que 200 células/mm$^3$ durante um tempo mínimo de 6 meses, na vigência do esquema antirretroviral e preferentemente com carga viral indetectável. Sempre reiniciar a profilaxia se o CD4 for menor do que 200 céls./dL.

## Comentários Finais

- O LCR pode apresentar pleocitose discreta ou ser absolutamente normal e só deve ser realizado em caso de dúvida diagnóstica. A PCR é o teste de escolha pela boa especificidade (95%), embora a sensibilidade seja muito variável (50-100%).

- Pacientes sem fatores de mau prognóstico, com adesão ao tratamento, com boa resposta clínica inicial e que não usaram corticoides podem ser inicialmente manejados em ambiente hospitalar e completar o tratamento em regime domiciliar, com controle clínico e tomográfico semanal.

- O principal diagnóstico diferencial no Brasil são os tuberculomas, seguidos do linfoma primário do SNC.

## *LINFOMA PRIMÁRIO DO SISTEMA NERVOSO CENTRAL*

### Aspectos Essenciais

- Trata-se de um linfoma não Hodgkin de células B, causado pelo vírus Epstein-Barr. Ocorre geralmente em pacientes com CD4 < 50 céls./mm$^3$ que não utilizam antirretrovirais. O curso clínico costuma ser subagudo (3 semanas a 2 meses) similar às outras causas de lesões expansivas cerebrais. As principais manifestações são: alteração do estado mental (confusão, perda da memória, letargia), hemiparesia, afasia ou alterações sensitivas, convulsões, paresia de nervos cranianos e cefaleia. A maioria dos pacientes apresenta ainda sintomas gerais como febre, sudorese e perda de peso. A presença de comprometimento extracerebral é incomum.

- Os primeiros exames solicitados para firmar o diagnóstico são de neuroimagem (TC ou RM). Revelam lesões únicas em até 50% dos casos. Usualmente se observam lesões hipodensas com realce nodular e em menor proporção captação anelar, associadas a edema perilesional. As lesões podem ter qualquer topografia, porém são mais características as lesões periventriculares, perimeníngeas e no corpo caloso, assim como a disseminação subependimária. A utilização de técnicas de neuroimagens funcionais (SPECT, PET) não é recomendada rotineiramente, sendo indicadas em caso de dúvida no diagnóstico e impossibilidade de biópsia.

- Para o diagnóstico laboratorial, o LCR é geralmente inespecífico (discreta pleocitose linfomonocitária e hiperproteinorraquia), sendo mais útil para excluir outras patologias. A pesquisa de células neoplásicas é positiva em apenas 10% dos casos, particularmente nos estágios avançados da doença. Caso não seja possível a biópsia da lesão, o diagnóstico pode ser presumido quando a apresentação clínica e radiológica for compatível (particularmente SPECT com tálio ou PET-*scan*), quando associada à presença de PCR positiva para o EBV no LCR (sensibilidade 83-100%).

## Tratamento

- Na abordagem terapêutica, o esquema antirretroviral (TARV) melhora o estado neurológico e prolonga a sobrevida dos pacientes com linfoma primário do SNC. Associado à TARV recomendam-se duas intervenções possíveis: 1) radioterapia e corticosteroides; ou 2) metotrexato EV ou intratecal, seguido de radioterapia.

- O prognóstico costuma ser sombrio. Os seguintes fatores estão associados a uma sobrevida prolongada: pacientes jovens, pontuação alta na escala funcional de Karnofsky e doses elevadas de radioterapia.

## *LEUCOENCEFALOPATIA MULTIFOCAL PROGRESSIVA (LEMP)*

### Aspectos Essenciais

- A leucoencefalopatia multifocal progressiva (LEMP) é uma encefalopatia viral causada pelo vírus JC, um poliomavírus amplamente distribuído na população (86% dos adultos têm sorologia positiva), que geralmente permanece latente no organismo (os sítios mais comuns são os rins e a medula óssea). Um estado de imunossupressão, entre outros fatores, determina a reativação e disseminação sistêmica do vírus, que no SNC provoca desmielinização, com processo inflamatório variável (caracteristicamente pouco expressivo). Desde sua descrição original em 1971, em um paciente com linfoma de Hodgkin, a prevalência aumentou significativamente, sobretudo após a AIDS, e atualmente ganhou importância adicional com os casos relacionados ao uso clínico de anticorpos monoclonais e transplantes de órgãos, cada vez mais comuns. Cerca de 85% dos casos ocorrem em pacientes com AIDS, e estima-se que 3 a 5% dos portadores do vírus HIV desenvolverão LEMP em algum momento de sua doença. Neles, a ocorrência é maior quando os níveis de linfócitos CD4+ são menores que 200 céls./mm$^3$.

- Cada vez mais, a LEMP é considerada uma doença polimórfica, comportando-se com síndromes clínicas distintas. O quadro clínico pode ter início agudo ou com maior frequência subagudo, sendo suas manifestações mais comuns: alterações comportamentais (60%), hemiparesias/monoparesias (50%), hemianopsias/quadrantanopsias (40%), *deficit* de linguagem (30%), ataxia (25%) e crises convulsivas (15%). Os *deficit* neurológicos geralmente são progressivos. Lesões no tronco encefálico são raras e a medula espinhal e o sistema nervoso periférico são poupados. Na suspeita clínica, o diagnóstico deve basear-se em neuroimagem característica e demonstração do vírus JC no líquor, através de PCR. Caso a neuroimagem e o LCR não sejam compatíveis, a biópsia deve ser encorajada, sobretudo nos casos clínicos fortemente sugestivos, onde um diagnóstico alternativo é pouco provável. Clinicamente, é útil separar a doença causada pelo vírus JC no SNC, em três tipos:

1. **LEMP clássica:** a mais comum e que ocorre com maior frequência em pacientes com AIDS. O quadro é subagudo, com os sintomas neurológicos já descritos. A RM de crânio demonstra imagens na substância branca, de predomínio subcortical, com hipossinal em T1 e hipersinal em T2. O realce após o gadolínio é incomum, e pode refletir o grau de processo inflamatório associado, o que tem importância terapêutica e prognóstica (ver adiante). Geralmente as lesões são bilaterais e assimétricas, de predomínio nas regiões parieto-occipitais e frontais;

2. **LEMP/SRI:** este padrão é associado à síndrome de reconstituição imune (SRI), que pode ocorrer após introdução da TARV em indivíduo com AIDS,

após suspensão de agente imunossupressor, que foi utilizado no tratamento de doença autoimune, transplante de órgão ou anticorpo monoclonal, como natalizumabe para esclerose múltipla. O quadro pode ser idêntico à forma clássica, sendo em geral mais agudo. Inicia caracteristicamente até 2 meses após o começo da TARV, mas pode ocorrer tardiamente, até 2 anos após. A neuroimagem é fundamental, pois pode demonstrar maior captação do gadolínio nas lesões, refletindo o aspecto mais inflamatório deste padrão e a quebra da barreira hematoencefálica; lesões com efeito de massa também são mais frequentes.

3. **JCV/NG:** a neuronopatia granular (NG) é uma síndrome clínica crônica e rara, onde ocorre acometimento exclusivo da camada de células granulares do cerebelo. Ocorre atrofia cerebelar isolada ou em associação à LEMP clássica. O quadro geralmente é insidioso, com apresentação clínica de uma síndrome cerebelar global (axial e apendicular), mais frequente em pacientes com AIDS que usam terapia antirretroviral por longo tempo.

- Na análise do LCR, os parâmetros de rotina (bioquímica e celularidade) geralmente são normais, contudo uma pleocitose leve em cerca de 15% dos pacientes pode ocorrer. O método PCR *real time* para vírus JC no LCR é o exame de escolha, com sensibilidade de 70 a 90% e especificidade de 95%. A interpretação deve ser cuidadosa, já que resultado negativo não exclui a infecção, e o positivo pode significar infecção assintomática. Devido à alta prevalência na população, as sorologias para vírus JC no sangue não têm valor diagnóstico para LEMP.

## Tratamento

- Não existe tratamento específico comprovadamente eficaz para LEMP. Diversos antivirais experimentais contra o vírus JC, como o cidofovir, foram tentados e todos até o momento sem efeito clínico claramente comprovado.

- É fundamental correlacionar o contexto clínico com o início do quadro, e os aspectos radiológicos das lesões, para uma abordagem correta. Na situação clínica mais comum, em que o indivíduo tem infecção pelo HIV, deve-se estabelecer se o mesmo está em uso de terapia antirretroviral combinada (TARV), ou é virgem de tratamento. Caso em uso de TARV, deve-se determinar se existe relação temporal entre a introdução ou mudança do esquema e o início do quadro clínico, o que associado a uma queda significativa da carga de RNA viral do HIV, com aumento do número de linfócitos CD4, torna mais provável uma síndrome de reconstituição imune (LEMP/SRI). Os pacientes com LEMP/SRI e lesões inflamatórias ou com efeito de massa são os grupos que mais se beneficiam com o uso de corticosteroides e apresentam prognóstico melhor. Nos pacientes virgens de tratamento deve-se iniciar a TARV, que foi o único tratamento capaz de aumentar a sobrevida dos pacientes com LEMP e AIDS.

# MANIFESTAÇÕES NEUROLÓGICAS PRIMÁRIAS DO VÍRUS HIV

## ASPECTOS ESSENCIAIS

- HIV é um retrovírus que caracteristicamente apresenta tropismo por células do SNC. As manifestações neurológicas relacionadas à AIDS, portanto, são divididas em primárias (causadas pelo HIV) e secundárias (quando relacionadas a processos favorecidos pela imunossupressão secundária à infecção do HIV).

- As complicações neurológicas da infecção por HIV/AIDS comprometem todos os sistemas, em qualquer topografia do sistema nervoso, e podem surgir em qualquer fase da infecção. No entanto, as diferentes complicações têm o seu momento particular de aparecimento, com base na fisiopatogenia da infecção viral, e podem coexistir topográfica e temporalmente.

### MANIFESTAÇÕES NEUROMUSCULARES

#### Aspectos Essenciais

- O sistema nervoso periférico (SNP) é acometido de forma frequente na AIDS. Os mecanismos de envolvimento do SNP incluem: 1) ação direta do vírus; 2) alterações imunológicas; 3) uso de drogas antivirais; 4) estados de carências nutricionais. As polineuropatias periféricas e as miopatias são as apresentações mais comuns. A incidência estimada para a ocorrência clínica de neuropatia varia entre 30 e 95% dos casos, e a quase totalidade dos pacientes apresenta tal patologia no exame *post mortem*. A anamnese, os exames neurológico e laboratorial básico são capazes de diferenciar neuropatias das miopatias secundárias ao HIV na maioria dos casos. Quadros de arreflexia, hipotonia muscular, alterações sensitivas, *deficit* motor e CPK normal sugerem neuropatias. Nas miopatias é mais comum reflexos normais, ausência de alterações sensitivas, *deficit* motor de predomínio proximal, mialgia e aumento da CPK.

# BREVIÁRIO DE CONDUTAS TERAPÊUTICAS EM NEUROLOGIA

- As miopatias podem ser relacionadas ao HIV, e incluem a polimiosite e a miopatia por corpos nemalínicos. A polimiosite apresenta características clínicas, histológicas e imunopatológicas idênticas à polimiosite dos indivíduos soronegativos. Tem início de forma aguda com fraqueza muscular simétrica e proximal, com início geralmente nos membros inferiores e posteriormente acometendo os superiores. Uma vez instituído o tratamento antirretroviral, deve ser feita a administração concomitante de corticosteroide. Se houver infecção associada, pode-se usar imunoglobulina EV.

- A miopatia pela zidovudina (AZT) ocorre geralmente com o uso contínuo e doses mais elevadas da droga, porém pode ocorrer com baixas doses (500 mg/dia). Caracteriza-se por fraqueza proximal, mialgia e aumento da CPK. Diante da suspeita, está indicada a suspensão imediata do fármaco e observação clínica. Diminuição da dosagem pode ser tentada nas situações em que o uso do AZT seja indispensável; a recuperação completa só ocorrerá, entretanto, com a retirada total da droga. Alguns pacientes podem não se beneficiar mesmo com a retirada da droga. Postula-se o uso de L-carnitina para prevenção e melhora da miopatia. Também o uso de corticoide, em doses moderadas, pode beneficiar o paciente.

- As neuropatias periféricas podem se apresentar como uma síndrome de Guillain-Barré aguda (SGB), como polirradiculoneuropatia crônica (PDIC), polineuropatia sensitivomotora distal simétrica, neuropatias tóxicas, mononeurites simples e múltiplas. O tratamento para a SGB é feito com a plasmaférese ou imunoglobulina EV, nas formas crônicas (PDIC) o uso de corticosteroides está indicado ou plasmaférese ou IgG EV. Na polineuropatia sensitivomotora distal, o tratamento é apenas sintomático. Recentemente, após o advento da HAART, tem sido descrito um quadro tóxico diferenciado, de curso agudo e progressivo, denominado fraqueza neuromuscular ascendente (FNMA). Este quadro evolui em dias ou semanas, com sintomas de parestesias e *déficit* motor ascendente, associados à acidose lática. Tem curso fatal em 20 a 50% dos casos se não prontamente tratados com a suspensão das drogas e a correção da acidose lática. As mononeurites simples e múltiplas, quando ocorrem nas fases avançadas da doença, têm como principal causa a infecção pelo citomegalovírus (CMV) e devem ser tratadas com ganciclovir 5 mg/kg/dia, por 2-4 semanas.

## MANIFESTAÇÕES PRIMÁRIAS NO SNC

- No momento da soroconversão, várias síndromes neurológicas envolvendo o SNC podem ocorrer. A mais frequente é uma meningite ou meningoencefalite aguda associada a febre, cefaleia, rigidez de nuca e fotofobia. O LCR mostra pleocitose discreta de predomínio linfomonocitário, hiperproteinorraquia também discreta e glicorraquia normal. Tem curso autolimitado e costuma evoluir bem. O uso de terapia antirretroviral deve ser considerado em raros casos com evolução desfavorável.

- Na fase tardia é que ocorre a maior incidência de complicações no SNC, principalmente quando os linfócitos CD4 estão abaixo de 200 céls./mm³. Este risco é progressivo, sendo ainda maior nos pacientes com CD4 abaixo de 50 céls./mm³. Nesta fase, as complicações mais relevantes são a demência e mielopatia. O tratamento das alterações neurocognitivas está baseado no uso de antirretrovirais. A mielopatia vacuolar tem certa semelhança anatomopatológica com a degeneração combinada subaguda da medula secundária a *deficit* de vitamina B$_{12}$. O tratamento é puramente sintomático.

## Comentários Finais

- Durante o aparecimento da epidemia pelo HIV foram relatados quadros de encefalopatia subaguda, atribuídos na época à infecção pelo CMV. Em seguida, entretanto, houve a descrição da encefalopatia subaguda relacionada ao HIV-1, que foi denominada "complexo demencial da AIDS (CDA)". Atualmente, as alterações neurocognitivas associadas ao HIV são altamente prevalentes e com a maior sobrevida dos pacientes aidéticos, constituem uma verdadeira "epidemia oculta".

- Nas fases iniciais do complexo AIDS-demência os sintomas são sutis e incluem *deficit* de memória de curta duração, perda da capacidade de concentração, apatia e baixo interesse no trabalho e em *hobbies*. Com a evolução da doença, os *deficit* tornam-se mais graves e há maior comprometimento para a realização das tarefas cotidianas. Distúrbios da marcha, tremor e perda da habilidade motora fina são comuns. Nos estágios avançados da doença o paciente é incapaz de realizar atividades simples de forma independente e apresenta acentuada dificuldade motora.

- O achado radiológico mais frequente é a redução do volume encefálico cortical e subcortical e/ou áreas hipodensas na substância branca subcortical ou hipersinal em T2 e FLAIR na RM. Contudo, as imagens podem ser completamente normais, principalmente nas formas assintomáticas ou leves e moderadas. As imagens e o LCR podem ser úteis para excluir outras doenças neurológicas (p. ex., infecções oportunistas). Adicionalmente, quando indicadas e disponíveis, o LCR permite avaliar marcadores virológicos (p. ex., carga viral do HIV e genotipagem), que são mais importantes nas decisões terapêuticas do que no diagnóstico do complexo AIDS-demência.

- O tratamento do complexo demencial da AIDS está baseado no combate da infecção sistêmica, com o uso de antirretrovirais. Estes devem preferencialmente ter conhecida sensibilidade viral sistêmica e boa penetração no SNC. Um dos esquemas sugeridos é a combinação de drogas antirretrovirais com ao menos duas drogas com boa penetração no SNC, a saber: zidovudina, estavudina, abacavir, nevirapina, efavirenz e indinavir. Na vigência do esquema antirretroviral mencionado existe a possibilidade da ocorrência do escape viral no SNC, isto é, resistência do vírus presente no SNC. Neste caso, deve ser investigado o genótipo do vírus no SNC e seu perfil de resistência para a readequação do esquema de drogas antirretrovirais.

## BIBLIOGRAFIA CONSULTADA

Baringer JR. Herpes simplex infections of the nervous system. Neurol Clin. 2008;26:657.

McArthur JC, Brew BJ, Nath A. Neurological complications of HIV infection. Lancet Neurol. 2005;4(9):543-55.

Oh U, Jacobson S. Treatment of HTLV-1 associated myelopathy/tropical spastic paraparesis: toward rational targeted therapy. Neurol Clin. 2008;26:781.

Singer EJ, Valdes-Sueiras M, Commins D et al. Neurologic presentations of AIDS. Neurol Clin. 2010;28:253.

Solbrig MV, Hasso AN, Jay CA. CNS viruses-diagnostic approach. Neuroimaging. Clin N Am. 2008;18:1.

Steiner I, Schmutzhard E, Sellner J et al. EFNS-ENS Guidelines for the use of PCR technology for the diagnosis of infections of the nervous system. Eur J Neurol. 2012;19:1278.

Tan IL, Smith BR, von Geldern G et al. HIV-associated opportunistic infections of the CNS. Lancet Neurol. 2012;11:605.

SANVITO

# Neuroinfecção (III): Doenças Fúngicas 21

*Augusto Cesar Penalva de Oliveira*
*Michel Elyas Jung Haziot*

## NEUROCRIPTOCOCOSE

### ASPECTOS ESSENCIAIS

- É a principal causa de síndrome meníngea em pacientes com AIDS. O *Criptococcus neoformans* é um fungo visualizado como uma levedura encapsulada no organismo humano. Ele ocorre universalmente no solo do ambiente, sendo adquirido pela população por via respiratória geralmente na infância, permanecendo latente nos pulmões por tempo indeterminado, a não ser que um estado de imunodepressão seja estabelecido.

- As manifestações clínicas costumam ser subagudas (2-4 semanas), mas podem ser agudas (1-2 semanas) e mais raramente crônicas (> 4 semanas). Os sinais e sintomas mais frequentes são: febre, cefaleia, náuseas e vômitos, meningismo, fotofobia e alterações visuais, alteração do nível de consciência, da personalidade e da memória. Hipertensão intracraniana também pode ser observada em mais de 50% dos pacientes. Comprometimento extracerebral (especialmente de pulmão, pele, medula óssea e trato genitourinário) pode acompanhar o quadro neurológico e, às vezes, facilita o diagnóstico.

- O diagnóstico clínico deve ser associado sempre ao laboratorial, essencialmente a análise do LCR. Este apresenta pressão elevada, mesmo que o paciente não tenha cefaleia. A bioquímica e a celularidade podem ser normais, embora seja comum pleocitose leve (< 50 céls./mm$^3$) e hiperproteinorraquia moderada. O diagnóstico pode ser estabelecido por uma cultura positiva para o *C. neoformans* no LCR e/ou tinta da China positiva. Caso ambos os testes sejam negativos, a presença do antígeno criptocócico positivo (maior que 1:8) no LCR de um indivíduo sintomático torna o tratamento obrigatório. Quanto menores os níveis de linfócitos CD4, maior a sensibilidade da cultura e da tinta da China.

- O exames de neuroimagem são importantes, principalmente para excluir outras manifestações associadas e a contraindicação para a punção lombar. A TC de crânio usualmente não apresenta alterações, porém em alguns casos mostra lesões bilaterais hipodensas sem efeito expansivo ou captação de contraste, especialmente nos espaços perivasculares dos gânglios da base (pseudocistos mucinosos), mais bem caracterizadas pela RM. Com menor frequência, observam-se lesões hipodensas com captação de contraste nodular ou anelar e efeito de massa variável – são os criptococomas. Má resposta ao tratamento clínico impõe a realização de RM de crânio.

## TRATAMENTO

O tratamento deve seguir dois fundamentos: 1) controle da hipertensão intracraniana; 2) terapia antifúngica adequada. A punção liquórica de alívio pode reduzir em até 50% o valor da pressão inicial pela retirada de 20 a 30 mL de líquor.

- O não controle da HIC é um dos principais fatores associados à falha terapêutica. Não é recomendado o uso de corticoides ou acetazolamida, com o objetivo de reduzir a HIC, exceto em situações específicas (p. ex., uso de corticoides para pseudocistos mucinosos com efeito de massa). O controle da HIC deve seguir o fluxograma exposto na Figura 21.1.

Os esquemas antifúngicos recomendados são:

- **Esquema 1** – anfotericina B deoxicolato na dose de 0,7 a 1,0 mg/kg/dia EV, associada a fluocitosina 25 mg VO de 6/6 h durante 2 semanas no mínimo. Esta fase de terapia antifúngica é denominada indução. Os critérios para avaliar

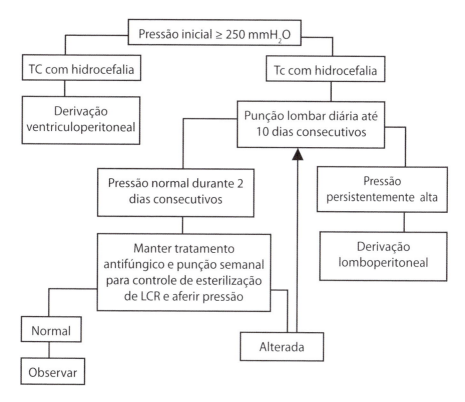

**Figura 21.1** – *Fluxograma de acompanhamento de pacientes com HIC associada a meningoencefalite criptocócica.*

melhora clínica e laboratorial são os seguintes: 1) melhora do nível de consciência; 2) da cefaleia e da HIC; 3) da febre; 4) negativação da cultura no LCR colhido após 2 semanas de tratamento. Caso contrário, este tempo de tratamento pode ser prolongado em função desses parâmetros. Especial atenção à presença de pseudocistos mucinosos ou criptococomas, mais bem visualizados na RM, os quais devem ser abordados, do ponto de vista terapêutico, de forma similar, necessitando de pelo menos 6 semanas de tratamento de indução.

Na ausência de fluocitosina, situação comum no Brasil, recomenda-se a terapia combinada de anfotericina B deoxicolato e fluconazol 400 mg 12/12 h, por pelo menos 2 semanas, seguindo os mesmos critérios citados anteriormente. Se a opção é tratar somente com anfotericina B deoxicolato, a dose sugerida é de 1 mg/kg/dia por pelo menos 4 semanas, na fase de indução.

Após a fase de indução realiza-se uma fase de consolidação com fluconazol 400 mg/dia VO por 10 semanas no mínimo. A utilização do esquema de indução é limitada, pela indisponibilidade da fluocitosina no Brasil.

- **Esquema alternativo** – anfotericina B lipossomal (Ambisome®) na dose 4 a 6 mg/kg/dia EV durante 6 a 10 semanas, sem fase de consolidação. Alguns consideram este esquema mais apropriado para pacientes com fatores de mau prognóstico e insuficiência renal.

Caso não seja possível o uso de nenhuma formulação de anfotericina, pode-se utilizar um esquema com fluconazol 1.600 a 2.000 mg/dia EV, com índice de insucesso maior quando comparado à anfotericina.

Independentemente do esquema, o paciente, após a fase de consolidação, deve usar fluconazol 200 mg/dia VO durante 12 a 24 meses; ou por 6 meses caso CD4 > 200 e em uso de TARV regular.

- A derivação liquórica deve ser considerada em pacientes que não toleram a punção lombar diária e persistem com sinais e sintomas de HIC. Quando as punções sequenciais falham em controlar a HIC, com persistência ou progressão dos *deficit* neurológicos ou deterioração clínica, está indicada a derivação lomboperitoneal precoce. Para os pacientes que não apresentam condições clínicas para a realização de derivação permanente, a utilização de derivação ventricular externa pode ser indicada, até que seja possível realizar o procedimento cirúrgico definitivo.

- O conceito de cura deve basear-se no tempo de tratamento, com controle da HIC, resposta clínica, exame do LCR com pelo menos duas culturas negativas e resolução das alterações radiológicas (pseudocistos mucinosos ou criptococomas), quando presentes. O tratamento na maioria das vezes é mais longo que o tempo mínimo recomendado.


## COMENTÁRIOS FINAIS

- A neurocriptococose não é exclusiva dos pacientes com AIDS, podendo ocorrer em outros imunossuprimidos e menos frequentemente em imunocompetentes. No Brasil existe aumento dos casos de criptococose do SNC em imunocompetentes por *Criptococcus gatti,* geralmente em regiões de plantio de eucaliptos.

- Os fatores associados a mau prognóstico são: 1) alteração do estado mental; 2) títulos > 1:1.024 do antígeno criptocócico látex do LCR; 3) celularidade do

LCR < 20 céls./mm$^3$; 4) HIC sustentada: 5) criptococose disseminada; 6) pseudocistos mucinosos ou criptococomas cerebrais.

- O antígeno criptocócico pode ser usado para avaliar resposta terapêutica, quando existe dificuldade em determinar a melhora somente por parâmetros clínicos. Persistência de títulos iguais ou maiores a 1:528, após 2 semanas de tratamento, indica má resposta terapêutica. Se o paciente infectado pelo HIV apresentar antígeno criptocócico positivo no sangue, independentemente da presença de sintomas neurológicos, está indicada punção liquórica e culturas de sangue. Após excluir meningite criptocócica, mas confirmar antigenemia positiva em paciente assintomático, está indicado fluconazol (400 mg 12/12 h durante 2 semanas e depois 400 mg/dia durante 8 semanas adicionais).

## CANDIDÍASE

### ASPECTOS ESSENCIAIS

- A *Candida spp.* é o fungo mais envolvido em micoses do SNC em pacientes com AIDS. O quadro clínico típico é uma meningite subaguda, secundária à disseminação hematogênica em pacientes suscetíveis (indivíduos com fatores de risco predisponentes). Disseminação não hematogênica ocorre quando existe implante de dispositivos intracranianos ou outras neurocirurgias prévias.

- Sua incidência teve aumento significativo devido à expansão dos ambientes de cuidados intensivos nos últimos anos. Infecção fúngica do SNC não é comum em indivíduos hígidos, sendo a história clínica fundamental para determinar se existe e quais são os fatores de risco predisponentes. Longo tempo de permanência em UTI, uso prolongado de corticoides, imunossupressores ou quimioterápicos; presença de dispositivos invasivos, malignidades hematológicas e transplantados são as principais situações associadas. A disseminação ocorre em geral a partir de um local onde a cândida faz parte da flora natural do organismo, como orofaringe, pele, vagina e trato gastrointestinal.

- A candidíase do SNC geralmente se manifesta como uma meningite aguda ou subaguda. O quadro meníngeo nem sempre é evidente, sobretudo no paciente sedado ou com nível de consciência alterado por comorbidade associada. Cefaleia associada a febre baixa e intermitente, que após alguns dias ou semanas evolui para graus variados de alteração do nível de consciência, é o mais comum quando ocorre em ambiente extra-hospitalar. Apresentação aguda, indistinguível de uma meningite bacteriana, ocorre em neonatos, mas também é vista em adultos diabéticos ou com outras imunodeficiências. *Deficit* neurológicos focais são raros, assim como abscessos que (quando ocorrem) são múltiplos e menores do que 3 mm em geral e podem determinar somente uma encefalopatia flutuante. Uma meningoencefalite com predomínio na região basal do crânio, associada a paresia de nervos cranianos ou hidrocefalia também é descrita. O fungo é capaz de desencadear vasculite dos vasos intracranianos de qualquer calibre, portanto, eventos cerebrais isquêmicos são complicação às vezes observada no curso da doença.

- O diagnóstico de meningite por cândida é baseado em: 1) identificação da cândida no LCR ou; 2) pleocitose no LCR de paciente onde nenhum outro agente foi isolado; 3) ausência de resposta à terapia antimicrobiana empírica para quadro de meningite bacteriana presumida, em paciente suscetível. A sensibilidade da cultura no LCR é estimada em 80%, com maior valor preditivo positivo em imunossuprimidos. O LCR é inespecífico, celularidade e bioquímica podem ser normais ou ocorrer leve pleocitose linfocitária, hiperproteinorraquia moderada e discreto consumo de glicose. A RM de crânio é útil para detecção de microabscessos ou hidrocefalia aguda relacionada à infecção de derivação. O realce meníngeo não é comum ou muito discreto, o que pode ser útil para distinção de outras causas de meningite aguda.

## TRATAMENTO

- A droga de escolha para o tratamento da candidíase do SNC é a anfotericina B, 0,5 a 1,0 mg/kg/dia EV. Não existe tempo de tratamento padrão, mas o mínimo preconizado é de 4 semanas. O fluconazol, 6 mg/kg/dia EV, e o voriconazol, 8 mg/kg/dia, podem ser usados como drogas de segunda linha, com menor eficácia que a anfotericina.

- É recomendado, mesmo na vigência de melhora dos sintomas, que seja repetida a punção lombar semanal ou quinzenalmente, e a queda da celularidade e normalização da glicorraquia são os melhores parâmetros laboratoriais de melhora. Após o tratamento com anfotericina B, é recomendada uma fase de consolidação com o uso de fluconazol na dose de 400 a 800 mg/dia/via oral, por 4 a 6 semanas. O tratamento para as infecções relacionadas a implantes neurocirúrgicos de derivação é o mesmo, entretanto o dispositivo deve ser trocado em todos os casos. Nos pacientes com abscessos o tratamento antifúngico é mais prolongado e deve ser realizado controle a cada 2 semanas com RM de crânio, e posteriormente a cada mês até a involução das lesões.

## COMENTÁRIOS FINAIS

- A *C. albicans* é o agente mais comum, entretanto outras espécies também podem causar doença neurológica (*C. parapsilosis, C. tropicalis, C. glabrata*) mais raramente.

- Nos pacientes com imunodepressão grave, especialmente os neutropênicos, febre costuma ser o único sinal da doença. Outros sítios de disseminação além do SNC, como pele, coração (endocardite), olhos (endoftalmite) e rins, ocorrem e podem auxiliar na confirmação do diagnóstico.

- A candidíase é especialmente importante em neuroinfecções no ambiente de UTI. Os principais fatores de risco associados são: cateter venoso central, nutrição parenteral total, antibioticoterapia de amplo espectro, valor de escore APACHE, insuficiência renal aguda com hemodiálise, cirurgia abdominal.

## ASPERGILOSE

### ASPECTOS ESSENCIAIS

- A aspergilose é uma infecção cujos agentes etiológicos são fungos do gênero *Aspergilus spp.*, distribuídos amplamente no solo. O mesmo é inalado no ar ambiente, onde se aloja nos seios paranasais e posteriormente nas vias aéreas inferiores, sendo o *Aspergilus fumigatus* o agente mais comum.

- A aspergilose é rara em indivíduos hígidos e nestes tende a causar uma doença granulomatosa crônica, associada a diferentes síndromes clínicas pulmonares. Os imunossuprimidos apresentam curso grave e doença invasiva (principalmente os neutropênicos e usuários de corticoides por longo tempo) e correm maior risco de desenvolver doença neurológica, embora o acometimento pulmonar isolado seja mais frequente também neste grupo.

- Existem três formas de disseminação para o SNC: 1) hematogênica, mecanismo mais comum; 2) por contiguidade, em geral através de uma rinossinusite fúngica; 3) embólica, em endocardites fúngicas. É estimado que a infecção sistêmica pelo *Aspergilus spp.* ocorra em 15% dos pacientes pós-transplante de medula óssea, especialmente os neutropênicos, além de ser um problema crescente nos indivíduos com longa permanência em UTI. As formas de aspergilose do SNC são variáveis, sendo as principais: abscesso, cerebrite multifocal, aneurismas micóticos e infartos isquêmicos (mais de uma forma pode ocorrer de modo simultâneo).

- O *Aspergilus* tem tropismo por vasos sanguíneos, o que reflete a tendência a infartos isquêmicos, abscessos com transformação hemorrágica ou hemorragias secundárias ao rompimento de aneurismas micóticos. O quadro clínico é grave, e quanto maior o grau de imunodepressão, mais inespecíficos são os sintomas. Febre, alteração do nível de consciência e crise convulsiva são mais frequentes em imunodepressões severas. Apresentação neurológica com cefaleia, meningismo ou *deficit* focal é mais comum quando a depressão é moderada. Os pulmões estão acometidos, mesmo que de forma subclínica na maioria dos casos, e são o sítio primário de disseminação mais comum.

- Clinicamente, o diagnóstico de neuroaspergilose deve ser suspeitado quando: 1) existe identificação de um fator de risco predisponente; 2) síndrome febril aguda não respondedora a antibióticos; 3) síndrome neurológica acompanhada ou precedida de sintomas respiratórios. Não existe nenhum achado de neuroimagem característico, mas este exame deve ser solicitado sempre.

- Na RM de crânio os abscessos tendem a não formar cápsula e não realçarem, ou podem ter apenas um realce periférico discreto pelo gadolínio. Outra característica é a tendência a necrose e hemorragia no centro destas lesões e padrão de distribuição hematogênico das lesões do encéfalo. Os aneurismas micóticos são semelhantes aos de outras etiologias. A RM também é útil na demonstração de processo infeccioso dos seios paranasais, com invasão secundária do parênquima cerebral adjacente. A complementação radiológica com TC de tórax, na suspeita diagnóstica, deve ser realizada mesmo sem quadro clínico respiratório associado.

- As hemoculturas raramente são positivas, sendo a sorologia pelo método ELISA mais sensível e específica. O teste é baseado na pesquisa de um antígeno contra uma proteína da superfície do *Aspergilus,* denominada galactomanana. O LCR, em geral, não apresenta padrão característico ou usualmente o paciente tem alguma contraindicação à punção, seja pelo efeito de massa dos abscessos, infartos isquêmicos ou coagulopatia, mas deve ser realizado sempre que possível, com pesquisa de galactomanana e PCR específica.

- O diagnóstico final é baseado na demonstração histológica do *Aspergilus* em uma biópsia de lesão pulmonar, cultura do lavado brônquico ou secreção nasal. Raramente é possível a biópsia de um abscesso intracraniano, pelo predomínio de cerebrite difusa no parênquima.

## TRATAMENTO

- O tratamento de escolha é o voriconazol, 6 mg/kg EV de 12/12 horas. Não existe tempo determinado de tratamento, que deve ser mantido e prolongado de acordo com a melhora clínica e radiológica.
- A anfotericina lipossomal é a droga de segunda escolha atualmente.
- Outro esquema, reservado para formas refratárias, é a caspofungina, 70 mg/dia EV associada ao itraconazol, 200 mg/dia.

## COMENTÁRIOS FINAIS

- As formas pulmonares podem se disseminar, por contiguidade, para as vértebras torácicas adjacentes e ocorrer compressão medular e mielopatia aguda.
- O quadro disseminado ocorre em geral 10 dias após a neutropenia profunda, hoje considerada o principal fator de risco para a doença. O diagnóstico requer um alto grau de suspeição, sendo dificultado pela gravidade da doença de base que pode acompanhar o quadro neurológico. Em grande parte dos casos, o diagnóstico definitivo só é realizado em exames de necrópsia.

# MUCORMICOSE

## ASPECTOS ESSENCIAIS

- A mucormicose é uma infecção causada por fungos do gênero *Zigomicetos*. Duas características destes organismos são especialmente relevantes: 1) seu rápido crescimento; 2) sua afinidade por vasos sanguíneos. Assim como outras infecções fúngicas, o hospedeiro apresenta alguma imunodepressão conhecida, sendo os diabéticos clinicamente descompensados com cetoacidose, o grupo mais suscetível. A doença mais comum causada por *Zigomicetos* é a mucormicose rinocerebral.
- Os fungos inalados tendem a invadir os seios paranasais e o palato a partir da cavidade oronasal. Quando ocorre invasão retro-orbitária, o quadro clínico mais comum é a proptose com edema palpebral, que rapidamente evolui com trombose séptica do seio cavernoso adjacente. Classicamente, a doença provoca necrose dos tecidos paranasais, produzindo uma secreção nasal negra característica. Outros sintomas associados ou que precedem o quadro são: dor facial unilateral intensa, epistaxe e acuidade visual diminuída. É considerada uma das doenças fúngicas fulminantes e letais caso não diagnosticada e

tratada precocemente. O diagnóstico definitivo só pode ser realizado através de exame direto ou análise histopatológica do material necrótico. Não existe teste laboratorial específico para o diagnóstico. A RM é útil para delimitar a extensão do processo e programar um possível tratamento cirúrgico.

### TRATAMENTO

- Todo caso suspeito deve ser tratado empiricamente. O tratamento de escolha é feito com anfotericina B 1 mg/kg/dia e desbridamento neurocirúrgico amplo do tecido cerebral adjacente à área de necrose. Os pacientes que sobrevivem geralmente apresentam deformidades faciais e sequelas neurológicas importantes. Não existe benefício comprovado da associação com outros antifúngicos ou câmara hiperbárica.

## HISTOPLASMOSE

### ASPECTOS ESSENCIAIS

- A histoplasmose é causada pelo *Histoplasma capsulatum,* um fungo térmico dimórfico que cresce em ambientes favoráveis, sendo endêmico em algumas regiões. Seu *habitat* natural é o solo rico em dejetos de pássaros ou morcegos, sendo geralmente encontrado em cavernas, construções abandonadas, porões e forros de casas. Indivíduos com atividades associadas a estes ambientes, como trabalhadores em escavações, reformas, demolições e limpeza de ambientes ricos em dejetos de aves são os grupos de maior risco para histoplasmose. Ela pode causar desde quadros leves autolimitados até doença grave e fatal.

- Em imunocompetentes, a inalação do fungo causa em geral um quadro respiratório agudo ou subclínico, associado a um processo granulomatoso no tecido pulmonar acometido. Este indivíduo adquire imunidade contra a doença e torna-se muito resistente a novas infecções. Nos imunossuprimidos, o histoplasma tende a disseminar-se, especialmente para órgãos ricos em macrófagos como fígado, baço e medula óssea. O SNC é envolvido em imunossuprimidos com doença disseminada, sendo no Brasil os portadores de AIDS o grupo com maior incidência. O envolvimento neurológico ocorre através de três mecanismos: meningite, cerebrite ou vasculite.

- A apresentação clínica mais comum é uma meningoencefalite crônica associada a cefaleia persistente, alteração do nível de consciência e crises convulsivas. Quadros com *deficit* neurológicos focais em geral são secundários a infartos isquêmicos ou lesões granulomatosas intraparenquimatosas. Em 80% dos pacientes o LCR está alterado, com hipoglicorraquia e hiperproteinorraquia. A celularidade varia entre 10 e 100 céls./mm$^3$ com predomínio linfocitário. O diagnóstico deve ser feito através de hemoculturas (maior sensibilidade em aidéticos e doença disseminada) e quadro clínico compatível. No LCR o exame direto ou cultura específica raramente é positivo, a detecção de antígenos pelo método ELISA é o exame de escolha.

## TRATAMENTO

- Anfotericina lipossomal, 5 mg/kg/dia durante 6 semanas, seguida de itraconazol 200 mg VO de 12/12 horas por 12 meses é o tratamento de escolha. A anfotericina deoxicolato pode ser usada, mas devido ao longo tempo de tratamento a probabilidade de toxicidade é grande. O paciente deve ser puncionado semanalmente durante o uso da anfotericina, depois a cada 6 semanas na vigência do itraconazol. A glicorraquia deve ser o primeiro parâmetro a se normalizar, seguida de celularidade e queda dos títulos de antígenos. Nos pacientes com realce meníngeo evidente ou edema visualizado no exame de RM de crânio, o uso de corticoides deve ser considerado por um período curto de tempo.

## COMENTÁRIOS FINAIS

- O período de incubação entre a exposição e a doença é geralmente de 1 a 3 semanas. Somente uma minoria terá doença disseminada, entre estes estima-se que 15% terão alguma manifestação neurológica.

# PARACOCCIDIOIDOMICOSE

## ASPECTOS ESSENCIAIS

- A paracoccidioidomicose (PCM) é causada pelo *Paracoccidioides brasiliensis,* um fungo termodimórfico, assim como o histoplasma. É endêmico na América Latina, sendo o Brasil responsável por 80% dos casos. O fungo costuma ser adquirido por via inalatória, atinge o tecido pulmonar, onde ocorre um complexo primário semelhante ao da tuberculose. Fatores imunes inerentes ao hospedeiro, associados a condições relacionadas ao agente, irão determinar a virulência do fungo, a forma clínica e a gravidade da doença.

- Ela ocorre principalmente no sexo masculino (11:1), em adultos com atividades ligadas à agricultura, sendo nestes uma doença ocupacional. Os sítios mais acometidos são os pulmões, pele, mucosa gastrointestinal e glândulas adrenais. É estimado que o SNC seja acometido em 10% dos casos. Ao contrário de outras micoses (criptococose, histoplasmose, candidíase), a PCM não costuma estar associada à imunodepressão.

- Duas formas principais de doença neurológica são descritas: 1) meníngea, com predomínio na base do crânio, determinando uma leptomeningite similar à tuberculosa; 2) granulomatosa ou forma pseudotumoral, onde ocorrem granulomas intraparenquimatosos (único ou múltiplos), habitualmente supratentoriais. Clinicamente, alguns aspectos auxiliam o diagnóstico: 1) a forma meníngea isolada é rara e costuma ocorrer associada à forma granulomatosa; 2) doença do SNC isolada sem acometimento sistêmico pode ocorrer, entretanto é incomum, sendo o pulmão o órgão mais envolvido; 3) a epidemiologia é relevante, sendo uma doença exclusiva de indivíduos provenientes de áreas rurais; 4) o período de incubação costuma ser longo (1 mês até anos). As manifestações clínicas irão depender da localização das lesões encefálicas. O quadro neurológico é variável e inespecífico. *Deficit* focais progressivos, associados a febre e crises convulsivas, são os sintomas mais frequentes.

- A RM de crânio tem como melhor indício diagnóstico lesões intraparenquimatosas, geralmente múltiplas, com realce anelar intenso e edema perilesional variável. As lesões predominam na fossa craniana posterior. O LCR pode ser normal e geralmente apresenta apenas pleocitose leve, hiperproteinorraquia moderada e glicorraquia normal, sendo as culturas e pesquisa direta invariavelmente negativas. Não existe reação sorológica capaz de estabelecer o diagnóstico com segurança até o momento.

## *TRATAMENTO*

- O tratamento de escolha é sulfametoxazol-trimetoprim (1.200 mg/240 mg) VO, de 12/12 horas por 18 a 24 meses. Em indivíduos com quadros neurológicos severos, a terapia deve ser inicialmente por via endovenosa em ambiente hospitalar. O uso de corticoides está indicado na fase aguda, principalmente se existem lesões com efeito de massa importante. O itraconazol é uma droga de segunda linha, usada em substituição ao sulfametoxazol-trimetoprim, durante o tratamento ambulatorial. Também nos casos graves e com resposta insatisfatória ao sulfametoxazol-trimetoprim endovenoso, pode ser associado o voriconazol, 6 mg/kg EV ou a anfotericina B isolada. O controle de cura é feito pela melhora progressiva do quadro neurológico e por exames de neuroimagem seriados.

## COMENTÁRIOS FINAIS

- Duas formas clínicas principais da PCM são descritas: aguda ou subaguda (tipo juvenil) e forma crônica (tipo adulto). O tipo juvenil ocorre dentro de semanas a meses, com altas taxas de mortalidade. O sistema reticuloendotelial sofre hipertrofia progressiva, com disseminação do fungo para outros locais. O tipo adulto é mais comum (> 90%), progride lentamente e pode levar meses ou anos para se manifestar. As lesões são restritas aos pulmões, boca ou laringe e eventualmente ocorre disseminação para outros sítios. É na forma crônica que pode ocorrer o acometimento neurológico.

- Além do pulmão, lesões na pele e nas mucosas estão presentes em cerca de 25% dos pacientes e devem ser investigadas. As glândulas adrenais são acometidas em 85% dos pacientes, com disseminação sistêmica. O diagnóstico definitivo, em geral, é feito pela biópsia de alguma lesão pulmonar ou de outro órgão. Quando existe lesão em pele ou mucosa, a análise direta do fungo no exsudato da lesão permite o diagnóstico em 90% dos casos.

## BIBLIOGRAFIA CONSULTADA

Elias J, Santos AC, Carlotti CG et al. Central nervous system paracoccidioidomycosis: diagnosis and treatment. Surg Neurol. 2005;63:S13.

Khandelwal N, Gupta V, Singh P. Central nervous system fungal infections in Tropics. Neuroimaging Clin N Am. 2011;21:859.

Kleinschmidt BM. Central nervous system aspergillosis: a 20-year retropective series. Hum Pathol. 2002;33:116.

Moretti ML, Resende MR, Lazéra MDS et al. Guidelines in cryptococcosis-2008. Rev Soc Bras Med Trop. 2008;41:524.

Nakayama H, Shibuya K, Kimura M et al. Histopathological study of candidal infection in the central nervous system. Jap J Med Mycol. 2010;51:31.

Rauchway AC, Husain S, Selhorst JB. Neurologic presentations of fungal infections. Neurol Clin. 2010;28:293.

Rocha AJ, Vedolin L, Mendonça RA. Encéfalo. Rio de Janeiro: Elsevier; 2012.

Shikanai-Yasuda MA, Telles Filho FdQ, Mendes RP et al. Guidelines in paracoccidioidomycosis. Rev Soc Bras Med Trop. 2006;39:297.

# Crises Epilépticas

# 22

*Christina Morotomi Funatsu Coelho*

## ASPECTOS ESSENCIAIS

- São distúrbios neurológicos frequentes. Como evento isolado, podem ser observadas em 5 a 10% da população em alguma época da vida. Estes valores podem ser bem mais elevados, especialmente quando o fator desencadeante envolve o segmento cranioencefálico. Registra-se também maior incidência nos extremos das faixas etárias (crianças e idosos), indivíduos menos resistentes às oscilações do equilíbrio físico, metabólico e iônico, entre outras tantas causas.

- A crise epiléptica é definida por sintoma e/ou manifestação clínica transitória, determinada pela despolarização neuronal anormal de um grupamento de neurônios do córtex cerebral ou dos neurônios de todo o córtex cerebral simultaneamente. Esta despolarização cortical é exacerbada, autolimitada e de curta duração (segundos a poucos minutos).

- A classificação clínica da crise epiléptica tem como parâmetro a descrição clínica do sintoma e/ou sinal referido pelo paciente e/ou pessoas que presenciam o evento. Apresenta como finalidade principal a opção terapêutica inicial com droga antiepiléptica (DAE).

- A característica da crise epiléptica parcial/focal é a preservação da consciência. A despolarização anormal restringe-se a um grupamento neuronal e a área cortical relacionada a esse grupamento neuronal determinará os sintomas/sinais. Caso não ocorra envolvimento da área motora, a sensação permanece restrita ao paciente e o mal-estar pode não ser perceptível às pessoas ao redor. O local mais comum da origem da crise epiléptica focal é o lobo temporal, respondendo por 60 a 70% dos eventos. O lobo frontal responde por 25 a 30% e a região parieto-occipital responde por 5 a 10%.

- A crise epiléptica parcial complexa/focal com automatismos é determinada quando a despolarização se estende a uma área do córtex cerebral maior que aquela observada na crise parcial simples/focal (2/3 dos hemisférios). Durante os automatismos observam-se ações de variável complexidade, contudo, marcantemente se registram ações despropositadas, não elaboradas ou não coordenadas. Por se tratar de comportamentos automáticos, não permitem que as ocorrências sejam tão subjetivas e particulares, mas através das alterações comportamentais torna-se evidente a manifestação epiléptica.

A crise é considerada secundariamente generalizada quando o início focal (parcial) progredir para evento parcial complexo (focal com automatismo motor) e subsequentemente se generalizar. É considerada crise epiléptica primariamente generalizada quando não houver indício clínico e/ou laboratorial de localização topográfica, havendo o comprometimento do córtex simultânea e bilateralmente em toda a sua extensão. As crises epilépticas são consideradas como tendo manifestações convulsivas quando acompanhadas de alteração motora de significância. Quando as crises epilépticas não são acompanhadas de alteração motora de significância, são consideradas não convulsivas (Tabela 22.1).

| Tabela 22.1 – Classificação Clínica da Crise Epiléptica | | | |
|---|---|---|---|
| **Tipo de Crise** | **Nível de Consciência** | **Sinal/Sintoma** | **Mal-estar após a Crise** |
| Parcial simples ou focal | Preservado | Autonômico | Não |
| | | Motor | Não |
| | | Sensitivo | Não |
| | | Sensorial | Não |
| | | Psíquico | Não |
| Parcial complexa ou focal com automatismos | Comprometido | Automatismo motor com conteúdo de elaboração e de complexidade variável | Sim |
| Generalizada | Perda | Atônica | Sim |
| | | Ausência | Não |
| | | Clônica | Sim |
| | | Mioclônica | Não |
| | | Tônica | Sim |
| | | Tônico-clônica | Sim |

## TRATAMENTO

### *O MOMENTO DA CRISE EPILÉPTICA*

- A intervenção médica habitualmente não se faz necessária, dada a transitoriedade e breve duração. A atitude da pessoa que presencia o momento da crise epiléptica em qualquer ambiente, incluindo o ambiente hospitalar, deverá ser a de atenuar ou aparar a queda, e retirar objetos contundentes próximos que possam ferir o paciente caso ocorram os movimentos clônicos de repetição. Não colocar objetos na cavidade oral. O simples ato de posicionar o paciente em decúbito lateral para que não ocorra aspiração pulmonar de líquidos e secreções constitui fator protetor suficiente.

  Caso os cuidados observacionais não sejam suficientes devido ao prolongamento do evento, providenciar o deslocamento do paciente para ambiente hospitalar, onde a conduta emergencial deverá ser iniciada (ver seção Estado de Mal Epiléptico).

### *COMENTÁRIOS FINAIS*

- Após o término do evento, avaliar a possibilidade da ocorrência de novas crises. De acordo com história, exame neurológico e duração do evento (estado de mal epiléptico), pode haver a necessidade de iniciar a administração ou promover ajuste da dose da DAE (Tabela 22.2).

- O estabelecimento do diagnóstico diferencial é importante e destaca-se na meta terapêutica (Tabela 22.3).

- A preocupação com a prescrição da DAE em atendimento emergencial deve ser evitada, exceto no estado de mal epiléptico. A opção terapêutica deve ocorrer preferencialmente em prosseguimento ambulatorial. Ocorre de acordo com a idade do paciente e as condições clínicas que possam contraindicar a aplicação de determinado composto ou sal, da classificação clínica da crise epiléptica e dos exames complementares. Interessante seria relembrar a necessidade de estar familiarizado com os conhecimentos básicos da farmacologia, farmacodinâmica e farmacocinética da droga a ser aplicada, bem como da possível interação com outras substâncias que o paciente utiliza por doenças associadas (Tabelas 22.4 e 22.5). Muitas vezes o sucesso terapêutico pode não ser atingido devido à administração da(s) DAE(s) em dose(s) inadequada(s), intervalo(s) inapropriado(s), não valorização da(s) possível(is) interação(ões) e competição(ões) entre drogas e desconhecimento da(s) cinética(s) de absorção, metabolização e eliminação. É interessante considerar a biodisponibilidade da substância eleita, a afinidade às ligações proteicas, os principais mecanismos de ação(ões), efeitos colaterais e adversos. Evitar a politerapia, especialmente quando com o mesmo sítio de ação.

**Tabela 22.2 – Sugestão de Tratamento com Droga Antiepiléptica (DAE) segundo o Tipo de Crise Epiléptica Determinado pela Classificação Clínica**

| Tipo de Crise Epiléptica | DAE de 1ª Opção | DAE de 2ª Opção |
| --- | --- | --- |
| Generalizada tônico-clônica, clônica | Valproatos | Lamotrigina |
| | Carbamazepina | Topiramato |
| | Oxcarbazepina | Clobazam |
| | Fenitoína | Clonazepam |
| | Fenobarbital | |
| Generalizada tônica, atônica | Valproatos | Topiramato |
| | Vigabatrina | Clobazam |
| | Gabapentina | Clonazepam |
| Generalizada mioclônica | Valproatos | Topiramato |
| | Clonazepam | Primidona |
| | | Lamotrigina |
| Generalizada ausência | Valproatos | Topiramato |
| | Etossuximida | Lamotrigina |
| | Clonazepam | |
| Parcial | Carbamazepina | Topiramato |
| | Oxcarbazepina | Primidona |
| | Valproatos | Clonazepam |
| | Fenitoína | Clobazam |
| | Fenobarbital | Vigabatrina |
| | Lamotrigina | Gabapentina |
| Especial – crise febril | Valproatos | Clobazam |
| | Fenobarbital | Clonazepam |
| Especial – catamenial | Acetazolamida | Hormônios estrogênios |
| | Clonazepam | |
| Especial – epilepsia fotossensível e reflexa | Valproatos | |
| | Clonazepam | |

## Tabela 22.3 – Diagnóstico Diferencial para o Estabelecimento da Meta Terapêutica

| | |
|---|---|
| **Doenças vasculares** | Ataque isquêmico transitório, acidente vascular medular, síncopes, taquicardia paroxística, claudicação, distúrbios do sistema nervoso autônomo |
| **Distúrbios álgicos** | Cefaleias vasculares, neuralgias, *cluster*, hemicrania paroxística, cefaleia pós-punção de LCR |
| **Distúrbios neuromusculares** | Hipertonia, hipotonia, mialgia, ptose palpebral, cãibras |
| **Distúrbios do movimento** | Tiques, tremores, distonias, coreia, cãibras |
| **Distúrbios do sono** | Distúrbio comportamental do sono REM, sonambulismo, soniloquio, bruxismo, distonia paroxística noturna, ronco e apneia, movimento periódico de membros, pesadelos, mioclonias, terror noturno, enurese noturna, *jactatio capitis/head banging*, cataplexia |
| **Distúrbios metabólicos/ inflamatórios** | *Delirium*, estados confusionais, torpor e rebaixamento do nível de consciência, vertigem, doenças desmielinizantes, polineuropatias, *flapping*, refluxo gástrico, paralisia facial periférica, interação com medicamentos/intoxicação, polineuropatias, distúrbios hipocalêmicos tireoidopatias, paraneoplasias |
| **Distúrbios psiquiátricos** | Crise de pânico, esquizofrenia, conversão, histeria, ansiedade, depressão, psicose |
| **Distúrbios demenciais** | Carenciais, lacunares, degenerativos, infecciosos priônicos, inflamatórios, autoimunes, traumáticos, hipoxêmicos |

## Tabela 22.4 – Principais Drogas Antiepilépticas (DAE) segundo Mecanismo de Ação, Dose e Metabolização

| DAE | Mecanismo de Ação Predominante | Dose Sugerida em mg/dia | Metabolização e Excreção |
|---|---|---|---|
| *Valproatos* | Agonista do receptor GABA | 250 a 3.000 | Hepática |
| *Carbamazepina* | Bloqueio de canais de sódio | 100 a 2.400 | Hepática |
| *Oxcarbazepina* | Bloqueio de canais de sódio | 150 a 3.600 | Hepática |
| *Fenitoína* | Bloqueio de canais de sódio | 200 a 400 | Hepática |
| *Fenobarbital* | Bloqueio de receptor glutamato/agonista receptor GABA | 50 a 200 | Hepática |
| *Lamotrigina* | Bloqueio dos canais de sódio; bloqueio de receptor glutamato/agonista receptor GABA | 50 a 600 | Hepática |
| *Topiramato* | Bloqueio de receptor glutamato/agonista receptor GABA; bloqueio dos canais de cálcio; prolonga tempo de abertura dos canais de cloro | 50 a 300 | Renal |

*Continua*

**Tabela 22.4 – Principais Drogas Antiepilépticas (DAE) segundo Mecanismo de Ação, Dose e Metabolização** (*continuação*)

| DAE | Mecanismo de Ação Predominante | Dose Sugerida em mg/dia | Metabolização e Excreção |
|---|---|---|---|
| *Clonazepam* | Bloqueio de receptor glutamato/agonista receptor GABA | 0,5 a 6 | Hepática |
| *Clobazam* | Bloqueio de receptor glutamato/agonista receptor GABA | 5 a 30 | Hepática |
| *Primidona* | Bloqueio de receptor glutamato/agonista receptor GABA | 125 a 1.500 | Hepática |
| *Vigabatrina* | Bloqueio GABA transaminase | 500 a 2.000 | Não metabolizado e eliminação renal |
| *Gabapentina* | Modulação dos canais de cálcio; eleva o tempo de abertura dos canais de cloro | 300 a 3.600 | Não metabolizado |
| *Acetazolamida* | Acidose; inibição da anidrase carbônica | 250 a 1.000 | Renal |
| *Etossuximida* | Modulação dos canais de cálcio | 250 a 3.000 | Hepática |

**Tabela 22.5 – Descrição da Meia-vida e Principais Efeitos Colaterais Tóxicos e Idiossincrásicos das DAE**

| DAE | Meia-vida (horas) | Efeitos Colaterais e Adversos | |
|---|---|---|---|
| | | Tóxicos | Idiossincrásicos |
| *Valproatos* | 6-24 Cinética de ordem zero | Tremor, epigastralgia, anorexia, vômito, aumento de peso, queda de cabelo, ovários policísticos | Reação cutânea, depressão da medula óssea, plaquetopenia, pancreatite, hepatotoxicidade |
| *Carbamazepina* | 6-24 Cinética linear | Diplopia, sonolência, cefaleia, náusea, ataxia, hiponatremia | Reação cutânea e depressão da medula óssea, alteração de função hepática |
| *Oxcarbazepina* | 12-24 Cinética linear | Diplopia, sonolência, cefaleia, náusea, hiponatremia | Reação cutânea e depressão da medula óssea, alteração de função hepática |
| *Fenitoína* | 10-100 Cinética de ordem zero | Ataxia, disartria, tremor, nistagmo, hipotensão, atrofia cerebelar, bradicardia | Hipertrofia gengival e derme, hirsutismo, reação cutânea e depressão da medula óssea, linfadenopatia |
| *Fenobarbital* | 50-150 Cinética linear | Sedação, fadiga, ataxia, dificuldade na concentração | Reação cutânea e depressão da medula óssea, distúrbio do tecido conjuntivo |
| *Lamotrigina* | 10-50 Cinética linear | Diplopia, ataxia, cefaleia, vômito, tremor | Reação cutânea, linfadenopatia |
| *Topiramato* | 12-24 Cinética linear | Sonolência, parestesia, alentecimento psicomotor, *deficit* de atenção, perda de peso, glaucoma, miopia aguda, nefrolitíase | Raros |

*Continua*

**Tabela 22.5 – Descrição da Meia-vida e Principais Efeitos Colaterais Tóxicos e Idiossincrásicos das DAE (continuação)**

| DAE | Meia-vida (horas) | Efeitos Colaterais e Adversos | |
|---|---|---|---|
| | | Tóxicos | Idiossincrásicos |
| Clonazepam | 12-60 Cinética linear | Sedação, fadiga, ataxia, dificuldade na concentração, hipotensão, depressão respiratória, alteração comportamental | Raros |
| Clobazam | 15-25 Cinética linear | Sedação, fadiga, ataxia, dificuldade na concentração, hipotensão, depressão respiratória, agitação psicomotora | Raros |
| Primidona | 12-60 Cinética linear | Sedação, fadiga, ataxia, dificuldade na concentração | Raros |
| Vigabatrina | 5-7 Cinética linear | Fadiga, sonolência, tontura | Microvacuolização da bainha de mielina, anormalidades retinianas |
| Gabapentina | 5-7 Cinética de ordem zero | Sonolência, tontura, ataxia, agitação psicomotora | Raros |
| Acetazolamida | 4-12 Cinética linear | Miopia, glaucoma, nefrolitíase, parestesia | Raros |
| Etossuximida | 30-70 | Anorexia, vômito, perda de peso, tontura, alteração comportamental | Reação cutânea e depressão da medula óssea |

## CRISES EPILÉPTICAS SINTOMÁTICAS x CRISES EPILÉPTICAS SINTOMÁTICAS EM PACIENTE EPILÉPTICO

- Identificar se é primeiro e único evento epiléptico através de história clínica com o próprio paciente e/ou pessoas a ele relacionadas. Havendo a identificação de fator desencadeante de natureza tratável (p. ex., abstinência alcoólica), o evento epiléptico é definido como crise epiléptica sintomática, mesmo se de apresentação recorrente. Caso tenha ocorrido a introdução de DAE em atendimento emergencial e tendo-se observado a resolução do fator deflagrador da crise epiléptica, a retirada da mesma pode ser considerada.

- Se houver a permanência do(s) fator(es) deflagrador(es) ou do estabelecimento de lesão sequelar com potencial risco de ocorrência de novos eventos críticos, é prudente manter a prescrição até que se inicie o prosseguimento periódico ambulatorial e a complementação da investigação clínica e laboratorial.

- Teremos a epilepsia caso ocorra a identificação de que a crise epiléptica é presente de maneira recorrente ao longo de dias, meses ou anos, e não está relacionada a fator desencadeante de natureza tratável.

## EPILEPSIAS E SÍNDROMES EPILÉPTICAS

### *ASPECTOS ESSENCIAIS*

- A epilepsia é uma causa frequente de disfunção neurológica cuja característica é a recorrência paroxística (súbita e imprevisível) das crises epilépticas, tendo-se excluído os fatores causadores tratáveis. Está presente em todas as idades, mas com picos de maior frequência nos extremos da curva etária.

- Para o manejo adequado do paciente epiléptico, é necessário o estabelecimento prático: 1) de se tratar de crise epiléptica como sintoma/sinal de outra doença/distúrbio, mesmo que em episódios repetidos (crise epiléptica sintomática); 2) de se tratar de crise epiléptica como sintoma/sinal da própria epilepsia.

- A prevalência mundial da epilepsia apresenta grande variação (0,1 a 5,7 casos/100 habitantes) por relacionar-se às condições socioeconômicas de cada país e região. É considerada um problema de saúde pública, podendo impactar no índice de produção econômica. No Brasil, compromete cerca de 1% da população, tendo incidência aproximada de 0,5 a 1 caso/novo/ano/mil habitantes. Compromete o desempenho social e laborativo, dependendo da frequência das crises e do tipo predominante da apresentação clínica (focal motora, focal com automatismos, generalizada). Também atuam como fatores limitadores a condição estigmatizante, ainda fortemente presente nos diversos segmentos da escala social, e o comprometimento cognitivo quando presente (evolução da própria doença ou por efeito indesejado das DAEs).

- A classificação das síndromes epilépticas (Tabela 22.6) apresenta como interesse imediato o estabelecimento do prognóstico evolutivo e a determinação da possibilidade de outros tipos de tratamento além da(s) DAE(s). Engloba a classificação clínica da crise epiléptica (Tabela 22.1), a idade de início do distúrbio, a etiologia e as características dos exames complementares (neuroimagem, eletroencefalograma, videomonitoração, LCR).

# BREVIÁRIO DE CONDUTAS TERAPÊUTICAS EM NEUROLOGIA

## TRATAMENTO CLÍNICO DAS EPILEPSIAS E PRINCÍPIOS PARA O MANEJO GERAL DAS DROGAS ANTIEPILÉPTICAS

- O objetivo do tratamento visa o impedimento das despolarizações exacerbadas e os eventos epilépticos paroxísticos. No caso de primeiro evento na ausência de fator etiológico tratável, deve-se aguardar a evolução clínica. Pode permanecer como crise epiléptica única.

### Tabela 22.6 – Apresentação das Principais Síndromes Epilépticas

| Grupos de Síndromes | Síndromes Específicas |
| --- | --- |
| Epilepsias focais idiopáticas | Crises neonatais benignas (não familiares)<br>Epilepsia benigna da infância com descargas centrotemporais<br>Epilepsia benigna da infância com paroxismos occipitais de início precoce (tipo Panayiotopoulos)<br>Epilepsia com paroxismos occipitais de início tardio (tipo Gastaut) |
| Epilepsias focais familiares | Crises neonatais benignas familiares<br>Crises benignas familiares do lactente<br>Epilepsia do lobo frontal autossômica dominante noturna<br>Epilepsia do lobo temporal familiar<br>Epilepsia focal familiar com focos variáveis |
| Epilepsias focais sintomáticas (ou provavelmente sintomáticas) | Epilepsias límbicas<br>Epilepsia mesial do lobo temporal com esclerose hipocampal<br>Epilepsia mesial do lobo temporal definida por etiologias específicas<br>Outros tipos definidos segundo a localização e etiologia<br>Epilepsias neocorticais<br>Síndrome de Rasmussen<br>Síndrome de hemiconvulsão-hemiplegia<br>Outros tipos definidos segundo a localização e etiologia<br>Crises parciais migratórias da infância precoce |
| Epilepsias generalizadas idiopáticas | Epilepsia mioclônica benigna do lactente<br>Epilepsia com crises mioclônico-astáticas<br>Epilepsia ausência da infância<br>Epilepsia com ausências mioclônicas<br>Epilepsias generalizadas idiopáticas com fenótipos variáveis<br>Epilepsia ausência juvenil<br>Epilepsia mioclônica juvenil<br>Epilepsia com crises generalizadas tônico-clônicas |
| Epilepsias reflexas | Epilepsia idiopática do lobo occipital fotossensível<br>Outras epilepsias sensíveis a estímulos visuais<br>Epilepsia primária da leitura<br>Epilepsia do sobressalto |

*Continua*

509

## Tabela 22.6 – Apresentação das Principais Síndromes Epilépticas (*continuação*)

| Grupos de Síndromes | Síndromes Específicas |
| --- | --- |
| Encefalopatias epilépticas | Encefalopatia mioclônica precoce |
| | Síndrome de Ohtahara |
| | Síndrome de West |
| | Síndrome de Dravet (previamente conhecida como epilepsia mioclônica severa da infância) |
| | *Status* mioclônico nas encefalopatias não progressivas* |
| | Síndrome de Lennox-Gastaut |
| | Síndrome de Landau-Kleffner |
| | Epilepsia com ponta-onda contínua durante sono lento |
| Epilepsias mioclônicas progressivas | Doenças específicas |
| Crises que não exigem necessariamente o diagnóstico de epilepsia | Crises neonatais benignas |
| | Crises febris |
| | Crises reflexas |
| | Crises da retirada do álcool |
| | Outras crises induzidas por drogas ou substâncias químicas |
| | Crises pós-traumáticas imediatas ou precoces |
| | Crises únicas ou grupos isolados de crises |
| | Crises de repetição rara (oligoepilepsias) |

- A história clínica, o exame neurológico, a pesquisa do agente etiológico e das doenças associadas são fundamentais para a definição do direcionamento terapêutico para cada caso.

- A certeza de que se trata de epilepsia e não apenas de crises epilépticas sintomáticas norteia o início deste tratamento, que tem como meta o controle clínico dos sinais/sintomas, e não a cura da disfunção. Neste princípio, quando se opta pela prescrição da DAE para o controle clínico dos paroxismos, deve-se lembrar que o indivíduo fará uso da medicação por prazo prolongado (2 anos inicialmente), senão por período indeterminado, frequentemente em várias administrações no decorrer do dia e acompanhados dos riscos de efeitos colaterais e adversos, alguns até irreversíveis e, por vezes, muito mais graves do que a própria doença.

### Monoterapia com DAE

- Boa resposta terapêutica em monoterapia é registrada em 70% dos pacientes epilépticos, desde que realizada a escolha adequada da DAE segundo o mecanismo de ação, a dose, o intervalo de administração e a adesão ao tratamento. A monoterapia deve ser o alvo incessante a ser almejado, mesmo que isso possa exigir tentativas sucessivas. Uma segunda DAE deve ser considerada como troca ou como associação somente quando não se obtiver a resposta satisfatória pela droga de primeira escolha (não antes de atingir a dose máxima tolerada – tóxica – não acompanhada do benefício clínico), ou quando for observado efeito indesejado (colateral ou adverso).

## Dose Máxima Tolerada da DAE

- O início da administração da DAE deve ser gradual. Aguardar a estabilização sérica das doses administradas (de acordo com meia-vida e o intervalo de administração das doses) e observar a resposta clínica. Não havendo a evolução terapêutica almejada, promover pequenos acréscimos nas doses e de maneira sucessiva. Aguardar novamente a estabilização sérica e resposta clínica. Os acréscimos podem ser realizados até o controle clínico ou até a dose máxima tolerada limitada por efeitos indesejados (Tabela 22.5).

- É importante que o(s) acréscimo(s) na(s) dose(s) seja(m) efetuado(s) lentamente. Existem DAEs que apresentam cinética de absorção de primeira ordem e cinética de eliminação linear (absorção, concentração sérica, metabolização e eliminação se elevam proporcionalmente à dose administrada). Outras DAEs apresentam cinética de absorção de ordem logarítmica ou de saturação (concentração sérica com elevação não previsível, súbita e desproporcional à dose administrada e determinada por limitação da velocidade de metabolização e da afinidade à ligação proteica). Pacientes desidratados, hemodiluídos, desnutridos, em estado consumptivo e em tratamento dialítico e a gestante exigem maior precaução.

## A Troca de DAE

- Esta atitude é justificada quando não se observa o controle clínico das crises epilépticas ou pela ocorrência de efeitos adversos promovidos pela DAE de primeira escolha. Nesta ocasião, uma segunda DAE deve ser associada à opção inicial, preferencialmente com mecanismo de ação diferente da DAE já em uso, igualmente com as doses acrescidas lentamente. Deve-se aguardar a estabilização sérica da DAE adicionada (de acordo com meia-vida e o intervalo de administração das doses) e observar resposta clínica. Somente após essa etapa deve-se considerar a possibilidade de retirada da DAE inicial, também de modo gradual.

### Adesão ao Tratamento

- Certificar-se de que o paciente apresenta adesão às orientações básicas: ingestão apropriada da(s) DAE(s) prescrita(s), além do controle dos fatores favorecedores da crise (jejum prolongado, infecções, privação de sono, uso de substâncias ilícitas e de abuso, como a bebida alcoólica).

### Não Observação do Controle Clínico Satisfatório

- Sugere-se rever a história do paciente e o exame neurológico, bem como o diagnóstico diferencial. Reavaliar onde o paciente se enquadra na classificação clínica das crises epilépticas e das síndromes epilépticas. Rever a opção medicamentosa, os itens "dose máxima tolerada" e "adesão".

### Valorização do Nível Sérico das DAEs

- Não ocorre obrigatoriamente uma correspondência entre a dosagem sérica e a eficácia no tratamento das epilepsias. O registro do nível sérico em faixa terapêutica ou próximo a ela auxilia na valorização da adesão ao tratamento medicamentoso prescrito.

- Pode ser ferramenta auxiliar, no caso da associação de drogas com efeitos colaterais semelhantes. Nesse caso, a substância que se apresentar em concentração sérica mais elevada ou em nível tóxico provavelmente será a causadora do sinal/sintoma colateral.

- Os valores nas faixas subterapêuticas ou tóxicas não devem servir de orientação para os acréscimos ou reduções da(s) DAE(s). A opção do ajuste terapêutico deve ser guiada por fina observação e acompanhamento clínico do controle das crises epilépticas.

### Quando Efetuar a Associação de DAEs

- Aproximadamente 30% dos pacientes epilépticos evoluem com resposta terapêutica insatisfatória em monoterapia. Neste grupo, outros 20 a 30% podem apresentar melhor resposta terapêutica com a associação de duas DAEs. A associação de três DAEs está indicada nos pacientes que não apresentaram controle satisfatório de suas crises epilépticas após o uso reiterado de múltiplas medicações em terapia duplamente associada e assim sucessivamente.

É interessante o cuidado em procurar as associações das DAEs com diferentes mecanismos de ações (Tabela 22.4), tanto quanto conhecer as afinidades por ligações proteicas, potencializações dos efeitos e interações medicamentosas. Igualmente de significância é a orientação multidisciplinar mais abrangente envolvendo o processo de aceitação da doença, conscientização e das adaptações laborativa, social/cultural e psicológica.

## Quando Orientar a Retirada da Medicação

- Seja qual for o momento em que se considerar a possibilidade de retirada da DAE, a decisão deve ser compartilhada com o paciente e seus familiares.

Esta decisão é pertinente quando o paciente estiver em controle clínico por período superior a 2 anos. A retirada da medicação deve ser fracionada em dias ou semanas. No caso de barbitúricos e/ou benzodiazepínicos, a programação da redução e retirada deverá ser ainda mais lenta (período de meses), evitando assim a ocorrência de possíveis crises epilépticas desencadeadas por abstinência medicamentosa. Se houver mais de uma DAE em administração, deve-se eleger a retirada lenta de uma delas por vez. Caso ocorra o retorno das crises epilépticas, voltar para a administração da dose imediatamente anterior, momento em que o controle clínico ainda estava presente.

- Uma nova tentativa de redução e retirada da DAE, com igual ou superior cuidado, pode ser realizada após 5 anos de tratamento e em controle clínico. Havendo a recorrência dos eventos epilépticos, um período de 10 anos para nova tentativa de retirada de DAE ainda pode ser considerado. Na falha desta tentativa, o uso da(s) DAE(s) deve ser considerado por tempo indeterminado.

# SÍNDROMES EPILÉPTICAS FOCAIS IDIOPÁTICAS

## *ASPECTOS ESSENCIAIS*

- Caracteristicamente evoluem com a preservação do desenvolvimento neurológico e cognitivo. O início da apresentação é na infância, com boa resposta ao tratamento com DAE e remissão espontânea na adolescência. As crises epilépticas focais usualmente são exacerbadas ou deflagradas no sono e atenuadas durante a vigília, com descargas marcadas por ondas agudas de morfologia típica, de elevada amplitude e focais. A atividade elétrica cerebral de base é organizada nos períodos ausentes das descargas epilépticas.

### *EPILEPSIA BENIGNA DA INFÂNCIA COM DESCARGAS CENTROTEMPORAIS (EPILEPSIA ROLÂNDICA)*

- Clinicamente tem início dos 2 aos 13 anos de idade. Registram-se eventos epilépticos caracterizados por contrações em hemiface, crises com bloqueio fonatório e aumento da salivação.

### *EPILEPSIA BENIGNA DA INFÂNCIA COM DESCARGAS OCCIPITAIS DE INÍCIO PRECOCE (TIPO PANAYIOTOPOULOS)*

- Tem início entre 2 a 6 anos de idade, com pico aos 4 anos. As crises epilépticas manifestam-se com desvios oculares, sintomas visuais e episódios de generalizações subsequentes.

### *EPILEPSIA BENIGNA DA INFÂNCIA COM DESCARGAS OCCIPITAIS DE INÍCIO TARDIO (TIPO GASTAUT)*

- Inicia-se entre 3 a 16 anos de idade, com pico aos 8 anos. Observam-se desvios oculares, sintomas visuais, amaurose, vômitos e cefaleia.

### *EPILEPSIA DO LOBO FRONTAL AUTOSSÔMICA DOMINANTE*

- Clinicamente tem início na primeira década de vida, com pico aos 8 anos de idade. Eventos epilépticos motores posturais e/ou hipercinéticos breves (como exemplo movimentos pélvicos, de pedalar, de se abanar, ou clônicos segmentares) com ou sem generalização subsequente e em salvas sucessivas durante o sono NREM.

### *TRATAMENTO*

- Segue o cronograma de abordagem para crises epilépticas focais com ou sem generalização subsequente.

## SÍNDROMES EPILÉPTICAS FOCAIS SINTOMÁTICAS OU PROVAVELMENTE SINTOMÁTICAS

### *ASPECTOS ESSENCIAIS*

- Neste grupo de pacientes, os eventos epilépticos são decorrentes de uma lesão estrutural no sistema nervoso central ou são atribuídos a um substrato anatômico não possível de ser observado pelos métodos de imagem, mas sugerido pela história clínica e antecedente pessoal.

## EPILEPSIA DO LOBO TEMPORAL COM ESCLEROSE HIPOCAMPAL

- Comumente existe o antecedente de crise epiléptica febril (6 meses a 6 anos de idade) intercalado a período de silêncio clínico e reinício dos eventos epilépticos na adolescência. As crises epilépticas têm clínica relacionada ao lobo temporal (automatismos motores, sintomas psíquicos e autonômicos), com variabilidade na resposta a tratamento medicamentoso. Tipicamente a sequência T2 por ressonância magnética de crânio evidencia esclerose mesial no hipocampo. O EEG evidencia despolarizações anormais em região temporal anterior e média. O comprometimento cognitivo e de memória pode ser observado e habitualmente se encontra associado à lateralidade da esclerose hipocampal, frequência e refratariedade ao controle das crises epilépticas.

### SÍNDROME DE RASMUSSEN

- Apresentação epiléptica de ocorrência rara, de evolução lenta e grave. O início da manifestação clínica ocorre entre 2 a 6 anos de idade, acompanhado da perda progressiva da função cerebral cortical e subcortical inicialmente focal em um hemisfério, progredindo até o comprometimento global bi-hemisférico. A etiologia é desconhecida, mas supõe-se a influência viral imunomediada. Compatível com a apresentação clínica, a alteração de imagem inicialmente focal evolui de forma inexorável, lenta e gradativamente para atrofia, se não tratada com ressecção cirúrgica do segmento já comprometido. As crises epilépticas focais motoras apresentam resposta medicamentosa insatisfatória. Progridem em frequência, tornam-se contínuas e são acompanhadas de deterioração neuronal cerebral e das funções corticais e subcorticais.

- A suspeita do diagnóstico inicialmente é clínica e evolutiva, posteriormente acompanhada das alterações de imagem e eletroencefalográficas. O diagnóstico definitivo é determinado por biópsia cerebral da lesão, com o estudo anatomopatológico evidenciando infiltrados microgliais, linfocíticos perivasculares e inflamatórios leptomeníngeos.

### TRATAMENTO

- Segue o cronograma de abordagem para crises epilépticas focais com ou sem generalização subsequente. No caso da síndrome de Rasmussen, associa-se a terapia com corticosteroides, imunoglobulina e plasmaférese. O tratamento neurocirúrgico é a lobectomia, lobotomia ou a hemisferectomia.

# SÍNDROMES EPILÉPTICAS GENERALIZADAS IDIOPÁTICAS

## ASPECTOS ESSENCIAIS

- O conteúdo referente a evolução clínica, história, exame clínico e neurológico deve, por si, sugerir a falta de substrato anatômico lesional. Muito embora o registro de imagem se revele normal e a predisposição genética acompanhe a suspeita clínica, o controle clínico das crises epilépticas e o desenvolvimento neurológico nem sempre são favoráveis. O exame de EEG tem apresentação generalizada, muitas vezes com pontas e complexo ponta-onda típicos em aspecto e frequência.

### EPILEPSIA MIOCLÔNICA BENIGNA DO LACTENTE

- Início entre 3 e 6 meses de idade com eventos mioclônicos múltiplos, breves e recorrentes. O EEG revela polipontas generalizadas breves, provocadas por sonolência e fotoestimulação. O curso com alteração cognitiva é variável.

### EPILEPSIA AUSÊNCIA DA INFÂNCIA

- Início entre 4 e 10 anos de idade. Nos eventos epilépticos ocorre o comprometimento da consciência acompanhado de automatismos motores pouco elaborados (piscamentos, olhar vago, estalar dos lábios, balançar da cabeça, assoprar). As crises são facilmente deflagradas clínica e eletrograficamente pela hiperventilação. Comumente são breves e múltiplas no decorrer do período de vigília. Apesar de generalizadas, não vêm seguidas de mal-estar após a crise. O registro EEG revela complexo ponta-onda regular generalizado, de média e elevada amplitude, a 3 ciclos/segundo, com pronta recuperação e não seguido da desestruturação da atividade de base após o término da despolarização anormal. A resposta terapêutica é boa e a resolução é espontânea na adolescência na forma típica, mas pode não ser tão satisfatória na forma associada à mioclonia.

### EPILEPSIA MIOCLÔNICA JUVENIL

- Início entre 12 a 18 anos de idade com eventos mioclônicos desencadeados por despertar, privação do sono e álcool. O EEG apresenta-se com polipontas típicas, generalizadas, em salvas assimétricas e breves, provocadas por sonolência e fotoestimulação. Frequentemente os eventos mioclônicos são associados a crises epilépticas do tipo tônico-clônico (complexo ponta-onda generalizado de frequência inferior a 2-2,5 ciclos/segundo).

### TRATAMENTO

- Valproatos, lamotrigina, topiramato. Etossuximida também nas ausências.

## SÍNDROMES EPILÉPTICAS COM ENCEFALOPATIAS OU ENCEFALOPATIAS EPILÉPTICAS

### ASPECTOS ESSENCIAIS

- Caracterizadas por eventos epilépticos clínicos e eletroencefalográficos de início em idade variável da infância e acompanhados de atraso no desenvolvimento neuropsicomotor. Em outras ocasiões, observa-se a perda das aquisições (declínio neurológico insidioso). A etiologia varia entre fatores sintomático e provavelmente sintomático, com resposta terapêutica insatisfatória com DAE(s).

### ENCEFALOPATIA DE AICARDI OU ENCEFALOPATIA MIOCLÔNICA PRECOCE

- Início entre o período neonatal ao primeiro mês de idade, com eventos mioclônicos assimétricos, em salvas e múltiplos, tanto durante a vigília como durante o sono. O EEG revela o padrão surto-supressão com polipontas generalizadas em recém-nascido hipotônico e pouco reativo.

### SÍNDROME DE OHTAHARA

- Início entre o período neonatal ao segundo mês de idade com eventos tônicos breves e frequentes, em salvas seriadas e múltiplas, mesclados a outros tipos de crises epilépticas. O EEG revela o padrão supressão intercalado a período com atividade de base desorganizada, com múltiplos focos e descargas generalizadas por polipontas. Evolui para síndrome de West após os 3 meses de idade.

### SÍNDROME DE WEST

- Início entre o período de 3 a 12 meses de idade ou sendo o prosseguimento da síndrome de Ohtahara. Acompanha-se de atraso no desenvolvimento neuropsicomotor associado a crises epilépticas variadas, mas tipicamente a espasmos em salvas durante o sono. O EEG revela o traçado marcantemente desorganizado, com descargas multifocais e generalizadas por polipontas intercaladas a ondas lentas de elevada amplitude (hipsarritmia) na vigília. Durante o sono esse padrão eletrográfico é entrecortado por períodos breves de supressão (hipsarritmia fragmentada durante o sono ou surto-supressão).

## SÍNDROME DE DRAVET OU EPILEPSIA MIOCLÔNICA GRAVE DA INFÂNCIA

- Início no primeiro ano de idade com eventos epilépticos variados, em salvas e múltiplos. Associa-se à interrupção do desenvolvimento neurológico e à perda das aquisições. O estado de mal epiléptico é frequentemente observado nessa condição e o prognóstico evolutivo é ruim. O EEG revela atividade de base desorganizada em graus variáveis, associada a múltiplos focos, e descargas generalizadas por polipontas e complexo ponta-onda de morfologia irregular.

## EPILEPSIA COM CRISES MIOCLÔNICO-ASTÁTICAS OU SÍNDROME DE DOOSE

- Início dos 2 aos 6 anos de idade com eventos epilépticos variados incluindo as crises mioclônicas em salvas. O EEG revela desestruturação do ritmo de base intercalado a complexos ponta-ondas e polipontas generalizadas não tão breves e mais sustentadas (trem de espículas). Habitualmente, observam-se alterações malformativas do córtex cerebral relacionadas aos erros de migração neuronal e displasia cortical. Registra-se deterioração cognitiva e difícil resposta terapêutica com DAE(s).

## SÍNDROME DE LENNOX-GASTAUT

- Início entre 1 a 10 anos de idade. Apresenta eventos tônicos e atônicos breves, seriados, em ocorrências múltiplas e mesclados a outros tipos de crises epilépticas. O EEG revela atividade de base desorganizada em graus variáveis, intercalada a múltiplos focos. Também ocorrem as descargas generalizadas por polipontas, complexo ponta-onda de morfologia irregular, às vezes de expressão mais localizada além do típico complexo ponta-onda lento (1-1,5 ciclo/segundo) proeminente nas áreas anteriores do traçado. Habitualmente se observa alteração e deterioração cognitiva acompanhada da difícil resposta terapêutica com DAE(s).

## SÍNDROME DE LANDAU-KLEFFNER

- Início entre 3 a 7 anos de idade. Observam-se graus variados de afasia e/ou agnosia auditiva. As crises epilépticas focais são de fácil manejo e boa resposta a DAE. O EEG revela descargas por complexos ponta-onda de expressão mais generalizada 2-2,5 ciclos/segundo ou na região temporal, exacerbados no sono NREM, relacionando-se à epilepsia com ponta-onda contínua durante o sono lento (estado de mal eletrográfico subclínico no sono).

## EPILEPSIA COM PONTA-ONDA CONTÍNUA DURANTE O SONO LENTO/ ESTADO DE MAL ELETROGRÁFICO SUBCLÍNICO NO SONO

- Início em idade variável e por vezes associado à deterioração neurológica do paciente epiléptico. A alteração no EEG é marcada por descargas exacerbadas durante o sono NREM (grafoelementos epilépticos quase contínuos ou em ocorrência superior a 85% do registro em traçado), caracterizando o estado de mal eletrográfico subclínico. Encontra-se associado às encefalopatias epilépticas mais comumente relacionadas com a síndrome de Landau-Kleffner e com a epilepsia rolândica.

## TRATAMENTO

- Nesta classe de apresentação clínica o *prognóstico* evolutivo é variável e não há *tratamento* específico.

Nas síndromes que ocorrem em idade neonatal e puerperal privilegia-se o fenobarbital na dose de 1 a 3 mg/kg/peso aliado à correção dos distúrbios metabólicos. Com a progressão dos eventos epilépticos ou com o início das manifestações nos meses iniciais de vida, priorizam-se os valproatos e a lamotrigina, principalmente se as manifestações mioclônicas forem predominantes.

- A prescrição de corticosteroides pode ser uma opção para a síndrome de Landau-Kleffner, síndrome de West e o estado de mal eletrográfico durante o sono.

- Uma opção é a prescrição de vitamina $B_6$ em doses elevadas (200 a 400 mg/ dia) para a síndrome de West com evidência de lesão cortical. Para os casos de natureza provavelmente sintomática, o ACTH na dose de 0,01 mg/kg/dia, por 2 a 4 semanas, seguido de redução gradual e dose de manutenção de uma a duas doses semanais por 30 dias, seguida de doses mensais até a interrupção, caso haja resposta terapêutica.

- O tratamento cirúrgico, através de transecção múltipla subpial, pode estar indicado para as síndromes associadas às alterações displásicas corticais (Doose, Dravet) e Landau-Kleffner (pela agnosia/afasia progressiva).

- Na síndrome de Lennox-Gastaut com crises generalizadas frequentes pode-se considerar o tratamento cirúrgico com o implante de eletrodo vagal (modulação em frequência de estimulação variando de 0,2 a 2 Hz) e calosotomia.

## CASOS ESPECIAIS RELACIONADOS ÀS EPILEPSIAS

### *EPILEPSIAS COM CRISES POUCO FREQUENTES, RARAS E OCASIONAIS (OLIGOEPILEPSIAS)*

#### Aspectos Essenciais

- Levar em consideração o tipo de crise epiléptica, fatores favorecedores, deflagradores, profissão e hábitos sociais.

#### Tratamento

- Pode ser considerada a possibilidade de não administração de DAE nos casos das crises exclusivamente parciais simples, bem caracterizadas, típicas e sem história de generalização subsequente. Ponderar o risco de lesões que possam ocorrer durante a atividade laborativa e direção de máquinas móveis. O mesmo raciocínio vale para crises epilépticas de ocorrência exclusivamente durante o período do sono.

### *EPILEPSIAS RELACIONADAS AO CATAMÊNIO E DESENCADEADAS PELO CATAMÊNIO*

#### Aspectos Essenciais

- São assim consideradas quando 80% ou mais das crises epilépticas ocorrem no período menstrual e/ou perimenstrual.

#### Tratamento

- Quando os ciclos menstruais forem muito irregulares e não previsíveis, considerar a elevação de dose da DAE ou de uma das DAEs em uso contínuo. Caso os ciclos menstruais sejam previsíveis e regulares, algumas opções terapêuticas poderão ser consideradas para administração apenas no período menstrual e perimenstrual: acetazolamida, clobazam, clonazepam. Outra opção consta da complementação hormonal, almejando-se os ciclos amenorreicos.

## *EPILEPSIA NA GESTAÇÃO*

### Aspectos Essenciais

- Em 50% das pacientes, a frequência das crises epilépticas não se altera durante o período gestacional, e em cerca de 13 a 25% dos casos poderá ser observada até mesmo a redução no número dos eventos. Em 25 a 37% das pacientes a elevação na frequência e piora na intensidade das crises epilépticas podem ser observadas, principalmente nas pacientes que apresentavam crises refratárias anteriormente ao período da gravidez.

- O risco para o desenvolvimento de malformação fetal é inerente a qualquer gestação. Registra-se o aumento em 1% desta possibilidade nas gestantes epilépticas. Esse índice se eleva para 2 a 6%, dependendo do número de DAE(s) associadas. No entanto, a agressão determinada pelo uso contínuo da(s) DAE(s) não é superior à ocorrência das crises epilépticas por si sós (liberação de outros neurotransmissores, alterações metabólicas/hipoxêmicas, trauma local direto com possibilidade de ruptura uterina e descolamento placentário).

### Tratamento

- A interrupção da medicação poderá ser cuidadosamente avaliada para o primeiro trimestre nas pacientes com eventos exclusivamente focais e sem generalização subsequente, ou gestantes com controle clínico da epilepsia (sem crises epilépticas) por período superior a 2 anos.

- Para as pacientes com epilepsia recém-diagnosticada, de início na gestação ou nos casos da epiléptica que esteja programando a gestação, a droga de eleição costuma ser o fenobarbital, desde que se obtenha resposta clínica satisfatória. Quando a paciente está em controle clínico satisfatório, mesmo que com outra substância que não o fenobarbital, não se justifica a troca da(s) DAE(s). Ao contrário, ajustes de doses poderão ser necessários no decorrer dos meses gestacionais (hemodiluição e ganho de peso).

- A gestação e o trabalho de parto habitualmente decorrem sem complicações, que podem ocorrer em 1 a 2% das pacientes. O profissional que acompanha pode sugerir o parto cirúrgico, programado e antecipado, de acordo com a frequência e o tipo predominante da crise epiléptica. A ocorrência de crises focais com automatismos ou generalizadas no parto natural pode prolongar o período expulsivo devido à redução da capacidade de colaboração da paciente.

- A equipe deverá estar atenta para atuar frente à atonia uterina secundária à difenil-hidantoína, hipoatividade do neonato determinada pela toxicidade e sedação pela(s) droga(s) e hemorragias materna e neonatal determinadas pelo bloqueio que a maioria das drogas antiepilépticas exercem sobre os fatores II, V, IX e X da cascata de coagulação.

## COMENTÁRIOS FINAIS

### Abordagem dos Aspectos Sociais, Profissionais e Casos Especiais

- **Direção de máquinas móveis:** envolve não somente veículos de passeio. Consideram-se os veículos aquáticos, aéreos, elétricos e máquinas com duas ou mais rodas, destinados ao deslocamento de pessoas e objetos variáveis (máquinas empilhadeiras, tratores). A lei brasileira permite carteira não profissional para os portadores de epilepsia focal sem generalização, de ocorrência exclusivamente durante o sono, desde que em uso regular de medicação e controle clínico por no mínimo 6 meses. Para as epilepsias focais com generalização e epilepsias generalizadas é necessário estar em controle clínico dos eventos por no mínimo 2 anos. A recorrência de paroxismo epiléptico requer nova avaliação e novo período de observação. Em qualquer situação, deve preponderar o bom senso e a responsabilidade individual do risco de ferimentos ao próprio paciente e a terceiros. O comprometimento pode ser grave e irreparável, elevando ainda mais os custos dos investimentos particulares (tratamento das sequelas) e públicos (aposentadoria por invalidez permanente).

- **Atividades laborativas:** o indivíduo epiléptico pode e deve trabalhar. Deve procurar qualificar-se e ser produtivo para satisfação pessoal e comunitária. Deseja-se que os profissionais de saúde, familiares, educadores e meios de comunicação (jornais, revistas, associações, rádios, programas, redes sociais e internet) exerçam o papel de esclarecedores da doença na redução dos estigmas. Os empregadores e orientadores devem desestimular a demissão e a aposentadoria. Espera-se que as instituições, por meio dos gestores e administradores, favoreçam a adequação de função e do local de atuação. Para esse contexto são consideradas atividades com maior risco os trabalhos em altura (andaimes, postes, escadas), em locais de elevado movimento (avenidas, plataformas de metrô, trens e veículos coletivos), com materiais cortantes (moedores/trituradores, esmeril, serras, lâminas, estiletes), de vigilância armada, em turnos de horários irregulares (pela privação do sono), com gases voláteis, com substâncias inflamáveis, soldas, calor, chamas e cocção.

- **Atividades sociais:** o uso de bebidas alcoólicas, substâncias estimulantes e drogas ilícitas está formalmente contraindicado. As atividades sociais são permitidas moderadamente e com bom senso, exceto as atividades previamente já conhecidas como agentes deflagradores de crises para o indivíduo em questão: estimulação com luz estroboscópica intermitente, privação do sono, jejum.

- **Namoro e casamento** não devem representar impedimentos para pacientes epilépticos, exceção quando ocorrer comprometimento cognitivo. A gestação também não constitui fator impeditivo, mas deve cercar-se de cuidados especiais (ver item Epilepsia e Gestação).

- **Amamentação:** evitar aleitamento deitada e semipronada sobre a criança. Independentemente do tipo de crise, uma posição segura é a sentada com ambos os braços firmemente apoiados. Como as DAEs apresentam concentrações variáveis no leite materno, a amamentação deverá ser evitada caso a criança apresente cardiopatia, hepatopatia, doenças musculares, distúrbio respiratório grave ou dificuldade de ganho de peso.

- **Esportes e atividades físicas** devem ser estimulados para os indivíduos com controle clínico. Em qualquer situação, é interessante o uso dos apropriados aparatos protetores e a observação de acompanhante que possa identificar facilmente um momento inesperado de mal-estar. Com controle clínico ou não, vale o bom senso para evitar: os excessos, as alterações abruptas das sensações, as diversões que tenham o esportista como o agente principal condutor, tais como *jumps*, mergulho de profundidade, corridas motorizadas de velocidade, artefatos aéreos (paraquedismo, *paragliding*, *parapenting*, *jet skiing*, entre outros tantos).

## ABORDAGEM COM OUTROS TIPOS DE TRATAMENTO
### *CIRURGIA PARA EPILEPSIAS*

- Esta opção deve ser reservada para os casos de refratariedade com tratamento medicamentoso das crises epilépticas. Pode ser indicada para paciente que utilizou DAEs em variadas associações e com inquestionável fidelidade à adesão terapêutica. É necessário o estudo eletroencefalográfico minucioso e videoeletroencefalográfico para certificação absoluta da natureza e localização das despolarizações corticais anormais. A abordagem pré-cirúrgica do paciente deve ser multidisciplinar, visando a localização da área epileptogênica, área sintomatogênica, determinação da extensão e presença ou não de lesão macroscópica, correlação com área eloquente e estado cognitivo.

- A estratégia cirúrgica pode variar entre ressecções seletivas, lobectomias, lobotomia, calosotomia, ressecção subpial ou implante de eletrodo estimulante vagal.

- *Dieta cetogênica* – a acidose promovida pela oxidação lipídica exerce influência antiepiléptica, estabilizando a membrana neuronal e elevando o limiar do potencial de ação. Pode ser obtida quando ocorre a razão de 3 a 4 gramas de lipídios/1 grama de carboidratos-proteína (3:1 ou 4:1). O período mínimo é de 5 dias e a manutenção, de 3 meses a 2 anos. Estudos demonstram ser uma opção terapêutica eficiente coadjuvante da(s) DAE(s), para casos refratários, favorecendo a redução da(s) DAE(s), mas não a interrupção. A manutenção da dieta é dificultada por paladar não atraente, sobrecarga hepática e renal, alteração no ritmo intestinal, astenia, possível influência na evolução hormonal e no crescimento em crianças e adolescentes. Exige monitoramento diário da glicemia, da cetonúria e sempre que possível da calciúria. Requer a reposição com polivitamínicos e aminoácidos, influenciadores no metabolismo e na transformação energética dos lipídios: piridoxina ($B_6$), riboflavina ($B_2$), biotina ($B_7$), ácido fólico ($B_9$), vitaminas C/D/E/K, betaína/glicina e L-carnitina (presentes nos legumes, grãos, verduras, miúdos e frutos do mar), entre outros.

## ESTADO DE MAL EPILÉPTICO (EME)

### ASPECTOS ESSENCIAIS

- Trata-se de uma emergência clínica, envolvendo não somente o neurologista mas todos os profissionais que atuem na área da saúde. O EME pode apresentar-se com ou sem manifestação motora de significância (convulsivo ou não convulsivo), não se observando a obrigatoriedade da epilepsia como doença prévia, assim como a apresentação do EME não define a conceituação da epilepsia.

- A definição de EME aceita pela Liga Internacional de Combate à Epilepsia e pela Organização Mundial de Saúde é caracterizada por despolarização anormal neuronal cortical, focal ou generalizada, de duração suficientemente prolongada, subentrante ou repetida, capaz de levar a uma condição fixa e duradoura, por perder o caráter autolimitado de sua apresentação.

- Outro modo de definição, enfatizado por outros autores, considera a presença de dois ou mais eventos epilépticos, sem que se permita a observação da recuperação da consciência ou do bem-estar entre os mesmos. Considera-se ainda a observação do registro neurofisiológico de atividade eletroencefalográfica epiléptica contínua, quase contínua ou por período superior a 10 minutos.

- Nas definições clínicas iniciais, o EME era considerado somente após 60 minutos de evolução. No entanto, pesquisas e estudos vêm enfatizando que a presença de lesão neuronal importante pode ser observada em poucos minutos de despolarização neuronal anormal mantida. Nesse conceito, providências iniciais emergenciais de atendimento devem ser tomadas tão logo se note a tendência à perpetuação do estado epiléptico, à quebra da autolimitação clínica e fisiológica e à dificuldade de recuperação do paciente ao seu quadro de consciência de base.

- EME focal (principalmente as formas psíquicas, autonômicas e com automatismos motores) pode representar um desafio diagnóstico. A subjetividade das sensações (parestesias, alterações visuais, mal-estar epigástrico e torácico, manifestações autonômicas), alteração comportamental e do nível de consciência podem assemelhar-se à apresentação clínica relacionada a outros distúrbios.

## TRATAMENTO

### Estado de Mal Epiléptico Convulsivo

Antes da admissão do paciente, geralmente durante o seu transporte para um serviço de emergência, é uma conduta adequada a administração de uma ampola de midazolam (3 mL/15 mg) IM (pelo paramédico) para facilitar o acesso venoso no atendimento hospitalar.

**Etapa 1** – Tempo Zero: manutenção da permeabilidade das vias aéreas superiores e obtenção de acesso venoso de grosso calibre, acoplado a coleta de material para a pesquisa de eletrólitos, pesquisa toxicológica e dosagem sérica de DAE(s) (esta última no caso de pacientes previamente epilépticos).

**Etapa 2** – Tempo 1': aferição e equilíbrio da pressão arterial com drogas vasopressoras ou reposição de volume, objetivando sobretudo a manutenção do fluxo sanguíneo cerebral. Evitar maiores danos neuronais por lesões isquêmicas secundárias à oxigenação insatisfatória, perpetuação dos produtos do metabolismo e redução da oferta de glicose, favorecendo os mecanismos de autorregulação.

**Etapa 3** – Tempo 2'-3': administração de tiamina na dose de 100 mg, previamente à administração de glicose para os pacientes com suspeita de carência alimentar e alcoolismo.

**Etapa 4** – Tempo 4'-5': administração de diazepam endovenoso na dose de 0,2 mg/kg de peso, obedecendo a velocidade máxima de infusão de 2 mg/minuto.

**Etapa 5** – Tempo 10': repetir a administração de benzodiazepínico endovenoso na dose de 0,2 mg/kg de peso, obedecendo a velocidade máxima de infusão de 2 mg/minuto.

**Etapa 6** – Tempo 15': promover intubação orotraqueal. Habitualmente é possível a observação da interrupção do EME entre as etapas 4 e 6. Na perpetuação do quadro, promove-se a administração de difenil-hidantoína endovenosa. Dose de ataque de 15 mg/kg de peso em solução salina, obedecendo a velocidade de infusão não superior a 50 mg/minuto. Não se observando a interrupção do quadro, doses adicionais na proporção de 5 mg/kg de peso poderão ser administradas até dose máxima e total de 30 mg/kg de peso.

**Ou**

**Etapa 6** – Tempo 15': promover a administração de fenobarbital endovenoso. Dose de ataque de 10 a 20 mg/kg de peso em solução aquosa, obedecendo a velocidade de infusão não superior a 100 mg/minuto.

**Etapa 7** – Tempo 45': se até este momento não for observada a interrupção do processo epiléptico ou houver a recorrência do mesmo, pode-se optar por midazolam em infusão contínua. Dose de ataque de 0,1 a 0,3 mg/kg de peso, seguida da infusão contínua na dose de 0,05 a 1 mg/kg de peso/hora, titulada até a observação do término da apresentação epiléptica, acompanhada do controle eletroencefalográfico (interrupção das despolarizações anormais ou silêncio elétrico cerebral).

**Ou**

**Etapa 7** – Tempo 45': Tiopental na dose de ataque de 200 a 300 mg infundidos em 2 minutos, seguida da infusão contínua na dose de 0,2 a 0,5 mg/kg peso/minuto ou 3 a 5 mg/kg/hora, titulada até a observação do término da apresentação epiléptica clínica e eletrográfica.

**Ou**

**Etapa 7** – Tempo 45': Propofol na dose de ataque de 1 a 3 mg/kg de peso infundida em 2 minutos, seguida da infusão contínua na dose de 1 a 6 mg/kg de peso/hora, titulada até a observação do término da apresentação epiléptica clínica e com registro eletrográfico.

**Etapa 8** – Tempo 90': Tratamento das complicações: rabdomiólise, hipertermia e acidose. Investigação, correção e tratamento do possível agente deflagrador dos eventos epilépticos subentrantes.

## Estado de Mal Epiléptico Focal e Estado de Mal Epiléptico não Convulsivo

- Deverá seguir o princípio do manejo da escolha da DAE para controle das crises epilépticas, com menor preocupação nos acréscimos lentos da substância, procurando atingir o nível sérico o mais rapidamente possível, sempre atento às contraindicações clínicas referentes aos efeitos colaterais dose-dependentes.

- Também é considerada uma emergência clínica, pois a perpetuação do evento conduz à lesão neuronal, embora em menor escala e mais lentamente que o EME forma convulsiva. Por se tratar de evento de natureza mais localizada, evolui com repercussões metabólicas menos exuberantes, não havendo justificativa para procedimentos mais invasivos e de risco maior.

- O controle eletroencefalográfico, o ajuste medicamentoso e a associação de droga igualmente reservam importância determinante na condução terapêutica.

## COMENTÁRIOS FINAIS

- Faz parte do sucesso terapêutico a atenção aos cuidados intensivos, com manutenção da respiração assistida, controle da pressão arterial, cuidados pulmonares adequados e prevenção das escaras.

- O controle eletroencefalográfico após 24 a 48 horas pode auxiliar na decisão da redução de dose da(s) DAE(s). No caso de recorrência do quadro, deve-se retornar para a dose anterior por mais 24 a 36 horas. Atenção para a administração e o reajuste das doses das DAEs de manutenção de acordo com o tipo de crise, controle dos fatores desencadeantes e das doenças associadas para prevenir a recorrência do evento.

## BIBLIOGRAFIA CONSULTADA

Commission on Classification and Terminology of the International League Against Epilepsy. Proposal for revised clinical and electroencephalographic classification of epileptic seizures. Epilepsia. 1981;22:489.

Crawford P. Epilepsy and pregnancy. Seizure. 2001;10: 212.

Elkis LC. Farmacologia das drogas antiepilépticas. In: Costa JC, Palmini A, Yacubian EMT, Cavalheiro EA. Fundamentos Neurobiológicos das Epilepsias – aspectos clínicos e cirúrgicos. Vol. 2. São Paulo: Lemos; 1998.

Engel J, Pedley PA, Aicardi J. A comprehensive textbook. 2nd ed. Philadelphia: Lippincot Willians & Wilkins; 2008.

Johannessen LC, Larsson PG, Rytter E, Johannessen SI. Antiepileptic drugs in epilepsy and other disorders - a population-based study of prescriptions. Epilepsy Res. 2009;87(1):31.

MacDonald RL, Meldrum BS. General principles: principles of antiepileptic drug action. In: Levy RH, Matson RH, Meldrum BS, eds. Antiepileptic Drugs. 4th ed. New York: Raven Press; 1995.

Min LL, Sander JWAS. Projeto demonstrativo em epilepsia no Brasil. Arq Neuropsiquiatr. 2003;61(1):153.

Perucca E. When clinical trials make history: demonstrating efficacy of new antiepileptic drugs as monotherapy. Epilepsia; 2010;51(10):1933.

Report of the Quality Standards Subcommittee and Therapeutics and Technology Assessment Subcommittee of the American Academy of Neurology and American Epilepsy Society. Practice Parameter update: Management issues for women with epilepsy. Focus on pregnancy (an evidence-based review): Obstetrical complications and change in seizure frequency. Neurology: 2009;73;126.

Sander JW. Global Campaign against epilepsy: overview of the demonstration projects. Epilepsia. 2002;43(Suppl 6):34.

Tan RYL, Neligan A, Shorvon SD. The uncommon causes of status epilepticus: A Systematic Review. Epilepsy Research. 2010;91:111.

# Outras Doenças Inflamatórias Imunomediadas 23

*Wilson Luiz Sanvito*

Algumas doenças, com importantes repercussões neurológicas, são de difícil sistematização taxonômica. Neste capítulo são abordadas algumas delas, certamente de natureza inflamatória, mas de etiologia ainda não elucidada. A maioria das doenças aqui abordadas parece ser de natureza autoimune e quase todas dependem de vasculite.

## DOENÇA DE BEHÇET

### ASPECTOS ESSENCIAIS

- O dermatologista turco Hulusi Behçet descreveu, em 1937, na cidade de Istambul, uma doença caracterizada pela ocorrência de úlceras orais e genitais recorrentes, acompanhadas por uveíte e iridociclíte. A mesma passou a ser conhecida como doença de Behçet (DB) e o primeiro caso com manifestações neurológicas foi relatado em 1941. Sua etiopatogenia permanece desconhecida, mas é reconhecida hoje como uma doença inflamatória multissistêmica (vasculite sistêmica com envolvimento de vasos sanguíneos de pequeno e grande calibres).

- A doença usualmente se inicia pelas manifestações sistêmicas, com quadro febril associado às úlceras orogenitais recorrentes. O aparecimento simultâneo de alterações oculares como uveíte, iridociclíte, glaucoma ou hipópio (inflamação asséptica da câmara anterior do olho) praticamente sela o diagnóstico de DB.

- A frequência de acometimento neurológico varia de 5 a 30% e caracteriza-se, mais frequentemente, por uma síndrome do tronco cerebral ou por meningoencefalite, mielite ou meningoencefalite linfomonocitária recorrente, estado confusional ou apenas cefaleia. Os achados neurológicos não parenquimatosos incluem trombose venosa cerebral recorrente, oclusões arteriais e aneurismas.

- A DB apresenta um pico de incidência na terceira década, sendo mais grave e um pouco mais comum nos homens. É mais prevalente nas regiões que correspondem à antiga rota de comércio da seda, que abrange desde o Mediterrâneo até o Japão. O antígeno de histocompatibilidade HLA-B51 é fortemente relacionado à doença nessas áreas.

- As manifestações neurológicas são clinicamente caracterizadas por rigidez de nuca, sinal de Kernig, paralisia de nervos cranianos (diplopia, disartria, disfagia), tetraplegia e sinais cerebelares. Se os achados típicos da doença fora do SNC estiverem ausentes, o diagnóstico de neuro-Behçet é questionável. Nessa situação, algumas doenças que também evoluem por surtos, com períodos de remissão e piora, como esclerose múltipla, LES, neuroborreliose e neurossarcoidose devem ser consideradas no diagnóstico diferencial. Além disso, a neurotuberculose e a neurossífilis podem, na sua instalação, ser confundidas com a neuro-Behçet.

- O diagnóstico da DB repousa na clínica, auxiliado por alguns exames complementares, principalmente com o intuito de descartar outras patologias. Na DB, frequentemente se desenvolve uma pústula circundada por um eritema no local da pele de uma punção com agulha (teste patérgico). O exame do LCR pode evidenciar pleocitose (à custa de linfomononucleares), hiperproteinorraquia e bandas oligoclonais de IgG. Os achados patológicos incluem vasculite disseminada de meninges, encéfalo e retina, com infiltrados inflamatórios perivasculares, bem como áreas de perda neuronal e desmielinização. Os achados de RM incluem lesões periventriculares nas regiões nucleocapsulares, do tronco cerebral, cerebelo e da medula espinhal. Caracterizam-se por iso/hipossinal em T1 e hipersinal em T2 e FLAIR, podendo apresentar quebra de barreira hematoencefálica demonstrada por áreas de impregnação pelo agente paramagnético (gadolínio). Em alguns casos podem coexistir trombose venosa cerebral ou aneurismas arteriais, evidenciados na ângio-RM.

- Com relação ao prognóstico da DB, é importante se considerar os aspectos funcionais e o vital. Do ponto de vista funcional, o grande risco é a amaurose e também sequelas neurológicas. Do ponto de vista vital, certas manifestações são de risco: manifestações trombóticas (flebite nos membros, embolia pulmonar, tromboflebite cerebral), meningoencefalite, hemoptises catastróficas, perfuração de alça intestinal. Entretanto, o prognóstico é imprevisível: alguns pacientes têm uma evolução benigna (com longos períodos e remissão), enquanto outros têm uma evolução tormentosa (com surtos graves e frequentes). Há até aqueles que não apresentam mais atividade da doença.

## *TRATAMENTO*

- A DB não tem cura, mas tem tratamento.

- No tratamento sintomático, podem ser utilizados anti-inflamatórios não esteroidais para artralgias e anticoagulantes nos casos de trombose venosa; também podem ser usados antiagregantes plaquetários (AAS).

- O tratamento de primeira linha é o corticoide em altas doses – prednisona na dose de 1 a 1,5 mg/kg/dia durante longo tempo. No início, as doses são altas e com o controle da doença pode-se fazer um decremento das doses e administrar o medicamento em dias alternados. Também, no início do tratamento, pode-se optar por sessões de pulsoterapia com metilprednisolona na dose de 1 mg/dia durante 4 dias e depois seguir com prednisona por via oral.

- Nos casos rebeldes pode-se optar pelo infliximab por via venosa na dose de 3 mg/kg e, dependendo da resposta, o paciente pode receber uma infusão da droga ou até quatro infusões com intervalo de até 6 meses.

- Esteroides tópicos podem ser usados para tratamento de úlceras orais e também na forma de colírio para tratamento ocular. Nas úlceras orais graves pode ser usada a talidomida (sempre evitando esta droga nas mulheres em idade fértil).

- Outros imunossupressores também têm sido utilizados na DB: azatioprina, ciclosporina A, ciclofosfamida, metotrexato, clorambucil.

- A terapia imunossupressora deve ser interrompida após 2 anos de remissão da doença.

- Também a dapsona e a colchicina podem fazer parte do armamentário terapêutico.

## COMENTÁRIOS FINAIS

- Os critérios de diagnóstico para a DB foram elaborados pelo Comitê Japonês de Pesquisa da doença, eles foram revistos em 1987 e são os seguintes:
- *Critérios maiores:* presença de úlceras aftosas orais; lesões de pele (eritema nodoso, tromboflebite no subcutâneo, foliculite, hipersensibilidade cutânea), lesões oculares (retinouveíte, iridociclite, coriorretinite, história confiável de coriorretinite ou retinouveíte); úlceras genitais.
- *Critérios menores:* artrite sem deformidade ou anquilose; lesões gastrointestinais caracterizadas por úlceras ileocecais; epididimite; sintomas neurológicos centrais.
- *Critérios diagnósticos:* completo através do preenchimento dos quatro critérios maiores; incompleto: 1) três critérios maiores; 2) dois maiores e dois menores; 3) sintomas oculares típicos e um critério maior e dois menores. Possível: 1) dois maiores; ou 2) um maior e dois menores. O teste patérgico também é importante na confirmação diagnóstica.
- Outros medicamentos têm sido usados na DB, com efeitos incertos: levamisole, pentoxifilina, interferon-alfa.
- A DB pode ocorrer também na infância.

# DOENÇA DE VOGT-KOYANAGI-HARADA

## ASPECTOS ESSENCIAIS

- Este complexo neurocutâneo-ocular – caracterizado por uveíte, meningoencefalite, hipoacusia e despigmentação da pele e do cabelo – tem sido ora descrito como doença de Vogt-Koyanagi, ora como doença de Harada. Tem recebido também outras designações: uveoencefalite, uveomeningoencefalite, uveíte-vitiligo-alopecia-poliose-surdez.
- Esta entidade clínica, afetando ambos os sexos, costuma ter início na idade adulta (comumente entre os 20 e 50 anos de idade). O início pode ser súbito, tendo como primeiras manifestações mal-estar, febre moderada, cefaleia e sinais de irritação meníngea. Numa fase subsequente, instala-se um quadro

subagudo de meningoencefalite, traduzido por cefaleia persistente, vertigem, confusão mental e sonolência. Esta fase pode ser acompanhada de sinais e sintomas focais: crises convulsivas e paresias (mono ou hemiparesia). O comprometimento do tronco encefálico pode se exteriorizar por diplopia, nistagmo e ataxia cerebelar; zumbidos e hipoacusia denunciam o envolvimento do VIII nervo craniano. Pode ocorrer, até mesmo, comprometimento da medula espinhal. O quadro ocular costuma ter início algumas semanas mais tarde. Caracteriza-se pelo aparecimento de uveíte bilateral e pode apresentar como complicações hemorragias retinianas, descolamento da retina, neurite óptica, glaucoma, rebaixamento visual, chegando em alguns casos até à amaurose. Um quadro de *diabetes insipidus* pode se desenvolver no decurso desta afecção.

- Na fase de convalescença, que geralmente ocorre alguns meses após o início da doença, podem-se instalar determinados sinais cutâneos: alopecia *areata*, áreas de despigmentação da pele (vitiligo) e canície. As sequelas oftalmológicas acontecem em aproximadamente 70% dos casos (sobretudo quando o diagnóstico e as medidas terapêuticas não são precoces), sob a forma de descolamento da retina, glaucoma e/ou atrofia óptica.

- As alterações patológicas do sistema nervoso consistem de aracnoidites adesivas da base com infiltração linfo-histiocitária das meninges. Na fase aguda da doença o exame do LCR pode mostrar pleocitose à custa de linfócitos, com ligeira hiperproteinorraquia; pode haver aumento das gamaglobulinas.

- A etiopatogenia da doença é obscura, porém parece tratar-se de patologia de natureza autoimune e multissistêmica.

- É uma enfermidade rara que atinge os tecidos que contêm melanócitos (olhos, SNC, orelha interna, pele), sendo mais comum na mulher. Alguns grupos étnicos são mais acometidos: asiáticos, indianos e latino-americanos.

- No diagnóstico diferencial, deve-se considerar a oftalmia simpática, a doença de Behçet, a síndrome de Cogan e a sarcoidose.


## TRATAMENTO

- O tratamento de primeira linha deve ser feito com corticosteroides em altas doses – prednisona 1 a 2 mg/kg/dia por via oral – que suprime rapidamente os sintomas oculares, mas não previne o descolamento da retina. Parece também que o uso de corticoide evita a disseminação sistêmica da doença.

Alguns terapeutas preferem iniciar o tratamento sob a forma de pulsoterapia com metilprednisolona – na dose de 1 g/EV/dia durante 4 dias – e depois seguir com prednisona por via oral. Quando a doença estiver sob controle, a dose do corticoide deve ser reduzida gradualmente e pode-se optar pela sua administração em dias alternados (com o objetivo de minimizar os efeitos adversos da droga). O tratamento deve ter uma duração de 6 meses a 1 ano, porque a sua interrupção antes desses prazos pode ensejar uma recidiva da doença.

- Nos casos não respondedores à corticoterapia, outros imunossupressores podem ser utilizados: azatioprina, metotrexato, etanercept, ciclosporina, micofenolato de mofetil, ciclofosfamida.

- Outra estratégia é a utilização de mais de um imunossupressor nos casos rebeldes: prednisona + azatioprina + ciclosporina, por exemplo.

- Outra opção é o uso de imunoglobulina humana por via venosa.

## COMENTÁRIOS FINAIS

- O diagnóstico da doença de Vogt-Koyanagi-Harada deve ser precoce, assim como as primeiras medidas terapêuticas, com o objetivo de evitar a disseminação sistêmica das manifestações clínicas e sequelas oculares e/ou neurológicas.

- Os pacientes em regime de corticoterapia, em doses elevadas, devem ser monitorados através de exames periódicos: hemograma, VHS, PCR, glicemia de jejum, hemoglobina glicada, dosagem dos eletrólitos, TGO + TGP, T4 + TSH, densitometria óssea...

- Também a corticoterapia em doses elevadas e de longa duração exige dieta hipossódica rigorosa (se possível orientada por nutricionista) e rica em potássio (sendo, às vezes, recomendável a administração de KCL *per os*); pode-se também acrescentar ao tratamento o alendronato de sódio e a vitamina D (particularmente na mulher).

## GRANULOMATOSE DE WEGENER

### ASPECTOS ESSENCIAIS

- A granulomatose de Wegener (GW) é uma afecção multissistêmica, de natureza inflamatória e idiopática, que depende da presença de granulomas necrosantes no trato respiratório (superior e inferior) e de vasculite sistêmica, com ou sem glomerulonefrite. A GW parece ser de natureza alérgica e pode depender de sensibilidade a infecções bacterianas, a tóxicos ou a mecanismos autoimunes. A descoberta de anticorpos anticitoplasma de neutrófilos (ANCA) reforça a hipótese imunológica. O comprometimento do sistema nervoso ocorre em 25 a 54% dos casos.

- A afecção pode ocorrer em qualquer idade, sendo porém mais frequente no adulto jovem, e apresenta ligeira predominância no sexo feminino.

- Em aproximadamente 2/3 dos casos a afecção tem início com sinusite ou rinite, enquanto no terço restante ocorre uma pneumonia persistente; embora a doença possa ter início com manifestações neurológicas, essa não é a regra. Outras manifestações incluem febre, perda de peso, *rash* cutâneo, artralgias e nefrite. Segundo a Academia Americana de Reumatologia, o diagnóstico da GW pode ser feito se dois de quatro critérios estiverem presentes: úlceras orais ou secreção nasal purulenta e/ou sanguinolenta; radiografia de tórax mostrando nódulos ou cavidades; micro-hematúria; biópsia com evidência de granuloma inflamatório na parede de artéria ou tecido perivascular.

- As manifestações neurológicas dependem de vasculites de pequenos vasos que nutrem nervos periféricos ou do comprometimento de pequenas artérias das meninges e do SNC. O quadro neurológico periférico evolui sob a forma de multineurite ou polineurite, com comprometimento não só de nervos raquidianos, mas também cranianos (particularmente o óptico, os oculomotores e o facial). Miopatias necróticas também têm sido relatadas, tendo como características necroses focais e atrofias musculares. O comprometimento do SNC (AVC, crises convulsivas) é mais raro e pode se traduzir por sinais e/ou sintomas neurológicos focais.

- Na GW é importante a pesquisa do c-ANCA. O teste para ANCA depende de imunofluorescência, que pode mostrar dois padrões: citoplásmico ANCA ou perinuclear ANCA. O antígeno citoplásmico é uma proteinase (PR3 ANCA), enquanto o antígeno perinuclear é uma mieloperoxidase (MPO-ANCA). Noventa por cento dos pacientes com GW apresentam o PR3-ANCA, enquanto 90% dos pacientes com Churg-Strauss apresentam o MPO-ANCA. Nos 10% restantes não se pode excluir o diagnóstico.

## *TRATAMENTO*

- O tratamento se faz com altas doses de corticosteroides (1 a 2 mg/kg/dia) por tempo prolongado e quando a doença estiver sob controle faz-se um decremento das doses, com administração do medicamento em dias alternados. Recomenda-se dieta hipossódica e suplementação de KCl.

- Nos casos não respondedores ao corticoide ou quando houver uma contraindicação formal ao seu uso (*diabetes mellitus* de difícil controle, hipertensão arterial importante, osteoporose, úlcera péptica em atividade), outros imunossupressores podem ser utilizados: azatioprina, metotrexato, ciclofosfamida.

- Dos anticorpos monoclonais, há relatos com o uso do rituximabe.

- Pode-se associar ao tratamento sulfametoxazol-trimetoprim (Bactrim®), embora não se conheça o mecanismo de ação na GW.

- Também a plasmaférese, nos casos de difícil controle, pode ser indicada.

### COMENTÁRIOS FINAIS

- As alterações anatomopatológicas compreendem: 1) ulcerações granulomatosas necrosantes comprometendo o trato respiratório superior, podendo ocorrer infiltração granulomatosa dos pulmões; 2) vasculite necrosante focal generalizada; 3) glomerulite ou glomerulonefrite.

- Embora a GW não tenha cura, o controle da doença melhorou com os recursos terapêuticos disponíveis hoje. Antigamente mais de 90% dos doentes morriam no primeiro ano da doença, hoje a mortalidade em 5 anos é menor que 20%.

## DOENÇA DE TAKAYASU

### ASPECTOS ESSENCIAIS

- Esta entidade recebe várias designações ao redor do mundo: arterite braquicefálica, arterite do arco aórtico, síndrome de Takayasu, doença sem pulsos, síndrome de Martorell, síndrome do arco aórtico. Trata-se de uma vasculite granulomatosa crônica de origem desconhecida que acomete mais frequentemente a aorta torácica, abdominal e suas principais ramificações, podendo inclusive comprometer as artérias coronarianas e pulmonares. A afecção foi descrita em 1908 por Mikito Takayasu, oftalmologista japonês, que demonstrou a associação de anastomoses arteriovenosas retinianas com ausência de pulso nas extremidades superiores.

- O mecanismo fisiopatológico desta doença ainda não está totalmente elucidado, porém sabe-se que tem início com um processo inflamatório inespecífico, com mediação celular em pacientes jovens (usualmente na terceira década da vida), progredindo para estenose da aorta e seus principais ramos. Trata-se de uma arterite de grandes vasos de provável natureza autoimune.

- A doença é mais prevalente em pacientes de origem asiática, embora possa comprometer qualquer etnia. A maioria dos pacientes é do sexo feminino (80 a 90% dos casos) e a morbidade da doença está relacionada a complicações vasculares como hipertensão arterial, acidentes vasculares cerebrais e insuficiência aórtica.

- Clinicamente, a doença pode ser dividida em fases precoce e tardia. O quadro clínico pode se traduzir por uma síndrome infecciosa geral (febre, emagrecimento, dores articulares), associada mais tarde a distúrbios isquêmicos dos membros superiores e da extremidade cefálica. Um curso crônico e indolente – de 5 a 20 anos – pode separar o estágio inflamatório inicial do estágio vascular oclusivo tardio. Sintomas neurológicos decorrentes do envolvimento das artérias supra-aórticas podem ser observados em até 80% dos pacientes. A fase crônica da doença está usualmente associada ao comprometimento neurológico, caracterizado pela presença de insultos vasculares isquêmicos multifocais traduzidos por hemiparesias, vertigens, quadros sincopais, cefaleias, amaurose ou ambliopia transitória e crises convulsivas. Por ocasião da mastigação, o indivíduo pode apresentar dor e fraqueza nos músculos mastigadores, assim como dor e parestesias podem surgir nos membros superiores durante esforços físicos. As manifestações oculares são frequentes nesta afecção e podem se exteriorizar por fosfenos, episódios de diplopia, ambliopia transitória, fotofobia, cataratas de desenvolvimento rápido, pigmentação da retina, atrofia óptica e fluxo sanguíneo lento nos vasos da retina; a instalação de uma cegueira permanente é possível.

- Do ponto de vista histológico, observa-se comprometimento de todas as camadas da artéria, com infiltrado inflamatório e presença de células gigantes. Estudos com HLA têm detectado um aumento na frequência de HLA-Bw52 em asiáticos com a doença.

- O diagnóstico baseia-se no quadro clínico e nos seguintes exames complementares: 1) VHS acelerada nas fases iniciais ou nos períodos de atividade da doença; 2) PCR elevada; 3) anemia e ligeira leucocitose: 4) hipoalbuminemia e aumento dos níveis de alfa$_2$-globulinas; 5) radiografia do tórax pode mostrar entalhes nas costelas superiores e, ocasionalmente, calcificação da aorta ascendente e descendente, assim como a TC pode também evidenciar estas alterações; 6) angiografia digital deve evidenciar as alterações no arco aórtico e em seus ramos (estenoses, oclusões ou dilatações aneurismáticas).

- Historicamente, a angiografia digital é considerada o método de escolha para diagnóstico e avaliação da doença. Entretanto, trata-se de um método invasivo, não isento de complicações e demonstra apenas o lúmen vascular, não permitindo a diferenciação entre lesões ativas e inativas, além de haver a possibilidade de resultados falso-negativos em decorrência de acometimento difuso do vaso estudado, sem alterações estenosantes, que podem ser observadas nas fases iniciais da doença. Na última década, técnicas não invasivas, como a ângio-TC e a ângio-RM, tornaram-se ferramentas valiosas. Sua capacidade de avaliação intra e extraluminal, natureza não invasiva e a infusão de contraste por punção de veia periférica tornam estes métodos instrumentos eficazes e atrativos como primeira escolha. A técnica de RM e sua imbatível resolução tecidual tornam-na o método de escolha para avaliação das formas iniciais da doença.

## TRATAMENTO

- A corticoterapia é a primeira opção no tratamento, em virtude de suprimir os sintomas sistêmicos e retardar a progressão da arterite. Está indicado o uso de prednisona na dose de 1 mg/kg/dia. A resposta é melhor nas fases iniciais da doença, quando ainda não há fibrose das paredes arteriais e trombose dos vasos envolvidos. A dose do corticoide pode ser reduzida gradualmente na vigência de melhora clínica e dos exames laboratoriais. A medicação pode ser interrompida nos casos de remissão da doença.

- Em casos de resistência ao corticoide (ou de sua contraindicação), alguns imunossupressores podem ser tentados: azatioprina, metotrexato, ciclofosfamida, micofenolato de mofetil.

- Estenoses críticas podem ser tratadas com angioplastia percutânea ou revascularização cirúrgica, geralmente realizada nas fases de remissão da doença para minimizar as complicações do procedimento.

## COMENTÁRIOS FINAIS

- O Colégio Americano de Reumatologia definiu, em 1990, os critérios diagnósticos para a doença de Takayasu: 1) idade de acometimento ao redor dos 40 anos; 2) claudicação de extremidades; 3) redução do pulso nas extremidades superiores; 4) diferença da pressão arterial sistêmica entre os membros superiores em pelo menos 10 mmHg; 5) sopro nas artérias subclávias e aorta; 6) diferença de pressão arterial entre os membros superiores e inferiores; 7) achados angiográficos consistentes com a doença. A presença de, pelo menos, três itens relacionados é fortemente sugestiva do diagnóstico da doença.

- Outras manifestações clínicas são bem mais raras na arterite de Takayasu: perfuração do septo nasal e/ou palato; alterações tróficas da pele da face.

- Ao exame, chama a atenção a ausência ou diminuição dos pulsos nos membros superiores e na região cervical; a pressão arterial costuma ser baixa nos membros superiores e alta nos inferiores. Sopros podem ser auscultados na porção superior do tórax e na região cervical, em decorrência do desenvolvimento de exuberante circulação colateral arterial.

# SÍNDROME DE SJÖGREN (SS)

## ASPECTOS ESSENCIAIS

- Também é conhecida como síndrome de Gougerot-Sjögren.

- Trata-se de uma desordem autoimune, na qual as células imunes atacam e destroem as glândulas exócrinas que produzem lágrimas e saliva.

- Parece que a SS está entre as doenças autoimunes mais comuns, com estimativa de que atinge 1% da população.

- Pode ocorrer em todas as faixas etárias e em ambos os sexos, porém costuma ter início na quarta década da vida e é muito mais frequente na mulher.

- Existem duas formas desta síndrome: 1) síndrome de Sjögren primária – quando não há sobreposição com outra doença autoimune; 2) síndrome de Sjögren secundária – quando outras doenças autoimunes se encontram associadas (artrite reumatoide, LES, polimiosite, esclerodermia).

- As manifestações clínicas cardinais incluem uma secura da boca e dos olhos, em razão da redução da secreção de saliva e lágrima (síndrome *sicca*). É comum a associação de hipertrofia glandular (das parótidas). A xeroftalmia (olhos secos) traduz-se por ardor ocular, comichão, sensação de areia ou corpo estranho e fotofobia. Pode haver dilatação das glândulas lacrimais e complicações como infecções oculares, blefarite, úlceras da córnea, queratoconjuntivite. A xerostomia (boca seca) pode traduzir-se por sensação de queimadura da boca, e disfagia particularmente para alimentos secos. Há uma tendência para o desenvolvimento de cáries, estomatite, halitose e alteração do olfato e paladar. Pode haver hipertrofia das glândulas salivares.

- Principalmente nas formas secundárias da síndrome pode haver envolvimento de outros órgãos e sistemas: músculos estriados, articulações, pulmões, tireoide, fígado, pâncreas, rins, nervos e cérebro.

- Uma característica marcante da SS é a produção de múltiplos autoanticorpos circulantes órgão-específicos e não órgão-específicos: anti-Ro (SS-A) e anti-LA (SS-B). Especula-se que agentes virais (particularmente o Epstein-Barr) poderiam funcionar como "gatilho" para a deflagração da SS primária em organismos geneticamente predispostos.

- As manifestações neurológicas mais comuns são polineuropatia sensitiva distal, mononeuropatias, neuropatias cranianas (V, VII e VIII nervos), mononeurite múltipla, neuropatias compressivas (túnel do carpo), neuropatia autonômica. Também comprometimento do SNC, embora raro, pode ocorrer: hemiparesia, afasia, ataxia cerebelar, crise convulsiva, mielite transversa, meningite asséptica. As manifestações neurológicas dependem de vasculites, embora possa haver uma infiltração direta de células mononucleares.

- O diagnóstico é clínico e pode ser confirmado por biópsia de glândula salivar e pela pesquisa do anti-Ro (SS-A) e anti-LA (SS-B).

## TRATAMENTO

- Não existe tratamento curativo para a SS, nem medidas específicas para restabelecer (de forma permanente) a função secretora das glândulas exócrinas, de sorte que o tratamento é sintomático e de suporte. Por outro lado, o tratamento depende dos sintomas e do seu grau de severidade. Embora a SS primária não represente risco de vida, ela pode arruiná-la.

- Para a síndrome *sicca*, uma série de recomendações pode ser feita: lágrimas artificiais e unguentos lubrificantes para os olhos; para a boca seca as recomendações são tomar muita água durante o dia, mascar chiclete sem açúcar, evitar bebidas alcoólicas e o uso de medicamentos que possam causar secura da boca (anti-histamínicos, descongestionantes, antidepressivos), usar preparados de saliva artificial. Para a secura da pele e da vagina usar lubrificantes.

- Nos casos mais severos – particularmente na SS secundária – o tratamento deve ser conduzido com corticoide em altas doses (1 a 1,5 mg/kg/dia por via oral). Pode estar indicada pulsoterapia com metilprednisolona. O tratamento com ciclofosfamida também tem sido preconizado. Outro tratamento que também pode ser indicado é a imunoglobulina humana endovenosa.

## *COMENTÁRIOS FINAIS*

- Autoanticorpos não específicos também podem ser encontrados na SS: fator reumatoide (FR), fator antinúcleo (FAN), anticorpo antimitocondrial, anticorpo anticentrômero.

- Os anticorpos órgão-específicos – descritos na SS – atuam contra antígenos presentes em ductos glandulares, eritrócitos, mucosa gástrica, pâncreas, tireoide e células nervosas.

- O teste de Schirmer mede a quantidade de lágrimas secretada em 5 minutos após a colocação de papel de filtro sob cada pálpebra. Uma pessoa jovem normal molha aproximadamente 15 mm de cada tira de papel, enquanto os pacientes com SS molham menos de 5 mm. Este teste não é preciso e pode haver falso-positivos e falso-negativos.

- Nas formas severas da SS associadas a neuropatias sensitivas agudas ou subagudas, tem sido indicada a plasmaférese. Também o infliximab ou o anti-TNF-α pode ser utilizado nestes casos.

## SÍNDROME DE CHURG-STRAUSS

### *ASPECTOS ESSENCIAIS*

- Descrita primeiramente em 1951 como uma angeíte alérgica e granulomatosa, a síndrome de Churg-Strauss (SCS) é uma vasculite de pequenos vasos. A SCS é mais comum em adultos, manifestando-se principalmente na quarta e quinta décadas da vida. Afeta igualmente ambos os sexos. A asma é o achado principal e precede as manifestações sistêmicas em quase todos os casos, e 70% dos pacientes têm sinusite maxilar, rinite alérgica e/ou pólipo no seio paranasal. O quadro pode ser multissistêmico com envolvimento dos pulmões (infiltrados pulmonares), da pele, do coração (pericardite, miocardite), do sistema nervoso e aparelho digestório.

- Hipereosinofilia é a característica biológica principal da SCS, sendo o p-ANCA (anticorpos citoplasmáticos antineutrófilos) encontrado em 1/3 ou até metade dos pacientes.

- O mecanismo etiopatogênico da SCS ainda não está completamente elucidado. A patogenia das lesões vasculíticas provavelmente está ligada a anticorpos anti-MPO/ANCA, infiltrado tissular eosinofílico e uma resposta TH2 (linfócitos T-*helper* tipo 2), analogamente à patogenia da asma. Foi aventada também a hipótese de que a SCS possa ser induzida por certos medicamentos como antibióticos macrolídeos, cocaína, estrógenos, vacinas, paroxetina, carbamazepina e outros.

- As manifestações neurológicas podem ser periféricas ou centrais. A mononeuropatia múltipla é encontrada em até 75% dos pacientes e sua ocorrência é sugestiva do diagnóstico. Os sinais motores e sensitivos são assimétricos, predominando nos membros inferiores, particularmente no nervo ciático e em seus ramos peroneiro e tibial. Os nervos radial, ulnar e mediano são envolvidos com menor frequência. O *deficit* motor aparece abruptamente. Os sintomas sensitivos são responsáveis pela hipo/hiperestesia e dor encontradas no local do *deficit* motor, que algumas vezes pode preceder o distúrbio sensitivo. A neuropatia periférica, que se apresenta tipicamente como uma mononeurite multiplex, pode manifestar-se também como uma neuropatia sensitiva bilateral, simétrica e distal.

- A ENMG evidencia acometimento axonal, ultrapassando a área do acometimento clínico. A biópsia neuromuscular, com frequência, demonstra lesões nos *vasa nervorum*, o que representa um bom indicador para o diagnóstico de vasculite. A mononeurite regride gradualmente após o tratamento da doença de base, podendo não deixar sequelas. Entretanto, quando estas ocorrem, são mais sensitivas do que motoras.

- Comprometimento de nervos cranianos raramente ocorre, sendo mais comum o envolvimento do II nervo (neuropatia óptica isquêmica).

- O comprometimento do SNC é também raro e, quando ocorre, as manifestações clínicas são inespecíficas e refletem a presença de vasculite no SNC: acidentes vasculares cerebrais isquêmicos, hemorragia meníngea ou intraparenquimatosa, epilepsia, *deficit* cognitivo. A neuroimagem (TC, RM, ângio-TC, ângio-RM) pode fornecer subsídios para o diagnóstico. O envolvimento do SNC é um fator de pior prognóstico.

## TRATAMENTO

- A SCS geralmente responde ao tratamento com prednisona na dose de 1 mg/kg/dia ou pela administração do corticoide endovenoso (metilprednisolona) na forma de pulsoterapia, com prosseguimento da prednisona por via oral. O emprego de ciclofosfamida, plasmaférese, imunoglobulina venosa e interferon-alfa deve ser considerado em alguns casos.

- Com o tratamento, a remissão é obtida em mais de 80% dos pacientes, entretanto é difícil suspender o corticoide devido à asma residual. As recaídas ocorrem em 25% dos pacientes, sendo a metade durante o primeiro ano. A taxa de sobrevida em 10 anos pode chegar a 79% dos pacientes, sendo que 73% necessitaram de uma baixa dose de prednisona de manutenção para o tratamento da asma persistente.

## COMENTÁRIOS FINAIS

- A hipótese de SCS deve ser colocada na presença de asma, infiltrados pulmonares e hipereosinofilia.

- O diagnóstico diferencial deve ser feito principalmente com a periarterite nodosa. Embora os sintomas de ambas sejam similares, na SCS as manifestações pulmonares são mais exuberantes. Também o padrão histopatológico da biópsia neuromuscular e a presença do p-ANCA proporcionam subsídios para o diagnóstico diferencial.

- A SCS responde bem à corticoterapia, entretanto o grande problema é a asma residual, que necessita do corticoide por tempo indeterminado em muitos pacientes.

# CRIOGLOBULINEMIA

## ASPECTOS ESSENCIAIS

- As crioglobulinas são imunoglobulinas circulantes, que podem ser do tipo IgM, IgG e IgA, que precipitam quando o soro é resfriado a 4 graus centígrados e redissolvem-se quando o soro é aquecido à temperatura do corpo. As crioglobulinemias são classificadas em três tipos: monoclonal (tipo I), mista (tipo II) e policlonal (tipo III). A do tipo I (monoclonal) pode estar associada à neuropatia. As neuropatias periféricas associadas ao vírus da hepatite C são, na maior parte das vezes, ligadas à presença de uma crioglobulinemia mista (tipo II).

- A neuropatia das criglobulinas geralmente depende de uma microvasculite.

- Do ponto de vista clínico ela pode traduzir-se por uma mononeuropatia múltipla ou por uma polineuropatia distal de predomínio sensitivo.

- As crioglobulinemias podem estar associadas a afecções sistêmicas como síndromes linfoproliferativas, doenças autoimunes e principalmente ao vírus da hepatite C. Boa parte das chamadas crioglobulinemias essenciais, sabe-se hoje, depende do vírus da hepatite C.
- Um envolvimento cutâneo (livedo, púrpura vascular, fenômeno de Raynaud) é frequente nas crioglobulinemias.
- O quadro afeta ambos os sexos e costuma ocorrer na quarta e quinta décadas.
- O diagnóstico pode ser confirmado por positividade do fator reumatoide, taxas baixas do complemento C4, provas de comprometimento das funções hepáticas, sorologia para hepatite C (anti-HCV, HCV-RNA), pesquisa das crioglobulinas e biópsia neuromuscular (que pode evidenciar vasculite necrosante com presença de polimorfonucleares ou infiltrados linfocitários).

### TRATAMENTO

- O tratamento da neuropatia deve ser sintomático – principalmente visando a dor e as parestesias – e deve ser orientado com gabapentinoides, antidepressivos tricíclicos e codeína.
- O tratamento de base deve visar a hepatite C (interferon peguilado e ribavirina) e controle pela PCR.

### COMENTÁRIOS FINAIS

- Associado à neuropatia pode haver um comprometimento multivisceral: renal, de órgãos digestórios (fígado, intestino), além de hipertensão arterial, vasculite cerebral e quadro febril.
- A dosagem de crioglobulinas no soro (anti-IgG, anti-IgA, anti-IgM, anti-kappa e anti-lambda) tem utilidade no diagnóstico e na caracterização de crioglobulinemias, que ocorrem de forma idiopática e também em determinadas doenças: linfoproliferativas, infecciosas, autoimunes (LES), mieloma múltiplo, macroglobulinemia de Waldenström. O valor de referência é inferior a 80 μg/mL. A crioglobulinemia tipo II (mista) está fortemente ligada ao vírus da hepatite C.

# SÍNDROME DE SUSAC

### ASPECTOS ESSENCIAIS

- A síndrome de Susac (síndrome retinococleocerebral) depende de uma microangiopatia que compromete o cérebro, a retina e a orelha interna.

- Incide predominantemente em mulheres na terceira e quarta décadas da vida.

- O quadro clínico clássico é constituído por encefalopatia aguda, oclusão de ramos arteriais retinianos e perda neurossensorial da audição.

- A RM de crânio costuma mostrar em T2 áreas hiperintensas nas substâncias branca e cinzenta, às vezes no corpo caloso e eventualmente também na fossa craniana posterior. Estas alterações podem desaparecer espontaneamente, sugerindo tratar-se de edema, componentes inflamatórios imunomediados ou pequenos infartos. A angiografia pode evidenciar oclusão de um ou mais vasos de pequeno calibre.

- O LCR pode apresentar moderado aumento de células (0 a 37 por $mm^3$) e discreta hiperproteinorraquia.

## TRATAMENTO

- O tratamento recomendado é com corticoides (prednisona ou pulsoterapia com metilprednisolona) ou com imunossupressores (ciclofosfamida) na fase aguda e, num segundo tempo, antiagregante plaquetário. Outras terapias propostas são plasmaférese ou imunoglobulina EV.

- Muitos pacientes requerem terapia de longo prazo. Recorrências não são raras e podem aparecer mesmo depois de longo tempo de estabilização do quadro.

## COMENTÁRIOS FINAIS

- A biópsia pode identificar microinfartos com processo inflamatório periarteriolar mínimo.

- No diagnóstico diferencial deve ser considerada a esclerose múltipla e também a ADEM.

- O uso de anticoncepcional deve ser contraindicado, pois pode precipitar a oclusão de ramos arteriais retinianos.

## BIBLIOGRAFIA CONSULTADA

Adoni T & Mutarelli EG. Manifestações neurológicas na síndrome de Sjögren. In: Cossermelli W: Síndrome de Sjögren. São Paulo: Segmentofarma; 2005.

Bouche P. Maladies de systéme. In: Bouche P, Léger JM, Vallat JM. Neuropathies Périphériques. Vol 2. Paris: Doin; 2004.

Cambier J, Masson M, Dehen H, Masson C. Neurologie. 13 éd. Paris: Elsevier-Masson; 2012.

Criteria for diagnosis of Behçet disease. Lancet. 1990;335:1078.

Guillevin L, Cohen P, Gayraud M et al. Churg-Strauss syndrome: clinical study and long-term follow-up of 96 patients. Medicine (Baltimore). 1999;78:26.

Haghighi AB, Pourmand R, Nikeseresht AR. Neuro-Behçet disease: a review. Neurologist. 2005;11(2):80.

Hahn JS, Lannin WC, Sarwal MM. Microangiopathy of brain, retina, and inner ear (Susac´s syndrome) in an adolescent female presenting as acute disseminated encephalomyelitis. Pediatrics. 2004;114:276.

Hilário MOE, Terreri MT, Len CA. Granulomatose de Wegener. In: Cossermelli W. Vasculites. São Paulo: FR; 2002.

Maisonobe T. Neuropathie, cryoglobulinémie et hépatite C. In: Bouche P, Léger JM, Vallat JM. Neuropathies Périphériques. Vol 2. Paris: Doin; 2004.

Nishino H, Rubino FA, DeRemee RA, et al. Neurological involvement in Wegener´s granulomatosis: an analysis of 324 consecutive patients at Mayo Clinic. Ann Neurol. 1993;33:4.

Sanvito WL, Tilbery CP, Villares JC. Uveomeningencefalites. Registro de dois casos. Arq Neuropsiquiat. 1982;40:86.

Vrancken AFJE, Notermans NC, Jansen GH et al. Progressive idiopathic axonal neuropathy: A comparative clinical and histopathological study with vasculitic neuropathy. J Neurol. 2004;251:169.

# Bulário

# 24

*Os autores declaram que não há conflitos de interesse na elaboração deste bulário.

| Nome | Apresentação |
| --- | --- |
| Acetato de glatirâmer | Copaxone (frasco-ampola 20 mg/mL SC) |
| Aciclovir | Aciclovir (comprimidos 200 mg, 400 mg); Zovirax® (comprimido 200 mg); Zovirax® (pó injetável 250 mg) |
| Ácido acetilsalicílico | AAS (comprimido adulto 500 mg, infantil 100 mg); AAS Protect (comprimido revestido 100 mg); Aspirina (comprimido 100 mg); Somalgin cardio (comprimidos revestidos 81 mg, 100 mg, 200 mg, 325 mg) |
| Ácido fólico | Ácido fólico (comprimidos 2 mg, 5 mg); Endofolin (comprimidos 2 mg, 5 mg); Folin (comprimido 5 mg) |
| Ácido folínico | Leucovorin (comprimido 15 mg, solução injetável 50 mg); Levorin (comprimido 15 mg) |

| | |
|---|---|
| Ácido valproico | Depakene (cápsula 250 mg, comprimidos 300 mg, 500 mg, xarope 50 mg/mL); Depakote (comprimidos 250 mg, 500 mg); Depakote ER (comprimido 500 mg); divalproato de sódio (comprimido 500 mg, xarope 50 mg/mL); Depakon (solução injetável 100 mg/mL) |
| Agomelatina | Valdoxan (comprimido 25 mg) |
| Albendazol | Albendazol (comprimido 200 mg, suspensão oral 40 mg/mL); Zolben (comprimido 400 mg, suspensão oral 40 mg/mL); Parasin (comprimido mastigável 400 mg, suspensão oral 40 mg/mL) |
| Alendronato de sódio | Alendronato de sódio (comprimido 10 mg); Fosfamax (comprimido 70 mg); Ostenan (comprimido 70 mg) |
| Alemtuzumabe | Campath (frasco-ampola 30 mg/mL) |
| Alprazolam | Alprazolam (comprimidos 0,25 mg SL, 0,5 mg, 1 mg, 2 mg); Frontal (comprimidos 0,25 mg SL, 0,5 mg, 1 mg, 2 mg); Frontal XR (comprimidos 0,5 mg, 1 mg, 2 mg) |
| Alteplase | Actilyse (pó injetável 50 mg) |
| Amantadina | Mantidan (comprimido 100 mg) |
| Ambenônio | Mytelase (comprimido 5 mg) |
| Amicacina | Amicacina (ampola 100 mg/2 mL, 250 mg/2 mL, 500 mg/2 mL); Novamin (ampola 100 mg/2 mL, 250 mg/2 mL, 500 mg/2 mL) |
| Amiodarona | Amiodarona (comprimido 200 mg, ampola injetável 150 mg) Ancoron (comprimidos 100 mg, 200 mg, gotas 200 mg/mL, ampola injetável 150 mg) |
| Amitriptilina | Amitriptilina (comprimidos 25 mg, 75 mg); Amytril (comprimidos 10 mg, 25 mg, 75 mg); Tryptanol (comprimidos 25 mg, 75 mg) |
| Amoxicilina | Amoxicilina (suspensão oral 125 mg/5 mL, 250 mg/5 mL, 250 mg/5 mL, cápsula 500 mg) |
| Ampicilina | Ampicilina (pó injetável 1 g); Amplacilina (pó injetável 1 g) |

| | |
|---|---|
| Anfotericina B | Anfotericina B (pó injetável 50 mg); Anforicin B (pó injetável 50 mg) Abelcet (suspensão lipídica para infusão 5 mg/mL); Amphocil (dispersão coloidal 50 mg, 100 mg) |
| Anfotericina B lipossomal | Ambisome (pó injetável 50 mg) |
| Apomorfina | Uprima (comprimido sublingual 2 mg, 3 mg). Não disponível no Brasil |
| Aripiprazol | Aripiprazol (comprimidos 10 mg, 15 mg, 20 mg, 30 mg); Abilify (comprimidos 10 mg, 15 mg, 20 mg, 30 mg) |
| Azatioprina | Azatioprina (comprimido 50 mg); Imuran (comprimido 50 mg); Imunem (comprimido 50 mg) |
| Azitromicina | Azitromicina (comprimido 500 mg); Azitrax (comprimido 250 mg, suspensão oral 200 mg/5 mL); Zitromax (cápsula de 250 mg, frasco-ampola injetável 500 mg) |
| Baclofeno | Baclofeno (comprimido 10 mg); Baclofen (comprimido 10 mg); Lioresal (comprimido 10 mg). Forma intratecal para uso exclusivo em bomba de infusão |
| Betaistina | Betaistina (comprimidos 8 mg, 16 mg, 24 mg); Labirin (comprimidos 8 mg, 16 mg, 24 mg); Betaserc (comprimidos 8 mg, 16 mg, 24 mg) |
| Betametasona | Betametasona (comprimidos 0,5 mg, 2 mg, solução oral 0,5 mg/5 mL); Diprospan (solução injetável 5 mg/mL + 2 mg/mL); BetaTrinta (solução injetável 5 mg/mL + 2 mg/mL) |
| Biperideno | Biperideno (comprimido 2 mg); Akineton (comprimido 2 mg); Akineton Retard (comprimido 4 mg); Cinetol (comprimido 2 mg, ampola injetável 5 mg/mL) |
| Bromazepam | Bromazepam (comprimidos 3 mg, 6 mg, 9 mg, gotas 2,5 mg/mL); Lexotan (comprimidos 3 mg, 6 mg, gotas 2,5 mg/mL) |
| Bromocriptina | Bromocriptina (comprimido 2,5 mg); Parlodel (comprimido 2,5 mg); Parlodel SR (comprimidos 2,5 mg, 5 mg) |

| | |
|---|---|
| Bupropiona | Bupropiona (comprimido 150 mg); Zyban (comprimido 150 mg); Bup (comprimidos 150 mg); Wellbutrin XL (comprimidos 150 mg, 300 mg) |
| Buspirona | Ansitec (comprimidos 5 mg, 10 mg) |
| Cafeína | Cafeína manipulação (cápsulas 60 mg); Excedrin (paracetamol/cafeína – comprimidos 500 mg + 65 mg); Tylenol DC (paracetamol/cafeína – comprimidos 500 mg + 65 mg); Cafiaspirina (comprimidos ácido acetilsalicílico 650 mg + cafeína 65 mg) |
| Cabergolina | Dostinex (comprimido 0,5 mg) |
| Capsaicina | Moment (creme tópico 0,025%, 0,075%, loção tópica 0,025%) |
| Carbamazepina | Carbamazepina (comprimido 200 mg, suspensão oral 2%); Tegretol (comprimidos 200 mg, 400 mg, suspensão oral 20 mg/mL); Tegretol CR divitabs (comprimidos divisíveis 200 mg, 400 mg) |
| Caspofungina | Cancidas (pó injetável 50 mg, 70 mg) |
| Cefepima | Maxcef (pó injetável 500 mg; 1 g; 2 g); Clocef (pó injetável 1 g, 2 g/frasco-ampola) |
| Cefriaxona | Cefriaxona (pó injetável 500 mg, 1 g, ampola intramuscular 500 mg, 1.000 mg); Rocefin (solução injetável IV, 500 mg, 1 g, ampola intramuscular 500 mg, 1 g) |
| Ceftazidima | Ceftazidima (solução injetável 1 g, 2 g); Fortaz (solução injetável 1 g, 2 g) |
| Cetoconazol | Cetoconazol (comprimido 200 mg); Nizoral (comprimido 200 mg) |
| Cetocorolaco | Cetorolaco (ampola injetável 30 mg/mL, comprimido 10 mg); Toragesic (solução injetável 30 mg/mL, comprimido sublingual 10 mg, gotas 20 mg/mL); Deocil (comprimido sublingual 10 mg) |
| Ciclobenzaprina | Ciclobenzaprina (comprimidos 5 mg, 10 mg); Miosan (comprimidos 5 mg, 10 mg); Musculare (comprimidos 5 mg, 10 mg) |

| | |
|---|---|
| Ciclofosfamida | Genuxal (drágeas 50 mg, frasco-ampola 200 mg, 1.000 mg) |
| Ciclosporina | Sandimmun (solução de infusão 50 mg/mL, cápsula 25 mg, 50 mg, 100 mg, solução oral 100 mg/mL); Sandimmun Neoral (cápsulas 25 mg, 50 mg, 100 mg) |
| Cidofovir | Cidofovir (solução injetável 375 mg/5 mL) |
| Cilostazol | Cebralat (comprimidos 50 mg, 100 mg), Vasativ (comprimidos 50 mg, 100 mg) |
| Citalopram | Citalopram (comprimido 20 mg); Cipramil (comprimido 20 mg); Alcytam (comprimido 20 mg); Denyl (comprimido 20 mg) |
| Clindamicina | Clindamicina (solução injetável 150 mg/mL); Dalacin C (cápsulas 150 mg, 300 mg, solução injetável 150 mg/mL) |
| Clobazam | Frisium (comprimidos 10 mg, 20 mg); Urbanil (comprimidos 10 mg, 20 mg) |
| Clofazimina | Clofazimina (cápsulas 50 mg, 100 mg) |
| Clomipramina | Clomipramina (comprimido 10 mg, 25 mg); Anafranil (drágea 10 mg, 25 mg); Anafranil R (comprimido 75 mg) |
| Clonazepam | Clonazepam (comprimidos 0,5 mg, 2 mg); Rivotril (comprimidos 0,5 mg, 2 mg, solução oral 2,5 mg/mL, comprimido sublingual 0,25 mg) |
| Clonidina | Atensina (comprimidos 0,1 mg, 0,15 mg, 0,2 mg); Clonidin (ampola injetável 150 µg/mL) |
| Clopidogrel | Clopidogrel (comprimido 75 mg); Plavix (comprimidos 75 mg, 300 mg); Plagrel (comprimido 75 mg) |
| Clorambucil | Leukeran (comprimido 2 mg) |
| Cloranfenicol | Cloranfenicol (ampola 1 g); Arifenicol (pó injetável 1 g) |
| Clorpromazina | Clorpromazina (comprimidos 25 mg, 100 mg); Amplictil (comprimidos 25 mg, 100 mg, solução oral 40 mg/mL, ampola injetável 25 mg/5 mL) |

| | |
|---|---|
| Clozapina | Leponex (comprimidos 25 mg, 100 mg); Zolapin (comprimidos 25 mg, 100 mg) |
| Codeína | Codex (comprimidos 7,5 mg, 30 mg); Codein (comprimidos 30 mg, 60 mg, 3 mg/mL); Codaten (Diclofenaco 50 mg + codeína 50 mg); |
| Coenzima Q10 | Coenzima Q10 (comprimidos 10 mg, 15 mg); Vinocard Q10 (comprimidos 10 mg, 50 mg) |
| Dabigatrana | Pradaxa (cápsulas 75 mg, 110 mg) |
| Dantrolene | Dantrolen (pó injetável 20 mg) |
| Dapsona | Dapsona (comprimido 100 mg) |
| Darifenacina | Enablex (comprimidos 7,5 mg, 15 mg) |
| Deflazacort | Calcort (comprimidos 6 mg, 30 mg); Deflanil (comprimidos 7,5 mg, 30 mg, suspensão oral 22,75 mg/mL) |
| Dexametasona | Dexametasona (solução injetável 2 mg/mL, 4 mg/mL) Decadron (comprimidos 0,5 mg, 0,75 mg, 4 mg, elixir 0,5 mg/5 mL, ampola injetável 2 mg/mL, 10 mg/2,5 mL) |
| Dexclorfeniramina | Dexclorfeniramina (0,4 mg/mL); Polaramine (comprimido 2 mg, drágea 6 mg, solução oral 2 mg/5 mL) |
| Diazepam | Diazepam (comprimidos 5 mg, 10 mg, ampola injetável 5 mg/mL); Valium (comprimidos 5 mg, 10 mg, ampola injetável 5 mg/mL) |
| Diclofenaco | Diclofenaco (comprimido 50 mg, drágea 50 mg, frasco gotas 15 mg/mL, solução injetável 75 mg/3 mL); Voltaren R (comprimido 100 mg); Voltaren SR (comprimido 75 mg); Voltaren (solução injetável 25 mg/mL); Cataflam (drágeas 50 mg, gotas 15 mg/mL) |
| Difenidramina | Difenidrin (ampola 50 mg/mL); Benadryl (ampola 50 mg/mL) |
| Diltiazem | Balcor retard (cápsulas 90 mg, 120 mg, 180 mg, 300 mg); Cardizem (comprimidos 30 mg, 60 mg) |

| | |
|---|---|
| Dimenidrinato | Dimenidrinato (comprimido 100 mg, solução oral 2,5 mg/mL); Dramim (comprimido 100 mg); Dramim B6 (comprimido 50 mg + 10 mg, gotas 25 mg + 5 mg/mL, solução injetável 50 mg/mL) |
| Dipiridamol | Dipiridamol (drágea 75 mg, 100 mg); Persantin (drágea 75 mg, 100 mg) |
| Dipirona | Dipirona (comprimido 500 mg, frasco-gotas 500 mg/mL, ampola injetável 1 g/2 mL); Novalgina (comprimido 500 mg, 1 g, frasco-gotas 50 mg/mL, 500 mg/mL; ampola injetável 1 g/2 mL) |
| Dissulfiram | Antietanol (comprimidos 250 mg); Sarcoton (pote de 10 de pó, 0,4 g/g) |
| Dobutamina | Dobutrex (solução injetável 12,5 mg/mL) |
| Domperidona | Domperidona (comprimido 10 mg); Motilium (comprimido 10 mg, suspensão oral 1 mg/mL) |
| Donepezila | Donepezil (comprimidos 5 mg, 10 mg); Eranz (comprimidos 5 mg, 10 mg); Epez (comprimidos 5 mg, 10 mg) |
| Dopamina | Dopacris (solução injetável 5 mg/mL); Inotropisa (solução injetável 5 mg/mL) |
| Doxiciclina | Doxiciclina (drágea 100 mg); Vibramicina (drágea 100 mg; comprimido solúvel 100 mg); Protectina (cápsulas 100 mg; 200 mg) |
| Droperidol | Droperdal (ampola injetável 2,5 mg/mL) |
| Duloxetina | Cymbalta (cápsulas 30 mg, 60 mg); Velija (cápsulas 30 mg, 60 mg) |
| Edrophonium | Tensilon (ampola injetável) – não disponível no Brasil |
| Enalapril | Enalapril (comprimidos 5 mg, 10 mg, 20 mg); Renitec (comprimidos 5 mg, 10 mg, 20 mg); Eupressin (comprimidos 2,5 mg, 5 mg, 10 mg, 20 mg) |
| Enoxiparina | Clexane (solução injetável 20 mg, 40 mg, 60 mg, 80 mg, 100 mg) |

| | |
|---|---|
| Entacapona | Comtan (comprimido revestido 200 mg) |
| Ergotamina | Tartarato de Ergotamina (manipulação supositório 2 mg); Migraine (ergotamina 1 mg + AAS 350 mg + cafeína 30 mg) |
| Escitalopram | Lexapro (comprimidos 10 mg, 20 mg, solução oral 10 mg/mL); Exodus (comprimido 10 mg) |
| Escopolamina | Buscopan (drágea 10 mg, solução oral 10 mg/mL, solução injetável 20 mg/mL) |
| Esmolol | Brevibloc (solução injetável 10 mg/mL) |
| Espironolactona | Espironolactona (comprimidos 25 mg, 50 mg, 100 mg); Aldactone (comprimidos 25 mg, 50 mg, 100 mg) |
| Estazolam | Noctal (comprimidos 2 mg) |
| Etambutol | Etambutol (comprimido 400 mg, solução oral 25 mg/mL) |
| Etanercept | Enbrel (frasco-ampola 25 mg, 50 mg) |
| Etionamida | Etionamida (comprimido 250 mg) |
| Etomidato | Hypomidate (solução injetável 2 mg/mL) |
| Etossuximida | Etoxin (xarope 50 mg/mL) |
| Fenitoína | Fenitoína (comprimido 100 mg); Hidantal (comprimido 100 mg, solução injetável 250 mg/5 mL); Epelin (comprimidos 100 mg, solução oral 100 mg/5 mL) |
| Fenobarbital | Fenobarbital (comprimido 100 mg); Gardenal (comprimidos 50 mg, 100 mg, solução oral 4%); Fenocris (comprimido 100 mg, solução injetável 200 mg/2 mL) |
| Fentanila | Fentanil (ampolas 100 µg/2 mL; 250 µg/5 mL) |
| Fentolamina | Vasoviril (comprimido 40 mg); Sifsex (comprimido 40 mg) |
| Fingolimode | Gylenia (cápsula 0,5 mg) |
| Flucitocina | Ancotil (comprimido 500 mg) – não disponível no Brasil |

| | |
|---|---|
| Fluconazol | Flucazol (cápsulas 50 mg, 100 mg, 150 mg; solução p/infusão 2 mg/mL); Zoltec (cápsulas 50 mg, 100 mg, 150 mg; solução p/infusão 2 mg/mL); Candizol (cápsula gelatinosa 150 mg) |
| Fludrocortisona | Fludrocortisona (comprimido 0,1 mg); Florifene (comprimido 0,1 mg) |
| Flumazenil | Flumazenil (ampola 0,5 mg/5 mL); Lenexat (ampola 0,5 mg/5 mL) |
| Flunarizina | Flunarizida (comprimido 10 mg); Flunarin (cápsula 10 mg); Vertix (comprimido 10 mg) |
| Flunitrazepam | Rohypnol (comprimido 1 mg); Rohydorm (comprimidos 1 mg, 2 mg) |
| Fluoxetina | Fluxetina (comprimido 20 mg, cápsulas 10 mg, 20 mg); Prozac (comprimido 20 mg); Daforin (cápsula 20 mg, comprimidos 10 mg, 20 mg, solução oral 20 mg/mL) |
| Foscarnet | Foscarvir (solução injetável 24 mg/mL – frasco 250 mL) |
| Furosemida | Lasix (comprimido 40 mg, ampola injetável 20 mg/2 mL); Furosemida (comprimido 40 mg, ampola injetável 20 mg/2 mL) |
| Gabapentina | Gabapentina (cápsulas 300 mg, 400 mg, comprimido 600 mg); Neurontin (cápsulas 300 mg, 400 mg, comprimido 600 mg) |
| Galantamina | Galantamina ER (cápsulas 8 mg, 16 mg e 24 mg); Reminyl ER (cápsulas 8 mg, 16 mg e 24 mg) |
| Ganciclovir | Ganciclovir (frasco-ampola 500 mg/10 mL); Ganvirax (comprimido 250 mg); Cymevene (pó injetável 500 mg); Cymevir (solução injetável 1 mg/mL) |
| Gentamicina | Gentamicina (ampolas 10 mg/mL, 20 mg/mL, 40 mg/mL, 80 mg/2 mL, 160 mg/2 mL, 280 mg/2 mL); Garamicina (solução injetável 40 mg/mL, 80 mg/mL, 140 mg/mL); Neo Gentamin (solução injetável 80 mg/2 mL; 280 mg/mL) |

| | |
|---|---|
| Gluconato de cálcio | Gluconato de cálcio 10% (ampola injetável 1 g/10 mL) |
| Haloperidol | Haloperidol (solução oral 2 mg/mL); Haldol (comprimidos 1 mg, 5 mg, solução oral 2 mg/mL, ampola injetável 5 mg/mL); Haldol Decanoato (ampola 50 mg/mL) |
| Heparina Sódica | Heparina (ampola 25.000 UI/5 mL); Liquemine (solução injetável 5.000 UI/0,25 mL); Hepamax-S (solução injetável 25.000 UI) |
| Hidroclorotiazida | Hidroclorotiazida (comprimidos 12,5 mg, 25 mg, 50 mg); Clorana (comprimidos 25 mg, 50 mg) |
| Hidrocortisona | Hidrocortisona (pó injetável 100 mg, 500 mg); solu-cortef (pó injetável 100 mg, 500 mg) |
| Hidroxicloroquina | Plaquinol (comprimidos 200 mg, 400 mg) |
| Ibuprofeno | Ibuprofeno (drágea 600 mg); Advil (cápsula 400 mg, drágea 200 mg, comprimido 200 mg); Dalsy (cápsulas 200 mg, 400 mg, 600 mg, solução oral 100 mg/5 mL) |
| Imipramina | Tofranil (drágeas 10 mg, 25 mg, comprimidos 75 mg, 150 mg); Imipra (comprimidos 25 mg) |
| Imunoglobulina G humana | Kiovig solução 10% (pó com diluente 1 g, 2,5 g, 5 g, 10 g, 20 g); Imunoglobulin (solução injetável 50 mg/mL); Flebogama (solução injetável 50 mg/mL) |
| Indometacina | Indometacina manipulada (cápsulas 25 mg, 50 mg); Indocid (cápsulas 25 mg, 50 mg, supositório 100 mg) |
| Infliximabe | Remicade (solução para infusão 100 mg/10 mL) |
| Interferon-beta 1a | Avonex (solução injetável 30 μg/0,5 mL); Rebif (seringa injetável 22 μg/0,5 mL, seringa injetável 44 μg/0,5 mL) |
| Interferon-beta 1b | Betaferon (frasco-ampola 0,25 mg/mL) |
| Isometepteno | Neosaldina (drágeas isometepteno 30 mg + cafeína 30 mg + dipirona 300 mg) |

| | |
|---|---|
| Itraconazol | Itraconazol (cápsula 100 mg); Itrazol (cápsula 100 mg); Sporanox (cápsula 100 mg); Traconal (cápsula 100 mg) |
| Ivermectina | Ivermec (comprimido 6 mg) |
| Lamotrigina | Lamotrigina (comprimidos 25 mg, 50 mg, 100 mg); Lamictal (comprimidos 25 mg, 50 mg, 100 mg); Lamitor (comprimidos 25 mg, 50 mg, 100 mg) |
| L-Carnitina | Carnitina Manipulada (cápsulas 250 mg) |
| Levetiracetam | Keppra (comprimidos 250 mg, 500 mg, 750 mg e 1.000 mg, solução oral 100 mg/mL) – não disponível no Brasil |
| Levodopa + benzerazida | Prolopa (comprimido 200 mg + 50 mg, comprimido dispersível 125 mg); Prolopa HBS (cápsula 100 mg + 25 mg); Prolopa BD (cápsulas 100 mg + 25 mg) |
| Levodopa + carbidopa | Sinemet (comprimido 25 mg + 250 mg); Carbidol (comprimido 25 mg + 250 mg); Parkidopa (comprimido 200 mg + 25 mg) |
| Lidocaína | Lidojet (ampola injetável 20 mg/mL) |
| Linezolida | Zyvox (solução injetável 2 mg/mL; comprimido revestido 600 mg) |
| Lítio | Lítio (comprimido 300 mg); Carbolitium (comprimidos 300 mg, 450 mg) |
| Lorazepam | Lorazepam (comprimido 2 mg); Lorax (comprimidos 1 mg, 2 mg) |
| Manitol | Manitol 20% (solução injetável 250 mL, 500 mL) |
| Meclizina | Meclizina (comprimidos 25 mg, 50 mg); Meclin (comprimidos 25 mg, 50 mg) |
| Memantina | Memantina (comprimido 10 mg); Alois (comprimido 10 mg); Ebix (comprimido 10 mg) |
| Meropenem | Meropenem (pó injetável 500 mg, 1 g); Meronem (pó injetável 500 mg; 1 g) |

| | |
|---|---|
| Metildopa | Metildopa (comprimido 500 mg); Aldomet (comprimidos 250 mg, 500 mg) |
| Metilfenidato | Ritalina (comprimido 10 mg); Ritalina LA (cápsulas 20 mg, 30 mg, 40 mg); Concerta (comprimidos 18 mg, 36 mg, 54 mg) |
| Metilprednisolona | Solu-Medrol (pó injetável 40 mg, 125 mg, 500 mg, 1 g) |
| Metisergida | Deserila (drágea 1,33 mg) – não disponível no Brasil |
| Metoclopramida | Metoclopramida (comprimido 10 mg, solução oral 1 mg/1 mL, solução injetável 10 mg/2 mL); Plasil (comprimido 10 mg, solução oral 1 mg/1 mL, solução injetável 10 mg/2 mL) |
| Metoprolol | Metoprolol (comprimido 100 mg); Seloken (comprimido 100 mg, ampola injetável 5 mg); Selozok (comprimidos 25 mg, 50 mg, 100 mg) |
| Metotrexato | Metotrexato (comprimido 2,5 mg, solução injetável 50 mg, 500 mg) |
| Metronidazol | Metronidazol (comprimido 250 mg, suspensão oral 4%); Flagyl (comprimidos 250 mg, 400 mg, solução injetável 500 mg/100 mL) |
| Mexiletina | Mexitil (cápsulas 100 mg, 200 mg) |
| Micofenolato de mofetil | Cellcept (cápsula 250 mg, comprimido 500 mg) |
| Micofenolato de sódio | Myfortic (comprimidos revestidos 180 mg, 360 mg) |
| Midazolam | Midazolam (comprimidos 7,5 mg, 15 mg, ampola 1 mg/mL, 5 mg/mL); Dormonid (comprimidos 7,5 mg, 15 mg, ampola 1 mg/mL, 5 mg/mL) |
| Midodrina | Proamantine (comprimido 2,5 mg) – não disponível no Brasil |
| Mirtazapina | Mirtazapina (comprimidos 30 mg, 45 mg); Remeron Soltab (comprimido orodispersível 15 mg, 30 mg, 45 mg) |

| | |
|---|---|
| Mitoxantrona | Mitoxantrona (solução injetável 20 mg/10 mL, 30 mg/15 mL); Novantrone (solução injetável 20 mg/10 mL, 30 mg/15 mL) |
| Modafinil | Stavigile (comprimidos 100 mg, 200 mg) |
| Nadroparina | Fraxiparina (ampola injetável 2.850 UI/0,3 mL, 5.700 UI/0,6 mL) |
| Naproxeno | Naproxeno (comprimidos 250 mg, 500 mg); Flanax (comprimidos 275 mg, 550 mg) |
| Naratriptano | Naratriptano (comprimido 2,5 mg); Naramig (comprimido 2,5 mg) |
| Natalizumabe | Tysabri (solução concentrada para infusão intravenosa 300 mg/15 mL) |
| Neostigmina | Prostigmine (solução injetável 0,5 mg/mL) |
| Nimodipina | Nimodipina (comprimido 30 mg); Miocardil (comprimido 30 mg, solução injetável 0,2 mg/mL, gotas 40 mg/mL) |
| Nitrazepam | Nitrazepam (comprimido 5 mg); Sonebon (comprimido 5 mg) |
| Nitroprussiato de sódio | Nipride (pó injetável 50 mg/2 mL) |
| Noradrenalina | Norepine (ampolas 1 mg/mL; 8 mg/4 mL) |
| Nortriptilina | Nortriptilina (cápsulas 10 mg, 25 mg, 50 mg, 75 mg); Pamelor (cápsulas 10 mg, 25 mg, 50 mg, 75 mg, solução oral 10 mg/mL) |
| Olanzapina | Olanzapina (comprimidos 2,5 mg, 5 mg, 10 mg); Ziprexa (comprimidos 2,5 mg, 5 mg, 10 mg, ampola intramuscular 10 mg); Ziprexa Zydis (comprimidos de dissolução rápida 5 mg, 10 mg) |
| Ondansetrona | Ondansetrona (comprimidos 4 mg, 8 mg, ampola injetável, 4 mg, 8 mg); Vonau (comprimidos orodispersíveis (4 mg, 8 mg, ampola injetável 4 mg, 8 mg); Zofran (comprimidos 4 mg, 8 mg, ampola injetável 4 mg, 8 mg) |

| | |
|---|---|
| Oxacilina | Oxacilina (pó injetável 500 mg); Sataficilin-N (pó injetável 500 mg) |
| Oxcarbazepina | Oxacarbazepina (comprimidos 300 mg, 600 mg); Trileptal (comprimidos 150 mg, 300 mg, 600 mg, solução oral 6%) |
| Oxibutinina | Oxibutinina (comprimido 5 mg, xarope 1 mg/mL); Retemic (comprimido 5 mg, xarope 1 mg/mL); Retemic UD (comprimido 10 mg) |
| Paracetamol | Paracetamol (comprimidos 500 mg, 750 mg, frasco-gotas 200 mg/mL); Tylenol (comprimidos 500 mg, 750 mg, comprimido revestido 600 mg); Tylex (codeína + paracetamol 500 mg/7,5 mg, 500 mg/30 mg) |
| Paroxetina | Paroxetina (comprimidos 20 mg, 30 mg); Pondera (comprimidos 10 mg, 15 mg, 20 mg, 25 mg, 30 mg, 40 mg) |
| Penicilamina | Cuprimine (cápsulas 250 mg) |
| Penicilina cristalina | Penicilina G Cristalina (100.000 UI/2 mL, 300.000 UI/2 mL, pó injetável 5.000.000 UI/frasco-ampola); Wycilin (suspensão injetável 100.000 UI/2 mL, 300.000 UI/2 mL) |
| Pentobarbital | Hypnol (frasco-ampola 30 mg/mL) |
| Pergolida | Celance (comprimidos 0,05 mg, 0,25 mg, 1 mg) |
| Pimozida | Orap (comprimidos 1 mg, 4 mg) |
| Piracetam | Nootron (comprimido 400 mg; solução oral 300 mg/5 mL); Nootropil (comprimidos 800 mg) |
| Pirazinamida | Pirazinamida (comprimido 500 mg, suspensão oral 150 mg/5 mL) |
| Piribedil | Trivastal (comprimido 20 mg); Trivastal Retard (cápsula 50 mg) |
| Piridostigmina | Mestinon (comprimido 60 mg) |
| Piridoxina | Seis-B (comprimidos 100 mg, 300 mg) |

| | |
|---|---|
| Pirimetamina | Darapim (comprimido 25 mg) |
| Piroxicam | Piroxicam (cápsula 20 mg, frasco-gotas 9 mg/mL); Feldene (cápsulas 10 mg, 20 mg, solução intramuscular 40 mg/2 mL, supositório 20 mg) |
| Pizotifeno | Sandomigran (drágea 0,5 mg) |
| Pramipexol | Pramipexol (comprimidos 0,125 mg, 0,25 mg, 0,5 mg, 1 mg); Sifrol (comprimidos 0,125 mg, 0,25 mg, 0,5 mg, 1 mg); Sifrol ER (comprimidos 0,375 mg, 0,75 mg, 1,5 mg, 3 mg); Stabil (comprimidos 0,125 mg, 0,25 mg, 1 mg) |
| Praziquantel | Cestox (comprimido 150 mg); Cestid (comprimidos 500 mg) |
| Prazozina | Minipress SR (comprimidos 1 mg, 2 mg, 4 mg) |
| Prednisona | Meticorten (comprimidos 5 mg, 10 mg, 20 mg); Predson (comprimidos 5 mg, 20 mg) |
| Pregabalina | Lyrica (cápsulas 75 mg, 150 mg) |
| Primidona | Primidona (solução oral 125 mg/5 mL); Primid (comprimidos 100 mg, 250 mg); Primidom (comprimidos 100 mg, 250 mg) |
| Procainamida | Procamide (ampola injetável 500 mg/5 mL) |
| Prometazina | Prometazina (comprimido 25 mg); Fenergan (comprimido 25 mg, ampola injetável 50 mg/2 mL) |
| Propofol | Diprivan (emulsão injetável 10 mg/mL, 20 mg/mL); Fresofol (emulsão injetável 10 mg/mL, 20 mg/mL) |
| Propranolol | Propranolol (comprimidos 10 mg, 40 mg, 80 mg); Inderal (comprimidos 10 mg, 40 mg) |
| Protamina | Protamina (ampola 1.000 UI/mL) |
| Quetiapina | Quetiapina (comprimidos 25 mg, 100 mg, 200 mg); Seroquel (comprimidos 25 mg, 100 mg, 200 mg, 300 mg); Seroquel XRO (comprimidos 50 mg, 200 mg, 300 mg) |

| | |
|---|---|
| Rasagilina | Alzitec (comprimido 1 mg) |
| Razatriptano | Maxalt (comprimidos 5 mg, 10 mg) |
| Reboxetina | Prolift (comprimido 4 mg) |
| Reserpina | Reserpina (comprimido 0,25 mg) |
| Rifampicina | Rifampicina (cápsulas 300 mg, suspensão oral 20 mg/mL); Rifaldin (cápsula 300 mg) |
| Riluzol | Riluzol (comprimido 50 mg); Rilutek (comprimido 50 mg) |
| Risperidona | Risperidona (comprimidos 1 mg, 2 mg, 3 mg, solução oral 1 mg/mL); Risperdal (comprimidos 0,25 mg, 0,5 mg, 1 mg, 2 mg, 3 mg); Respidon (comprimidos 1 mg, 2 mg, 3 mg) |
| Rituximabe | Mabthera (solução injetável 10 mg/mL); Rituxan (solução injetável 10 mg/mL) |
| Rivastigmina | Exelon (cápsulas 1,5 mg, 3,0 mg, 4,5 mg, 6,0 mg, solução oral 2 mg/mL); Exelon Patch (adesivos 5 cm$^2$, 10 cm$^2$, 15 cm$^2$); Prometax (cápsulas 3,0 mg, 4,5 mg, 6,0 mg) |
| Ropirinol | Requip (comprimidos 0,25 mg, 1 mg, 2 mg, 5 mg) |
| Selegilina | Selegilina (comprimido 30 mg); Niar (comprimido 5 mg); Deprilan (comprimido 5 mg); Jumexil (comprimido 5 mg, drágea 10 mg) |
| Sertralina | Sertralina (comprimidos 50 mg, 100 mg); Assert (comprimidos 25 mg, 50 mg, 100 mg); Zoloft (comprimidos 50 mg, 100 mg) |
| Sildenafila | Viagra (comprimidos 25 mg, 50 mg, 100 mg); Dejavú (comprimidos 50 mg, 100 mg) |
| Sinvastatina | Sinvastatina (comprimidos 5 mg, 10 mg, 20 mg, 40 mg, 80 mg) |
| Sulfadiazina | Sulfadiazina (comprimido 500 mg); Suladrin (comprimido 500 mg) |

| | |
|---|---|
| Sulfametoxazol-trimetoprim | Sulfametoxazol-trimetoprim (comprimidos 80 mg + 400 mg, suspensão oral 40 mg/mL + 200 mg/mL, solução injetável 80 mg + 400 mg); Bactrim (comprimidos 80 mg + 400 mg), suspensão oral (40 mg/mL + 200 mg/mL), solução injetável (80 mg + 400 mg); Bactrim F (comprimidos 160 mg + 800 mg, suspensão oral 80 mg/mL + 400 mg/mL) |
| Sulfato de magnésio | Magnoston (solução injetável 100 mg/mL, 500 mg/mL) |
| Sulfato ferroso | Sulfato ferroso (comprimido 300 mg); Sulferrol (drágea 250 mg, xarope 250 mg/10 mL, gotas 68 mg/mL) |
| Sulpirida | Dogmatil (comprimido 200 mg, cápsula 50 mg, gotas 20 mg/mL); Equilid (comprimido 200 mg, cápsula 50 mg) |
| Sumatriptano | Sumax (comprimidos 50 mg, 100 mg, solução injetável 6 mg/0,5 mL, *spray* nasal 10 mg); Imigran (*spray* nasal 20 mg) |
| Suxametônio | Succinil Colin (pó injetável 100 mg, 500 mg); Quelicin (frasco-ampola 100 mg, 500 mg) |
| Tadalafila | Cialis (comprimidos 5 mg, 20 mg) |
| Tiamina | Beum (comprimido 300 mg); Nerven (comprimido 300 mg); Vitamina B$_1$ (ampola injetável 100 mg/mL) |
| Ticlopidina | Ticlopidina (comprimido 250 mg); Ticlid (comprimido 250 mg); Plaketar (comprimido 250 mg) |
| Tiopental (tionembutal) | Tionembutal (pó injetável 0,5 g, 1 g); Thiopentax (pó injetável 0,5 g, 1 g) |
| Tioridazina | Melleril (drágea 50 mg) |
| Tizanidina | Sirdalud (comprimido 2 mg) |
| Tolcapona | Tasmar (comprimido revestido 100 mg) |
| Tolterodina | Detrusitol (comprimidos 1 mg, 2 mg); Detrusitol LA (cápsula 10 mg) |

| | |
|---|---|
| Topiramato | Topiramato (comprimidos 25 mg, 50 mg, 100 mg, cápsulas 15 mg, 25 mg); Amato (comprimidos 25 mg, 50 mg, 100 mg); Topamax (comprimidos 25 mg, 50 mg, 100 mg, cápsulas 15 mg, 25 mg) |
| Toxina botulínica | Botox (pó fraco congelado 50 U, 100 U, 200 U); Dysport (pó injetável 500 U); Xeomin (pó injetável 100 U) |
| Tramadol | Tramadol (cápsulas 50 mg, 100 mg, cápsula retard 100 mg, solução oral 100 mg/mL, solução injetável 50 mg/mL); Tramal (cápsulas 50 mg, 100 mg, cápsula retard 100 mg, solução oral 100 mg/mL, solução injetável 50 mg/mL); Sylador (comprimido 50 mg) |
| Trazodona | Donaren (comprimidos 50 mg, 100 mg); Donaren Retard (comprimido 150 mg) |
| Trientina | Trientina (comprimido 250 mg) – não disponível no Brasil |
| Triexfenidila | Artane (comprimidos 2 mg, 5 mg) |
| Valaciclovir | Valtrex (comprimido 500 mg) |
| *Valeriana officinalis* | Valeriane (drágea 50 mg); Ansival (comprimido 100 mg); Valmane (drágea 125 mg) |
| Vancomicina | Vancomicina (pó injetável 500 mg); Vancocina CP (pó injetável 500 mg, 1 g) |
| Varfarina | Varfarina (comprimidos 2,5 mg, 5 mg); Marevan (comprimidos 2,5 mg, 5 mg, 7,5 mg); Coumadin (comprimidos 1 mg, 2,5 mg, 5 mg); Marfarin (comprimido 5 mg) |

| | |
|---|---|
| Vecurônio | Vecuron (pó injetável 4 mg) |
| Venlafaxina | Venlafaxina (comprimidos 50 mg, 75 mg, 100 mg); Efexor (comprimidos 37,5 mg, 75 mg, 150 mg); Venlift (cápsulas 75 mg, 150 mg) |
| Verapamil | Verapamil (comprimidos 80 mg, 120 mg, 240 mg); Dilacoron (comprimidos 80 mg, 120 mg, 240 mg); Cordilat (comprimido 80 mg) |
| Vigabatrina | Sabril (comprimido 500 mg) |
| Vitamina B$_{12}$ | Cronobê (ampola injetável intramuscular 5.000 µg/2 mL) |
| Vitamina D | Maxxi D3 (gotas 200 UI/gota); Osseoprot (comprimido 250 mg) |
| Vitamina E | Vieta (cápsula 400 mg); Emama (cápsula 400 mg) |
| Vitamina K | Kanakion MM (ampola 1 mg/10 mL) |
| Voriconazol | Vfend (comprimidos 50 mg, 200 mg, pó injetável 200 mg) |
| Zaleplom | Sonata (cápsulas 5 mg, 10 mg) |
| Ziprasidona | Geodon (cápsulas 40 mg, 80 mg, ampola 20 mg/mL) |
| Zolmitriptana | Zomig (comprimido 2,5 mg, comprimido orodispersível 2,5 mg) |
| Zolpidem | Zolpiden (comprimido 10 mg); Stilnox (comprimido 10 mg) Stilnox CR (comprimidos 6,5 mg, 12,5 mg); Lioran (comprimido 10 mg) |
| Zopliclona | Zopliclona (comprimido 7,5 mg); Imovane (comprimido 7,5 mg) |

SANVITO

# Índice Remissivo

# 25

## A

Abscesso bacteriano, 424

Abscessos cerebrais, 425, 427, 475

Acatisia, 57, 59, 180

Acetato de glatirâmer, 6-9, 20, 21, 547

Aciclovir, 169, 170, 463, 464, 466-469, 471, 547

Acidente vascular cerebral 121, 137, 285, 361, 362, 364, 366, 367, 369, 380, 383

Acidente vascular da medula 267, 505

Ácido delta-aminolevulínico 125, 145

Ácido fitânico, 157

Ácido valproico, 16, 41, 42, 105, 108, 145, 206, 288, 474, 548

Actigrafia, 255

Acupuntura, 37, 48, 128, 132, 183, 184, 206

ADEM, 3, 5, 23, 24, 25, 472, 545

Afasia não fluente progressiva, 223, 224

Agonistas dopaminérgicos, 31-34, 36, 42, 44, 45, 54, 57, 229, 329

Albendazol, 6, 436, 440, 548

Alemtuzumabe, 13, 548

Alfa-sinucleína, 29

Alucinações hipnagógicas, 246, 247

Amantadina, 14, 19, 21, 31-33, 36, 43, 58, 59, 473, 548

Amiotrofias espinhais progressivas, 95, 307, 310

Amitriptilina, 16-18, 35, 78, 128, 140, 144, 150, 163, 181, 184, 199, 206, 245, 252, 273, 308, 548

Amnésia global transitória, 233

Anel de Kayser-Fleischer, 62, 213

Aneurismas intracranianos, 397, 398

Aneurismas micóticos, 388, 393, 493, 494

Anfotericina B, 488-490, 492, 496, 499, 549

Angioma cerebral, 408

Anticolinérgicos, 18, 31-33, 40, 46, 58, 59, 71, 76, 78, 220, 222, 229, 230, 273, 278, 280, 308

Anticorpo antiaquaporina 4 (AQ4), 22

Anticorpo anti-Yo, 70, 336

Anticorpos anti-GAD, 60

Anticorpos anti-GQ1b, 137

Anticorpos anti-MuSK, 74

Anticorpos contra receptor de ACh, 73, 74, 77

Anticorpos monoclonais, 9, 11, 89, 127, 142, 480, 536

Apomorfina, 34, 36, 549

Artéria magna de Adamkiewicz, 258, 267

Arterite temporal, 174, 189, 193, 403

Arterites actínicas, 403

Aspergilose, 388, 493, 494

Asterixe, 51, 56, 298

Astrocitomas de baixo grau, 318, 323

Ataque isquêmico transitório, 114, 122, 361, 402, 505

Ataxia cerebelar associada a opsoclonos, 71

Ataxia cerebelar paraneoplásica, 70

Ataxia de Friedreich, 65-67, 122, 275

Ataxia espástica de Charlevoix-Saguenay, 66, 68

Ataxias cerebelares hereditárias, 65, 66

Ataxia-telangiectasia, 66, 67

Atrofia cerebelar alcoólica, 70

Atrofia cerebelar de Marie-Foix-Alajouanine, 69

Atrofia de múltiplos sistemas, 39, 71, 230, 255

Atrofia de Sudeck, 167

Atrofia dentatorrubropalidoluisiana, 42, 66, 68, 69

Atrofia olivopontocerebelar, 39, 40, 42, 69, 70

AVCH, 365, 369, 394

AVCI, 170, 176, 362, 363, 365, 366, 370, 371, 374, 375, 377, 378, 380, 382, 383, 390, 394, 396, 399, 400, 411

Azatioprina, 6,11, 23, 60, 76, 88, 150, 152, 534, 549

**B**

Baclofeno, 15-17, 21, 37, 45, 48, 56, 60, 62, 74, 131, 195, 278, 287, 314, 560

Balismo, 63

Bandas oligoclonais, 1, 4, 5, 23, 25, 267, 542

Benserazida, 32

Benzodiazepínicos, 15, 35, 37, 42, 47, 60, 71, 78, 145, 199, 222, 229, 244, 245, 252, 254, 255, 392, 513

Betaistina, 119, 549

Bexiga hipotônica, 18, 278

Bexiga não inibida, 18, 272, 277, 278

Bexiga neurogênica, 18, 40, 71, 124, 125, 129, 143, 258, 272-274, 277

Biperideno, 32, 46, 50, 59, 78, 549

*Bobbing*, 299

*Borrelia burgdorferi*, 149, 432

Botulismo, 74, 75, 81, 82

Brometo de neostigmina, 75, 559

Brometo de piridostigmina, 75, 80, 560

Bromocriptina, 33, 34, 37, 57, 329, 549

Bruxismo, 253, 505

*Bulging eyes*, 68

Butirofenona, 35, 128, 180

**C**

CADASIL, 5, 225, 226

Candidíase, 491-493, 498

CARASIL, 226

Carbamazepina, 16, 17, 21, 44, 54, 56, 71, 97, 128, 131, 140, 144, 145, 150, 163, 166, 167, 170, 190, 199, 222, 248, 255, 288, 308, 342, 343, 391, 436, 504-506, 542, 550

Carbidopa, 32, 557

Carbonato de lítio, 186, 187, 248

Cataplexia, 246, 247, 505

Causalgia, 167

Cefaleia cervicogênica, 207, 208

Cefaleia crônica diária, 173, 174, 184

Cefaleia de Horton, 188

Cefaleia do bocejo, 208

Cefaleia do esforço físico, 193

Cefaleia do furador de gelo, 193

Cefaleia do trauma cefálico, 198

Cefaleia em salvas, 173, 174, 184, 207

Cefaleia hípnica, 189

Cefaleia histamínica, 188

Cefaleia indometacina-respondedora, 173

Cefaleia numular, 209

Cefaleia orgástica, 193

Cefaleia pós-punção lombar, 203, 505

Cefaleia tipo tensional, 173, 174, 182, 198, 202, 207

Cefaleia em trovoada primária, 193

Cefaleias, 173, 174, 182, 183, 185, 193, 197-199, 204, 317, 505, 537

Cefaleias primárias, 173, 182, 185

Cefaleias secundárias, 173-175, 193

Ceruloplasmina, 62

Choque medular, 259, 260, 264, 267

Ciclofosfamida, 6, 10, 12, 20, 21, 23, 25, 76, 77, 89, 121, 140, 141, 143, 150-152, 195, 327, 336, 337, 343, 404, 457, 531, 534, 536, 538, 541, 543, 545, 551

Ciclosporina, 50, 77, 81, 89, 108, 140, 150, 531, 534, 551

Cidofovir, 469, 481, 551

Cilostazol, 365, 551

Cinarizina, 119

Cinetose, 120

Citalopram, 17, 35, 52, 222, 551

Citomegalovírus, 127, 136, 150, 266, 462, 469, 475, 483

Cladribina, 13

Clobazam, 504, 506, 507, 521, 551

Clopidogrel, 364, 365, 375, 405, 551

Cloreto de ambenônio, 75, 548

Clorpromazina, 35, 128, 146, 180, 184, 199, 221, 392, 551

Clozapina, 35, 36, 43, 46, 58, 61, 221, 229, 552

Codeína, 17, 54, 126, 140, 144, 178, 180, 392, 544, 552, 560

Coenzima Q10, 69, 108, 288, 552

Coma *dépassé,* 297, 300, 301

Coma induzido, 302, 473

Comas, 291-293, 295, 296, 300, 301, 303

Complexo de Guam, 39

Comprometimento cognitivo leve, 212, 218, 223

Conexina, 312

Cordomas, 332

Coreia de Huntington, 39, 42, 43, 59, 212, 214

Coreia de Sydenham, 42

Coreias, 41, 59

CPK, 57, 87, 91, 92, 94-97, 99-101, 103-105, 107-110, 166, 286, 455, 474, 482, 483

Craniofaringioma, 233, 330

Crioglobulinemia, 142, 403, 543, 544

Crise colinérgica, 74, 75, 78

Crise epiléptica parcial complexa, 252, 320, 502

Crise miastênica, 74, 77, 78

Crises epilépticas, 253, 294, 318, 319, 383, 403, 501, 502, 507, 508, 510-521, 523, 527

Crises epilépticas sintomáticas, 507, 510

## D

Daclizumabe, 14

Dantrolene sódico, 15

Darifenacina, 18, 278, 552

DAT-SPECT, 29

*Deep brain stimulation,* 36, 47

Deficiência de carnitina-palmitil-transferase, 105

Deflazacort, 92, 552

Degeneração combinada subaguda da medula, 5, 66, 230, 260, 262, 484

Degeneração corticobasal, 39, 41, 224, 230

Degeneração estriatonigral, 39

*Delirium,* 57, 117, 213, 228, 232, 292, 346, 413, 505

Demência degenerativa primária, 212

Demência frontotemporal, 223, 306

Demência por corpos de Lewy, 38, 212, 228

Demência por múltiplos infartos, 225

Demência secundária, 212

Demência semântica, 223, 224

Demência vascular, 212, 224, 227, 228

Demências, 55, 211, 212, 214, 223, 224, 226, 227, 230, 233, 237

Demências corticais, 212

Demências corticossubcorticais, 212

Demências subcorticais, 212, 226

Dengue, 197, 465, 471

Depressão alastrante de Leão, 176, 234

Dermatomiosite, 81, 85, 403

DIE, 4

Dieta cetogênica, 524

Dimenidrinato, 119, 120, 553

Dimetilfumarato, 13

Dipiridamol, 364, 553

Disautonomia familial de Riley-Day, 155

Discinesia do pico de dose, 35, 36

Discinesia tardia, 57, 58, 61

Disfunção genital, 279

Displasia fibromuscular, 387, 398, 399

Dissecção das artérias cervicocefálicas, 399

Dissociação proteíno-citológica, 137, 139, 157

Distonia, 24, 32, 35, 40, 41, 44-48, 56, 58, 59, 62, 68, 69, 180, 287, 450, 505

Distonia mioclônica hereditária, 45, 48

Distonia-*plus*, 45, 48

Distonias agudas, 45, 46

Distonias tardias, 46

Distrofia de Becker, 90, 98

Distrofia de Duchenne, 90, 94

Distrofia miotônica tipo I, 96

Distrofia miotônica tipo II, 98

Distrofia muscular de Emery-Dreifuss, 93

Distrofia muscular facioescapuloumeral, 93

Distrofia muscular oculofaríngea, 95

Distrofia muscular progressiva, 91, 94

Distrofia reflexo-simpática, 167

Distúrbio comportamental do sono REM, 230, 253, 254, 505

Distúrbios hidroeletrolíticos, 230, 341

DIT, 4

DNA mitocondrial, 284, 290
Doença de Alzheimer, 27, 211, 212, 214
Doença de Baló, 5
Doença de Behçet, 529, 530
Doença de Behr, 66
Doença de Binswanger, 226
Doença de Bourneville, 337
Doença de Charcot, 270, 305
Doença de Charcot-Marie-Tooth, 66, 127, 152, 153, 312
Doença de Creutzfeldt-Jakob, 214, 448, 449
Doença de Déjerine-Sottas, 153
Doença de Eulenburg, 98
Doença de Fazio-Londe, 310
Doença de Fukuhara, 284, 285, 288
Doença de Graves, 13
Doença de Hashimoto, 74, 86
Doença de Hirayama, 306
Doença de Hurst, 24
Doença de Kennedy, 307, 310
Doença de Kugelberg-Wellander, 95, 307, 309, 311
Doença de Lafora, 55, 285
Doença de Leber, 5, 45, 284, 286, 288
Doença de Leigh, 42, 286
Doença de Lesch-Nyhan, 42
Doença de Lyme, 5, 42, 127, 149, 432
Doença de Machado-Joseph, 68
Doença de Marinesco-Sjögren, 66
Doença de McArdle, 103
Doença de Morvan, 155
Doença de Parkinson, 27, 54, 59, 212, 224, 228-230, 255, 278
Doença de Pompe, 103
Doença de Refsum, 66, 68, 127, 157
Doença de Segawa, 46, 48
Doença de Steinert, 96, 98
Doença de Takayasu, 114, 403, 536, 538, 539
Doença de Thévenard, 154
Doença de Thomsen, 98

Doença de Unverricht-Lundborg, 55, 285
Doença de Vogt-Koyanagi-Harada, 532, 534
Doença de von Hippel Lindau, 337
Doença de von Recklinghausen, 337, 338, 402
Doença de Werdnig-Hoffmann, 309, 310
Doença de Wilson, 38, 45, 46, 61, 237
Doença dos pezinhos, 156
Doença *moyamoya*, 401
Doenças cerebrovasculares, 193, 222, 229, 361, 362, 366
Doenças fúngicas, 476, 487, 495
Doenças priônicas, 138, 214, 237, 448, 452
Doenças virais, 461
Donepezila, 219, 228, 229, 553
Dopamina, 28-34, 37, 40, 46, 58, 392, 553
D-penicilamina, 62, 63, 78, 108, 147
*Drop attacks,* 118
Droperidol, 46, 119, 553

**E**
Edema de papila, 137, 170, 200, 316, 317, 319, 321, 422, 444, 454
*Edrophonium*, 75, 553
EDSS, 7
Embolia gordurosa cerebral, 412
Emerina, 93
Encefalite herpética, 465, 467-469
Encefalite límbica, 336, 337
Encefalites virais agudas, 464, 465
Encefalopatia de Aicardi, 517
Encefalopatia de Wernicke, 231, 233, 235
Encefalopatia hipertensiva, 174, 196, 213, 410
Endarterectomia carotídea, 366, 380, 398
Entacapona, 34, 554
Enurese noturna, 249, 252, 505
Enxaqueca abdominal, 175
Enxaqueca catamenial, 182
Enxaqueca com aura, 175, 234
Enxaqueca hemiplégica familial, 176
Enxaqueca sem aura, 175

Enxaquecas, 174, 179, 185, 283

Ependimoma, 323, 327, 334, 335, 338

Epilepsia ausência da infância, 509, 516

Epilepsia do lobo temporal com esclerose hipocampal, 515

Epilepsia mioclônica juvenil, 285, 509, 516

Epilepsia rolândica, 514, 519

Ergotamina, 179, 187, 193, 554

Escala de Epworth, 256

Escala de Fischgold, 296, 297

Escala de Fisher, 388, 389

Escala de Glasgow, 294, 296, 350-352, 355-357, 368, 377, 382, 386, 389, 442

Escala de Hunt e Hess, 389-391

Escala NIHSS, 369

Escala UPDRS, 29

Esclerose lateral amiotrófica, 74, 224, 237, 272, 281, 305, 306

Esclerose lateral primária, 306

Esclerose múltipla, 1, 7, 50, 54, 66, 74, 80, 122, 169, 170, 191, 262, 265, 266, 268, 272, 273, 278, 287, 433, 454-456, 475, 481, 530, 545

Esclerose tuberosa, 315, 337

Escopolamina, 119, 554

Estado de consciência mínimo, 302

Estado de mal epiléptico, 213, 294, 300, 338, 383, 503, 518, 524

Estado de mal epiléptico convulsivo, 525

Estado de mal epiléptico focal, 527

Estado lacunar, 225, 226

Estado vegetativo, 302, 472

Estazolam, 245, 554

Estenose do canal lombar, 274

Estimulação cerebral profunda, 36, 50

Estupor, 3, 292, 389

Etanercept, 89, 195, 534, 554

Etossuximida, 517

*Eye-of-the-tiger sign*, 47

**F**

Facomatoses, 337

Fenitoína, 16, 44, 51, 71, 78, 97, 108, 128, 144, 145, 191, 199, 288, 308, 383, 391, 504-506, 554

Fenobarbital, 145, 383, 391, 504-506, 519, 521, 526, 554
Fenômeno de Raynaud, 86, 544
Fenômeno de Utoff, 2
Fenômeno *on-of*, 31, 35
Fenômeno *wearing-off*, 35
Fingolimode, 6, 10, 11, 20, 554
Fístulas arteriovenosas, 406, 407
*Flapping* tremor, 51
Fluconazol, 489-492, 555
Flumazenil, 294, 555
Flunarizina, 38, 46, 119, 121, 181, 184, 186, 555
Fluoxetina, 17, 43, 52, 247, 555
Forma de Marburg, 3
Frataxina, 65
*Freezing*, 29, 32, 35-37, 236

**G**
Gabapentina, 16, 17, 49, 50, 54, 128, 129, 131, 132, 140, 144, 150, 163, 167, 189, 191, 199, 206, 209, 254, 255, 504, 506, 507, 555
Galantamina, 219, 228, 229, 555
Gamopatia, 125, 139, 142
Gentamicina, 93, 119, 120, 422, 555
*Ginkgo biloba*, 19, 171, 219, 223
Glicerol, 202
Glicogenose, 103, 104
Glioblastoma multiforme, 316, 323, 324, 338, 387
Gliomatose cerebral, 327
Globo pálido, 36, 45
Granulomatose de Wegener, 5, 151, 403, 534

**H**
Haloperidol, 38, 42, 43, 46, 51, 53, 58, 61, 78, 221, 556
*Haw River syndrome*, 69
*Head banging*, 505
Hematoma subdural agudo, 303, 356
Hematomas cerebelares, 386
Hematomas epidurais agudos, 355

Hemicrania contínua, 193

Hemicrania paroxística crônica, 173, 188, 207

Hemorragia subaracnóidea, 236, 378, 380, 386, 407, 411

Hérnia discal lombar, 274

Herpesvírus, 2, 266, 463, 470

Hipercalcemia, 21, 293, 345, 458

Hipercalemia, 107, 344

Hipermagnesemia, 346

Hipernatremia, 341, 342

Hipersonia idiopática, 248

Hipertensão intracraniana benigna, 199, 201

Hipertermia maligna, 57, 97, 106

Hipocalcemia, 57, 293, 345-347, 470

Hipocalemia, 345, 347, 470

Hipofosfatemia, 57, 347

Hiponatremia, 55, 293, 342-344, 351, 389, 391, 423, 428, 506

Histoplasmose, 496, 498

HLA-DR15, 2

HLA-DRB1*1501, 2

HLA-Dw2, 2

Hidrocefalia de pressão normal, 29, 212, 230, 235


**I**

Imunomoduladores, 6-10, 20, 23, 75, 393, 453

Inibidores da acetilcolinesterase, 19, 219, 220

Inibidores da COMT, 32, 34, 36

Inibidores da MAO-A, 30, 34

Inibidores da MAO-B, 37

Insônia, 6, 37, 220, 242-246, 255, 256, 451

Insônia familiar fatal, 246, 448, 451

Insônia primária, 243

Insônia psicofisiológica, 243

Insônia secundária, 243

Interferon peguilado, 544

Interferon-beta, 7, 8, 556

Invaginação basilar, 66, 307

Ivermectina, 6, 557

## J

*Jactatio capitis*, 505
*Jet lag*, 240

## K

Kuru, 448, 452

## L

Lamotrigina, 16, 56, 108, 128, 167, 189, 191, 206, 504-506, 517, 519, 557
Laquinimode, 13
LEMP, 9, 10, 12, 456, 475, 479-482
Levodopa, 27, 29-32, 37, 38, 40-42, 44-46, 48, 50, 54, 55, 57, 58, 71, 108, 229, 557
Linfoma cerebral primário, 332
Livedo *reticularis*, 33, 151
*Locked-in syndrome*, 301
*Locus coeruleus*, 28
Loperamina, 18

## M

Mal de Pott, 132, 441
Malformação de Arnold-Chiari, 66, 122, 270, 271
Malformações arteriovenosas, 45, 268, 269, 407
Manitol, 101, 107, 201, 332, 354, 375, 378, 383, 384, 396, 557
Manobra de Hallpike, 118
Manobras de Epley, 118
Meclizina, 118, 557
Meduloblastoma, 315, 328, 329
MELAS, 55, 284-286, 288
Melatonina, 230, 245, 255
Memantina, 218-221, 224, 228, 557
Meningiomas, 315, 318, 330, 332, 333, 338, 339
Meningite bacteriana, 343, 419, 420, 423, 426, 441, 443, 491, 492
Meningites virais, 429, 461, 463
Meralgia parestésica, 162, 448
MERRF, 284-286, 288
Metástases cerebrais, 332
Metatarsalgia de Morton, 164, 165

Metilfenidato, 15, 52, 244, 247-249, 558

Metotrexato, 12, 20, 21, 88, 121, 150, 152, 332, 404, 457, 479, 531, 534, 536, 538, 558

Miastenia grave, 63, 73, 82, 86, 87, 137

Micofenolato, 12, 81, 558

Micofenolato de mofetil, 76, 404, 457, 534, 538, 558

Midazolam, 244, 245, 308, 353, 525, 526, 558

Mielinólise central da ponte, 235, 343, 344

Mielite transversa, 21-23, 137, 260, 261, 266, 268, 439, 440, 444, 469, 540

Mielite transversa longitudinalmente extensa, 22

Mielopatia espondilótica cervical, 271, 307

Mielopatia pós-radioterápica, 276

Mielopatias, 54, 257-259, 264, 268, 269, 277, 281, 439

Mielopatias crônicas, 269

Migrânea, 174, 395, 398, 399

Mioclonia, 51, 55, 56

Mioclonia de ação, 56

Mioclonia negativa, 51, 56

Miopatia alcoólica, 108

Miopatia centronuclear, 106

Miopatia da doença crítica, 109

Miopatia da nemalina, 106

Miopatia das cinturas dos membros, 94

Miopatia do hipertireoidismo, 110

Miopatia induzida por corticosteroides, 108

Miopatia miotubular, 106

Miopatias, 85-87, 90, 94, 103, 105-109, 482, 483, 535

Miopatias congênitas, 105, 106

Miopatias endocrinológicas, 109

Miopatias metabólicas, 103

Miopatias mitocondriais, 94, 107, 284

Miosite por corpos de inclusão, 85, 89

Miotonia acetazolamida-respondedora, 99, 100

Miotonia *fluctuans*, 99

Miotonia *permanens*, 99

Mirtazapina, 35, 59, 144, 222, 245, 558

Mitocondriopatias, 71, 107, 225, 283, 284, 286, 288

Mitoxantrone, 6, 10, 11, 20, 21, 23

Modafinil, 14, 19, 52, 97, 244, 247, 249, 559

Mononeuropatia, 124, 126, 140, 143, 145, 150, 159, 161, 165, 167, 434, 455, 467, 540, 542, 543

Mononeuropatia múltipla, 124, 140, 145, 542, 543

Mononeuropatias cranianas, 167

Morte encefálica, 302-304

MPTP, 28, 38

Mucormicose, 495

**N**

Naloxona, 294

Narcolepsia, 14, 246, 247

Natalizumabe, 6, 9-11, 20, 481, 559

Neuralgia de Sluder, 188

Neuralgia do glossofaríngeo, 114, 191-193, 205

Neuralgia do intermédio, 192

Neuralgia do occipital, 192

Neuralgia do trigêmeo, 17, 174, 187, 190, 193

Neuralgias cervicobraquiais, 131

Neurinoma do VIII, 331

Neurite alérgica experimental, 136

Neurite vestibular, 119

Neuroacantocitose, 42, 45

Neurocisticercose, 434, 435, 437

Neurocriptococose, 475, 476, 487, 490

Neuroesquistossomose, 438-440

Neurofibromatose, 315, 331, 337, 338

Neurolépticos atípicos, 35, 38, 230, 392

Neuromielite óptica, 21, 23, 265, 266

Neuromoduladores, 16, 131, 167, 181

Neurônios adrenérgicos, 28

Neurônios colinérgicos, 28, 219

Neurônios serotoninérgicos, 28

Neuropatia alcoólica, 146, 448

Neuropatia da AIDS, 150

Neuropatia da poliarterite nodosa, 151

Neuropatia da sarcoidose, 149

Neuropatia diabética, 127-129, 143, 144, 162, 279

Neuropatia diftérica, 82, 149

Neuropatia hanseniana, 147, 148, 155

Neuropatia hereditária com propensão a paralisias por compressão, 157

Neuropatia motora multifocal, 127, 140, 307

Neuropatia sensitiva hereditária tipo 1, 154

Neuropatia sensitiva hereditária tipo 2, 155

Neuropatia sensitiva hereditária tipo 3, 155

Neuropatia sensitiva hereditária tipo 4, 156

Neuropatia urêmica, 127, 144

Neuropatias carenciais, 147

Neuropatias hereditárias, 127, 152-154, 156, 312

Neuropatias ópticas, 170

Neuropatias periféricas, 51, 68, 123, 124, 126, 127, 142, 150, 151, 434, 454, 467, 482, 543

Neurossarcoidose, 5, 168, 273, 453, 454-456, 530

Neurossífilis, 230, 237, 429, 430-432, 475, 530

Neurotoxoplasmose, 476

Nitrazepam, 54, 245, 559

N-metil-D-aspartato (NMDA), 33

Nortriptilina, 16, 35, 128, 144, 181, 184, 206, 245, 247, 250, 252, 273, 559

Núcleo basal de Meynert, 28, 215

Núcleo subtalâmico, 37, 61


**O**

Ocrelizumabe, 14

Olanzapina, 35, 38, 46, 53, 221, 224, 559

Olhos congelados, 299

Oligodendroglioma, 318, 325, 326

Oligoepilepsias, 510, 520

Ototoxicoses, 120, 121

Oxcarbazepina, 16, 17, 190, 391, 504-506, 560

Oxibutinina, 18, 40, 278, 560


**P**

PAI, 125, 127, 137, 144

Palidotomia, 36, 47

Pápulas de Goittron, 86

Paracoccidioidomicose, 497

Paralisia bulbar progressiva 306, 310

Paralisia de Bell, 167-169

Paralisia do nervo femoral, 163

Paralisia do nervo fibular, 161

Paralisia do nervo radial, 131, 162

Paralisia do nervo ulnar, 161

Paralisia do sono, 246, 247

Paralisia facial periférica idiopática, 167

Paralisia labioglossolaríngea, 305

Paralisia periódica de Westphall, 100

Paralisia periódica hipercalêmica, 98, 99, 102, 344

Paralisia periódica hipocalêmica familial, 100

Paralisia periódica normocalêmica, 99, 102

Paralisia supranuclear progressiva, 39, 40, 212, 224, 230

Paramiotonia congênita, 98, 99

Parassonias, 251

Parkin, 29

Parkinsonismo secundário, 38

Parkinsonismo-*plus*, 39

Paroxetina, 17, 222, 247, 542, 560

Pemolina, 19, 247

Perceptividade, 295

Pergolida, 33, 34, 560

Pesadelos, 242, 253, 255, 505

PET-*scan*, 29, 187, 214, 224, 226, 229, 234, 303, 325, 465, 479

Pimozida, 42, 46, 53, 560

Piracetam, 56, 560

Piribedil, 34, 560

Plasmaférese, 3, 6, 10, 20, 23, 24, 42, 60, 76-79, 81, 89, 90, 137-140, 142, 143, 157, 166, 195, 336, 337, 404, 406, 483, 516, 536, 541, 543, 545

Plexopatia, 124, 126, 132, 133, 150, 164

POEMS, 142

Polimiosite, 74, 81, 85, 94, 108, 137, 403, 483, 539

Polineuropatia amiloidótica familiar, 156

Polineuropatia periférica, 124, 157, 263

Polirradiculoneurite desmielinizante inflamatória crônica, 125, 127, 137, 138

Polirradiculopatia, 124, 126, 143, 150

Polissonografia, 54, 229, 243, 247, 451

Porfobilinogênio, 125, 145

Pramipexol, 33, 34, 37, 54, 57, 254, 561

Praziquantel, 436, 440, 561

Pregabalina, 17, 128, 144, 191, 199, 206, 561

Primidona, 17, 49, 56, 69, 71, 145, 311, 504, 506, 507, 561

Prometazina, 119, 561

Pseudoinsônia, 243

Pseudotumor cerebral, 174, 199-202

**Q**

Quetiapina, 35, 43, 46, 221, 224, 229, 561

**R**

Radiculopatia, 124, 130, 143, 164, 434

Raiva, 25, 472, 473

Rasagilina, 37, 562

Reatividade à dor, 296

Reatividade autonômica, 296

Reatividade inespecífica, 296

Reflexos oculomotores, 296

Respiração de Cheyne-Stokes, 297

*Restless legs syndrome*, 53

Ribavirina, 472, 544

Riluzole, 307

Riso sardônico, 63

Risperidona, 35, 38, 46, 53, 221, 224, 562

Rituximabe, 9, 12, 14, 23, 89, 337, 536, 562

Rivastigmina, 219, 228, 229, 562

Ropinirol, 33, 34, 37, 54, 254

Rotigotina, 36, 37

*Roving,* 299

**S**

Schwannoma, 315, 331, 334, 339

Selegilina, 30, 34, 36, 37, 218, 244, 247, 562

Sildenafila, 18, 40, 280, 562

Sinal de Chvostek, 347

Sinal de Lhermitte, 2, 17, 262, 272, 276

Sinal de Tinel, 164

Sinal de Trousseau, 346, 347

Síncope por hipotensão ortostática, 115

Síncope vasovagal, 115, 116

Síncopes, 113-116, 129, 220, 263, 292, 505

Síncopes cardíacas, 115

Síndrome clínica isolada, 2

Síndrome comissural, 260, 270

Síndrome da apneia obstrutiva do sono, 249, 362

Síndrome da artéria espinal posterior, 268

Síndrome da cauda equina, 261

Síndrome da orelha vermelha, 208

Síndrome da pessoa rígida, 60, 61, 336

Síndrome das pernas inquietas, 53, 54, 254

Síndrome de Brown-Séquard, 260, 264, 266, 276

Síndrome de Charlin, 188

Síndrome de Churg-Strauss, 127, 151, 541

Síndrome de Claude Bernard-Horner, 133, 135, 258

Síndrome de Debré-Semelaigne, 109

Síndrome de *deficit* de atenção e hiperatividade, 52

Síndrome de Devic, 21

Síndrome de Doose, 518

Síndrome de dor regional complexa, 166

Síndrome de Dravet, 510, 518

Síndrome de Eagle, 204, 205

Síndrome de Garcin, 331

Síndrome de Gerstmann-Sträussler-Scheinker, 451

Síndrome de Gilles de La Tourette, 51

Síndrome de Goodpasture, 13, 63

Síndrome de Guillain-Barré, 82, 124, 125, 127, 135, 145, 146, 168-170, 343, 434, 444, 455, 483

Síndrome de Hoffman, 109

Síndrome de Isaacs, 165, 166

Síndrome de Kearns-Sayre, 286-288

Síndrome de Kleine-Levin, 248

Síndrome de Klippel-Weil, 270

Síndrome de Korsakoff, 232, 233, 320

Síndrome de Lambert-Eaton, 74, 75, 80, 82, 336

Síndrome de Landau-Kleffner, 510, 519, 520

Síndrome de Landry-Guillain-Barré, 135

Síndrome de Leigh, 45, 287, 288

Síndrome de Lennox-Gastaut, 510, 518, 520

Síndrome de Lesch-Nyhan, 45

Síndrome de Lewis-Sumner, 127, 141

Síndrome de Löefgreen, 458

Síndrome de Louis-Bar, 67

Síndrome de Marchiafava-Bignami, 235

Síndrome de Marfan, 387

Síndrome de Meige, 45, 59

Síndrome de Melkersson-Rosenthal, 170

Síndrome de Ménière, 118, 122

Síndrome de Miller-Fisher, 74, 137

Síndrome de Mollaret, 464

Síndrome de Ohtahara, 510, 517

Síndrome de Osler-Weber-Rendu, 387

Síndrome de Pancoast, 131, 135

Síndrome de Parsonage-Turner, 133

Síndrome de Ramsay-Hunt, 170

Síndrome de Rasmussen, 509, 515

Síndrome de Schwartz-Bartter, 343

Síndrome de secreção inapropriada do hormônio antidiurético, 343

Síndrome de Shy-Drager, 40

Síndrome de Sjögren, 85, 86, 127, 151, 191, 403, 539, 545

Síndrome de Stark-Kaeser, 311

Síndrome de Strümpell-Lorrain, 275

Síndrome de Susac, 544

Síndrome de Tolosa-Hunt, 208

Síndrome de Wallenberg, 121, 191, 195, 400

Síndrome de West, 510, 517, 519

Síndrome do anticorpo antifosfolípide, 286, 403, 404

Síndrome do coelho, 59

Síndrome do cone medular, 261

Síndrome do desfiladeiro escalênico, 134

Síndrome do encarceramento, 301, 344

Síndrome do homem rígido, 60, 165

Síndrome do movimento periódico dos membros, 254

Síndrome do túnel do carpo, 124, 127, 156, 159, 160, 165, 448

Síndrome do túnel do tarso, 164, 165

Síndrome infectorreacional Lyme-símile, 432

Síndrome neuroléptica maligna, 56, 57

Síndrome ombro-mão, 167

Síndrome pós-poliomielite, 159, 307

Síndrome radicular inferior, 131

Síndrome radicular média, 131

Síndrome radicular superior, 130

Síndrome *sicca*, 539, 540

Síndromes epilépticas, 508-510, 512-514, 516, 517

Síndromes miastênicas congênitas, 79

Síndromes paraneoplásicas, 336

Síndromes parkinsonianas atípicas, 39, 45, 230

Sinusopatias, 197

Siringobulbia, 191, 269

Siringomielia, 260, 261, 268-271, 307

*Skew deviation*, 299

Sonambulismo, 241, 252, 255, 505

Sono lento (sono NREM), 240, 248, 254, 514, 519

Sono paradoxal (sono REM), 229, 230, 240-242, 246, 249, 250, 253-255, 505

SPECT, 29, 214, 217, 224, 229, 234, 325, 452, 479

SRAA 292, 301

*Strongiloides stercoralis*, 6

SUNCT, 173, 188, 189

**T**

TCE, 38, 42, 174, 204, 218, 233, 246, 296, 298, 300, 343, 349-352, 354, 359, 372, 421, 425-427

Terapia comportamental cognitiva, 245, 256

Terapia gênica, 93, 313, 325, 328, 340

Terror noturno, 253, 505

Teste de apneia, 303
Teste de Schirmer, 541
Teste patérgico, 530, 532
Tetania, 166, 346, 347
Tetrabenazina, 38, 43, 47, 51, 53, 58
Ticlopidina, 364, 365, 563
*Tilt-test*, 115, 116, 125
Timectomia, 77
Timoma, 61, 74, 75, 77
Tiques, 51-53, 58, 59, 505
Tolcapona, 34, 35, 563
Tonturas, 113, 120
Topiramato, 16, 47, 50, 146, 181, 186, 187, 189, 222, 504-506, 517, 564
Toxina botulínica, 16, 40, 41,47, 50, 82, 182, 184, 209, 273, 278, 281, 308, 564
Tramadol, 17, 54, 126, 144, 178, 392, 564
Transplante autólogo de medula óssea, 6
Transtorno obsessivo-compulsivo, 52
Trazodona, 222, 224, 244, 245, 564
Tremor de Holmes, 49, 50
Tremor essencial, 29, 48, 54, 311
Tremor ortostático, 49, 50
Triexifenidila, 32, 46, 59, 78
Triptanos, 179, 180, 187
Trombólise com ativador do plasminogênio tissular recombinante, 371
Trombose venosa cerebral, 196, 375, 381, 394, 530, 531
Trombose venosa profunda, 138, 281, 374, 376, 384, 391
Tuberculostáticos, 443
Tumores da glândula pineal, 321
Tumores do III ventrículo, 248, 321
Tumores do plexo coroide, 328
Tumores do tronco cerebral, 74, 322
Tumores frontais, 319
Tumores hemisféricos profundos, 321
Tumores occipitais, 320
Tumores parietais, 319
Tumores raquimedulares, 334, 340
Tumores selares, 287, 321
Tumores temporais, 320

## U

Ubiquitina, 29

## V

Valproato de sódio, 16, 44, 50, 55, 56, 58, 69, 71, 167, 181, 184, 186, 187, 191, 222, 248, 548

Vasculites do SNC, 212

Vasoespasmo cerebral, 390, 392, 393

Venlafaxina, 17, 35, 52, 128, 144, 222, 247, 565

Verapamil, 58, 78, 186-188, 565

Vertigem central, 117

Vertigem paroxística benigna da infância, 120, 175

Vertigem periférica, 117

Vertigem postural paroxística benigna, 117

Vertigens, 22, 113, 114, 116, 117, 121, 122, 263, 400, 537

Videodeglutograma, 19, 89, 96

Vigabatrina, 504, 506, 507, 565

Vírus Epstein-Barr, 2, 136, 462, 468, 475, 478

Vírus HIV, 432, 440, 480, 482

Vírus JC, 479-481

Vírus varicela-zóster, 462, 463, 467

Vitamina D, 1, 2, 21, 76, 88, 92, 108, 151, 346, 347, 534, 565

## W

*Whiplash*, 198, 199

## X

X frágil, 69

## Y

## Z

Ziprasidona, 221, 224, 565

Zolpidem, 244, 245, 565

Zopiclone, 244